高等院校营养与食品及相关专业研究生参考教材

高级营养学

ADVANCED NUTRITION

（第2版）

主　编　林晓明

编　者（按姓氏笔画排序）

马爱国	青岛大学	张立实	四川大学
王　竹	中国 CDC 营养与健康所	张乾勇	第三军医大学
王军波	北京大学	陈锦瑶	四川大学
艾　华	北京大学	林晓明	北京大学
田　慧	解放军总医院	郑　樱	广东省人民医院
朱文丽	北京大学	秦　玉	第三军医大学
刘烈刚	华中科技大学	徐贤荣	杭州师范大学
闫少芳	北京大学	郭红卫	复旦大学
孙长颢	哈尔滨医科大学	凌文华	中山大学
孙文广	上海市第六人民医院	黄旸木	北京大学
孙桂菊	东南大学	黄国伟	天津医科大学
李　勇	北京大学	韩军花	国家食品安全风险评估中心
邹志勇	北京大学	薛长勇	解放军总医院
应晨江	华中科技大学	糜漫天	第三军医大学

北京大学医学出版社

GAOJI YINGYANGXUE

图书在版编目（CIP）数据

高级营养学 / 林晓明主编． —2 版 ． —北京：
北京大学医学出版社，2017.4（2020.4 重印）
ISBN 978-7-5659-1581-9

Ⅰ．①高…　Ⅱ．①林…　Ⅲ．①营养学　Ⅳ．① R151

中国版本图书馆 CIP 数据核字（2017）第 055808 号

高级营养学（第 2 版）

主　　编：林晓明
出版发行：北京大学医学出版社
地　　址：（100191）北京市海淀区学院路 38 号　北京大学医学部院内
电　　话：发行部 010-82802230；图书邮购 010-82802495
网　　址：http://www.pumpress.com.cn
E - m a i l：booksale@bjmu.edu.cn
印　　刷：中煤（北京）印务有限公司
经　　销：新华书店
责任编辑：靳新强　　责任校对：金彤文　　责任印制：李　啸
开　　本：787mm×1092mm　1/16　印张：27　字数：691 千字
版　　次：2017 年 4 月第 2 版　2020 年 4 月第 2 次印刷
书　　号：ISBN 978-7-5659-1581-9
定　　价：85.00 元

本书由
北京大学医学出版社科学出版基金
资助出版

再版前言

《高级营养学》第1版自2004年出版以来，迄今已历时13年。随着营养学研究的快速发展，新的成果不断推出，学科前沿的新发现令人瞩目。为了将营养学科的新内容纳入，以满足研究生教学的需求，我们出版了《高级营养学》的第2版。

第2版《高级营养学》对第1版的内容做了全面修改和补充撰写，使其更加完善。在第2版中，将原版教材的部分内容进行了合并、删减和更新，增加了新的章节，包括食物血糖生成指数，辅酶Q₁₀，植物多糖，血脂异常与动脉粥样硬化，营养与代谢综合征，膳食营养与老年性痴呆等6章，并在原植物化学物一章中新增加了多类植物化学物（如β-胡萝卜素、叶黄素、番茄红素、花色苷、大豆异黄酮、植物雌激素、植物甾醇等）的相关内容。第2版的内容更加注重理论与实践的结合，将营养学理论应用于相关疾病的预防，尤其是对在人群中发病率或死亡率较高的疾病，如肥胖、动脉粥样硬化、代谢综合征、老年性痴呆、癌症等，着重做了较详尽的阐述。第2版教材多个章节的作者是国内营养学界相关内容研究的资深教授、专家，他们扎实的学术功底和造诣，严谨的学术作风，以及认真负责的学术态度，努力地撰写和审修书稿，提高了这部教材的科学性、权威性和学术水平。本教材的作者们在修改及补充撰写过程中，不断地查阅最新文献，纳入了截至2016年的最新研究数据和文献资料，对撰写或修改的章节内容反复推敲，数易其稿，力求奉献给广大师生和读者们一部精品教材。

《高级营养学》自出版以来，受到了广大师生和读者的好评与欢迎，第1版已经售罄并进行了重印。第2版在北京大学医学出版基金资助和出版社的精心编辑下，出版工作得以完成，即将面世。在第2版即将付梓印刷之际，作为本书的主编，对第1版和第2版的各位作者，一并表示衷心的感谢。科学深邃无穷，探索永无止境。本教材如有不当或纰漏，诚恳欢迎各位教师、研究生和读者们提出宝贵意见，批评指正，以使其进一步完善。

林晓明

2016年12月

目　录

第一章　膳食模式、营养构型与健康

食物是人类赖以生存的必需条件。合理的膳食模式与营养构型，使各种膳食营养素的供给量与人体需要量间保持平衡，并使各种营养素的摄入量之间保持适宜的比例，是维持人体正常生理功能与代谢平衡，保证机体健康的物质基础。各种原因引起的膳食模式与营养构型的失衡、营养素摄入量缺少或过剩，均可导致营养不良（malnutrition），使机体正常的生理功能和代谢发生紊乱，引起相关疾病特别是非传染性慢性疾病（non-communicable chronic diseases，NCD）的发生与发展。

第一节　膳食模式与类型

膳食模式是人类摄入的食物种类和数量构成，世界膳食模式可分为不同类型。一个国家、地区或人群的膳食模式，受多种因素的影响，如生存环境、农业和经济发展程度、受教育程度、饮食文化以及信仰等。膳食模式对健康产生重要的影响，不均衡的膳食模式不仅导致营养不良（包括营养缺乏与过剩）性疾病的发生，而且是 NCD 的主要危险因素之一，并与某些癌症的发生密切相关。

一、膳食模式

膳食模式（dietary pattern）是指人类摄入的主要食物种类和数量的相对构成。它是人体膳食质量与营养水平的物质基础，也是衡量一个国家或地区的农业和经济发展程度的重要标志。

膳食模式主要取决于人体对营养素的生理需求、生存环境和条件所能提供食物资源的可能性，并受人们的生活方式、饮食行为与健康理念的影响。

从某种意义上讲，膳食模式并非是群体或家庭选择的结果，其受多种因素的影响，主要见于三方面：其一，是生存环境，特定的生存环境提供人们特定的膳食优势，如江河湖海附近的居民，容易获得鱼和海（水）产品，草原和牧区居民，容易获得牛羊肉类和奶类；其二，是农业和经济发展程度，其影响着人群能获得食物资源的可能性；其三，是饮食文化，膳食模式蕴含着文化，有些饮食文化还成为一些信仰体系的表达方式，如素食，某些宗教如犹太教禁止食用猪肉，伊斯兰教禁止食用猪肉和饮酒等。

二、世界膳食模式类型

世界膳食模式类型的分类方法有二种：早先，将其分为经济发达国家的膳食模式、日本的膳食模式和发展中国家的膳食模式；后来，人们对于膳食模式有了新的认识，又将其分为"东方"膳食模式（亚洲人膳食模式）、"西方"膳食模式与地中海膳食模式等。不同的膳食模式有其营养构成特点，及其带来的健康效应和相关问题。

按第一种分类方法，各类膳食模式的构成特点及对健康的影响，如下：

（一）经济发达国家的膳食模式

该膳食模式以欧美等经济发达国家为代表。

膳食构成特点：膳食中以动物性食物为主，粮谷类食物摄入量相对较少。人均年占有粮食 800 ～ 1500kg，其中 60% ～ 70% 转化为肉、奶、禽、蛋类食物，人均年消费粮食仅为 50 ～ 70kg；动物性食物及食糖消费量相对较大，人均年消费肉类高达 100kg，奶及其制品 100 ～ 150kg，蛋类约 15kg，食糖 40 ～ 60kg。

营养特点：为高能量、高脂肪、高蛋白质的营养过剩型。人均日摄入能量高达 3300 ～ 3500kcal，蛋白质 100g 以上，脂肪 130 ～ 150g。

对健康的影响：该膳食模式的国家或地区 NCD 如肥胖症、高血压、冠心病、糖尿病等发病率较高，严重影响着发达国家人群的生活质量。早在 19 世纪 70 年代，就有多项研究结果提示，发达国家的高动物性食物和高脂、高糖饮食导致结肠、乳腺和前列腺癌发病率居高不下。

因此，这些国家的政府和营养相关机构倡导居民应调整其膳食模式构成，建议膳食中增加谷类食物、蔬菜和水果的摄入量，使碳水化合物的摄入量占总能量的百分比增加至 55% ～ 60%，其中食糖不超过 10%；减少脂肪的摄入量，使其占总能量的百分比降至 30%，且减少饱和脂肪酸、增加不饱和脂肪酸的摄入量；胆固醇的摄入量每日不超过 300mg。

（二）发展中国家膳食模式

亦称温饱型膳食模式，以印度、印度尼西亚、巴基斯坦、孟加拉等发展中国家为代表。

膳食构成特点：膳食中以植物性食物为主，动物性食物为辅。粮谷类食物消费量较大，人均年粮谷类与薯类消费量为 200kg，动物性食物消费量较少。

营养特点：为低脂肪、低蛋白质的营养缺少型。人均日膳食总能量摄入为 2000 ～ 2400kcal，其中植物性食物提供能量约占总能量的 90%；蛋白摄入量 50g 左右，动物蛋白质仅占总蛋白质的 10% ～ 20%；脂肪摄入量 30 ～ 40g。该膳食模式，能量基本可以满足人体需要，但蛋白质、脂肪摄入量低，缺少来自动物性食物的营养素。

对健康的影响：该类膳食模式的国家或地区，容易出现蛋白质 - 能量营养不良，以致体质低下、劳动能力降低，健康状况不佳等，也可能导致某些癌症（如食管癌、胃癌和肝癌等）发病率增加。

（三）日本膳食模式

该膳食模式以日本为代表，既保留了东方膳食的特点，又吸取了西方膳食的优势。

膳食构成特点：植物性食物和动物性食物并重，植物性食物占较大比重，人均年谷类消费量 110kg，其中豆制品的摄入量较高；动物性食物保持适宜数量，人均年消费量约 135kg；膳食中大豆、鱼类和绿茶的消费量较高。

营养特点：为营养均衡型。膳食蛋白质中动物蛋白质约占总蛋白质的 50%，其中半数为水产品蛋白质，这是日本膳食的优势；膳食脂肪提供的能量约占总能量的 28%，低于欧美发达国家而高于发展中国家；且膳食中有一定量的大豆异黄酮、单不饱和脂肪酸和茶多酚。以日本厚生省制订的能量构成标准为例，在每日摄入的总能量中，碳水化合物、脂肪与蛋白质所提供的能量百分比分别为：57% ～ 58%，20% ～ 30%，12% ～ 13%，基本符合当前的营养要求。

对健康的影响：该膳食模式降低了罹患心血管疾病和某些癌症（前列腺癌、乳腺癌、结肠癌）的风险，但由于膳食中有较多的盐腌制食品，可能与日本人群胃癌发病风险较高有关。

按第二种分类方法，各类膳食模式的构成特点及对健康的影响，如下：

（一）"东方"膳食模式

"东方"膳食模式以中国传统的膳食结构为代表，与发展中国家膳食模式相似。

膳食结构特点：以植物性食物为主，动物性食物为辅。粮谷类和蔬菜摄入量较多；肉类摄入量较低，但以猪肉为主，故饱和脂肪酸摄入量较高，约占膳食总能量的18%；牛奶和奶制品、瘦牛肉、瘦羊肉、鱼等食物摄入量较少，因此，优质蛋白质摄入量不足；白酒消费量较多。

营养特点：为高碳水化合物、高膳食纤维及低动物脂肪、低优质蛋白质型。脂肪摄入量较低，占膳食总能量的18.6% ~ 28.4%；来自动物性食物的优质蛋白质摄入量不足；且来自动物性食物的铁、钙、维生素A摄入量常不足；食盐摄入量较高，人均食盐摄入量为13.5g/d，高于WHO建议的6g以下标准。

对健康的影响：在世界三类膳食模式中，该膳食模式脂肪的摄入量是最低的，但中国居民死亡率占前三位的依然是心脑血管疾病和癌症。这可能与中国居民摄入的肉类中猪肉所占比例较大，饱和脂肪酸摄入量较高有关。

（二）"西方"膳食模式

"西方"膳食模式以美国、加拿大和北欧一些国家为代表。

膳食结构特点：膳食中以动物性食物为主，肉类摄入量较多且以红肉和加工肉制品为主，而家禽、水产品及海鲜等摄入量较低；全谷物、新鲜蔬菜、水果摄入量低；薯条和甜品等摄入量高，非葡萄酒类的酒精饮料摄入量较高。

营养特点：为高能量、高脂肪、低膳食纤维。能量摄入较高；脂肪摄入量较高，占膳食总热量的35% ~ 45%，其中饱和脂肪酸所占比例较高；膳食纤维摄入量较少。

对健康的影响：该膳食模式的国家或地区，NCD如肥胖、高脂血症、动脉粥样硬化、冠心病、脑血管疾病、结肠癌、乳腺癌等高发，与其膳食模式和营养特点密切相关。

（三）地中海膳食模式

地中海膳食模式是地中海沿岸国家与地区居民的膳食模式，包括希腊、葡萄牙、西班牙、法国、意大利等国家，一般以希腊为代表。地中海膳食模式被公认为健康的膳食模式。其起源于20世纪中期环地中海地区及国家（希腊、意大利南部）的传统饮食习惯。

膳食结构特点：以植物性食物为主，包括粮谷类（每天350g左右）、豆类、蔬菜、水果、坚果等；每天食用适量的鱼、家禽和蛋、乳制品（芝士、酸奶为主）和少量的红肉（猪、牛和羊肉及其产品）；食用油主要是橄榄油；有适量饮红葡萄酒的习惯。

营养特点：脂肪提供能量占膳食总能量的25% ~ 35%，其中饱和脂肪酸摄入量低（7% ~ 8%），不饱和脂肪摄入量较高；膳食中复合糖、蔬菜、水果摄入量丰富。

对健康的影响：在三类膳食模式中，地中海膳食模式的国家或地区居民的心、脑血管疾病和癌症的发病率、死亡率最低。虽然其摄取的总脂肪量与西方膳食模式相似，但其膳食中饱和脂肪酸含量只占总能量的8%，摄入的脂肪来源主要是富含单不饱和脂肪酸的橄榄油。多项研究表明，地中海膳食模式不仅能延长期望寿命、降低死亡率、预防心脑血管疾病、糖尿病和癌症等，还与免疫系统疾病、过敏性疾病以及帕金森症和阿尔茨海默病等的预防密切相关。

目前，随着社会发展和经济与信息的全球化，地中海地区的饮食习惯逐渐受西方膳食模式影响，主要体现为肉类摄入量增加，导致该地区居民 BMI 和机体总胆固醇水平升高，罹患心血管系统疾病和胃癌等的风险增加。地中海膳食模式正面临的三方面影响：①美国快餐文化中的红肉、细粮、马铃薯、高糖饮料、糖果等的影响；②经济危机使一些贫困地区人群无能力大量摄入地中海膳食中提倡的蔬菜、水果、橄榄油、坚果、鱼肉等，继而转向低廉的快餐食品；③通过提高蛋白质摄入量来控制体重或减肥。所以，推广地中海膳食模式不仅应从公共卫生的角度考虑，还要结合农业、文化和经济发展，通过多部门多层级合作共同维持合理膳食模式。此外，综合发挥地中海膳食模式和日本膳食模式的优势，制定适用于本国国情的膳食指南，已成为各国的重要议题。

第二节　营养构型与膳食营养素参考摄入量

一、营养构型

营养构型（nutritious pattern）是指人类摄入的膳食中主要营养素种类和数量的构成，是能满足人类正常生理需要和维持人体健康的平均每日营养素的供给量，即目前所称的膳食营养素参考摄入量（dietary reference intakes，DRIs）。通常根据人体营养素需要量制订出不同人群的营养素构型（即 DRIs），再依据该构型以及食物营养成分并结合国家实际情况，提出合理的膳食模式。

营养构型的研究基础是通过动物试验研究、人体代谢研究、人群观测研究以及参考循证医学和风险评估的资料与数据而制定的支持生长、维持正常体重、防止营养缺乏与过量和保证人体健康所需要营养素的量。营养构型是营养学专业领域作为计划膳食模式构成的参考，并作为评价个体和人群膳食营养状况的基础。

二、膳食营养素参考摄入量

人类每天经膳食摄取各类营养素，以维持机体需要、体力活动和社会工作。为了指导个体和群体适宜和安全地摄入各类营养素，避免营养不良（营养素缺乏或过量）的发生和预防 NCD，营养学界提出了适合于各类人群的 DRIs，并随着社会经济的发展和民众健康的需要，不断地进行更新和修订。

（一）膳食营养素参考摄入量概念

目前，国际上公认的 DRIs 是指为了保证人体合理摄入营养素，避免缺乏和过量，在推荐的每日膳食营养素供给量（recommended dietary allowance，RDA）的基础上发展起来的每日平均膳食营养素摄入量的一组参考值。随着营养学研究的深入发展，DRIs 的主要内容也在不断更新和增加。先前 DRIs 主要包括四个指标：平均需要量（estimated average requirement，EAR）、推荐摄入量（recommended nutrient intake，RNI）、适宜摄入量（adequate intake，AI）和可耐受最高摄入量（tolerable upper intake level，UL）。中国营养学会在 2013 年修订版增加了与 NCD 相关的三个指标：宏量营养素可接受范围（acceptable macronutrient distribution ranges，AMDR）、预防 NCD 的建议摄入量（proposed intakes for preventing non-communicable chronic diseases，PI-NCD）和特定建议值（specific proposed levels，SPL）。

1. 平均需要量（EAR）指某一特定性别、年龄及生理状况群体中个体对某营养素需要量的平均值。按照 EAR 水平摄入某一营养素，根据某些指标可以判断，其能满足某一特定性别、年龄及生理状况群体中 50% 个体需要量的摄入水平，不能满足另外 50% 个体对该营养素的需要。

EAR 是制定 RNI 的基础，也可用于评价或计划群体的膳食摄入量。针对群体，EAR 可用于评估群体中某营养素摄入不足的发生率；针对个体，EAR 可判断其某营养素摄入量不足的可能性。

2．推荐摄入量（RNI）　包括推荐摄入量和能量需要量两项内容：① RNI：指能满足某一特定性别、年龄及生理状况群体中绝大多数个体（97% ~ 98%）需要量的某种营养素摄入水平。长期以 RNI 水平摄入某一营养素，可以满足机体对该营养素的需要，维持组织中有适当的营养素储备和机体健康。RNI 相当于传统意义上的 RDA。RNI 的主要用途是作为个体每日摄入该营养素的目标值。②能量需要量（estimated energy requirement，EER）：指能长期保持良好的健康状态、维持良好的体形、机体构成以及理想活动水平的个体或群体达到能量平衡时所需要的膳食能量摄入量。群体的能量推荐摄入量直接等同于该群体的能量需要量，而并非像其他营养素需要 EAR 加 2 倍标准差。故能量的推荐摄入量不用 RNI，而用 EER 表示。

成人 EER：指一定年龄、性别、体重、身高和身体活动水平的健康群体中，维持能量平衡所需要摄入的膳食能量。儿童 EER：指一定年龄、体重、身高、性别（3 岁以上儿童）的个体，维持能量平衡和正常生长发育所需要的膳食能量摄入量。对于孕妇，EER 包括胎儿组织增长所需要的能量；对乳母 EER 还需要加上泌乳的能量需要量。

3．适宜摄入量（AI）　是通过观察或试验获得的健康群体某种营养素的摄入量。当某种营养素的个体需要量研究资料不足而不能计算出 EAR，从而无法推算 RNI 时，可通过设定 AI 来代替 RNI。

AI 的主要用途是作为个体营养素摄入量的目标。但需要注意的是 AI 的准确性不如 RNI，可能高于 RNI，使用其作为推荐标准时要比使用 RNI 更加谨慎。

4．可耐受最高摄入量（UL）　指平均每日摄入营养素的最高限量。"可耐受"是指这一摄入水平在生物学上一般是可以耐受的。对一般群体来说，摄入量达到 UL 水平对几乎所有个体均不致损害健康，但并不表示达到该摄入水平对健康是有益的。UL 并非是建议的摄入水平，在制订个体和群体膳食时，应使营养素摄入量低于 UL，以避免营养素长期过量摄入可能造成的危害。

目前，有些营养素还没有足够的资料来制定 UL，故对无 UL 的营养素并不意味着过多摄入量没有潜在的危险。

5．宏量营养素可接受范围（AMDR）　指蛋白质、脂肪和碳水化合物三种宏量营养素的摄入量范围，该范围可以提供这些必需营养素的需要，并有利于降低 NCD 发生的危险，常用占摄入总能量的百分比来表示，设有上限和下限。如美国的 DRIs 提出，成年人 AMDR 建议值：蛋白质、脂肪与碳水化合物的供能比分别为：10% ~ 15%，20% ~ 35% 与 45% ~ 65%。

蛋白质、脂肪和碳水化合物均为产能营养素（energy source nutrient），在人体内代谢过程中产生能量。当摄入过量时，可导致机体能量储存过多。如果个体的摄入量高于或低于推荐的范围，可能增加罹患 NCD 的风险，或增加必需营养素缺乏或过量的可能性。

6．预防非传染性慢性疾病的建议摄入量（PI-NCD）　简称建议摄入量（PI）是以非传染性慢性疾病的一级预防为目标，提出的必需营养素的每日摄入量。当 NCD 易感人群某些营养素的摄入量达到或接近 PI 时，可降低他们 NCD 发生的风险。

为了达到降低 NCD 发生率的目的，某种营养素的 PI 是一个摄入量的高限水平，如钠的每日摄入量应低于 PI，以利于预防高血压病；而对另一些营养素 PI 是一个低限水平，即适当高于 RNI 或 AI，达到 PI 的摄入量，则有利于预防慢性病，如钾和维生素 C。

7. 特定建议值（SPL） 主要用于营养素以外的其他膳食成分，人体每日膳食中这些食物成分的摄入量达到该建议值水平时，将有利于维持人体健康。

其他膳食成分（non-nutrient diet components）指除了营养素以外的天然存在于蔬菜、水果、坚果等植物类食物中的化合物，包括膳食纤维和植物化学物（phytochemicals），如黄酮类、多酚类、萜类、有机酸类、生物碱、含氮、含硫化合物等。SPL 不同于 DRIs 体系中的概念和设定方法。SPL 即是指在特定条件下，建议的健康成年人预防 NCD 的摄入水平，并预期在该水平，可能有益于维持非 NCD 成人的身体健康。

近些年来，大量研究证实了营养素以外的其他膳食成分的有益作用，虽然其不是人体必需的营养素，但可通过多种方式对人体健康发挥积极的效应，如植物化学物中多种化合物的抗氧化作用、抗炎作用、类雌激素样作用等。

（二）中国膳食营养素参考摄入量的更新与修订

随着我国经济的发展，我国居民膳食营养和健康状况随之发生了变化。这些因素促使我国对 DRIs 的不断更新和修订，以适应民众对科学饮食与健康以及预防 NCD 的需要。

我国的 RDAs 于 1938 年首次提出。之后，分别在 20 世纪 50 年代、60 年代、70 年代以及 80 年代进行了多次更新和修订。20 世纪 90 年代后，国际上对 RDA 的性质和适用范围进行了研讨，相关专家认为，RDA 这一参考数值已经不能满足当前的需要，欧美各国先后提出了膳食营养素参考摄入量（DRIs）的新概念。中国营养学会于 2000 年提出并发布了《中国居民膳食营养素参考摄入量—Chinese DRIs》，其中包括 EAR、RNI、AI 和 UL 四项指标。

2013 年底，中国营养学会完成了对《中国居民膳食营养素参考摄入量（DRIs）》的再次修订，也是最近的一次修订。在修订版中，新增加了以下内容：

1. 10 种营养素的 EAR/RNI 数值。依据近 10 年来，国内外关于营养素评价、需要量、安全性等大量新研究证据，增加了能量、蛋白质、钙、铁、硒、碘、维生素 B_1 等营养素的 EAR/RNI 或 UL。

2. 预防 NCD 的营养素建议摄入量。基于合理营养在 NCD 一级预防中的作用，提出了宏量营养素的可接受范围（AMDR），以及一些微量营养素预防 NCD 的建议摄入量（PI-NCD），简称建议摄入量（PI）。目前提出 PI 值的有维生素 C、钾、钠。

3. 其他膳食成分的特定建议值（SPL）。修订版中，对水和其他 19 种膳食成分进行了系统阐述。对已有充分科学依据的某些膳食成分，提出了 UL 或（和）特定建议值（SPL），已制订 SPL 值的有大豆异黄酮、叶黄素、番茄红素、植物甾醇、氨基葡萄糖、花色苷和原花青素等。

（三）其他国家膳食营养素参考摄入量的更新与修订

世界上其他国家亦根据本国国情不断地修订了 DRIs。不同国家的营养构型不同，膳食营养素推荐量亦存在较大差异。

1. 美国　美国国家科学院（National Academy of Sciences，NAS）于 1941 年成立食物与营养委员会（Food and Nutrition Board，FNB）制订了美国第一部推荐的膳食营养素供给量（recommended dietary allowances，RDAs）。随后的几十年中，FNB 根据新的科学研究结果和社会应用的需要，每 5 ～ 10 年对 RDAs 进行修订和再版。经多次修订、再版，至 1989 年，发表了第 10 版 RDAs。FNB 于 1994 年开始筹备修订 RDAs，1996 年与加拿大卫生和福利部合作，由两国的著名专家组成了 DRIs 科学评价常设委员会，经系统研究在 1997 年发表了第一份 DRIs 出版物。2005 年，FNB 修订的 DRIs 中提出了 AMDR，建议成年人蛋白质、脂肪、碳水化合物理想的摄入量为分别占总能量的 10% ～ 15%、20% ～ 35%、45% ～ 65%。2010 年，再次对 DRIs 中的钙和维生素 D 进行了修订。美国各版的膳食营养素参考摄入量成为不同时期美国人群营养素需要方面的权威性指导文件，得到广泛的应用，同时也产生了重要的国际影响。

2. 英国 RDAs　英国卫生署 1979 年提出了本国的 RDAs。经过实践，于 1991 年决定用膳食参考值（dietary reference values，DRVs）取代 RDAs，DRVs 包括：平均需要量（EAR）、参考摄入量（RNI）与低营养素参考摄入量（low reference nutrient intake，LRNI），后者表示低于此水平对大多数个体是不适宜的摄入量。安全摄入量（safe intake，SI）是当没有足够的证据确定 EAR、RNI 和 LRNI 时，设定的安全摄入量。1994 年，建议减少人群的食盐平均摄入量至每日 6g。2009 年，英国营养科学咨询委员会（The Scientific Advisory Committee on Nutrition，SACN）综合考虑当前英国民众能量摄入和身体活动水平，开始筹备修订能量需求，并于 2012 年正式发布了各人群的能量参考值。

3. 日本　日本于 1970 年首次发布了本国的 RDAs，之后每 5 年修订一次。在 1999 年修订的第 6 版中，首次引入 DRIs 概念。2005 年，日本发布了 DRIs-J。DRIs-J 为健康的个体和群体制定，目的是为了维持和促进健康、预防与生活方式相关的疾病。2010 年，日本发布新版 DRIs，在该版中提出了目标摄入量的概念。

第三节　我国膳食模式、营养构型的特点与演变及疾病谱变化

膳食模式是影响人类健康的重要因素。早在 1997 年，WHO 在世界卫生状况年度报告中即指出：不良的膳食模式、饮食习惯和生活方式是造成人类多种 NCD（如肥胖、糖尿病、冠心病等）和某些恶性肿瘤（如乳腺癌、结肠直肠癌等）发生和发展的主要危险因素。随着社会经济的发展，我国居民的膳食模式、营养构型在发生着变化，同时，中国城乡居民主要疾病死亡率和死因构成也在发生着变化。虽然，NCD 的发生和疾病谱的变化受多种因素的影响，是多因素综合作用的结果，但膳食模式和营养构型已是公认的影响 NCD 发生和疾病谱变化的重要因素之一。

一、膳食模式、营养构型的特点

中国是个地域辽阔多民族、多文化的国家，有着悠久的饮食文化历史。同时，由于经济发展的不平衡，中国的膳食模式、营养构型在各地区、各民族、城乡之间以及富裕地区和贫困地区之间存在着很大的差别。

依据最近的 2012 年全国城乡居民各类食物摄入量与平均营养素摄入量的数据资料，分析当前中国城乡居民的膳食模式和营养构型的特点。

（一）膳食模式特点

全国城乡居民各类食物的平均摄入量（2012 年）见表 1-3-1。我国居民年平均膳食构成（克 / 标准人日）中，粮谷类为 337.3g，薯类 35.8 g，豆类及制品 14.2 g，蔬菜和水果 310.1g（其中蔬菜 269.4 g，水果 40.7 g），动物性食物 162.4g（其中畜禽类 89.7g，奶及其制品 24.7g，蛋及其制品 24.3g，鱼虾类 23.7g），油脂 42.1g（植物油 37.3g，动物油 4.8g），食盐 10.5g，其他 22.0g（坚果 3.8g，腌菜 3.9g，酱油 7.9g，糖、淀粉 6.4g）。

该膳食结构显示，我国居民的膳食模式特点依然是以植物性食物为主，动物性食物为辅。粮谷类和蔬菜摄入量较多（606.7g）；动物性食物摄入量较低（162.4g），在动物性食物中，奶类、蛋类及鱼虾类摄入量较少，三者之和（72.7g）仍低于畜禽肉摄入量；动物脂肪摄入量较少，食盐摄入量较高。

（二）营养构型特点

全国城乡居民平均营养素摄入量（2012 年）见表 1-3-2。我国居民人均总能量摄入量为 2172.1 kcal，蛋白质 64.5 g，脂肪 79.9 g，碳水化合物 300.8 g，膳食纤维 10.8 g，其中蛋白质、脂肪和糖提供能量占总能量的百分比分别为 12.1 %，32.9 %，55.0 %。该营养构型特点显示，碳水化合物和蛋白质的摄入量基本符合要求，但是来自动物性食物的优质蛋白质摄入量不足，脂肪摄入量及其占总能量的百分比略高，来自动物性食物的维生素 A、钙摄入量依然不足。

二、膳食模式、营养构型的演变

依据 1982—2012 年间，平均每标准人食物和营养素的摄入量，分析与观察近 30 年来我国居民膳食模式与营养构型的变化趋势与演变。

（一）膳食模式的变化趋势与演变

中国传统的膳食模式为发展中国家膳食模式或"东方"膳食模式，特点为高碳水化合物、高膳食纤维和低动物脂肪。但随着社会经济的发展，中国居民的膳食模式随之在发生着变化，谷类和蔬菜的摄入量逐渐减少，畜肉类和油脂类食物的摄入量不断增加。传统的膳食模式正在逐渐向高脂肪、高能量密度、低膳食纤维的模式演变。

观察全国城乡居民 1982，1992，2002，2012 年平均食物摄入量，见表 1-3-1。自 1982 年至 2012 年，每 10 年间各类食物摄入量的变化趋势显示，总粮谷类食物摄入量呈逐渐下降的趋势，薯类及干豆类食物的摄入量亦是如此，并以 2012 年的摄入量最低；蔬菜的摄入量逐渐减少，1982 年（316.1g）、1992 年（310.3g）、2002 年（276.2g）及 2012 年（269.4g）以 2002 年开始下降幅度最大；禽畜类、蛋及其制品摄入量均明显上升，奶及制品和鱼虾类有相同的变化趋势，禽畜肉类和蛋类摄入量的增加幅度明显高于水产、禽肉和奶类；植物油摄入量逐渐升高，动物油与食盐摄入量以 2012 年最低。上述各类食物摄入量的变化，初显居民的膳食结构在朝着有益于健康的方向发展，但也提示，有逐渐向西方膳食模式转变的趋势，主要表现在植物性食物（粮谷类、薯类与干豆类及蔬菜）摄入量明显减少，动物性食物摄入量增加，膳食能量密度增加，居民膳食脂肪供能比显著提高。

我国膳食模式的变化，促进居民的营养状况日益改善，但同时带来了新的健康问题。植物性食物摄入量的减少，动物性食物特别是畜肉类摄入量增加，导致脂肪提供能量在总能量中所占比例不断提高，使得中国居民超重和肥胖的发生率、营养相关性慢性病的患病率上升。2012 年，全国 18 岁及以上成人超重率为 30.1%，肥胖率为 11.9%，比 2002 年上升了 7.3

表 1-3-1 1982、1992、2002、2012 年全国城乡居民食物平均摄入量（克/标准人日）

食物	城乡合计				城市				农村			
	1982 年	1992 年	2002 年	2012 年	1982 年	1992 年	2002 年	2012 年	1982 年	1992 年	2002 年	2012 年
米及其制品	217.0	226.7	238.3	177.7	217	223.1	217.8	130.8	217.0	255.8	246.2	222.7
面及其制品	189.2	178.7	140.2	142.8	218	165.3	131.9	134.7	177.0	189.1	143.5	150.4
其他谷类	103.5	34.5	23.6	16.8	24	17.0	16.3	15.9	137.0	40.9	26.4	17.6
薯类	179.9	86.6	49.1	35.8	66	46.0	31.9	28.4	228.0	108.0	55.7	42.8
干豆类	8.9	3.3	4.2	3.3	6.1	2.3	2.6	2.9	10.1	4.0	4.8	3.7
豆制品	4.5	7.9	11.8	10.9	8.2	11.0	12.9	12.4	2.9	6.2	11.4	9.4
深色蔬菜	79.3	102.0	90.8	89.4	68.0	98.1	88.1	104.8	84.0	107.1	91.8	74.7
浅色蔬菜	236.8	208.3	185.4	180.0	234.0	221.2	163.8	178.5	238.0	199.6	193.8	181.4
腌菜	14.0	9.7	10.2	3.9	12.1	8.0	8.4	4.8	14.8	10.8	10.9	3.1
水果	37.4	49.2	45.0	40.7	68.3	80.1	69.4	48.8	24.4	32.0	35.6	32.9
坚果	2.2	3.1	3.8	3.8	3.5	3.4	5.4	4.7	1.7	3.0	3.2	2.8
畜禽类	34.2	58.9	78.6	89.7	62.0	100.5	104.4	98.5	22.5	37.6	68.7	81.2
奶及其制品	8.1	14.9	26.5	24.7	9.9	36.1	65.8	37.8	7.3	3.8	11.4	12.1
蛋及其制品	7.3	16.0	23.7	24.3	15.5	29.4	33.2	29.5	3.8	8.8	20.0	19.4
鱼虾类	11.1	27.5	29.6	23.7	21.6	44.2	44.9	32.4	6.6	19.2	23.7	15.4
植物油	12.9	22.4	32.9	37.3	21.2	32.4	40.2	41.0	9.3	17.1	30.1	33.7
动物油	5.3	7.1	8.7	4.8	4.6	4.5	3.8	2.1	5.6	8.5	10.6	7.3
糖、淀粉	5.4	4.7	4.4	6.4	10.7	7.7	5.2	7.0	3.1	3.0	4.1	5.9
食盐	12.7	13.9	12.0	10.5	11.4	13.3	10.9	10.3	13.2	13.9	12.4	10.7
酱油	14.2	12.6	8.9	7.9	32.5	15.9	10.6	9.1	6.5	10.6	8.2	6.8

引自:《中国卫生和计划生育统计年鉴》编辑委员会. 中国卫生和计划生育统计年鉴 2015. 北京: 中国协和医科大学出版社, 2015.

数据来源: 1982、1992 年, 全国营养调查, 2002 年、2012 年中国居民营养与健康监测

表 1-3-2 1982、1992、2002、2012 年全国城乡居民平均营养素的摄入量（每标准人日）

营养素	城乡合计				城市				农村			
	1982 年	1992 年	2002 年	2012 年	1982 年	1992 年	2002 年	2012 年	1982 年	1992 年	2002 年	2012 年
能量 (kcal)	2491.3	2328.3	2250.5	2172.1	2450.0	2394.6	2134.0	2052.6	2509.0	2294	2295.5	2286.4
蛋白质 (g)	66.7	68.0	65.9	64.5	66.8	75.1	69.0	65.4	66.6	64.3	64.6	63.6
脂肪 (g)	48.1	58.3	76.2	79.9	68.3	77.7	85.5	83.8	39.6	48.3	72.7	76.2
碳水化合物 (g)	–	378.4	321.2	300.8	–	340.5	268.3	261.1	–	397.9	341.6	338.8
膳食纤维 (g)	8.1	13.3	12.0	10.8	6.8	11.6	11.1	10.8	8.7	14.1	12.4	10.9
视黄醇当量 (μg)	119.5	476.0	469.2	443.5	147.3	605.5	547.2	514.5	107.8	409.0	439.1	375.4
硫胺素 (mg)	2.5	1.2	1.0	0.9	2.1	1.1	1	0.9	2.6	1.2	1.0	1.0
核黄素 (mg)	0.9	0.8	0.8	0.8	0.8	0.9	0.9	0.8	0.9	0.7	0.7	0.7
抗坏血酸 (mg)	129.4	100.2	89.8	–	109.0	95.6	83.1	–	138.0	102.6	92.3	–
维生素 E (mg)	–	–	35.6	35.9	–	–	37.3	37.5	–	–	35.0	34.3
钾 (mg)	–	–	1700.1	1616.9	–	–	1722.4	1660.7	–	–	1691.5	1574.3
钠 (mg)	–	–	6268.2	5702.7	–	–	6007.7	5858.8	–	–	6368.8	5554.6
钙 (mg)	694.5	405.4	388.8	366.1	563.0	457.9	438.6	412.4	750.0	378.2	369.6	321.4
铁 (mg)	37.3	23.4	23.2	21.5	34.2	25.5	23.7	21.9	38.6	22.4	23.1	21.2
锌 (mg)	–	–	11.3	10.7	–	–	11.5	10.6	–	–	11.2	10.8
硒 (μg)	–	–	39.9	44.6	–	–	46.5	47.0	–	–	37.4	42.2
磷 (mg)	1623.2	1057.8	980.3	–	1574.0	1077.4	975.1	–	1644.0	1047.6	981.0	–

引自：《中国卫生和计划生育统计年鉴》编辑委员会．中国卫生和计划生育统计年鉴 2015．北京：中国协和医科大学出版社，2015.

数据来源：1982、1992 年全国营养调查，2002 年、2012 年中国居民营养与健康监测

"—" 为该年未报道相关数据

和 4.8 个百分点，6 ～ 17 岁儿童青少年超重率为 9.6%，肥胖率为 6.4%，比 2002 年分别上升了 5.1 和 4.3 个百分点。

由于经济、文化、教育等的城乡差异，城市和农村居民膳食结构改变不同，部分食物的城乡摄入量差异明显，营养不良和营养过剩现象并存。因此，在制定营养相关政策与措施时应充分考虑地区差异。

（二）营养构型的变化趋势与演变

中国人群膳食模式的转变导致相应营养素构成的变化，全国城乡居民 1982、1992、2002、2012 年平均膳食营养素的摄入量，见表 1-3-2。自 1982 年至 2012 年，每 10 年各类膳食营养素摄入量（营养素补充剂未计入）的变化趋势显示，膳食总能量和糖的人均日摄入量自 1982 年（2491.3 kcal），1992 年（2328.3 kcal，378.4 g），2002 年（2250.5 kcal，321.2 g）至 2012 年（2172.1 kcal，300.8 g）呈明显下降的趋势；而膳食脂肪摄入量逐年增加，1992 年、2002 年和 2012 年人均日摄入量比 1982 年分别增长 10.2 g、28.1 g 和 31.8 g，居民脂肪供能比显著提高，膳食能量密度增加，来自脂肪的能量从 1982 年的 17.4% 增至 2012 年的 32.9%，来自碳水化合物的能量从 1992 年的 65.0 % 降至 2012 年的 55.0 %。膳食蛋白质和膳食纤维的摄入量在小波动中趋于稳定，但优质蛋白质的比例随膳食中禽畜类、蛋及其制品摄入量的上升而增加。

部分维生素摄入量呈下降趋势，且低于推荐的维生素摄入量，尤以视黄醇（维生素 A）硫胺素和抗坏血酸下降明显，这些维生素缺乏在农村地区的儿童青少年中尤为严重。维生素 A 的人均日摄入量，虽然 1992 年、2002 年及 2012 年均较 1982 年分别增加 356.5 μg RE、349.7 μg RE、324.0 μg RE，但各年均未达到推荐的维生素 A 摄入量；而硫胺素和抗坏血酸的摄入量呈现下降趋势，核黄素的摄入量趋于稳定，但其摄入量均未达到推荐的摄入量要求。膳食钙的摄入量逐年下降，且均未达到推荐的摄入量，虽然奶及其制品摄入量有上升趋势，但幅度较小，相对于推荐的摄入量要求微不足道；虽然铁摄入量已经超过推荐摄入量值，但缺铁性贫血仍是严重危害中国妇女和儿童的主要营养缺乏病。2012 年 6 岁及以上居民贫血率降至 9.7%，比 2002 年下降 10.4 个百分点。其中 6 ～ 11 岁儿童和孕妇贫血率分别为 5.0% 和 17.2%，比 2002 年分别下降了 7.1 和 11.7 个百分点。

三、疾病谱与变化

随着社会经济的发展与膳食模式和营养构型的演变，中国城乡居民的疾病谱和疾病死亡原因顺位发生了明显的变化。特别是近几十年来，NCD 成为患病率、死亡率最高的一类疾病，其导致的公共卫生负担迅速加重。虽然，疾病谱的变化受多种因素的影响，但膳食模式和营养构型是公认的重要影响因素之一。

中国主要年份城市与农村居民主要疾病死亡率（1/10 万）及死亡原因构成（%）变化，见表 1-3-3、1-3-4。

由表 1-3-3、1-3-4 可见，20 世纪 50 年代至 60 年代初，城市居民居于死因前三位的疾病是呼吸系统疾病、急性传染病与肺结核。当时中国居民的主要营养问题是营养缺乏和不足。随着我国经济的发展和卫生部门对相关疾病的积极防治以及居民医疗条件的改善，七十年代开始，急性传染病、肺结核、消化系统疾病以及呼吸系统疾病的死亡率迅速下降，心脏病、脑血管疾病和恶性肿瘤等 NCD 的死亡率开始上升，该变化在城市居民中更为显著。至 20 世

表 1-3-3　中国主要年份城市居民主要疾病死亡率（1/10 万）及死亡原因构成（%）变化（1957—2014 年）

死因顺位	1957 年 死亡原因	死亡率（构成）	1963 年 死亡原因	死亡率（构成）	1975 年 死亡原因	死亡率（构成）	1985 年 死亡原因	死亡率（构成）	1995 年 死亡原因	死亡率（构成）	2005 年 死亡原因	死亡率（构成）	2014 年 死亡原因	死亡率（构成）
1	呼吸系统疾病	120.3 (16.86)	呼吸系统疾病	64.57 (12.03)	脑血管疾病	127.91 (21.61)	心脏病	131.04 (23.39)	脑血管疾病	130.48 (22.18)	恶性肿瘤	124.86 (22.74)	恶性肿瘤	161.28 (26.17)
2	急性传染病	56.6 (7.93)	恶性肿瘤	46.12 (8.59)	心脏病	115.34 (19.49)	脑血管疾病	117.52 (20.98)	恶性肿瘤	128.58 (21.85)	脑血管病	111.02 (20.22)	心脏病	136.21 (22.10)
3	肺结核	54.6 (7.51)	脑血管疾病	36.87 (6.87)	恶性肿瘤	111.49 (18.84)	恶性肿瘤	113.86 (20.32)	呼吸系统疾病	92.54 (15.73)	心脏病	98.22 (17.89)	脑血管疾病	125.78 (20.41)
4	消化系统疾病	52.1 (7.31)	肺结核	36.32 (6.77)	呼吸系统疾病	63.64 (10.75)	呼吸系统疾病	50.85 (9.08)	心脏病	90.10 (15.31)	呼吸系统疾病	69.00 (12.57)	呼吸系统疾病	74.17 (12.03)
5	心脏病	47.2 (6.61)	心脏病	36.05 (6.72)	消化系统疾病	28.78 (4.86)	消化系统疾病	23.34 (4.17)	损伤和中毒	40.57 (6.90)	损伤和中毒、外部原因	45.28 (8.25)	损伤和中毒、外部原因	37.77 (6.13)
6	脑血管疾病	39.0 (5.46)	消化系统疾病	31.35 (5.84)	肺结核	21.15 (3.57)	外伤	22.37 (3.99)	消化系统疾病	19.49 (3.31)	消化系统疾病	18.10 (3.30)	内分泌、营养和代谢疾病	17.64 (2.86)
7	恶性肿瘤	36.9 (5.17)	急性传染病	21.24 (3.96)	外伤	16.84 (2.85)	肺结核	10.22 (1.82)	内分泌、营养和代谢及免疫疾病	13.79 (2.34)	内分泌、营养和代谢疾病	13.75 (2.50)	消化系统疾病	14.53 (2.36)
8	神经系统疾病	29.1 (4.08)	外伤	16.19 (3.02)	传染病（肺结核除外）	13.17 (2.23)	中毒	10.13 (1.81)	泌尿、生殖系统疾病	9.15 (1.56)	其他疾病	11.98 (2.18)	神经系统疾病	6.91 (1.12)

续表 1-3-3

死因顺位	1957年 死亡原因	死亡率(构成)	1963年 死亡原因	死亡率(构成)	1975年 死亡原因	死亡率(构成)	1985年 死亡原因	死亡率(构成)	1995年 死亡原因	死亡率(构成)	2005年 死亡原因	死亡率(构成)	2014年 死亡原因	死亡率(构成)
9	外伤及中毒	19.0 (2.66)	神经系统疾病	13.76 (2.56)	泌尿系统疾病	11.63 (1.97)	泌尿系统疾病	9.12 (1.63)	精神病	7.16 (1.22)	泌尿生殖系统疾病	8.58 (1.56)	泌尿生殖系统疾病	6.65 (1.08)
10	其他结核	14.1 (1.98)	血液及造血器官疾病	9.81 (1.83)	中毒	6.27 (1.06)	传染病(肺结核除外)	7.92 (1.41)	神经系统疾病	5.06 (0.86)	精神障碍	5.19 (0.95)	传染病(含呼吸道结核)	6.64 (1.08)

引自:《中国卫生年鉴》编辑委员会. 中国卫生年鉴 1986. 北京:人民卫生出版社,1986.

《中国卫生年鉴》编辑委员会. 中国卫生年鉴 1996. 北京:人民卫生出版社,1996.

《中国卫生和计划生育统计年鉴》编辑委员会. 中国卫生和计划生育统计年鉴 2015. 北京:中国协和医科大学出版社,2015.

统计范围:1957 年包括北京等 13 个市全市或部分市区,1963 年包括北京等 18 个市全市或部分市区,1975 年包括北京等 12 个市全市或部分市区,1985 年包括北京等 36 个市全市或部分市区,1995 年包括北京等 34 个市全市或部分市区;2005 年包括北京等 17 个大城市和苏州等 21 个中小城市;2014 年包括 31 个省、自治区、直辖市的城市的城市全年龄段人群。

注:2000 年采用 ICD-9 国际疾病分类统计标准。2002 年起采用 ICD-10 国际疾病分类统计标准。括号内为某疾病死亡人数占死亡总人数的 %

表 1-3-4 中国主要年份农村居民主要疾病死亡率（1/10 万）及死亡原因构成（%）变化（1975—2014 年）

死因顺位	1975 年		1985 年		1995 年		2005 年		2014 年	
	死亡原因	死亡率（构成）	死亡原因	死亡率（构成）	死亡原因	死亡率（构成）	死亡原因	死亡率（构成）	死亡原因	死亡率（构成）
1	心脏病	123.18 (18.02)	心脏病	165.80 (25.47)	呼吸系统疾病	169.38 (26.23)	呼吸系统疾病	123.79 (23.45)	恶性肿瘤	152.59 (23.02)
2	恶性肿瘤	119.57 (17.50)	脑血管病	101.31 (15.57)	恶性肿瘤	111.43 (17.25)	脑血管病	111.74 (21.17)	脑血管病	151.91 (22.92)
3	脑血管病	92.31 (13.51)	恶性肿瘤	98.76 (15.17)	脑血管病	108.05 (16.73)	恶性肿瘤	105.99 (20.08)	心脏病	143.72 (21.68)
4	呼吸系统疾病	88.15 (12.90)	呼吸系统疾病	79.74 (12.25)	损伤和中毒	72.71 (11.26)	心脏病	62.13 (11.77)	呼吸系统疾病	80.02 (12.07)
5	消化系统疾病	46.30 (6.78)	消化系统疾病	35.54 (5.46)	心脏病	61.98 (9.60)	损伤和中毒，外部原因	44.71 (8.47)	损伤和中毒，外部原因	55.29 (8.34)
6	肺结核	32.61 (4.77)	中毒	24.98 (3.84)	消化系统疾病	30.17 (4.67)	消化系统疾病	17.11 (3.24)	消化系统疾病	14.51 (2.19)
7	外伤	24.26 (3.55)	肺结核	24.19 (3.72)	新生儿疾病	932.11 (1.86)	其他疾病	9.00 (1.70)	内分泌营养和代谢疾病	13.13 (1.98)
8	传染病（肺结核除外）	23.82 (3.49)	外伤	21.84 (3.36)	肺结核	10.21 (1.58)	泌尿生殖系统疾病	6.98 (1.32)	传染病（含呼吸道结核）	7.90 (1.19)
9	新生儿疾病	1194.81 (2.65)	传染病（肺结核除外）	13.96 (2.14)	泌尿、生殖系统疾病	8.47 (1.31)	内分泌、营养和代谢疾病	6.19 (1.17)	泌尿生殖系统疾病	7.09 (1.07)
10	泌尿系统疾病	10.16 (1.49)	新生儿疾病	870.40 (1.68)	传染病（不含肺结核）	8.19 (1.27)	诊断不明	4.85 (0.92)	神经系统疾病	6.66 (1.00)

引自：《中国卫生年鉴》编辑委员会. 中国卫生年鉴 1986. 北京：人民卫生出版社，1986.

《中国卫生年鉴》编辑委员会. 中国卫生年鉴 1996. 北京：人民卫生出版社，1996.

《中国卫生和计划生育统计年鉴》编辑委员会. 中国卫生和计划生育统计年鉴 2015. 北京：中国协和医科大学出版社，2015.

统计范围：1975 年包括北京、天津、上海，江苏等 18 个县全县或部分公社；1985 年包括上海，江苏等 72 个县全县或部分公社；1995 年包括北京等 88 个县；2005 年包括北京，上海市全部市辖县和江苏、浙江等 15 个省（直辖市）78 个县（县级市）；2014 年包括 31 个省、自治区、直辖市的城市全年龄段人群。

注：括号内为某疾病死亡人数占死亡总人数的 %。所有新生儿疾病死亡率以每 10 万出生率计算。

纪 70 年代后，主要年份城市居民居于死因前三位的疾病分别是心脏病、脑血管疾病和恶性肿瘤。农村居民居于死因前三位的疾病亦是如此（除 1995 年，2005 年居于死因首位的是呼吸系统疾病外）。其中，20 世纪 90 年代后，高血脂、高血压、糖尿病及高尿酸血症等与营养代谢相关的疾病高发，由其引发的心脏病和脑血管疾病的死亡率逐年增高，已成为中国居民的主要死因，并占疾病死因的前三位。而至 2014 年，无论城市居民还是农村居民除了居死因前三位的疾病依然同前外，居于死因第一位的疾病均为恶性肿瘤。

我国主要年份城乡居民主要营养相关恶性肿瘤死亡率（1/10 万）变化见表 1-3-5。该表显示，1973 年以来城乡居民部分营养相关恶性肿瘤的死亡率持续增长，且存在一定的城乡差异。农村居民的食管癌、胃癌与肝癌死亡率普遍高于城市居民（后两种癌除 1973—1975 年外），而城市居民肺癌、结直肠癌、白血病和乳腺癌的死亡率始终高于农村居民。这可能与城乡居民的生存环境、饮食习惯、经济文化水平差异等因素有关。

NCD 不仅在我国，在世界上其他国家亦为患病率、死亡率最高的一类疾病。NCD 的危险因素很多，目前公认的包括社会因素（经济水平、文化程度等）、生物学因素（年龄、性别、遗传等）以及行为因素（膳食、体力活动、吸烟等）。大量研究证实，膳食营养因素是 NCD 公认的危险因素之一。膳食模式和营养构型的演变在一定程度上影响着 NCD 的患病率、死亡率和疾病谱的变化。分析 1982 年至 2012 年这 30 年间我国居民膳食模式与营养构型的变化，膳食糖的人均日摄入量明显下降，而膳食脂肪摄入量逐年增加，居民脂肪供能比由 1982 年的 17.4 % 增至 2012 年的 32.9 %，而碳水化合物的供能比由 1992 年的 65.0% 降至 2012 年的 55.0 %。与此同时，居民营养相关的 NCD 的患病率和死亡率上升，并成为中国居民的主要死因。据《中国居民营养与慢性病状况报告》（2015 年）显示，2012 年全国居民 NCD 死亡率为 533/10 万，占总死亡人数的 86.6%，吸烟、过量饮酒、缺乏身体活动和高盐、高脂等不健康饮食是其发生、发展的主要行为危险因素。同时，居民膳食模式的改变，成为各年龄段人群超重和肥胖率增加的主要危险因素之一。流行病学研究显示，超重和肥胖是多种 NCD，如心脑血管疾病（心脏病和中风）、糖尿病、高血压、关节炎和肌肉骨骼疾病、脂肪肝、胆石症、心理疾病的重要危险因素，且与人群死亡率的增加相关。此外，超重和肥胖与绝经后乳腺癌、结直肠癌、子宫内膜癌、肾癌、食管癌、胰腺癌、胆囊癌、肝癌、白血病等恶性肿瘤的发生密切相关，且肥胖患者的癌症预后更差、死亡率更高。Calle E 等对美国 90 万人群开展的多中心前瞻性研究也证实，肥胖会增加几乎所有癌症的死亡风险。

不健康的膳食模式与乳腺癌、前列腺癌、结肠和直肠癌等恶性肿瘤直接相关，其中最可能的机制是不同膳食模式的表观遗传效应。多项研究表明，至少 35% 的恶性肿瘤与膳食模式不合理有关，如过多摄入红肉和脂肪与乳腺癌、结直肠癌、前列腺癌、胰腺癌、肾癌等发生密切相关，蔬菜和水果摄入不足与结直肠癌、胃癌、乳腺癌及食管癌等的发生有关。健康的膳食模式可能降低 60% ~ 70% 患乳腺癌、直肠结直肠癌和前列腺癌的风险，降低 40% ~ 50% 肺癌风险。Couto E 等开展的多中心前瞻性队列研究提示，遵循地中海膳食模式可以降低男性 4.7% 和女性 2.4% 的癌症发生。

同样，健康的膳食模式能够降低 NCD 的死亡率。观察性研究发现，健康的膳食模式能够显著降低（15% ~ 30%）全死因死亡率和冠心病。中国城乡居民死因顺位的变化提示，富裕型疾病正在逐渐趋于高发，鉴于发达国家的疾病谱的变化，我国需要加强科学知识的普及工作，引导居民正确膳食消费，在人群和家庭中积极推行健康的膳食模式，使膳食模式趋于

表 1-3-5 中国主要年份城乡居民主要营养相关恶性肿瘤死亡率（1/10 万）变化

疾病名称	1973—1975 年			1990—1992 年			2004—2005 年		2014 年	
	合计	城市	农村	合计	城市	农村	城市	农村	城市	农村
胃癌	19.54	20.19	19.18	25.16	19.44	27.16	22.97	25.58	19.19	22.00
肝癌	12.54	14.05	12.02	20.37	19.50	20.67	24.93	26.93	23.64	27.43
食管癌	18.83	13.59	20.81	17.38	9.62	20.10	10.97	17.34	11.12	13.64
肺癌	7.09	12.61	5.13	17.54	27.50	14.05	40.98	25.71	47.88	40.76
结直肠癌	4.60	5.29	4.35	5.30	6.98	4.72	9.78	5.96	12.24	8.43
白血病	2.72	3.17	2.55	3.64	3.66	3.63	4.17	3.68	3.64	3.61
女性乳腺癌	1.65	2.17	1.45	1.72	2.56	1.42	3.98	2.35	4.37	3.04

引自：《中国卫生和计划生育统计年鉴》编辑委员会. 中国卫生和计划生育统计年鉴 2015. 北京：中国协和医科大学出版社，2015.

数据源自 中国恶性肿瘤死亡抽样回顾调查，统计范围为 1973—1975、1990—1992、2004—2005 年户籍人口中的所有死亡者。

说明：引文中 2014 年只有城市和农村的分别统计数据，没有合计的数据合理化，将有助于改善中国人群的健康。

四、改善与控制措施

为了改善居民的营养状况，建立健康的膳食模式，预防和控制 NCD 的发生，降低居民 NCD 的患病率和死亡率，我国政府和相关部门以及国际组织相继采取了一系列改善与控制措施。

（一）我国的改善与控制措施

要建立健康的膳食模式，预防和控制 NCD 的发生，主要通过宏观指导、健康干预和人群监测等综合措施。

1．宏观指导　我国政府和相关部门陆续发布了合理调整我国居民膳食结构，建立健康的膳食模式与生活方式，预防 NCD 相关疾病，以提高我国居民健康水平的一系列重要指导性文件。

早在 1997 年 12 月，我国国务院办公厅就颁布了《中国营养改善行动计划（1997 年）》，提出通过正确引导食物消费，优化膳食模式，促进健康的生活方式，全面改善居民的营养状况，预防与营养相关的慢性病。于 2014 年 1 月，国务院办公厅发布了《中国食物与营养发展纲要（2014—2020 年）》，在该纲要中，制定了至 2020 年在食物生产量、食物消费量、营养素摄入量以及营养相关疾病控制的具体目标，着力提升人民健康水平，为全面建成小康社会提供重要支撑。此前，即 2012 年 5 月国家卫生部等 15 个部门发布了《中国慢性病防治工作规划（2012—2015 年）》，强调对 NCD 的控制工作，进一步完善覆盖全国的慢性病防治服务网络和综合防治工作机制，建立慢性病监测与信息管理制度，提高慢性病防治能力，并指出目前医疗卫生工作需要关注三大可干预危险因素：吸烟、不合理膳食（包括食盐摄入过量，不合理脂肪摄入以及过量饮酒）、缺乏体育锻炼。呼吁通过对上述危险因素进行干预来积极防治心血管疾病、肿瘤、2 型糖尿病等 NCD。减少过早死亡和致残，控制由慢性病造成的社会经济负担水平。

中国营养学会推出的《中国居民膳食指南及平衡膳食宝塔》（2007 年、2016 年）对我国居民合理营养和平衡膳食提出了具体的要求和每日食物摄入种类的量化指导。此外，卫生和计划生育委员会（卫计委）相关部门以及学术组织相继发布了具体的 NCD 的防治指南，如《中国成人血脂异常防治指南》（2007 年），《中国成人超重和肥胖症预防控制指南》（2006 年），《中国学龄儿童超重和肥胖预防与控制指南（试用）》（2007 年），《中国成人身体活动指南（试行）》（2011 年），《维生素 D 与成年人骨骼健康应用指南》（2014 年），《中国血管病变早期检测技术应用指南》（2011 年）等，为建立健康的膳食模式、预防 NCD 提供了宏观指导，发挥了十分重要的作用和效果。

2．健康干预　NCD 的主要特点之一是该类疾病的发生发展与生活方式密切相关（不健康饮食、缺乏身体活动、吸烟等），能通过健康教育等干预措施得到有效预防。通过普及膳食、营养与 NCD 的科学知识，如设立全民营养健康周、健康知识进村（社区）入户活动以及发布和宣传适合不同人群特点的膳食指南等。同时，充分发挥媒体对膳食、营养与 NCD 预防的公益宣传作用，增强知识传播的科学性。注意科学知识传播的通俗化，如新版《中国居民膳食指南（2016)》在原有平衡膳食宝塔的基础上增加了中国居民平衡膳食餐盘和中国儿童平衡膳食算盘，更直观简易地指导不同人群膳食。

此外，通过对老少边穷地区婴幼儿免费发放营养包，对城镇肥胖儿童开展营养和行为干预等方式，应对不同地区营养缺乏和营养过剩的双重挑战。

3．人群监测　通过开展和建立社区居民健康状况和 NCD 监测与防治服务网络，加强人群监测的信息管理，及时了解我国居民的健康和 NCD 状况及综合防治工作。特别对 NCD 高危人群进行周期性监测，及早发现早期患者。定期发布中国居民膳食营养与健康状况报告，引导居民建立科学的膳食模式。

（二）国际组织的相关建议

国际组织和许多国家积极采取膳食干预措施来预防和减少 NCD。2004 年，第 57 届世界卫生大会通过了 WHO 的饮食、身体活动与健康全球战略。2005 年 WHO 指出，在全球疾病负担中占有重要地位的 NCD 为心脏病、脑卒中、癌症、慢性呼吸道疾病、糖尿病、视力衰退和失明、听力衰退和失聪、口腔疾病和遗传疾病等。尤其是前三类疾病，长期位居我国和其他各国的疾病死因的前三位。WHO 呼吁各国，应采取必要的公共卫生措施，减少 NCD 所造成的危害。世界癌症研究基金会（World Cancer Research Fund，WCRF）于 2007 年发布了《食物、营养、身体活动与癌症预防》，提出了预防癌症发生的 8 项建议和 2 项特殊建议。2012 年 WHO 明确提出，钠盐摄入量过高与高血压、心脏病、脑卒中等 NCD 相关，并发布了钠摄入量指南。国际营养科学联合会（International Union of Nutrition Sciences，IUNS）组织了 6 个国家营养学会参加的减盐活动，宣传食盐摄入过量与高血压发生率的关系，以减少心血管疾病发生的风险。2013 年，营养与特殊膳食国际食品法典委员会（CCNFSDU）提出饱和脂肪酸的 NRV-NCD 为 20g，钠的 NRV-NCD 为 2000mg，并将其列入《国际食品法典标准》（Guidelines on Nutrition Labelling）（CAC/GL 2-1985）（CODEX，2013）。这些举措为降低和减少世界各国 NCD 的患病率、死亡率和疾病负担发挥了十分重要的作用。

第四节　膳食指南

膳食指南是针对食物类型或食物成分提出的具有公共卫生价值的建议，对建立健康的膳食模式和营养构型，预防膳食与营养相关疾病及促进人类健康具有指导性意义。我国的膳食指南和世界其他国家、地区的膳食指南基本指导方针是一致的。

一、中国居民膳食指南

（一）中国居民膳食指南的更新与修订

1989 年，中国营养学会制定了中国的第一部膳食指南，其内容主要包括 8 项建议：食物要多样，饥饱要适当，油脂要适量，粗细要搭配，食盐要限量，甜食要少吃，饮酒要节制，三餐要合理。

1997 年，中国营养学会对第一版膳食指南进行了修订，增加了量化建议，并设计了"平衡膳食宝塔"。其一般人群膳食指南内容包括：①食物多样、谷类为主；②多吃蔬菜、水果和薯类；③常吃奶类、豆类或其制品；④经常吃适量鱼、禽、蛋、瘦肉，少吃肥肉和荤油；⑤食量与体力活动要平衡，保持适宜体重；⑥吃清淡少盐的膳食；⑦如饮酒应限量；⑧吃清洁卫生、不变质的食物。

2007 年，中国营养学会再次修订了中国居民膳食指南，并增加了相应内容。该膳食指南由三部分组成：一般人群膳食指南，特定人群膳食指南（孕妇、乳母、婴幼儿、儿童青少年与老年）和平衡膳食宝塔。一般人群膳食指南内容增加至 10 条建议，适用于 6 岁以上正常人群，其内容包括：①食物多样，谷类为主，粗细搭配；②多吃蔬菜水果和薯类；③每天吃奶类、大豆或其制品；④常吃适量的鱼、禽、蛋和瘦肉；⑤减少烹调油用量，吃清淡少盐膳食；⑥食不过量，天天运动，保持健康体重；⑦三餐分配要合理，零食要适当；⑧每天足量饮水，合理选择饮料；⑨如饮酒应限量；⑩吃新鲜卫生的食物。

2007 版膳食指南特别强调了以下内容：主食的粗细搭配，摄入奶制品和豆制品的频率增至"每天"，增加了每天足量饮水，强调天天运动，减少烹调用油和合理选择零食等内容。此外，2007 版膳食指南对 1997 版建议的膳食摄入量进行了修订，将每日：谷类食物 300 ~ 500 g，调整为谷类、薯类及杂豆 250 ~ 400 g；水果 100 ~ 200 g，增加为 200 ~ 400 g；鱼虾类 50 g，禽肉类 50 ~ 100 g，调整为鱼虾类 50 ~ 100 g，禽畜肉类 50 ~ 75 g；奶类及奶制品由 100 克增加到 300 克等。

（二）最新中国居民膳食指南（2016 年）

2016 年 5 月，中国营养学会再次修订和发布了最新版中国居民膳食指南。其内容亦由三部分组成，包括一般人群膳食指南、特定人群膳食指南和中国居民平衡膳食实践。与 2007 版比较，核心建议精减至 6 条，增加了中国居民平衡膳食餐盘等更多可视化图形及图表，增加了份量的概念，并在特殊人群膳食指南中增加了素食人群。该版膳食指南亦对部分食物日摄入量进行了调整，如饮水量由 1200 ml 增加至 1500 ~ 1700 ml；水果类由 200 ~ 400 g 降至 200 ~ 350 g；畜禽肉类由 50 ~ 75 g 降至 40 ~ 75 g；水产品由 75 ~ 100 g 降至 40 ~ 75 g；蛋类由 25 ~ 50 g 增至 40 ~ 50 g；大豆及坚果类由 30 ~ 50 g 降至 25 ~ 35 g；食盐由 6 g 调整为小于 6 g。同时，将一般人群年龄范围由原来 6 岁以上，调整为 2 岁以上。

中国居民膳食指南，一般人群的膳食指南（2016 年）核心内容如下（6 条）：

1．食物多样，谷类为主 每天的膳食应包括谷薯类、蔬菜水果类、畜禽鱼蛋奶类、大豆坚果类等食物；平均每天摄入 12 种以上食物，每周 25 种以上；每天摄入谷薯类食物 250 ~ 400g，其中全谷物和杂豆类 50 ~ 150g，薯类 50 ~ 100g。

2．吃动平衡，健康体重 各年龄段人群都应天天运动、保持健康体重；食不过量，控制总能量摄入，保持能量平衡；坚持日常身体活动，每周至少进行 5 天中等强度身体活动，累计 150 min 以上；主动身体活动最好每天 6000 步；减少久坐时间，每小时起来动一动。

3．多吃蔬果、奶类、大豆 餐餐有蔬菜，保证每天摄入 300 ~ 500g 蔬菜，深色蔬菜应占 1/2；保证每天摄入 200 ~ 350g 新鲜水果，果汁不能代替鲜果；吃各类奶制品，相当于每天液态奶 300g；经常吃豆制品，适量吃坚果。

4．适量吃鱼、禽、蛋、瘦肉 鱼、禽、蛋和瘦肉摄入要适量；每周吃鱼 280 ~ 525g，畜禽肉 280 ~ 525g，蛋类 280 ~ 350g，平均每天摄入总量 120 ~ 200g；优先选择鱼和禽；吃鸡蛋不弃蛋黄；少吃肥肉、烟熏和腌制肉制品。

5．少盐少油，控糖限酒 培养清淡饮食习惯，少吃高盐和油炸食品；成人每天食盐不超过 6g，每天烹调油 25 ~ 30g；控制添加糖的摄入量，每天摄入不超过 50g，最好控制在 25g 以下；每日反式脂肪酸摄入量不超过 2g；足量饮水，成年人每天 7 ~ 8 杯（1500 ~ 1700ml），提倡饮用白开水和茶水；不喝或少喝含糖饮料；儿童少年、孕妇、乳母不应饮酒。成人如饮酒，男性一天饮用酒的酒精量不超过 25g，女性不超过 15g。

6. 杜绝浪费，兴新食尚　珍惜食物，按需备餐，提倡分餐不浪费；选择新鲜卫生的食物和适宜的烹调方式；食物制备生熟分开、熟食二次加热要热透；学会阅读食品标签，合理选择食品；多回家吃饭，享受食物和亲情；传承优良文化，兴饮食文明新风。

（三）中国香港居民膳食指南

中国香港居民健康饮食原则（2012 年）：①食物的选择要多元化，每餐应以谷物类食物为主；②多吃蔬菜和水果类食物；③减少进食高油、盐、糖或经腌制和加工的食物；④每天饮用 6 ～ 8 杯流质饮品（包括果汁、清茶和清汤等）；⑤饮食要定时和定量。香港特别行政区政府卫生署同样针对不同人群制定了膳食指南，并通过份数的定量方式指导各类食物摄入。

二、世界卫生组织膳食建议

（一）膳食建议

WHO 综合了多项研究结果，提出最新健康饮食建议（2015 年）：

1. 成年人健康饮食应该包括水果、蔬菜、豆类（例如滨豆和豆荚等）、坚果和全豆类（例如未加工的玉米、小米、燕麦、大麦、糙米）。

2. 每天至少食用 400g（5 份）水果和蔬菜，土豆、红薯、木薯和其他淀粉类根茎食物不属于水果或蔬菜。

3. 对于一个有着健康体重每天消耗大约 2000cal 的人来说，应只有不到 10% 的能量来自游离糖，相当于不到 50g，如果低于总能量的 5%，可能更有益于健康。

4. 脂肪含量占总能量的 30% 以下，不饱和脂肪（来自鱼、鳄梨、坚果、葵花油、菜籽油和橄榄油等）优于饱和脂肪（来自肥肉、黄油、棕榈油和椰子油、奶油、奶酪、酥油和猪油等），工业制作的反式脂肪（来自加工食品、快餐、零食、油炸食品、冰冻比萨饼、馅饼、饼干、人造黄油和涂抹食品的酱膏等）无益于健康。

5. 每日食盐量低于 5g，并使用加碘盐。

（二）特定人群膳食建议

为了预防微量营养素营养不良对健康的危害，WHO 针对不同人群制定了多份指南，以预防特定疾病。2016 年，针对不同人群更新了两份指南，建议用于相关人群贫血流行率超过 40% 的地区：

1. 《婴儿和儿童补铁指南》建议，婴儿和 6 至 23 个月幼儿，应在一年中连续 3 个月每日补充 10.0 ～ 12.5mg 元素铁；24 至 59 个月学龄前儿童，一年中连续 3 个月每日补充 30 mg 元素铁；60 个月以上的学龄儿童一年中连续 3 个月每日补充 30 ～ 60 mg 元素铁；在疟疾流行地区，婴幼儿的铁补充剂必需与疟疾防治措施同时提供。

2. 《成年女性和少女补铁指南》建议，育龄成年女性和少女（未怀孕但已达到生育年龄的女性）应在一年中连续 3 个月每日补充 30 ～ 60mg 元素铁。

三、世界其他国家的膳食指南

目前，世界上很多国家都已根据本国国情和健康目标制订了膳食指南，并定期更新。已发布膳食指南的国家有北美洲的美国、加拿大；亚洲的孟加拉国、中国、印度、印度尼西亚、日本、韩国、马来西亚、菲律宾、新加坡、斯里兰卡、泰国、土耳其、越南等；南美洲的巴西、智利等；大洋洲的澳大利亚、新西兰；欧洲的英国、希腊、爱尔兰、德国等20多个国家；非洲的南非、纳米比亚、尼日利亚、贝宁、塞舌尔等。将具有一定代表意义的国家的最新版膳食指南介绍如下。

（一）美国膳食指南

1980年，美国首次发布了膳食指南（第1版）。自1990年开始，每五年由美国卫生和公众服务部（Department of Health and Human Services，HHS）及美国农业部（United States Department of Agriculture，USDA）共同更新。

美国第八版膳食指南（2015年）中提出了5条核心膳食建议：①一生遵循健康的膳食模式：食物和饮料的选择直接关系健康。选择能量适当的健康膳食模式，不仅有助于达到和维持健康体重，保证获得充足营养素，还可以减少发生慢性病的风险。②重视食物的多样性、营养素含量和摄入量：按推荐量从各种食物中选择营养素密度高的食物，既能满足营养需求，又能限制能量摄入。③限制人工添加的糖和饱和脂肪的能量摄入，并减少钠的摄入：实践低添加糖、低饱和脂肪和低钠的膳食模式，少吃富含这些成分的食物和饮料。④转向选择更健康的食物和饮料：从各类食物中选择营养素密度更高的食物和饮料来替换不健康的食物。应充分考虑文化背景和个人喜好，以便长期坚持健康的膳食模式。⑤全民健康膳食模式：不论在家庭、学校、工作场合或社区，每个人都有义务帮助创建和支持健康膳食模式。

基于上述内容，提出了对个人的建议：①在整体能量摄入合理的情况下坚持能够包含所有食物的饮食。②一个健康的膳食模式应该包括：深绿色蔬菜、红色橙色的蔬菜、豆类、淀粉类蔬菜等各类蔬菜；水果，特别是整个水果；谷物，至少一半为全麦食物；低脂或无脂奶制品，如牛奶/豆奶、酸奶、芝士等；海鲜、鱼类、瘦肉和家禽、鸡蛋、豆类、坚果、种子、大豆制品等各类蛋白质；食用油。③一个健康的饮食模式应该限制：饱和脂肪、反式脂肪酸、人工添加糖、钠（食物中的钠主要来自于食用盐以及经过工业加工生产的食物）。④其他定量建议包括：人工添加糖提供的热量应该小于全天总摄入热量的10%；饱和脂肪提供的热量应该小于全天总摄入热量的10%；每天摄入小于2300mg的钠元素；适量饮酒。

（二）加拿大膳食指南

加拿大最新一版的膳食指南（2007年）中建议：①每天至少吃一份深绿蔬菜和一份橙色蔬菜；②选择只加少量或者不加脂肪、糖或盐烹调的蔬菜和水果；③多吃蔬菜和水果、少喝果汁；④每天选择的粮谷类食品中至少有一半采用全谷食品；⑤选择低脂肪、低糖和低盐的谷类食品；⑥每天饮用脱脂奶、1%或2%低脂奶；⑦选择低脂肪奶类替代品；⑧经常食用大豆、扁豆和豆腐等食品替代肉类；⑨每周至少吃食品指南建议食物摄入量的两份鱼；⑩选择瘦肉和替代品，烹调时少用或不用油烟；⑪从四个食物组别中选择各种不同食物，保证食物多样化；⑫渴了就喝水；⑬每日饮食应包括少量30~45ml不饱和脂肪，包括烹调用油、色拉调料、人造黄油和蛋黄酱等。

（三）日本膳食指南

日本膳食指南（2010年）通过陀螺状膳食指南图的形式罗列了推荐的每日膳食摄入份数，包括5~7份谷类，5~6份蔬菜，3~5份鱼和肉类，2份奶制品，2份蔬菜。

建议包括：①享受每一餐；②通过定点吃饭建立良好饮食节奏；③主食和菜搭配的平衡膳食；④摄入充足的全麦食物如米饭和其他谷类；⑤在膳食中包含蔬菜、水果、奶制品、豆类和鱼；⑥避免摄入过量盐和脂肪；⑦维持健康体重和能量摄入与体力活动的平衡；⑧利用自己的饮食文化和当地食材，同时摄入其他新的食物种类；⑨通过适宜的烹调和储存方法减少剩菜和浪费食物；⑩追踪每日膳食摄入以监测膳食。

（四）芬兰

在芬兰的膳食指南（2014年）中，对膳食的建议内容：①经常摄入蔬菜、水果和浆果（至少500g/d，不包括土豆）；②每日数次摄入全麦谷物（面包、粥、面条等），最好是富含纤维的低盐食品，避免摄入用大量脂肪和糖制成的精制面粉食品；③使用植物油烹调；④每周摄入2～3次不同种类的鱼；⑤每周限制摄入1次低于500g的红肉和肉制品，吃肉时选择低脂、低盐的产品；⑥每日摄入无脂/低脂奶制品（5～6L/d）和2～3片低脂奶酪；⑦渴了就喝水，减少饮用软饮料和甜果汁；⑧使用低盐产品（盐的摄入量应＜5克/天）；⑨每周至少150min的适度体力活动（快走）或75min的重体力活动（跑步）；⑩在正常饮食的同时，学会理解食物产品标签。

（五）希腊

希腊的膳食为地中海膳食模式的代表，其膳食指南自1999年以后未见更新。希腊以金字塔的形式将食物分为三类：每日摄入的全谷类、蔬菜、水果、橄榄油和乳制品；每周摄入的鱼类、家禽类、橄榄、豆类、坚果、土豆、鸡蛋和糖；每月摄入的红肉。

希腊膳食指南（1999）内容为：①不要超过与你的身高相应的理想体重；②在舒适的环境中每天定时、缓慢地进餐；③零食推荐选择水果和坚果，不要选择糖果；④喝水优于喝软饮料；⑤采用平衡膳食后，健康成人（除孕妇外）不需要膳食补充剂（维生素、矿物质等）；⑥需要控制体重过重时，清淡食物不能替代体力活动，而且这些食物的大量摄入会导致肥胖；⑦尽管当前提出的膳食模式是改善居民膳食结构的最终目标，但对一些人来说采取渐进的措施更为现实。

其他具体建议包括：

①每日摄入8份没有经过精细加工的谷类和产品；②每日摄入6份蔬菜（包括野菜）；③每日摄入3份水果；④以橄榄油为主；⑤每日摄入两份乳制品；⑥每周摄入5～6份鱼；⑦每周摄入四份家禽；⑧每周摄入3～4份橄榄，豆类和坚果；⑨每周摄入3份土豆；⑩每周摄入3份鸡蛋；⑪每周最多摄入3份糖；⑫每月摄入4份红肉；⑬大量饮水；⑭避免摄入盐，用牛至、罗勒、百里香等草药替换。

（六）巴西

巴西膳食指南（2014年）：①适度使用植物油、脂肪、糖和盐；②限制消费速食食品和饮料；③关注在合适的环境下有规律地进餐；④尽可能一起就餐；⑤在提供各种新鲜食物的场所购买食品，避免那些主要销售速食食品的场所；⑥发展、实践、分享和享受做饭的技术；⑦规划你的进餐时间，并在合适的时间和空间里进食；⑧外出就餐，选择食物新鲜的餐馆，避免快餐连锁店；⑨警惕食物产品的商业广告。

（闫少芳　黄昹木　林晓明）

参考文献

[1] Ogce F，Ceber E，Ekti R，et al. Comparison of Mediterranean，Western and Japanese diets and some recommendations. Asian Pac J Cancer Prev，2008，9（2）：351-356.

[2] Michels KB. Nutritional epidemiology-past, present, future. Int J Epidemiol, 2003, 32 (4): 486-488.

[3] Cordain L, Eaton SB, Sebastian A, et al. Origins and evolution of the western diet: health implications for the 21st century. Am J Clin Nutr, 2005, 81 (2): 341-354.

[4] Pham TM, Fujino Y, Kikuchi S, et al. Dietary patterns and risk of stomach cancer mortality: the Japan collaborative cohort study. Ann Epidemiol, 2010, 20 (5): 356-363.

[5] Miller PE, Morey MC, Hartman TJ, et al. Dietary patterns differ between urban and rural older, long-term survivors of breast, prostate, and colorectal cancer and are associated with body mass index. J Acad Nutr Diet, 2012, 112 (6): 824-831.

[6] Guo H, Niu K, Monma H, et al. Association of Japanese dietary pattern with serum adiponectin concentration in Japanese adult men. Nutr Metab Cardiovasc Dis, 2012, 22: 277-284.

[7] Sofi F, Macchi C, Abbate R, et al. Mediterranean diet and health status: an updated Meta-analysis and a proposal for a literature-based adherence score. Public Health Nutr, 2014, 17 (12): 2769-2782.

[8] Martinez-Gonzalez MA, Salas-Salvado J, Estruch R, et al. Benefits of the Mediterranean diet: insights from the predimed study. Prog Cardiovasc Dis, 2015, 58 (1): 50-60.

[9] Willett WC, Sacks F, Trichopoulou A, et al. Mediterranean diet pyramid: a cultural model for healthy eating. Am J Clin Nutr, 1995, 61 (6 Suppl): S1402S-S1406.

[10] Bach-Faig A, Berry EM, Lairon D, et al. Mediterranean diet pyramid today. Science and cultural updates. Public Health Nutr, 2011, 14 (12A): 2274-2284.

[11] Vardavas CI, Linardakis MK, Hatzis CM, et al. Cardiovascular disease risk factors and dietary habits of farmers from crete 45 years after the first description of the Mediterranean diet. Eur J Cardiovasc Prev Rehabil, 2010, 17 (4): 440-446.

[12] Trichopoulou A, Lagiou P, Kuper H, et al. Cancer and Mediterranean dietary traditions. Cancer Epidemiol Biomarkers Prev, 2000, 9 (9): 869-873.

[13] Serra-Majem L, Bach-Faig A, Raido-Quintana B. Nutritional and cultural aspects of the Mediterranean diet. Int J Vitam Nutr Res, 2012, 82 (3): 157-162.

[14] 国家卫生和计划生育委员会. 2015 年中国卫生和计划生育统计年鉴. 北京: 中国协和医科大学出版社, 2015.

[15] 中华人民共和国国家统计局. 2015 中国统计年鉴. 北京: 中国统计出版社, 2015.

[16] 程义勇.《中国居民膳食营养素参考摄入量》2013 修订版简介. 营养学报, 2014 (04): 313-317.

[17] 中国营养学会. 中国居民膳食营养素参考摄入量(2013 版). 北京: 科学出版社, 2015.

[18] Drewnowski A. Concept of a nutritious food: toward a nutrient density score. Am J Clin Nutr, 2005, 82 (4): 721-732.

[19] 张继国, 张兵. 膳食模式研究方法的进展. 卫生研究, 2013, (4): 698-700.

[20] Kourlaba G, Panagiotakos DB. Dietary quality indices and human health: a review. Maturitas, 2009, 62 (1): 1-8.

[21] 杜树发, 吕冰, 王志宏等. 中国居民膳食的变迁. 卫生研究, 2001, 30 (4): 221-225.

[22] Carruba G, Cocciadiferro L, Di Cristina A, et al. Nutrition, aging and cancer: lessons from dietary intervention studies. Immun Ageing, 2016, 13: 13.

[23] Kant AK. Dietary patterns: biomarkers and chronic disease risk. Appl Physiol Nutr Metab, 2010, 35 (2): 199-206.

[24] Marmot M, Atinmo T, Byers T. 食物、营养、身体活动与癌症预防. 陈君石主译. 北京: 中国协和医科大学出版社, 2008.

[25] 杨晓光, 翟凤英, 朴建华, 等. 中国居民营养状况调查. 中国预防医学杂志, 2010, 11 (1): 5-7

[26] 陈万青, 郑荣寿, 曾红梅, 等. 2011 年中国恶性肿瘤发病和死亡分析. 中国肿瘤, 2015, 24 (1): 1-10.

[27] Murphy SP，Yates AA，Atkinson SA，et al. History of nutrition：the long road leading to the dietary reference intakes for the United States and Canada. Adv Nutr，2016，7（1）：157-168.

[28] Berrington DGA，Hartge P，Cerhan JR，et al. Body-mass index and mortality among 1.46 million white adults. N Engl J Med，2010，363（23）：2211-2219.

[29] Vucenik I，Stains JP. Obesity and cancer risk：evidence，mechanisms，and recommendations. Ann N Y Acad Sci，2012，1271：37-43.

[30] Calle EE，Rodriguez C，Walker-Thurmond K，et al. Overweight，obesity，and mortality from cancer in a prospectively studied cohort of U.S. adults. N Engl J Med，2003，348（17）：1625-1638.

[31] Donaldson MS. Nutrition and cancer：a review of the evidence for an anti-cancer diet. Nutr J，2004，3：19.

[32] Couto E，Boffetta P，Lagiou P，et al. Mediterranean dietary pattern and cancer risk in the EPIC cohort. Br J Cancer，2011，104（9）：1493-1499.

[33] 中国心血管病报告 2014 编委会. 中国心血管病报告 2014. 北京：中国大百科全书出版社，2015.

[34] 中国营养学会. 中国居民膳食指南 2016. 北京：人民卫生出版社，2016.

[35] Threapleton DE，Greenwood DC，Evans CE，et al. Dietary fibre intake and risk of cardiovascular disease：systematic review and Meta-analysis. BMJ，2013，347：f6879.

[36] Martinez-Gonzalez MA，Bes-Rastrollo M. Dietary patterns，Mediterranean diet，and cardiovascular disease. Curr Opin Lipidol，2014，25（1）：20-26.

[37] Lopez-Garcia E，Rodriguez-Artalejo F，Li TY，et al. The Mediterranean-style dietary pattern and mortality among men and women with cardiovascular disease. Am J Clin Nutr，2014，99（1）：172-180.

[38] Wang D，He Y，Li Y，et al. Dietary patterns and hypertension among Chinese adults：a nationally representative cross-sectional study. BMC Public Health，2011，11：925.

[39] Pastorino S，Richards M，Pierce M，et al. A high-fat，high-glycaemic index，low-fibre dietary pattern is prospectively associated with type 2 diabetes in a British birth cohort. Br J Nutr，2016，115（9）：1632-1642.

[40] Ley SH，Hamdy O，Mohan V，et al. Prevention and management of type 2 diabetes：dietary components and nutritional strategies. Lancet，2014，383（9933）：1999-2007.

[41] Kant AK. Dietary patterns：biomarkers and chronic disease risk. Appl Physiol Nutr Metab，2010，35（2）：199-206.

[42] Britten P，Cleveland LE，Koegel KL，et al. Updated US Department of Agriculture food patterns meet goals of the 2010 dietary guidelines. J Acad Nutr Diet，2012，112（10）：1648-1655.

[43] Kim HS，Park SY，Grandinetti A，et al. Major dietary patterns，ethnicity，and prevalence of type 2 diabetes in rural Hawaii. Nutrition，2008，24：1065-1072.

[44] Leblanc V，Provencher V，Bégin C，et al. Associations between eating patterns，dietary intakes and eating behaviors in premenopausal overweight women. Eat Behav，2012，13：162-165.

[45] Elmstahl S，Holmqvist O，Gullberg B，et al. Dietary patterns in high and low consumers of meat in a Swedish cohort study. Appetite，1999，32：191-206.

[46] WHO. WHO guideline：Daily iron supplementation in infants and children. Geneva：World Health Organization，2016.

[47] WHO. WHO guideline：Daily iron supplementation in adult women and adolescent girls. Geneva：World Health Organization，2016.

第二章 脂 肪 酸

在人体营养学中，脂肪酸具有十分重要的生理学意义。由于脂肪酸的种类较多，结构不一，对人体的功用亦不同。多年来，脂肪酸与人体健康的关系，始终是营养学上一个备受关注的重要研究领域。

脂肪酸（fatty acid）是天然油脂水解生成的脂肪族羧酸化合物的总称。目前，已发现的天然脂肪酸有 200 余种，广泛存在于动植物油脂中。

脂肪酸一般为直链的具有偶数碳原子的饱和或不饱和脂肪族羧酸，其结构常用 Cx∶yw 表示，x 代表碳链中碳原子的数目，y 表示碳链中不饱和双键数，w 表示距末端 CH_3 的双键位置，如油酸（oleic acid）以 C18∶1 n-9 表示。表 2-1 是常见的膳食脂肪酸。

表 2-1 膳食中常见的脂肪酸

名称	代号
丁酸（butyric acid）	C4∶0
己酸（caproic acid）	C6∶0
辛酸（caprylic acid）	C8∶0
癸酸（capric acid）	C10∶0
月桂酸（lauric acid）	C12∶0
肉豆蔻酸（myristic acid）	C14∶0
棕榈酸（palmitic acid）	C16∶0
硬脂酸（stearic acid）	C18∶0
油酸（oleic acid）	C18∶1，n-9 cis
反油酸（elaidic acid）	C18∶1，n-9 trans
亚油酸（linoleic acid）	C18∶2，n-6，9 all cis
α- 亚麻酸（α-linolenic acid）	C18∶3，n-3，6，9 all cis
γ- 亚麻酸（γ-linolenic acid）	C18∶3，n-6，9，12 all cis
花生四烯酸（arachidonic acid）	C20∶4，n-6，9，12，15 all cis
二十碳五烯酸（eicosapentaenoic acid，EPA）	C20∶5，n-3，6，9，12，15 all cis
二十二碳六烯酸（docosahexaenoic acid，DHA）	C22∶6，n-3，6，9，12，15，18 all cis
芥子酸（erucic acid）	C22∶1，n-9 cis

（引自：Shils ME，Olson JA，Shike M. Modern Nutrition in Health and Disease. 9ed.Lippincott, Philadelphia：Williams & Wilkins，1999.）

第一节 脂肪酸的分类、结构与生理功能

脂肪酸是机体重要的结构成分，有储存和供给能量，保护脏器，维持体温，维持生物膜结构和功能完整以及参与细胞信息传递等功能。但脂肪酸具有多种类型，具有不同的结构特征，因此，不同类型的脂肪酸对人体的作用及对健康的影响亦不同。

脂肪酸按碳链上碳原子的数目不同，分为短链（4~6C）、中链（8~12C）及长链（14~26C）脂肪酸。按碳链上是否含有不饱和双键，分为饱和脂肪酸和不饱和脂肪酸。不饱和脂肪酸又按其所含双键数目不同分为单不饱和脂肪酸和多不饱和脂肪酸。多不饱和脂肪酸有 n-3、n-6 及 n-9 等系列，其中以 n-3 和 n-6 型多不饱和脂肪酸最为重要。多不饱和脂肪酸根据其双键上两个碳原子结合的两个氢原子在碳链两侧的位置，又分为顺式脂肪酸（cis fatty acid）和反式脂肪酸（trans fatty acid）。结构如图 2-1-1 所示：

$$H \quad\quad H$$
$$C = C$$
$$R_1 \quad\quad R_2$$
顺式脂肪酸

$$R_1 \quad\quad H$$
$$C = C$$
$$H \quad\quad R_2$$
反式脂肪酸

图 2-1-1　脂肪酸结构图

一、饱和脂肪酸

（一）食物中的分布

饱和脂肪酸（saturated fatty acid，SFA）是碳链上不含双键的脂肪酸。SFA 主要存在于动物性食物中，如猪肉、牛肉、羊肉、牛乳、乳酪、火腿等，其中硬脂酸（stearic acid，C18:0）、棕榈酸（palmitic acid，C16:0），是畜类脂肪的主要构成成分。因 SFA 分子中均为饱和键，由于其构成的脂肪熔点高，常温下多呈固态或半固态，故常称其为脂。

在植物油脂中，椰子油和棕榈油亦含有较多的饱和脂肪酸。

（二）SFA 的功能及与人体健康

1. SFA 功能　SFA 是人和动物脂肪的重要组成成分，发挥脂肪类相应的作用；同时，在能量贮存与能量供应等方面发挥重要的生理功能。碳原子在 8~10 个的饱和脂肪酸，其代谢途径和长链饱和脂肪酸不同，吸收后主要经主动脉进入肝直接氧化供能，因此，在临床用于医用食品和婴幼儿食品添加，发挥改善营养状况和促进生长发育的功用。

2. SFA 与健康　人类对高饱和脂肪膳食导致心血管疾病的认识源于西方的高脂膳食，随动物性食物（主要是畜肉）摄入量逐渐增加，SFA 所占的供能比值逐渐增加，其心血管疾病的发病率也逐渐上升。研究表明，碳原子在 12~16 的饱和脂肪酸如月桂酸、肉豆蔻酸及棕榈酸等被认为能够增加血液中胆固醇的浓度。SFA 通过抑制 LDL 受体的活力升高血清低密度脂蛋白胆固醇（low density lipoprotein cholesterol，LDL-C）水平。流行病学研究也证实，膳食中摄入 SFA 越高，血清总胆固醇（total cholesterol，TC）水平越高，CHD 的发病率越高。因此，脂肪专家委员会推荐一日膳食饱和脂肪酸能量占总能量不应超过 10%，并建议采用多

不饱和脂肪酸替代饱和脂肪酸。

随着研究的深入，对饱和脂肪酸有了新认识，如短链脂肪酸（short chain fatty acids，SCFAs）如乙酸、丙酸和丁酸等，在维持结肠正常生理方面起到非常重要的作用；研究发现饱和脂肪酸可以从调节脂质代谢，减少氧化应激，减少炎症及纤维化等多方面对酒精性肝病（ALD）进行防治；研究还发现肉豆蔻酸可能是α-亚麻酸转化为DHA的活化剂；而月桂酸可能是生物合成n-3不饱和脂肪酸的初期形式。对于饱和脂肪酸生物活性值得进一步研究。

二、单不饱和脂肪酸

（一）食物中的分布

单不饱和脂肪酸（monounsaturated fatty acid，MUFA）是碳链中含有1个不饱和双键的脂肪酸。油酸（C18：1，oleic acid）、棕榈油酸（C16：1，palmitoleic acid），是膳食脂肪中主要的单不饱和脂肪酸。

富含MUFA的油脂是橄榄油、茶籽油、花生油和低芥酸的菜籽油，动植物体内均可以合成油酸。

（二）MUFA的功能及与人体健康

MUFA对血脂的影响，源于地中海居民心血管疾病的流行病学调查结果，发现尽管地中海居民摄入高脂膳食，因食用以MUFA为主的橄榄油（MUFA含量约80%），心血管疾病的发病率明显降低。人体摄入富含不饱和脂肪酸的油脂能同时降低HDL-C和LDL-C，而MUFA能降低LDL-C、总TC和HDL-C的比率。研究证实，用MUFA代替糖能提高机体HDL-C水平。亦有研究表明，单不饱和脂肪酸除调节血脂，保护心脏外，还有调节血糖和作为神经元细胞膜组成成分，维持神经元细胞膜结构的完整性的作用。

三、多不饱和脂肪酸

多不饱和脂肪酸（polyunsaturated fatty acid，PUFA）是脂肪酸碳链结构中含有2个或2个以上不饱和双键的脂肪酸，碳链长度一般在18或18个碳原子以上。根据第一个双键从脂肪酸的疏水端（CH₃）数起的位置，可分为n-3（ω-3）、n-6（ω-6）和n-9（ω-9）等系列，其中最主要的是n-3（ω-3）和n-6（ω-6）。

n-3和n-6在体内代谢时，不能相互转化，且各自具有独特的生理功能。其结构见图2-1-2。

$$CH_3-CH_2-\overset{n-3}{CH}=CH-CH_2-CH=CH-CH_2-CH=CH(CH_2)_7-COOH \qquad \alpha\text{-亚麻酸}$$

$$CH_3-CH_2-\overset{n-3}{CH}=CH-CH_2-(CH=CH-CH_2)_3-CH=CH(CH_2)_3-COOH \qquad 甘碳五烯酸(EPA)$$

$$CH_3-CH_2-CH_2-CH_2-CH_2-\overset{n-6}{CH}=CH-CH_2-CH=CH-(CH_2)_7-COOH \qquad 亚油酸$$

$$CH_3-CH_2-CH_2-CH_2-CH_2-\overset{n-6}{CH}=CH-CH_2-(CH=CH-CH_2)_3-CH_2-CH_2-COOH$$

花生四烯酸(AA)

图 2-1-2　n-3 多不饱和脂肪酸和 n-6 多不饱和脂肪酸的分子结构

（一）n-3 多不饱和脂肪酸

1. 定义 从脂肪酸的疏水端（CH_3）数起，分子内第一个双键位于第 3 与第 4 个碳原子上，称为 n-3 多不饱和脂肪酸，如 α- 亚麻酸（ALA）、二十碳五烯酸（EPA）和二十二碳六烯酸（DHA）。

2. 食物来源 α- 亚麻酸是 n-3PUFA 的前体物质，主要存在于部分植物油以及深海鱼油中。亚麻籽油、苏籽油、胡桃仁油等中含丰富的亚麻酸。亚麻油酸的碳链能被延长为更长链的 PUFA，如 EPA 和 DHA，是 n-3 多不饱和脂肪酸存在的主要形式。EPA 和 DHA 等长链 n-3PUFA 主要来源于海洋生物，如鱼类、贝和藻类，占鱼油总脂肪酸的 25%。如表 2-1-2 所示。

表 2-1-2 富含 n-3 多不饱和脂肪酸的部分食物（可食部分 mg/100g）

食物	EPA	DHA	EPA+DHA
凤尾鱼	763	1292	2055
大西洋鲱鱼	909	1105	2014
鲑鱼	862	1104	1966
沙丁鱼	473	509	982
旗鱼	127	772	899
金枪鱼	233	629	862
鲈鱼	169	585	754
贻贝	276	506	782
牡蛎（野生）	274	210	484

[引自：Mozaffarian D，Wu JH.（n-3）Fatty acids and cardiovascular health：are effects of EPA and DHA shared or complementary?J Nutr，2012，142：S614-S625.]

3. 代谢 n-3PUFA 在人体内不能合成，需由食物直接供给，或由摄入的 ALA 和亚油酸（linoleic acid，LA）转变而来。而 ALA 和 LA 这两类脂肪酸均可在体内去饱和酶和延伸酶的作用下进一步生成长链代谢产物。n-6 PUFA 中的 LA 在体内的主要代谢产物是花生四烯酸（arachidonic acid，AA），n-3 PUFA 中的 ALA 在体内转化为 EPA 和 DHA。ALA 和 LA 在代谢途径的多个阶段相互竞争拮抗，与 AA 在细胞膜磷脂中竞争环加氧酶和脂加氧酶。AA 的代谢产物血栓素 A2（TXA2）和白三烯 B4（LTB4），具有促进血小板聚集和收缩血管的作用。而 ALA 在体内转化为 EPA，EPA 的代谢产物血栓素 A3（TXA3）和白三烯 B5（LTB5）未发现有促进血小板聚集和收缩血管的作用。EPA 的另一代谢产物为前列环素 I3（PGI3）具有抑制血小板聚集和舒张血管的作用，二者在生理功能上起到相互制约的作用。炎性因子则由 LA 在体内代谢生成，其生理活性在很大程度上受到代谢途径上与其相互拮抗的 ALA 的制约，因此 n-6 PUFA 中的 LA 和 n-3PUFA 中的 ALA 的平衡摄取就显得至关重要。但适宜的 n-6PUFA 和 n-3 PUFA 的比例，目前尚无定论。

4. 功能 n-3PUFA 是维持人体正常生长发育所必需的。近年研究证实，n-3 PUFA 具有降低血脂、预防心血管疾病的作用，并对冠心病、心律失常、高血压、自身免疫功能异常、糖尿病、溃疡性结肠炎以及癌症等疾病有重要的辅助防治作用。长链 n-3PUFA 对人体早期脑和视网膜的发育十分重要，n-3PUFA 摄入量不足可引起认知能力和视觉功能下降。

研究证明，每日摄入 0.5%E ～ 0.6% E（占能量的百分比）的 α- 亚麻酸和 0.5%E ～ 2.0%E 的 n-3 PUFA 可预防脂肪酸缺乏症状发生，故中国营养学会推荐的中国居民膳食 n-3 PUFA（α- 亚麻酸）的适宜摄入量为 0.6%E。

（二）n-6 多不饱和脂肪酸

1. 定义　从脂肪酸的疏水端（CH_3）数起，分子内第一个双键位于第 6 与第 7 个碳原子上，则称为 n-6 多不饱和脂肪酸，如亚油酸（LA）、γ- 亚麻酸（GLA）、花生四烯酸（AA）。

2. 食物来源　n-6 多不饱和脂肪酸主要包括亚油酸、γ- 亚麻酸和花生四烯酸，这种脂肪酸主要来源于植物油，如葵花籽油、红花籽油、核桃油。此外，大豆油、玉米油、棉籽油、燕麦油、芝麻油也含有较多的亚油酸，如表 2-1-3 所示。

表 2-1-3　部分植物油中脂肪酸的成分（脂肪酸，g/100g）

植物油	饱和脂肪酸	单不饱和脂肪酸	亚油酸（n-6）	α- 亚麻酸（n-3）	n-6：n-3
菜籽油	7.4	61.7	19	9.1	2.1
大豆油	15.7	22.7	50.9	6.8	7.5
玉米油	12.9	27.6	27.3	1.1	24.8
红花籽油	6.2	14.4	74.6	< 0.1	> 100
葵花籽油	10.3	19.5	65.7	< 0.1	> 100
橄榄油	13.8	72.9	9.7	0.8	12.1

[引自：Bazinet RP，Chu MW. Omega-6 polyunsaturated fatty acids：is a broad cholesterol-lowering health claim appropriate? CMAJ 2014，186（6）：434-439.]

3. 代谢　亚油酸在体内可通过酶促反应，依次产生 γ- 亚麻酸和花生四烯酸，而后者是合成前列腺素（prostaglandins，PG）、血栓素（thromboxanes）和前列环素（prostacyclines）等类二十碳烷酸的前体物质。亚油酸缺乏会进一步导致花生四烯酸合成的减少，降低前列腺素等类二十碳烷酸的生物合成，影响正常的生理平衡。

PUFA 通过活性类二十碳烷酸（eicosanoids）衍生物的生物合成发挥多种生理功能，改变饮食中多不饱和脂肪酸的数量和种类，可调节活性类二十碳烷酸衍生物的合成。n-6、n-3 两系列多不饱和脂肪酸在体内代谢竞争同一酶系，存在明显的竞争性抑制作用。因此，膳食中 n-6/n-3 脂肪酸动态平衡是二十碳烷酸衍生物，如前列腺素类和白三烯类（leukotrienes，LTs）代谢动态平衡的决定因素。

4. 功能　n-6 PUFA 能促进生长发育，有降低血胆固醇和 LDL-C 的作用，有益于心血管的健康。但近年发现，n-6 PUFA 在降低 LDL-C 的同时，也有降低 HDL-C 的效果，降低胆固醇的作用小于等量 SFA 升高胆固醇的作用，故有人提出：USFA/SFA > 2，才有降低血胆固醇的效果。

目前，有关亚油酸预防疾病发生的人体试验资料较少，亚油酸推荐需要量范围值很宽泛，WHO/FAO 推荐 n-6 PUFA 适宜摄入量为 3.0%E ~ 4.5%E，中国营养学会推荐的中国居民膳食 n-6 PUFA（亚油酸）的适宜摄入量为 4.0%E。

四、必需脂肪酸

（一）定义

必需脂肪酸（essential fatty acid，EFA）是人体正常生理活动所必需，但自身不能合成，必须由食物供给的多不饱和脂肪酸。EFA 在人体内具有重要的生理功能。

（二）种类

EFA 包括亚油酸（linoleic acid；C18：2，n-6）、α- 亚麻酸（α-linolenic acid；C18：3，n-3）和花生四烯酸（arachidonic acid），其中亚油酸和 α- 亚麻酸因不能自身合成，必须从食物中摄取，目前被公认为必需脂肪酸。

而花生四烯酸可由亚油酸和 γ- 亚麻油酸转化生成，故又称其为半必需脂肪酸。

（三）生理功能

EFA 的主要生理功能表现以下几方面：

1. 维持生物膜结构完整和功能正常　EFA 是磷脂的组成成分，磷脂参与生物膜的结构，故 EFA 对维持生物膜的正常结构和功能具有重要作用。EFA 缺乏能导致生物膜结构和功能异常，如生物膜的通透性改变、脆性增加，出现线粒体肿胀。EFA 缺乏出现的鳞屑样皮炎、湿疹，即与皮肤细胞膜对水通透性改变有关。

2. 参与胆固醇代谢　体内约有 70% 的胆固醇与脂肪酸酯化成酯，才能在体内正常转运、代谢。EFA 缺乏，胆固醇转运受阻，不能进行正常代谢，在血管壁上沉积而致粥样硬化的发生。

3. 合成前列腺素的前体　前列腺素在细胞内含量很少，但具有很强的生理活性。前列腺素能舒张动脉平滑肌，降低血压，促进胃肠平滑肌蠕动和诱发炎症反应等作用。

4. 参与调节血压以及机体对伤害、感染的免疫反应，并参与生物合成类二十烷酸，类二十烷酸是二十碳三烯酸、二十碳四烯酸和二十碳五烯酸在环氧合酶和脂氧合酶参与下，生物合成类二十碳烷酸物质，参与调节血压和机体对伤害、感染的免疫反应。

必需脂肪酸缺乏还可引起生长迟缓、生殖障碍以及肾、肝、神经和视觉等方面疾病。

第二节　脂肪酸与心血管健康

动脉粥样硬化（atherosclerosis，AS）及相关的心脑血管疾病严重威胁着人类的健康。引起这些疾病的原因是多方面的，包括高脂血症、糖尿病、高血压、肥胖和吸烟等。研究表明，不合理的饮食是诱发心脑血管疾病的主要原因。膳食中的脂肪酸能引起血清脂质、脂蛋白和总胆固醇的变化，而这些变化与心脑血管疾病的发生密切相关。

一、血浆脂质、脂蛋白与心血管疾病

（一）脂蛋白

血清总胆固醇水平与心血管疾病发病危险性呈正相关，并能预示动脉粥样硬化的发生。血浆中的胆固醇以脂蛋白形式运输。脂蛋白是脂类在血浆中的存在形式，它由脂类和载脂蛋白构成。目前认为,膳食脂肪酸与血脂的关系主要通过其对脂蛋白的影响来反映。

血浆脂蛋白主要分为四类,即乳糜微粒(chylomicron,CM)、极低密度脂蛋白(very-low-density lipoprotein,VLDL)、低密度脂蛋白(low-density lipoprotein,LDL)和高密度脂蛋白(high-density lipoprotein,HDL)。主要致动脉粥样硬化发生的脂蛋白是LDL,血清LDL升高伴随动脉粥样硬化和冠心病等疾病发病危险性增加。LDL将胆固醇从肝运送到机体其他细胞中,LDL-C水平与总胆固醇浓度密切相关,血清总胆固醇水平与心血管疾病发病危险性呈正相关,主要反映了LDL-C水平对发生心血管疾病的危险性的影响。

血清中HDL水平降低是心血管疾病的一个危险因素。HDL含量增高与动脉粥样硬化发病率呈负相关关系。血清HDL主要通过以下方面发挥作用:①将胆固醇从机体组织转运至肝,减少胆固醇在动脉壁内的堆积,起到疏通血管的作用;②阻止动脉壁内LDL的氧化或抑制LDL的自身聚集,减慢、防止动脉粥样硬化的形成和发展。

(二)三酰甘油

在禁食状态,三酰甘油主要由VLDL转运,因此,三酰甘油的水平反映VLDL的浓度。三酰甘油也与心脑血管疾病的危险性呈正相关,但其关系比LDL-C与心脑血管疾病之间的关系更为复杂。三酰甘油水平的增高导致形成小的致密的LDL颗粒,这些颗粒过多可增加心血管疾病的危险性;三酰甘油浓度高时,HDL水平降低,HDL水平低也可增加心脑血管疾病发生的危险性。此外,三酰甘油含量增高,可能易于形成栓塞,导致冠状动脉栓塞的可能性增加。

二、脂肪酸与血浆脂质、脂蛋白

研究发现,不同膳食脂肪对血浆胆固醇水平的影响不同。SFA有增高血液胆固醇水平的作用,PUFA能降低血浆胆固醇水平,而MUFA对血浆胆固醇水平没有明显影响。膳食中的胆固醇也会提高血浆胆固醇水平,但不如饱和脂肪酸的影响明显。

(一)饱和脂肪酸

SFA对血浆胆固醇水平的影响与其碳链长度密切相关:短链饱和脂肪酸(6 ~ 10个碳原子)和硬脂酸对血浆胆固醇浓度的影响较小。碳原子数为12 ~ 16的饱和脂肪酸(棕榈酸、豆蔻酸和月桂酸)能提高血浆胆固醇水平。

膳食中碳原子数为12 ~ 16的饱和脂肪酸过多时,血液中胆固醇浓度上升,表现为LDL-C和HDL-C浓度增高。其机制可能是SFA刺激肝分泌脂蛋白,干扰LDL在血循环中的清除率,抑制LDL受体的活性。而短链饱和脂肪酸的代谢方式与长链脂肪酸不同,可能只作为能源被消耗掉,而不在组织和贮备脂肪中积累,故对血浆胆固醇水平影响很小。硬脂酸(C18:0)在体内能迅速被转化为油酸,而油酸为单不饱和脂肪酸,几乎不影响胆固醇水平,但目前对此亦有争议。

(二)单不饱和脂肪酸

食物中的顺式单不饱和脂肪酸主要是油酸(C18:1,n-9)。多年的研究表明,油酸对血浆胆固醇水平的作用呈中性:油酸既不升高也不降低总胆固醇水平。氧化型LDL致动脉粥样硬化的作用增强,而食用富含单不饱和脂肪酸的膳食能降低LDL对氧化作用的敏感性,从而减少对动脉壁的损伤。

以往人们认为反式单不饱和脂肪酸对胆固醇水平的作用呈中性,但近年研究表明,进食反式脂肪酸能使 LDL-C 浓度增加，降低 HDL- 胆固醇水平。关于反式脂肪酸与心血管疾病之间的关系详见本章第四节相关内容。

（三）多不饱和脂肪酸

食物中的多不饱和脂肪酸主要是亚油酸和 α- 亚麻酸。膳食中 n-6 多不饱和脂肪酸，特别是亚油酸具有降低血浆胆固醇的作用，这种作用与其降低 LDL 颗粒中胆固醇含量，减少含 apo B 脂蛋白的分泌，增加 LDL 受体的活性有关。同时，膳食中的亚油酸虽然也降低 HDL-C 的水平，但只有在膳食中亚油酸的含量远高于油酸时才出现。亚油酸降低 HDL- 胆固醇的机制尚不明确，可能与亚油酸减少 apo A- I 的合成有关。

最近，人们对 n-3 系列多不饱和脂肪酸尤其是 EPA 和 DHA 非常重视。n-3 系列多不饱和脂肪酸能显著降低三酰甘油（TG）和 VLDL-C 水平。n-3 脂肪酸能够阻碍三酰甘油掺入到肝的 VLDL 颗粒中，导致分泌到血液循环中的三酰甘油的量减少。

三、多不饱和脂肪酸对心血管疾病

心血管疾病的主要病理基础是动脉粥样硬化，可由高血压、高血脂、凝血系统和纤溶系统等因素失调或相互影响导致。流行病学调查发现，鱼油对预防心血管疾病有良好的效果，包括降低三酰甘油水平、抑制血小板凝集以及降低心律不齐及动脉粥样硬化的发生率。故对多不饱和脂肪酸与心血管疾病关系进行了大量研究。

（一）流行病学研究

尽管爱斯基摩人食用大量富含脂肪的食物，但冠心病等心血管疾病的发生率很低。且相对于其高脂肪食物来说，其血脂水平也很低。认为与他们食用大量富含 n-3 多不饱和脂肪酸的海鱼有关。日本人食物中总脂肪含量相对较低，而且他们也食用大量的海鱼，因此，日本人的冠心病发生率也很低。在荷兰对 852 人进行的 20 年跟踪调查发现，海鱼消费量与冠心病死亡率呈负相关。在美国对 12 866 人进行的一项为期 10 年的研究表明，长链 n-3 多不饱和脂肪酸的摄入量与冠心病及脑血管疾病引起的死亡率之间呈负相关。在英国对 2 033 名心肌梗死恢复期患者严格监控其食物中的脂肪、海鱼和纤维的摄入量，2 年后，食用海鱼组的死亡率明显低于不食用海鱼组。

（二）多不饱和脂肪酸对心血管疾病的影响及其机制

多不饱和脂肪酸可通过控制导致动脉粥样硬化及心血管疾病的多种危险因素和途径阻遏心血管疾病的发生，如抑制胆固醇、三酰甘油及 LDL、VLDL 的生成，抑制血小板聚集和血栓形成，抑制动脉壁组织的病理变化，保护血管平滑肌的松弛反应等。

1. 影响血脂和脂蛋白并阻止动脉粥样硬化　　动脉粥样硬化的病变基础是脂肪沉积于动脉内膜和中膜形成脂肪斑块，其主要成分是胆固醇及其酯，也含有脂肪酸。n-3 多不饱和脂肪酸阻遏动脉粥样硬化发生的机制：①抑制胆固醇及三酰甘油的内源性合成，降低血浆中三酰甘油和总胆固醇含量；②抑制 LDL 和 VLDL 这两种脂蛋白的主要组分载脂蛋白 $apoB_{100}$ 的合成而减少 LDL 和 VLDL 的生成量。③增加卵磷脂 - 胆固醇酰基转移酶（lecithin-cholesterol acyltransferase，LCAT）、脂蛋白脂肪酶（lipoprotein lipase，LPL）的活性，促进 HDL 的生成与成熟，抑制肝内皮细胞脂酶的活性，减少 HDL 的降解，从而增加 HDL 的含量。④抑制载脂蛋白 -a [Lp（a）] 的产生，而 Lp（a）的载脂蛋白分子结构与纤维蛋白溶酶原很相似，是纤维蛋白溶酶原活化剂的抑制剂，使纤维蛋白不易溶解，具有致动脉粥样硬化形成和血栓形成作用。⑤降低某些促进动脉粥样硬化的细胞因子的分泌。单核细胞产生的血小板活化因子（platelet-activating factor，PAF）能活化血小板，促进脉粥样硬化形成；单核细胞产生的IL-1 和 TNF 诱导黏附分子的表达，使白细胞易黏附在血管壁上并能激活血小板、嗜中性粒细胞和单核细胞；血小板衍生生长因子（platelet-derived growth factor，PDGF）能导致动脉血管壁平滑肌细胞、纤维细胞、巨噬细胞的迁移和增殖。n-3 多不饱和脂肪酸能抑制或减少这些细胞因子的产生，从而抑制动脉粥样硬化的发生。

　　n-3 多不饱和脂肪酸的阻遏动脉粥样硬化与其抗炎作用密切相关。n-3 多不饱和脂肪酸参与 NF-κB 等信号途径调节，抑制多种炎症因子如白介素 -1（IL-1）、白介素 -2（IL-2）、白介素 -6（IL-6）、γ- 干扰素（IFN-γ）、肿瘤坏死因子 -α（TNF-α）等的产生，从而减轻动脉粥样硬化斑块的炎症反应，增强斑块稳定性。

　　2. 抑制血小板聚集和减少血栓形成　n-3 多不饱和脂肪酸能使人或动物的血小板功能和血小板与动脉壁间的相互作用发生以下改变：延长出血时间、增加血小板存活时间、减少血小板计数、降低血小板因子Ⅳ及血浆 β- 血栓球蛋白水平等，尤其是减弱了 ADP、胶原、肾上腺素和 AA 多种诱导剂对血小板的聚集作用，降低全血黏度。体内 EPA 的增加还可以使红细胞膜的可塑性增大，变形能力增强，降低血液黏滞度，利于缺血性心血管疾病的改善和治疗。

　　n-3 多不饱和脂肪酸能抑制血小板聚集和抑制白细胞或单核细胞的趋化性，是由于 n-3 多不饱和脂肪酸和 AA 分别受脂加氧酶与环加氧酶、血栓噁烷合成酶及前列腺素合成酶催化代谢产物综合平衡的结果（见图 2-2-1）。

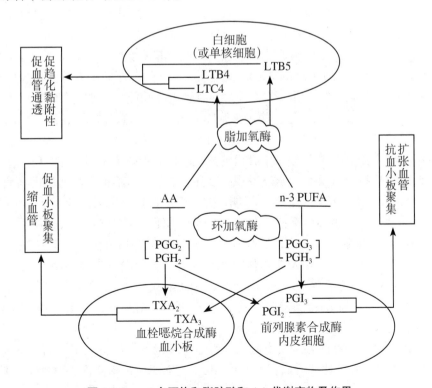

图 2-2-1　n-3 多不饱和脂肪酸和 AA 代谢产物及作用

①在脂加氧酶催化下，n-3 多不饱和脂肪酸和 AA 分别在白细胞或单核细胞内生成白三烯 B_5（LTB_5）和白三烯 B_4（LTB_4）与白三烯 C_4（LTC_4），它们虽都有促血小板聚集、促白细胞或单核细胞趋化、收缩血管、促血管壁通透性增加作用，而 LTB_5 的活性仅为 LTB_4 的 1/10，LTB_5 还与 LTB_4 竞争 LTB_4 受体，所以 LTB_5 实际上减轻了 LTB_4 的作用；②n-3 多不饱和脂肪酸和 AA 经环加氧酶作用后，在血小板内受血栓噁烷合成酶催化分别生成血栓素 A_3（TXA_3）和血栓素 A_2（TXA_2），而 TXA_3 活性比 TXA_2 弱很多，并且 n-3 多不饱和脂肪酸通过抑制 AA 生成及竞争环加氧酶、封闭血小板膜上的 TXA_2 受体能减少 TXA_2 的产生，减轻促血小板聚集和缩血管作用；③n-3 多不饱和脂肪酸和 AA 经环加氧酶催化后，其中间产物在内皮细胞中分别生成前列腺素 I_3（PGI_3）和前列腺素 I_2（PGI_2），它们都具有抗血小板聚集和扩血管作用；④通过降低 TXA_2 的生成，提高了 PGI_2/TXA_2 比值，增加血小板中 cAMP 含量，增强血小板稳定性。另外，由于 n-3 多不饱和脂肪酸抑制内源性胆固醇合成，导致胆固醇和磷脂比值降低，进而改善细胞膜的流动性，降低血液黏度，减弱血小板聚集及白细胞或单核细胞的趋化。

3. 抑制动脉壁组织的病理增殖　n-3 多不饱和脂肪酸能抑制动脉血管内皮受损后由血小板分泌的血小板源性生长因子、内皮细胞分泌的内皮细胞源性生长因子及巨噬细胞分泌的巨噬细胞源性生长因子，阻断内膜下层血管平滑肌细胞增殖及向内膜的迁入，抑制结缔组织的病理增生。减轻管壁增厚、管腔变窄易痉挛等病理改变。

4. 保护血管平滑肌的松弛反应　内皮细胞衍生舒血管因子（endothelium-derived relaxing factor，EDRF）的本质是 NO，它能松弛大动脉和阻力血管。内皮细胞受损会损伤毒蕈碱受体，引起 EDRF 的生成和释放减少，促使血管松弛反应减弱和血管痉挛。n-3 多不饱和脂肪酸通过保护内皮上受体可保护内皮释放 EDRF 的功能，恢复血管平滑肌内皮松弛反应，防止或减轻血管痉挛。

5. 降低血压　人体降压试验证明，增加亚油酸含量不影响血压，而增加 1% α- 亚麻酸可使动脉压平均下降 0.67 kPa（5mmHg），显示 n-3 多不饱和脂肪酸有降低血压的作用。n-3 多不饱和脂肪酸降压作用的机制，可能为改善血管内皮功能，增加血管弹性，增加血管舒张因子活性，降低血管升压素活性，稳定细胞膜上钙离子通道，减缓细胞内钙离子的上升速度。此外，研究发现，n-3 多不饱和脂肪酸有拮抗肺动脉高压的作用，主要是通过舒张大动脉血管，减少缺氧性肺动脉高压模型中肺血管机化、抑制肺纤维化等途径实现。

6. 降低冠心病猝死发生率　研究发现，食用富含 n-3 多不饱和脂肪酸的海鱼能降低心率，延缓房室传导，降低已延长的 QT 间期，并降低心房颤动的发生率。n-3 多不饱和脂肪酸可能通过改善交感 - 迷走神经平衡，调节自主神经功能，发挥抗心律失常作用。此外，n-3 多不饱和脂肪酸也可增强左室功能，舒张血管，降低血压，从而降低心率。应用猪心肌缺血再灌注试验，向心包内注入 DHA 能明显降低恶性心律失常的发生和减小心肌梗死的范围。有研究发现，DHA 对冠心病猝死（sudden coronary disease，SCD）的预防作用优于 EPA。当 DHA 进入体内后，在心脏的分布较多，其次为肝和肺，DHA 与 EPA 和 DHA 与 AA 的比值排列也与此类似。说明 DHA 对心肌有很高的亲和力，能选择性地分布于心肌并影响心肌功能。心脏 DHA 的增加，可使心脏对引起致死性心室纤颤的异丙肾上腺素的敏感性降低，心肌膜磷脂中 DHA 和 AA 的比值升高；使 Ca^{2+}-Mg^{2+}-ATP 酶活性降低，Ca^{2+} 通道减少和影响腺苷酸环化酶（AC）的激活，进而发挥抗心律失常、减少心室纤颤和防止 SCD 的作用。

第三节 共轭亚油酸

一、定义、结构与性质

共轭亚油酸（conjugated linoleic acid，CLA）是一类含有共轭双键的亚油酸同分异构体的混合物。其双键可以位于从 6 和 8 到 12 和 14 位置上，其中每个双键又有顺式和反式两种构型，这样理论上 CLA 就有 28 种同分异构体。而双键在 9 和 11 或 10 和 12 位置上的同分异构体最为常见（图 2-3-1）。CLA 的同分异构体之间仅是双键位置和空间构象存在差异，因此，将不同同分异构体分开比较困难。目前，动物试验研究中使用的 CLA 是由亚油酸纯品经碱性异构化作用形成的同分异构体的混合物，其中主要含有含量几乎相等的 c9，t11-CLA 和 t10，c12-CLA，而 CLA 的其他异构体含量较低。

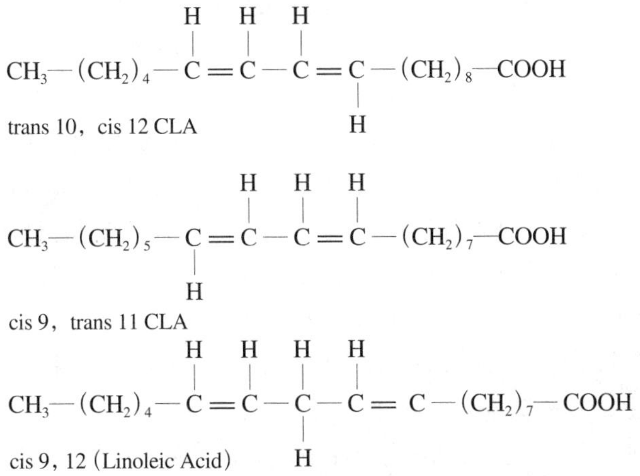

$$CH_3 - (CH_2)_4 - \overset{\overset{H}{|}}{C} = \overset{\overset{H}{|}}{C} - \overset{\overset{H}{|}}{C} = C - (CH_2)_8 - COOH$$

trans 10，cis 12 CLA

$$CH_3 - (CH_2)_5 - \overset{\overset{H}{|}}{C} = \overset{\overset{H}{|}}{C} - C = \overset{\overset{H}{|}}{C} - (CH_2)_7 - COOH$$

cis 9，trans 11 CLA

$$CH_3 - (CH_2)_4 - \overset{\overset{H}{|}}{C} = \overset{\overset{H}{|}}{C} - \overset{\overset{H}{|}}{C} - C = \overset{\overset{H}{|}}{C} - (CH_2)_7 - COOH$$

cis 9，12（Linoleic Acid）

图 2-3-1 常见共轭亚油酸的结构

CLA 在紫外区 233nm 处有最大吸收峰，而亚油酸在该波长无吸收峰。故在色谱上常在此波长下检测 CLA 的存在及含量。CLA 在红外区（900 ~ 1000）cm^{-1} 有吸收峰，如顺 - 反共轭双键在红外 $985cm^{-1}$ 和 $950\ cm^{-1}$ 处有吸收峰。

二、生物学效应

早在 1978 年，Pariza 等在研究烤牛肉过程中形成的致突变物的诱变作用时，发现生牛肉和烤牛肉中存在一种抑制突变形成的物质。1986 年，利用动物试验证实此物质具有抑癌作用。1987 年，研究者提纯并确定该物质为 CLA。随后，陆续研究发现 CLA 具有多种生物学效应，如预防肿瘤的发生、发展和转移；影响能量代谢；降低血脂，预防动脉粥样硬化；预防糖尿病；免疫调节等。

（一）对机体成分的影响

1. CLA 对机体成分的影响 CLA 能降低机体脂肪含量，增加瘦体质的含量，进而增加瘦体质与脂肪之间的比值，如 1%CLA 能使小鼠体脂含量降低 50%，而瘦体质含量增加

14%。不同的 CLA 异构体对动物的机体成分的影响也不相同，t10，c12-CLA 是影响机体成分的主要同分异构体。

多数情况下，CLA 对动物体重的影响并不明显，某些特殊情况时，如 CLA 含量较高时，雌性大鼠在妊娠期和哺乳期食用 CLA，其仔鼠体重增长更快。CLA 能够降低多种动物体脂的含量，并且这种作用与动物所摄食的脂肪类型和含量无关。但不同种属的试验动物或同一种属不同基因型的品系动物对 CLA 降脂作用的敏感性不同，如 0.5% 的 CLA 只能轻度减轻雌性大鼠的脂肪组织重量，作用远小于对小鼠的作用。研究者对 60 名身体质量指数（BMI）25 ~ 35kg/m^2 的健康成人跟踪研究结果表明，与对照组比每天食用 3.4g 或 6.8g CLA 组体脂含量降低，各 CLA 处理组的瘦体质有增加的趋势，但只有 6.8g CLA 组具有统计学意义。

2．CLA 降低体脂的机制　目前 CLA 降低体脂的机制尚不确定，可能是通过多种途径和机制的作用。①肥胖发生的核心环节在于前脂肪细胞的过度增殖和分化，生成了过多的脂肪细胞。CLA 可通过抑制与分化相关的基因转录而抑制前脂肪细胞的分化。如 CLA 可通过减少 3T3-L1 细胞中 PPARγ、CAAT/ 增强子结合蛋白 -α（C/EBP-α）和 aP2 的表达而抑制前脂肪细胞的分化。②脂肪细胞数量的过度增加和体积的过度增大有可能导致肥胖，CLA 能降低大鼠、小鼠和猪的脂肪细胞的大小。CLA 还能诱导脂肪前体细胞和动物脂肪细胞发生凋亡，而减少脂肪细胞增生。③ CLA 可通过减少磷脂酰磷酸脱氢酶、脂肪酸合成酶、乙酰 CoA 羧化酶和磷酸甘油乙酰转移酶 mRNA 的表达而降低脂肪组织中脂肪的合成、增加分解。④ CLA 通过降低硬脂酰辅酶 A 脱氢酶（SCD）活性，来降低单不饱和脂肪酸的数量，后者含量的减少有可能导致减少三酰甘油和磷脂的合成，进而导致脂肪沉积减少。CLA 对硬脂酰辅酶 A 脱氢酶活性的影响表现为 CLA 降低 SCD1 mRNA 的含量和抑制 SCD 活性两方面。目前认为，t10，c12-CLA 在调节 SCD 活性作用中是活性形式，而 cis-12 双键结构是此作用的关键结构，特别是在 cis-12 与 trans-10 结合后作用更强；而 cis-9 双键无此作用。

（二）对肿瘤发生、发展的影响

1．抑制肿瘤　肿瘤的发生、发展经历启动、促进和转移三个阶段。CLA 能通过影响这三个阶段发挥预防肿瘤的作用。动物实验中，CLA 对化学物诱导的皮肤癌、前胃癌、结肠癌以及乳腺癌的形成有明显的抑制作用，并且抑制接种的人乳腺癌细胞和前列腺癌细胞在联合免疫缺陷小鼠体内的生长和转移。由于乳腺组织中脂肪细胞含量较多，而 CLA 主要掺入到脂肪细胞的中性脂肪中，因此 CLA 抑制乳腺癌发生发展的作用较为明显。目前，CLA 预防人类肿瘤的最直接的证据来自于一项从癌或良性肿瘤的外科手术时获得的人乳腺脂肪组织进行的研究，经调整年龄、绝经期状态和身体质量指数（BMI）后发现，乳腺脂肪中 CLA 含量与乳腺癌危险性呈负相关。体外细胞培养试验也证实，CLA 能抑制乳腺癌、结肠癌、肺癌和恶性黑色素瘤细胞增殖，而且纯度为 98% 的 c9，t11-CLA 可以抑制小鼠黑色素瘤细胞 B16-MB 在体外的浸润能力。

CLA 抑制乳腺癌的发生有以下特点：① CLA 抗癌作用优于其他脂肪酸。在啮齿类动物接触致癌物之前，饲料中添加 CLA 能够阻止乳腺癌的发生；并且饲料中 CLA 含量在 0.1% ~ 1% 之间时能剂量依赖性地降低乳腺肿瘤的发生率，而超过 1% 时，其抑癌效果不再提高。而鱼油在饮食中含量超过 10% 时才能发挥抑癌作用，说明与其他脂肪酸相比，CLA 是一种安全而有抑癌活性的脂肪酸。② CLA 抑制乳腺癌发生的作用与饮食中脂肪的含量和脂肪的类型无关。③在乳腺发育不同阶段给动物饲料中添加 CLA 对其抗癌活性有不同影响。

例如，在乳腺腺管形成期，给动物食用补充 CLA 的饲料能长久地保护动物而减少致癌物诱导的乳腺癌的发生；如果施加致癌因素之后，只有长期给动物食用富含 CLA 的饲料才能抑制乳腺肿瘤的发生。④富含 CLA 的奶油脂肪（主要是 c9, t11-CLA 的三酰甘油形式）与游离脂肪酸混合物形式的 CLA 的作用类似，也可以有效地减少末端腺泡密度。⑤饲料中去除 CLA，组织中 CLA 含量降低并伴随新的乳腺肿瘤的发生。

2. 作用机制　有关 CLA 抑制肿瘤活性的研究进展迅速，但 CLA 抑瘤机制至今尚不十分明确，CLA 可能通过多种途径抑制肿瘤的发生、发展。①抗氧化。最早认为 CLA 通过抗氧化机制预防肿瘤的形成，研究者在体外采用硫氰酸盐法研究 CLA 的抗氧化活性时发现，CLA 的抗氧化活性明显强于 α- 生育酚，几乎和 BHT 相当。但不同 CLA 同分异构体在不同浓度时抗氧化能力不同。采用氧自由基捕获能力试验发现，tl0, c12-CLA 在 $2\mu M$ 和 $20\mu M$ 的低浓度条件下，抗氧化能力强于 c9, t11-CLA 和 α- 生育酚；相反 c9, t11-CLA 在 $2\mu M$ 和 $20\mu M$ 的低浓度条件下表现很弱的抗氧化能力，并且在 $200\mu M$ 的浓度下表现很强的促氧化作用，提示 CLA 可能在不同的氧化条件下存在 tl0, c12-CLA 的抗氧化和 c9, t11-CLA 的促氧化之间的平衡。②通过诱导脂质过氧化产物的形成而抑制肿瘤发生。CLA 作为一种抗氧化剂，可以保护机体免受自由基的损伤，但有研究发现 CLA 主要通过脂质过氧化产物对肿瘤细胞的细胞毒性作用而抑制肿瘤的发生。在体外细胞培养试验中发现，CLA 降低 SW480 和 MCF-7 细胞数量、增加脂质过氧化产物，并具有剂量依赖性关系；含有 c9, t11-CLA 的三酰甘油牛乳脂肪对 MCF-7 肿瘤细胞同样具有细胞毒作用。在动物试验中发现喂饲 CLA（3g/kg 体重）的昆明种小鼠血浆中 MDA 水平低于色拉油对照组；而在 B（a）P 诱导的小鼠前胃癌组中，CLA 却明显提高血浆中 MDA 的水平。③通过干预类二十碳烷酸（eicosanoid）的代谢而预防肿瘤。由饮食中亚油酸生物合成花生四烯酸，进而由花生四烯酸通过环加氧酶（cyclooxygenase，COX）形成的前列腺素和脂加氧酶（lipoxygenase，LOX）影响下形成的白三烯及羟基 - 脂肪酸（即类二十碳烷酸）均参与这些肿瘤的发生、肿瘤细胞的生长、血管生成、浸润和转移。而 CLA 或其代谢产物可通过调节类二十碳烷酸而抑制肿瘤的发生。④通过减少 DNA 加合物的形成而预防肿瘤。CLA 可以抑制大鼠的乳腺和结肠中的 PhIP-DNA 加合物和 IQ-DNA 加合物的形成，但 CLA 并不是通过抑制 CYP1A1 或 CYP1A2 的表达来影响 DNA 加合物的形成，说明 CLA 在癌症启动阶段即可通过抑制 DNA 加合物的形成而发挥重要的预防肿瘤的作用。⑤通过影响雌激素反应系统而预防肿瘤。研究发现，与雌激素受体阴性的 MDA-MB231 细胞相比较而言，CLA 选择性抑制雌激素受体阳性的 MCF-7 细胞的增殖；经 CLA 处理后，在细胞增殖的 G_0/G_1 期有更多的 MCF-7 细胞；同时 CLA 抑制 MCF-7 细胞中 c-myc 基因的表达，并推测 CLA 很可能通过干预激素调节有丝分裂途径来抑制 MCF-7 细胞的增殖。⑥通过影响信号传导系统预防肿瘤。CLA 对信号传导方面的研究是 CLA 研究的一个热点，但目前尚无明确的结论。也有认为 CLA 也可通过干预 MAPKs 途径及此途径的负调控子 MKP-1 的表达来发挥预防肿瘤的作用。⑦CLA 能够促进肿瘤细胞凋亡。肿瘤的化学预防作用一般都是通过抑制肿瘤细胞增殖、促进肿瘤细胞凋亡来实现的。CLA 主要是通过抑制 DNA 合成和促进凋亡来抑制乳腺癌的形成。另外 CLA 通过抑制突变型 p53 和 bcl-2 蛋白的表达、促进 Fas 蛋白的表达来诱导 SGC-7901 和 MCF-7 细胞发生凋亡。

（三）对动脉粥样硬化的影响

CLA 可能是一种有效的抑制动脉粥样硬化发生的物质。在动物试验中，CLA 对饮食诱导的动脉粥样硬化的影响取决于试验动物的种类和品系。同样，CLA 对不同种属和品系的试验动物的血脂水平的影响结果也不相同。

兔和地鼠是研究动脉粥样硬化的良好模型，CLA 能够明显降低食用高胆固醇饲料的地鼠和兔血浆中总胆固醇、VLDL-C 和 LDL-C、三酰甘油含量，但对 HDL-C 没有影响；明显降低主动脉粥样硬化的形成；含 0.1%CLA 的饲料可以使已形成的动脉粥样硬化消退 30%。但亦有研究表明，尽管 CLA 明显降低 C57BL/6 鼠血清中总胆固醇与 HDL-C 的比值和三酰甘油的含量，使 CLA 组动物的血清脂蛋白的构成有利于降低动脉粥样硬化的形成，但 CLA 却明显提高动脉脂肪斑块的形成。

CLA 对不同种属和品系的试验动物的血脂水平影响不同，并且不同的 CLA 同分异构体对同种动物的血脂水平的影响也不相同。t10，c12-CLA 能降低 LDL- 胆固醇和 HDL- 胆固醇，而 c9，t11-CLA 对血脂没有影响，提示 t10，c12-CLA 是一种影响血脂含量的异构体。

（四）免疫调节效应

1. 免疫调节作用   CLA 能有效地增强机体细胞免疫、体液免疫和细胞因子的作用。CLA 能增强有丝分裂原诱导的淋巴细胞母细胞化、淋巴细胞的细胞毒活性、鼠巨噬细胞杀伤活性，已在小鼠、猪和鸡等动物中得到证实。膳食中 CLA 能通过调节适应性免疫和自发性免疫中 $CD8^+$ 细胞的表型和效应功能增强细胞免疫，通过影响 $CD8^+$ 来抑制某些传染病的发生。CLA 对体液免疫的影响主要表现在对免疫球蛋白表达水平的影响。CLA 能增加血和肠系膜淋巴结中 IgA、IgG、IgM 的含量，而降低 IgE 的水平。

细胞因子在免疫调节中起着重要作用，IL-1、IL-6、IL-4 和 TNF-α 是其中几个最重要的细胞因子，这些细胞因子主要参与影响炎症反应。研究表明，喂食含 CLA（1%）饲料大鼠后，能降低 IL-6 生成量，腹腔巨噬细胞的 TNF-α 生物活性降低 42% ～ 54%，CLA 对细胞因子的调节作用还与饲料中的 n-6：n-3 脂肪酸的含量有关。

2. 作用机制   研究表明，PGE_2 能抑制 IL-2 的产生和 T 细胞增殖。而花生四烯酸是 PGE_2 的前体，由饮食中亚油酸生物合成花生四烯酸，进而由花生四烯酸通过环氧合酶形成前列腺素。前面已经提到，CLA 可能干预亚油酸代谢进而影响花生四烯酸的合成，进而降低 PGE_2 的合成。此外，学者们推测，由于抑制 Δ9 脱氢酶活性而导致油酸含量的降低和由于脂质过氧化物的 β- 氧化的增强而形成的 C22：6 含量的升高所造成的脂肪酸构成的改变可能参与免疫调节。

（五）其他生物学效应

1. 对胰岛素抵抗的影响   研究发现 CLA 在预防和治疗非胰岛素依赖型糖尿病十分有效。利用 Zucker 糖尿病脂肪大鼠模型研究发现，CLA 可以使糖耐量恢复正常，改善高胰岛素血症（hyperinsulinemia）。与对照组比较，喂饲含 1.5%CLA 的饲料后大鼠血糖降低，高胰岛素血症明显得到改善，循环系统中游离脂肪酸（FFA）也降低。这些作用与过氧化物酶增殖激活受体的激活相关，此作用与具有抗糖尿病特性的噻唑烷酮（thiazolidone）相同。另有研究表明，CLA 能降低肥胖大鼠血清 FFA 水平的机制可能是通过激活 PPARγ，上调脂肪酸转移蛋白（fatty acid transport protein，FATP）、酰基 CoA 合成酶（acyl-CoA synthase，ACS）mRNA 的表达，增加脂肪组织对 FFA 的摄入，减少到达骨骼肌的 FFA 浓度，从而改善胰岛素抵抗。

2. 抑制血栓形成 多种 CLA 的同分异构体对人血小板凝集试验均有影响，使用血小板凝集试剂——花生四烯酸、胶原蛋白和血栓素来比较 CLA 和亚油酸对血小板凝集的作用，结果 CLA 抑制血小板凝集的效果更显著。并且 c9，t11-CLA 的羟基类似物（13- 羟基 -c9，t11- 十八碳二烯酸）具有相同的抑制作用。c9，t11- 和 t10，c12-CLA 同分异构体在抑制血栓形成方面没有区别。为了研究 CLA 对血小板环加氧酶和脂加氧酶活性的影响，检测 [^{14}C] 标记的血栓素（thromboxane）B2 和羟二十碳四烯酸，结果所有的 CLA 同分异构体均降低血栓素 B2 的含量，12- 羟二十碳四烯酸含量未受到影响。

三、共轭亚油酸的代谢

（一）CLA 的代谢

作为亚油酸的同分异构体，CLA 的代谢方式可能与亚油酸的代谢方式极为相像，c9，t11-CLA 和 t10，c12-CLA 均可以经碳链延长、去饱和过程而转化为其他衍生物，并在此过程中保持共轭双键构型。研究证实，大鼠体内 t10，c12-CLA 主要被代谢为共轭 16：2 和 18：3；c9，t11-CLA 主要代谢为共轭 20：3。CLA 及其代谢产物在微粒体中经 β – 氧化，可能形成共轭 16：2 和共轭 16：3，这一过程提示由于 CLA 能够激活过氧化物增殖体活化受体（peroxisome proliferator activated receptor，PPAR）而导致 CLA 能够在微粒体中进行充分代谢。

CLA 的代谢在很大程度上受膳食脂肪尤其亚油酸含量的影响。对于断乳前的哺乳动物来说，奶中的 CLA/ 亚油酸比例利于 CLA 转化为共轭 20：4。由于膳食中不同的脂肪构成也能影响组织中脂肪酸的组成和代谢，所以 CLA 的代谢也与膳食中不同的脂肪构成相关，这可能是研究 CLA 作用的文献中出现不同结果的原因之一，因此，要想确定 CLA 代谢产物与 CLA 的生理作用的关系，就必须考虑膳食脂肪组成并同时检测脂肪酸代谢的变化。

（二）CLA 及其代谢产物的分布

CLA 在体内的储存是有选择性的。CLA 在脂肪和肺中的含量高于其他组织，而脑中最少。不同脂类中掺入的 CLA 的量也不同，掺入到三酰甘油（TG）中的 CLA 的量比掺入到磷脂酰胆碱（PC）和磷脂酰乙醇胺（PE）中的多；不同的 CLA 异构体掺入到不同脂类中的速率也显著不同：c9，t11- 和 c10，t12-CLA 主要掺入到 TG，c8，t10-CLA 在 PC 和 PE 含量也显著不同。CLA 掺入到不同磷脂中的量也不同，按掺入量大小顺序为：心磷脂 > 磷脂酰乙醇胺和 PC > 溶血磷脂酰乙醇胺（LPE）/ 乙醇胺缩醛磷脂（EPL）> 磷脂酰肌醇 > 磷脂酰丝氨酸。而 CLA 的代谢产物——共轭 20：3 和共轭 20：4 主要加入到脂肪组织和肺组织的中性脂类中，共轭 20：4 主要加入到磷脂酰肌醇和磷脂酰丝氨酸中。

（三）CLA 对亚油酸代谢的影响

CLA 的结构与亚油酸的结构相似，可通过干扰亚油酸代谢和影响类二十碳烷酸合成发挥其生物学效应。CLA 抑制类二十碳烷酸合成的机制可能包括：CLA 能与亚油酸竞争而影响花生四烯酸合成；CLA 及其代谢产物干扰脂加氧酶和环加氧酶途径；不同的 CLA 异构体通过碳链延长、去饱和合成类二十碳烷酸前体物，而竞争性抑制类二十碳烷酸的合成。

CLA 对细胞内脂质代谢的影响也表现在 CLA 影响硬脂酰辅酶 A 脱氢酶（stearyl-CoA desaturase，SCD）活性方面。此外，CLA 是 PPARα 的配体和激活剂。PPARα 作为一种转录因子调节脂蛋白脂肪酶、脂肪酸结合蛋白和乙酰 CoA 氧化酶的表达。

四、食用安全性评价

为了评价 CLA 长期被食用后的毒性作用，研究者用含 1.5% CLA（c9，t11-，t9，c11-，t10，c12-CLA 占 CLA 总量的 85%）的饲料喂饲雄性 F344 大鼠 36 周，检测心、肝、脑、肾、肺等 15 个主要脏器的重量并进行病理分析，结果表明，CLA 对这些脏器无不良影响。同时，采取心脏血进行血液生化分析的结果也证实 CLA 没有毒副作用。且在动物试验中使用 CLA 的剂量相当于美国青少年每日膳食中 CLA 摄入量的 50～80 多倍，已远超过人的正常摄入量。故认为可以将 CLA 看作是一般认为安全的（general recognized as safe，GRAS）物质。

CLA 是动物性食品中的天然成分，包含多种同分异构体，具有广泛的生物学效应，但其中许多生物学效应尚未定论。CLA 的每种同分异构体在天然食品及人工合成的 CLA 样品中的含量相差很大，生物学效应各不相同。目前，利用 CLA 同分异构体的混合物已做了大量的动物试验和体外试验，但在报道的大部分研究中使用的是游离脂肪酸，然而三酰甘油形式很可能更有利于研究这些共轭脂肪酸的作用，但是目前关于酯化型 CLA 的生物学效应的研究较少。因此，需要更多的证据来说明 CLA 发挥作用的机理，以及对人体的作用。并且，随着 CLA 分析方法的建立以及 CLA 同分异构体单体的合成进展，势必为研究单一成分 CLA 以及已明确组成的 CLA 同分异构体混合物的生物学效应研究提供基础，同时也将完善 CLA 的实际应用价值。

在普通植物油中，CLA 含量极低，人体主要通过奶制品和牛肉摄入少量 CLA，在摄取 7mgCLA 的同时也摄取 1g 脂肪。众所周知，过多地摄取能量会引起脂肪在体内积累，引起肥胖等相关疾病，因此，如果食用富含 CLA 的替代食品，既能补充人体内 CLA，又能避免人体摄取过多的脂肪。因此，基于对 CLA 多种生物学活性的认识，CLA 已经或将被应用于药品、保健品等领域。

五、主要食物来源

共轭亚油酸的来源主要有天然来源和人工合成两大类。

（一）天然食物来源

CLA 广泛分布于许多食物中，且不同食物 CLA 的含量各不相同，其异构体的分布状况也显著不同。反刍动物牛、羊等的肉制品和乳制品中 CLA 含量最高。在乳制品中的含量大约为 2.9～8.92mg/g 脂肪，其异构体主要以具有生理活性的 c9，t11-CLA 为主，该异构体含量达 80% 以上。奶制品中 CLA 的含量受季节影响，夏季含量为冬季含量的 2 倍。CLA 在反刍动物肉（如牛、羊肉）中的含量高于非反刍动物肉（如猪、禽肉），前者 CLA 含量一般为 3～6mg/g 脂肪，后者为 1mg/g 脂肪。蛋和植物油中的 CLA 含量较少，一般在 0.2～0.7mg/g 脂肪范围内。

食物的烹调加工可使 CLA 含量增加，例如对牛肉的烤炙可使 CLA 含量大约增加 5 倍，在奶酪的生产加工过程中提高乳清蛋白浓度可使其 CLA 含量提高 20%～30%。

食物中含有的天然形式 CLA，一方面是在反刍动物的瘤胃中经厌氧溶纤维丁酸弧菌的亚油酸异构酶，使游离的亚油酸和亚麻酸转化成 c9，t11-CLA；另一方面，非反刍动物和人体内的 t11- 十八碳烯酸（vaccenic acid）在 Δ-9 脱氢酶作用下也可以转化为 c9，t11-CLA，存在于各组织的三酰甘油、脂蛋白、细胞膜磷脂中。研究表明：给普通大鼠喂饲含有游离亚油酸的饲料，在结肠中能形成 CLA；当饲料中添加酯化型亚油酸时，则不能形成 CLA，说明动物消化道中的微生物能通过生物氢化作用将游离的亚油酸转化成 CLA，而催化这一转化过程的异构酶主要来自肠道丁酸弧菌属（butyrivibrio）的厌氧菌。机体内形成的 CLA 能结合于机体组织成分分泌入奶中。

表 2-3-1 奶脂肪中各种 CLA 同分异构体的含量

CLA 异构体	在总 CLA 的所占的比例（%）
c9，t11/t9，c11	76.5
c7，t9/t7，c9	6.7
t10，c12/c10，t12	1.1
c12，t14/t12，c14	0.8
c11，t13/t11，c13	0.4
c8，t10/t8，c10	0.3
cis，cis 异构体	4.8
trans，trans 异构体	9.4

（引自：林晓明主编 . 高级营养学 . 北京大学医学出版社，北京：2004.）

奶中 c9，t11-CLA 含量最多，占 CLA 总量的 75% ～ 80%，虽然在瘤胃中亚油酸生物氢化过程中可形成的中间产物中包含 c9，t11-CLA，而奶中 70 % ～ 95% 的 c9，t11-CLA 来源于 t11-C18：1 在 Δ-9 脱氢酶作用下的内源性合成。在奶脂肪中 t7，c9-CLA 含量仅次于 c9，t11-CLA，而 t7，c9-CLA 主要来源于瘤胃中合成的 t7-C18：1 在 Δ-9 脱氢酶作用下的内源性合成。其他 CLA 异构体在奶脂肪中含量较低，均来源于瘤胃的生物氢化作用。在某些条件下，瘤胃中亚油酸生物氢化产物也可以被异构化而形成 t10，c12-CLA，此时瘤胃中微环境发生改变，奶脂肪中 t10，c12-CLA 含量增多，而奶脂肪含量明显降低。奶脂肪中 CLA 含量依赖于瘤胃中 t11-C18：1 的产量和组织中 Δ-9 脱氢酶活性，二者与饲料和个体差异有关。因此，通过改变饲料和基因筛选可以提高反刍动物食品中 CLA 的含量。

（二）人工合成

CLA 的人工合成主要有两大类方法，一是通过化学方法合成，二是利用某些微生物对天然存在的脂肪酸进行生物转化获得。化学合成法包括碱异构化法、脱水法、溴化 / 脱溴化氢法等，其中以碱异构化法最为简便，并通过此法在工业上大规模生产 CLA。另外，在油脂的氢化过程中也能形成 CLA，因此选择氢化的类型可决定不同 CLA 的含量，使用选择性氢化可得到 98mg CLA/g 油的产品。

第四节　反式脂肪酸

一、定义、结构与性质

反式脂肪酸（trans fatty acid，TFA）是一类不饱和脂肪酸，其双键上与两个碳原子相连的两个氢原子分别在碳链的两侧，空间构象呈线形，与饱和脂肪酸相似。

依据碳链上碳原子数分为 16C、18C 和 20C 反式脂肪酸，其中 18C 反式脂肪酸最常见，是自然界以及人工制品中的主要形式，其他碳数目反式脂肪酸较罕见。另外，根据 TFA 所含双键数分为反式单烯酸和反式双烯酸。与 TFA 相对应的是顺式脂肪酸（cis fatty acid，CFA），与双键上两个碳原子相连的两个氢原子分别在碳链的同侧，其空间构象呈弯曲状，也是自然界中绝大多数不饱和脂肪酸的存在形式。

TFA 与其相应的顺式脂肪酸比，熔点较高，其性质与碳数相同的饱和脂肪酸类似。因此，单烯型反式脂肪酸在体内同饱和脂肪酸一样，在膜的磷脂中结合于甘油的 1 位上（双烯型 TFA 亦相同，但比单烯脂肪酸更易进人 2 位）。作为能源，TFA 与对应的顺式脂肪酸同样被氧化而供能。但是，当反油酸碳链内有反式双键存在时，由于难以成为脱氢酶的底物，几乎不像油酸那样被长链化和去饱和化。

二、反式脂肪酸与人体健康

尽管顺、TFA 所含碳原子数目和双键数目相同，但由于分子结构和构型不同，TFA 和顺式脂肪酸对机体的生物学作用相差甚远，主要表现在 TFA 对血脂和脂蛋白的影响，有增加冠心病发作和患代谢综合征、糖尿病的风险，并影响人的认知功能以及胎儿的生长发育。

（一）TFA 与生长发育

早期研究发现，反油酸（elaidic acid）能降低仔鼠的体重，而且在交配期还能增加异常精子的百分率。人体研究证实，TFA 能经胎盘转运给胎儿，母亲和婴儿血浆中 TFA 含量在同一水平，出生后 4 天新生儿的血浆 TFA 含量和出生体重呈负相关；并发现血中反油酸含量和长链多不饱和脂肪酸总量呈明显负相关。研究表明，婴儿配方奶粉和母乳中 TFA 的含量占总脂肪酸的 0.16% ~ 4.5%。由于受膳食和母体中 TFA 含量的影响，母乳中 TFA 含量变化较大，一般为总脂肪酸的 1% ~ 18%。虽然这些研究仍属观察性的，但 TFA 对生长发育的不良影响应引起足够的重视，并需进一步研究证实。

从理论上分析，TFA 影响生长发育可能通过以下几个途径：

1. 干扰必需脂肪酸代谢　抑制必需脂肪酸的功能，从而使机体对必需脂肪酸的需要量增加，而胎儿和新生儿由于生长发育迅速，体内多不饱和脂肪酸储备量有限，容易患必需脂肪酸缺乏症，而影响生长发育。

2. 抑制长链多不饱和脂肪酸的合成　TFA 能结合于机体组织脂质中，尤其结合于脑脂质的 TFA 影响胎儿和婴儿的脑发育。在脑发育期，尤其是在髓鞘形成阶段需要充足的长链多不饱和脂肪酸，而膳食 TFA 能抑制体内长链多不饱和脂肪酸的合成，对中枢神经系统的发育产生不利影响。

3. 抑制前列腺素的合成　母体中的前列腺素可通过母乳作用于婴儿，通过调节婴儿胃酸分泌、平滑肌收缩和血液循环等功能而发挥作用，因此，TFA 可通过对母乳中前列腺素含量的影响而干扰婴儿的生长发育。

（二）TFA 与心血管疾病

国际上，几项著名的大型人群研究均证明，摄入 TFA 对心血管系统有不利影响。在美国护士健康研究（the nurses health study）项目中，对 80 082 名 34 岁 ~ 59 岁女性进行的为期 14 年的跟踪研究，研究者分别用膳食中糖 5% 的能量由饱和脂肪代替，和用 2% 的能量由反式不饱和脂肪酸代替，比较心脏病的相对危险性，发现用单不饱和与多不饱和脂肪酸代替饱和脂肪酸与反式脂肪酸，比单纯降低总的脂肪摄入量能有效地降低心脏病危险性。在芬兰的一项涉及 21 930 名 50 ～ 69 岁男性吸烟者的干预研究中（the alpha-tocopherol, beta-carotene cancer prevention study），研究者发现 TFA 的摄入与冠心病死亡的危险性呈显著正相关。荷兰一项对 667 名 64 岁～ 84 岁老年人长达 10 年的研究显示，在调整了年龄、体质指数、吸烟等混杂因素后，TFA 的摄入量与慢性病的发生呈正相关。流行病学研究结果显示，增加 2% 的 TFA 摄入量，患心脏疾病的危险性相应上升 25%。

血脂异常、系统性炎症反应和内皮细胞功能障碍均是心血管疾病的重要危险因素，与冠心病等心血管相关疾病的发生有着极密切的关系，TFA 能通过影响胆固醇酯酶活性和白细胞介素、损伤动脉的舒张性以及破坏血管内皮细胞的完整性等，最终影响心血管系统的功能。

1. 对血小板功能的影响　TFA 对血小板聚集的抑制程度比顺式脂肪酸小很多，其可能为机体提供一个更有效的血栓形成环境，或更低效的抗血栓形成环境。离体全血凝集试验证明，摄食含占能量 6% TFA 膳食人群的全血凝集程度比摄食含占能量 2% 的 TFA 膳食人群增加，表明膳食 TFA 可能与机体血栓形成增加及相应的栓塞性心脑血管疾病有关。

2. 对血脂和脂蛋白的影响　以反油酸为主的膳食 TFA 能升高血清总胆固醇和 LDL-C 水平，降低 HDL-C 水平，使 LDL-C 与 HDL-C 的比值上升，并使载脂蛋白 A- I 水平下降，载脂蛋白 B 水平升高，血清三酰甘油也有不同程度的上升。TFA 引起血脂变化的机理可能与下列因素有关：①与胆固醇酯转运蛋白（CETP）有关，CETP 的功能是将胆固醇酯由 HDL 转移至 VLDL 和 LDL，它在胆固醇逆向转运中起重要作用。有资料证实反油酸膳食能使血清中的 CETP 活性增加。②在体外研究中发现，TFA 能抑制卵磷脂胆固醇酰基转移酶（LCAT）的活性，并且这种抑制作用与 TFA 在磷脂酰丝氨酸胆碱中的位置有关。这可能是 TFA 能降低 HDL-C 的原因之一。③TFA 抑制肝 LDL 受体活性，从而导致肝中三酰甘油的堆积，刺激 VLDL 中胆固醇和三酰甘油的分泌，引起血浆胆固醇和三酰甘油水平升高。

3. 促进炎性反应　炎性反应被认为是动脉粥样硬化、心源性猝死、心力衰竭和糖尿病的独立危险因素。研究显示，TFA 可促发炎症。在 86 例心力衰竭患者中，观察到红细胞膜总 TFA 水平与血浆肿瘤坏死因子 -α（TNF-α）、TNF 受体、白细胞介素 6（IL-6）、白细胞介素 10（IL-10）、单核细胞化学趋化蛋白 1（MCP1）等多种炎症因子呈正相关关系。红细胞膜 TFA 水平增高 1%，TNF 受体 2、IL-6、TNF 的浓度增高 2 ～ 4 倍。控制了年龄、性别、身体质量、吸烟、糖尿病、心功能状态、他汀类药物治疗等因素后，这种关系仍然存在。

4. 对内皮细胞功能的影响　内皮细胞功能障碍是动脉粥样硬化的重要病理生理基础。研究表明，TFA 可导致内皮细胞功能障碍。一项横断面研究表明，与 TFA 平均摄入量为 1.5g/d 相比，平均摄入量 3.7g/ d 组，E 选择素水平升高幅度达 20%，可溶性血管细胞黏附分子 -1（SVCAM-1）和可溶性细胞间黏附分子 -1（SICAM-1）均升高了 10%。离体研究证实，TFA 可使人主动脉内皮细胞（HAEC）的毛细血管形态受到损伤。当血管损伤发生后，SICAM-1、SVCAM-1 可介导白细胞、血小板与血管内皮细胞的黏附作用，白细胞和血小板随即释放组胺、蛋白酶等破坏正常的血管内皮，使内皮细胞间隙增加，抗凝血功能减弱，脂质沉积于损伤部位，进而诱发血栓等疾病。

（三）TFA 与糖尿病

关于 TFA 对 2 型糖尿病发生的影响仍不确定。在对美国的护士健康项目研究资料分析发现，总脂肪摄入量以及饱和、单不饱和脂肪酸摄入量与发生糖尿病之间没有相关性，而

TFA 与多不饱和脂肪酸的摄入量与糖尿病发生有显著相关。研究显示，TFA 提供的能量增加 2%，2 型糖尿病的相对危险性为 1.39（95% CI：1.15 ~ 1.67，$P = 0.0006$），多不饱和脂肪酸提供的能量增加 5%，糖尿病的相对危险性为 0.63（95% CI：0.53 ~ 0.76，$P < 0.0001$）；另有研究显示：摄入富含 TFA 的膳食，可引起血胰岛素 / 血糖比值明显升高。因此，研究人员认为用膳食中的多不饱和脂肪酸代替 TFA 可显著减少糖尿病的发生。

但也有研究认为，TFA 摄入对糖尿病没有影响甚至有益，如在爱荷华州对 35 988 名老年妇女中进行的一项队列研究中，经过长达 11 年的跟踪调查后，研究者认为糖尿病发生率与 TFA 的摄入量成负相关。因此，TFA 与 2 型糖尿病的关系还有待进一步研究证实。

（四）TFA 与老年痴呆

在一项临床评估研究中，研究者随机分层抽取了 815 名 65 岁及以上的社区居民，对其饮食和老年痴呆症发病率进行了平均 3.9 年的随访，其中有 131 人罹患了老年痴呆症，在控制了多种影响因素后，根据 TFA 摄入量由低到高分为 5 组，平均摄入量为 4.8g/d 组的老年痴呆发生率是平均摄入量 1.8g/d 组的 5.2 倍（95%CI：1.5 ~ 18.5；$P = 0.09$）。另有研究者对居住在芝加哥近郊的 2560 名 65 岁以上的居民进行长期跟踪研究后，发现在大量摄取 TFA 的老年人群中，认知功能的衰退速度更快。其机制可能与 TFA 增加 β- 淀粉样蛋白含量，升高胆固醇水平，引起动脉粥样硬化，以及引起脑神经细胞内质网应激 - 线粒体损伤等有关。

（五）TFA 与肿瘤

在 20 世纪 80 年代初期，首先由 Enig 提出 TFA 可能具有致癌作用的观点，不久 Awad 研究证实，膳食反油酸能降低腹腔注射 Ehrlich 腹水瘤细胞的小鼠存活率，使其生存时间缩短了 23% ~ 45%，并发现 TFA 具有促进肿瘤细胞 DNA 合成的作用。但由于实验组和对照组中脂肪酸存在形式的不同，此结论引起很大的争议。为了进一步探讨 TFA 是否具有促癌作用，后来又开展了多项较深入的实验研究，但研究结果并不一致。

在荷兰一项膳食与癌症的队列研究中，研究者对 698 名绝经后妇女通过随访和膳食调查的跟踪研究，结果发现，乳腺癌发生率与脂肪组织中 TFA 水平呈正相关（RR= 1.30，95% CI：0.93 ~ 1.80；$P = 0.01$）。研究者对 272 名前列腺癌患者和正常对照人群的血清磷脂中 TFA 含量进行检测，TFA（C18：1 和 C18：2）含量与前列腺癌发生有显著相关性，OR 值分别为 1.69（95% CI：1.03 ~ 2.77）和 1.79（95% CI：1.02 ~ 3.15）。美国一项涉及 3 个州共 4 403 人的调查结果亦表明，食用氢化植物油增加患大肠癌的危险性。但另一人群研究则未发现任何一类脂肪酸与乳腺癌的发生有关。因此，膳食 TFA 与罹患癌症的风险有待进一步研究明确。

关于反油酸的促癌作用机理尚不明确，分析其可能的作用机制为：膳食 TFA 能改变肠道菌群和胆汁酸代谢，进而影响消化道肿瘤的形成；TFA 能结合于胞膜磷脂中，从而影响细胞的功能和增殖、分化过程，导致细胞异常增生；TFA 对机体功能的干扰；TFA 的致突变作用。总之，反式单不饱和脂肪酸特别是反式油酸的致癌作用及其机制仍是一个有争议的学术问题，有待更进一步地系统研究。

TFA 大部分来自部分氢化油脂，要揭示 TFA 的生物学作用，仅研究碳原子数为 18 的特定位置反式单烯酸未必妥当。这是由于双键的位置不同，其在机体内的氧化速度也不同，双键位置越远离羧基，氧化速度就越快。由于反油酸是反式脂肪酸的主要成分之一，故研究中多用反油酸进行实验。

三、摄入量的控制与管理

目前，各国的研究结果认为，TFA 可诱发心血管系统疾病、糖尿病、肥胖、骨质疏松、不孕、婴幼儿发育不良及神经系统疾病和癌症等，目前研究资料多集中在心血管疾病、糖尿病、癌症、胆囊疾病、影响生长发育等方面。

鉴于已具有基本确凿的证据，TFA 对人体有害无益，国际相关组织、各国政府和学术团体出台一系列针对 TFA 管理的法规和标准，以限制食物中 TFA 含量并建议居民减少 TFA 的摄入。《中国居民膳食指南》建议，我国居民要远离 TFA，尽可能少吃富含氢化油脂的食物。我国 2013 年 1 月 1 日实施的《预包装食品营养标签通则》，规定 TFA 含量可以标识在"脂肪"下面，当每 100g 食品中、TFA 含量不超过 0.3g 时，可标识为"0"或声称"无"或"不含"TFA。同时提示，食品生产者注意控制生产环节中 TFA 的产生。在卫生和计划生育委员会（原卫生部）多项标准和文件中规定不应使用氢化油脂。GB 10765-2010 还对 TFA 的最高限量做了规定，不得超过总脂肪酸的 3%。相对于美国、欧盟等发达国家，我国对反式脂肪酸的管理相对落后，主要是规范和标准执行落实不佳。因此，如何制定出适用性强的法规和标准，如何建立完善的食品安全预警体系和检测监管体系等是亟待的问题。

为将我国居民膳食 TFA 摄入量控制在较低水平，可以从以下几方面着手工作：①积极开展 TFA 风险监测评估工作，对我国主要食用油和主要油脂食品（如方便面、洋快餐、油条、油炸休闲食品等）中的 TFA 含量进行普查，及时建立起我国 TFA 摄入过量人群的综合评价指标体系；②逐步建立与国际接轨的脂肪酸检查监测技术标准体系；③发挥《食品营养标签管理规范》的积极作用，实现消费者的知情权和选择权，并建立独立的健康宣传机构，加强食品安全宣传教育，并规范食品广告宣传；④改进食用油脂的氢化加工工艺，积极开发低含量或零含量 TFA 的油脂生产技术和相关食品；将油脂产品中的 TFA 含量降至最低点，使用不饱和程度相对低的植物油作为原料油，从而减少油脂成品中 TFA 的形成。

四、食物来源与摄入量

（一）食物来源

TFA 普遍存在于多种天然食物中，如牛羊肉、奶及奶制品、水果和蔬菜等。膳食中 TFA 主要来源有：

1. 天然来源　天然的 TFA 主要来源于反刍动物（如牛、羊）的脂肪组织和奶及奶制品。饲料中的 TFA 经反刍动物瘤胃中微生物的酶促生物氢化作用，将不饱和脂肪酸转变为反式不饱和脂肪酸异构体，这些脂肪酸能结合于机体组织或分泌入乳汁中。反刍动物体脂中 TFA 的含量占总脂肪酸的 4% ~ 11%，牛奶、羊奶中的含量占总脂肪的 3% ~ 5%。牛脂、牛奶中的 TFA 以单烯不饱和脂肪酸为主，双键位置在 $\Delta 6 ~ \Delta 16$ 之间，并以 t11-C18：1（反式 11- 十八碳烯酸）含量最多。由于来自于反刍动物的反式油酸，在体内代谢过程中可以通过去饱和而转化成具有抗肿瘤作用的共轭亚油酸，美国食品和药品管理局（FDA）的一些专家认为，来自反刍动物的反式油酸不应该包括在 TFA 的定义内。目前，普遍认为天然来源的 TFA 对人体危害较小。

2. 油脂的氢化　加工氢化植物油是食物中 TFA 最主要的来源。天然植物油双键的存在形式是顺式（cis-）结构，因不饱和程度较高，抗氧化能力以及油脂稳定性差。为了满足人们对生产用油脂的质量要求，将植物油脂（或动物油）通过加压和在镍等催化剂的作用下，进行部分氢化加工，以改善油脂的物理和化学性质，防止食用油脂的酸败、延长保存期和减少在加热过程中产生的不适气味及味道。通过对油脂的氢化加工，可形成多种双键位置和空间构型不同的脂肪酸异构体，其中以反式 C18：1 脂肪酸为主，双键位置主要分布在 Δ4 ~ Δ16 之间，并以反 18：1Δ9（反油酸）、反 18：1Δ10 和反 18：1Δ11 三种形式为主。

TFA 的含量和组成在不同的油脂产品中变化很大，即使是同一类型、不同品牌的油脂产品也是如此。其主要原因是由于所用的原料油、氢化加工的程度和技术不同所致。通常情况下，液体植物性脂肪含 TFA 较少，固化油脂含量较多，平均占总脂肪的 30% 左右，如豆油、色拉油和人造黄油中反式脂肪酸含量一般在 5% ~ 45% 之间，最高可达 65%。加热对增加食用油脂中 TFA 含量的作用不明显，但有季节性差异，夏季黄油中反式脂肪酸含量明显升高。

由于氢化后的油脂具有熔点高、氧化稳定性好、货架期长、风味独特、口感更佳等优点，且成本上更占据优势，这一工艺在 20 世纪被西方工业国家广泛使用，以人造奶油、起酥油、煎炸油等产品的形式投放市场，如西方国家仅人造奶油一项，年产量就高达 900 ~ 1000 万吨，从而导致了 TFA 在各种糕点、饼干、油炸食品中的广泛存在。

3．烹饪加工　采用不正确的烹调方法使植物油温度过高，通常大于 200℃（如大豆油 208℃、花生油 201℃、菜籽油 225℃、玉米油 216℃）以及反复煎炸食物，可导致 TFA 的产生和含量增加。

4．油脂精炼的脱臭工艺　通常天然植物油脂（如大豆油、菜籽油）均由顺式不饱和脂肪酸所构成。植物油在脱色、脱臭等精炼过程中，多不饱和脂肪酸发生热聚合反应，造成脂肪酸的异构化，产生部分 TFA。有研究表明，高温脱臭后的油脂中 TFA 的含量可增加 1% ~ 4%。

（二）摄入量

各国居民的饮食习惯和食物结构不同，TFA 摄入量的变化范围较大。欧美地区人均 TFA 摄入量一般为 2 ~ 13g/d，且没有年龄、性别分布特征。英国、德国和瑞典等欧洲国家反式脂肪酸摄入量一般占能量的 2.3%，约占总脂肪酸的 6%。居民膳食中的 TFA 一半来自人造黄油，其中主要为固态型产品；另外，来源于色拉油及其他烹调油脂的 TFA 每天约为 1.3g，来源于肉类及奶制品的每天约为 1.5g。

美国居民膳食 TFA 含量略高，相当于能量摄入量的 2% ~ 5%，其中 80% ~ 90% 的 TFA 来自氢化植物油，只有一小部分来源于动物脂肪。

2011 年，国家食品安全风险评估专家委员会启动"居民 TFA 摄入水平及其风险评估"，结果显示，中国人通过膳食摄入的 TFA 占膳食总能量百分比的 0.16%，远低于 WHO 建议的 1% 的限值，其中加工食品是城市居民膳食 TFA 的主要来源，占总摄入量的 71.2%，其余为天然来源。在加工食品中，植物油的贡献占 49.8%。中国居民膳食脂肪酸参考摄入量提出，中国 2 岁以上儿童及成人膳食中来源于食品工业加工生产的反式脂肪酸的 UL 为 < 1%E。

第五节 脂肪酸研究现状与展望

脂肪酸是人类膳食的重要成分，是人体的主要供能物质，在人类营养和人体健康中具有重要作用。

一、脂肪酸的摄入平衡

现代营养学理念更注重各种营养素之间的平衡，对脂肪酸也不例外。目前，除患有罕见疾病外，人体内必需脂肪酸很少缺乏，故人们更关心脂肪酸的最佳摄入值和比例。人们相信，制定科学合理的脂肪酸摄入种类、数量及比例，对维持机体的最佳功能，保障持久健康是极为必要的。

（一）脂肪酸摄入量的适宜比例

美国心脏协会向健康人推荐膳食中 SFA、MUFA 和 PUFA 的供能比为分别占总能量的 10%、10% 和 10%，这一推荐量在实施 30 多年后，于 1988 年改为 10%、15% 和 5%。现已有推荐意见认为：亚油酸、α- 亚麻酸、单不饱和脂肪酸和饱和脂肪酸应分别不超过膳食脂肪摄取总量的 5%、3%、10% 和 15%。而日本 2000 年修订脂质所需量时推荐 SFA、MUFA 和 PUFA 的供能比为分别占总能量的 3∶4∶3。

冠心病的流行病学和随机对照研究表明，多不饱和脂肪酸摄入量达到占总能量的 6% 时，可有效降低发生冠心病的风险。但有研究发现，过量摄入多不饱和脂肪酸（大于 11%）可能增加脂质过氧化发生的风险。因此，有学者提出 PUFA 的建议推荐量为 6%～11%。对于膳食中摄取平衡合理的脂肪酸比例是现今需要继续研究的一个热点。

此外，脂肪酸营养研究领域的一个重大发现是，揭示了 α- 亚麻酸和油酸在增加细胞中 EPA 合成的协同作用，而 n-6 脂肪酸和 n-3 脂肪酸代谢间存在竞争。现代西方人饮食中 n-6 脂肪酸和 n-3 脂肪酸之比从 1∶1 变成 10～14∶1，故估计现代西方人饮食中 n-3 脂肪酸含量不足。在多数生理情况下，前列腺素、白三烯和 IL-1 的产生需要 n-3 脂肪酸。因此，合理的脂肪酸营养模式要求膳食中 n-6 脂肪酸和 n-3 脂肪酸在适宜的比例范围。但学术界对 n-6 系列脂肪酸和 n-3 系列脂肪酸的摄取比例尚存在一定分歧。加拿大健康与福利机构（1990）推荐 n-6 与 n-3 脂肪酸的膳食摄入量最低水平分别为膳食总摄取量的 3% 和 0.5%，若婴儿膳食中不含 EPA 和 DHA，则 α- 亚麻酸应提供总能量的 10%。

由于人在不同生理条件下对各种脂肪酸的需要量因个体差别而异。因此，在制定脂肪酸摄入标准时，不可能有一个适于所有个体的统一标准。当前将人群分为 2 岁以上儿童、青少年和成人，胎儿和新生婴幼儿，特殊病人三大群体加以考虑。当前，尤为引起重视的是胎儿和新生婴幼儿的脂肪酸摄入水平对其生长发育乃至成年后健康的长期影响。现今这些标准制定的科学依据主要三方面，即动物试验、人奶中脂质成分检测和大规模流行病学调查。此外，现代分子生物学的研究成果已逐渐成为宏观试验佐证和制定标准的微观基础。在对各种脂肪酸进行多方面深入探讨的同时，脂肪酸摄入标准将愈来愈适合于特定群体，甚至个体，这是脂肪酸及其功能研究发展的必然趋势。表 2-5-1 为一些国家或组织提出的 n-6 /n-3 推荐值。

表 2-5-1　部分国家和组织提出的 n-6/n-3 推荐值

组织	提出时间	推荐值
日本厚生劳动省	2015	男：(3.64 ~ 7.14)：1 女：(3.68 ~ 6.25)：1
FAO/WHO 人类营养油脂委员会	1994	(5 ~ 10)：1
欧共体食品科学委员会	1993	(4 ~ 4.5)：1
英国营养基金会（BNF）	2006	5：1
加拿大健康与福利机构	1990	(5 ~ 6)：1
法国食品卫生安全局（AFFSA）	2010	(3 ~ 4)：1
美国医学研究所（IOM）	2006	(5 ~ 10：1)
中国营养学会（CNS）	2007	(4 ~ 6)：1

二、脂肪酸对其他营养成分的影响

生物体中组织的脂肪酸组成一般都与所食用的脂肪有关，并且摄入的脂肪也影响到组织中其他营养成分的组成。

（一）对糖吸收和利用的影响

动物试验表明，高脂肪饲料可降低大鼠对葡萄糖的基础吸收速率，并会导致胰岛素的异常分泌，从而影响糖的代谢。

（二）对蛋白质的吸收和功能影响

单不饱和脂肪酸可强烈抑制脯氨酸、天冬氨酸、谷氨酸等氨基酸的吸收和生物合成，而饱和脂肪酸却没有该影响作用。

（三）对脂溶性维生素的吸收和组织分布的影响

膳食脂肪是脂溶性维生素 A、D、E、K 及它们的前体的载体，脂肪至少占摄入的能量的 10% 时才能使得由胡萝卜素来源的维生素 A 前体得以正常吸收。另外，膳食脂肪的种类和水平也影响组织中水溶性维生素的水平，喂饲含葵花油或菜籽油（占 30% 能量）饲料的大鼠体中，肝内叶酸和烟酸的水平比喂饲含相应量的液体鱼油或混合油饲料都高。

（四）对矿物质的吸收和组织水平的影响

亚油酸含量由 4% 提高到 16% 时，平均需铁量由 3.0mg/d 降至 2.3mg/d。有研究表明，花生四烯酸、油酸和亚油酸可刺激肌质网释放钙，但在 Ca^{2+} 富集前加入脂肪酸，则会抑制对钙的吸收，脂肪消化不良或脂肪摄入量过多时，特别是其中饱和脂肪过多时，钙可与多余的脂肪酸形成难以吸收的钙皂从粪便中排出，使结合的钙丢失，这就使慢性肠病患者如肠炎和脂肪痢患者的粪便中排出的脂肪增加，由此，这些患者可能发生骨质软化和加速骨质疏松。

三、特殊脂肪酸

膳食中的脂肪酸主要是偶碳数（以 16 和 18 碳居多）的直链饱和或不饱和一元羧酸，其中的不饱和脂肪酸多为顺式脂肪酸，但也存在少量支链脂肪酸、环状脂肪酸、奇数碳脂肪酸、反式脂肪酸及不饱和脂肪酸等，这些脂肪酸对人体健康具有特殊的影响。

（一）芥酸

芥酸是含有 22 个碳原子的单不饱和脂肪酸，普遍存在于十字花科植物中。现已证实，含 32% 芥酸的菜籽油可延缓幼鼠、猪、北京鸭等动物的生长，这可能与动物的食物消耗量减少有关；不易消化和热效率低也是高芥酸菜籽油营养价值不高的原因。但补充其他类型的脂肪特别是饱和脂肪后，能改善抑制生长的作用，这可能是菜籽油与牛脂等饱和脂肪在能量利用方面有协同作用。进一步研究发现，当菜籽油提供的能量占总能量的 40% 时，虽然小鼠生长迟缓，然而寿命却延长了，但对大鼠和北京鸭的平均寿命没有明显影响，表明高含量的菜籽油对动物寿命似乎并无不利影响。

影响芥酸摄入量与利用的因素很多，有人提出，芥酸含量增加时，在心肌的吸收和累积增多，而且芥酸在心脏线粒体代谢速度明显慢于对棕榈酸和油酸的代谢。此外，在饲喂芥酸大鼠的心脏中肉碱酰基转移酶对芥酸的亲和力相对较低，从而减少了活化脂肪酸向线粒体的转运，也会导致脂肪的积累。通过对死亡病例的流行病学研究，并未发现任何菜籽油对人体有害的证据。但专家们建议应避免长期或高水平摄入芥酸，以防止可能出现的毒性。

（二）环状脂肪酸

环状脂肪酸主要存在于棉籽油中。环状脂肪酸与普通脂肪酸一样能被机体吸收。含 0.25% 环丙烯基脂肪酸的饲料喂饲兔子，使兔子生长缓慢和导致肝组织发生中等程度的损伤，并改变肝混合功能氧化酶的活性。另外，环丙烯基脂肪酸对黄曲霉毒素 B_1 的毒性有促进作用；产蛋鸡每天摄入 25mg 环丙烯基脂肪酸时，则产下的鸡蛋的蛋白颜色为粉红色，pH 值降低，不易保存。

（三）支链脂肪酸

乳脂、羊毛脂和牛脂中均含有甲基支链脂肪酸，有报道，支链脂肪酸对大鼠的胃液分泌有强烈的抑制作用，也能抑制十二指肠溃疡的形成。

（四）羟基脂肪酸

羟基脂肪酸可抑制钠的吸收，从而减少水在肠道中的吸收。羟基脂肪酸的水溶性较高，因而可能是"脂肪酸性腹泻"的主要原因。蓖麻醇酸在蓖麻油中的含量达 87%，是最常见的长链羟基脂肪酸，所以蓖麻油主要用于工业而不能食用或做饲料。

四、脂肪酸调节基因表达

随着分子生物学的发展及其在营养学中的应用，在分子水平上明确营养素的代谢过程和规律，准确确定个体的营养需要，掌握营养摄入过量及缺乏的后果，预防和治疗营养代谢疾病以及解决其他营养问题将成为可能。

营养与基因表达的关系及其作用机制已成为分子生物学的重要研究内容及营养学的新兴研究领域。该领域的研究在过去 5～10 年中取得了较大的进展。营养和基因表达的一般关系表现为两个方面：一是营养素的摄入量影响基因表达；二是基因表达的结果影响营养素的代谢途径和代谢效率，并决定营养需要量。

基因表达是指编码某种蛋白质的基因从转录、mRNA 的加工与成熟、RNA 的翻译、蛋白质的加工，到功能蛋白质形成的过程。基因表达受到严格的调控，这些调控包括转录调控、RNA 加工调控、RNA 转运调控、翻译调控、mRNA 稳定性调控及翻译后的调控。每一个调控点都与营养素直接或间接有关：营养素或者是核酸或蛋白质的合成原料，或者是某一中间代谢的辅酶、或者是某一环节的激活剂或抑制剂，或者为代谢提供能量。研究表明，营养素对基因表达的作用主要发生在转录或翻译前水平上，对翻译后的影响较小。

（一）PUFA 调节脂肪代谢相关基因的表达

n-6 和 n-3 系 PUFA 能降低三酰甘油在骨骼肌中的沉积，并可能降低其在心肌细胞和胰岛 β 细胞中的沉积，明显地降低胰岛素的抗性和减少与之相关的病理症状的发生和发展。PUFA 通过协调抑制肝中脂肪合成、促进肝和骨骼肌中脂肪酸的氧化和增加糖原蓄积这三者发挥其作用。

1. PUFA 诱导脂肪氧化的发生　①PUFA 通过减少肝丙二酰 CoA 的量，利于脂肪酸进入线粒体和过氧化物酶体，从而促进了脂肪酸的氧化。但 PUFA 是否抑制骨骼肌和心肌中丙二酰 CoA 的水平还不很清楚。②PUFA 诱导了编码脂肪酸氧化和生酮作用过程中某些蛋白的基因表达。这有可能是 PUFA 直接调控转录因子的活性和丰度的结果。PPAR-α 是类固醇受体家族的一员，它与家族中其他受体一样具有 1 个 DNA 结合域和 1 个配体结合域，它是一种可被脂肪酸激活的转录因子。降血脂药物、CLA 和 PUFA 等都可以促进 PPARα 与 DNA 结合位点的结合。PPARα 被激活后诱导了编码肝、心脏、骨骼肌中参与脂肪转运、氧化和生热作用的肉毒碱棕榈酰基转移酶、过氧化物酶体乙酰 CoA 氧化酶、解偶联蛋白 -3 等多个蛋白基因的表达。在直接激活 PPARα 方面，二十碳烷类和氧化脂肪酸等 PUFA 的代谢物与 PPARα 的亲和力比 PUFA 更强，因此其对于 PPARα 依赖型基因的作用更大。PUFA 尤其是 n-3 系，可能还有共轭亚油酸对 PPARα 的调控可能是预防非胰岛素依赖型糖尿病发生的机制之一。

2. PUFA 抑制脂肪的合成　PUFA 可以通过抑制肝中参与葡萄糖代谢和脂肪酸合成的酶如：葡萄糖激酶、丙酮酸激酶、葡萄糖 -6- 磷酸脱氢酶、柠檬酸裂解酶、乙酰 CoA 羧化酶、脂肪酸合成酶、S14 蛋白、硬脂酰 CoA 脱氢酶、和 Δ6 脱氢酶及 Δ5 脱氢酶的合成量来抑制肝中脂肪的合成。脂肪酸对这些酶的抑制作用与脂肪酸的链的长短和饱和程度有关：饱和脂肪酸和单不饱和脂肪酸对这些酶的表达没有影响，而鱼油中的脂肪酸对脂肪酸合成酶系的抑制作用最强。18：2（n-6）和 18：3（n-3）必须经过脱饱和作用分别转化为 18：3（n-6）和 18：4（n-3）后才具有抑制作用。Raclot 认为 PUFA 对特异基因表达的调控具有组织特异性和作用位点特异性。

PUFA 可以通过以下途径抑制生脂基因的表达。①激活 PPARα。随着研究的深入，人们认识到 PPARα 是一个枢纽型的转录因子。PUFA 通过作用于它来抑制脂肪合成过程中有关基因和促进脂肪氧化过程中有关基因的表达。但是由于 PPARα 并不与生脂基因的 PUFA 应答区相互作用，所以脂肪合成基因转录的抑制与 PPARα 的激活之间的关系是间接的。②PUFA 通过影响肝内类固醇调节元件结合蛋白（sterol regulatory element binding protein, SREBP）-1 的表达而抑制葡萄糖激酶、乙酰 CoA 羧化酶、硬脂酰 CoA 脱氢酶等参与肝葡萄糖代谢和脂肪酸合成代谢酶的转录。在 PUFA 调节生脂基因表达过程中，膜结合的转录分子——SREBP 也发挥着重要作用。SREBP 分为 SREBP-1 和 SREBP-2 两型，分别调控编码脂肪酸合成和胆固醇合成过程中某些酶基因的表达。SREBP-1 前体经蛋白水解酶水解后转变为成熟 SREBP-l，随后 SREBP-1 转移至细胞核内与类固醇应答元件或螺旋对称结构 CATG 序列结合而调节脂肪酸合成酶等酶基因的表达。PUFA 能减少肝细胞核内成熟 SREBP-1 蛋白量、SREBP-1 前体量和基因表达，而饱和和单不饱和脂肪酸并不影响 SREBP-1 的核内量、

SREBP-1 前体数量或基因的表达。PUFA 下调 SREBP-1 的机制尚不十分清楚,可能通过抑制膜结合 SREBP-1 前体数量的蛋白水解过程和减少肝内 SREBP-l mRNA 量两方面来降低核内 SREBP-l 的量。③ PUFA 调节上游激活因子(USF)、Spl、NF-Y 和肝核因子 -4(HNF-4)等转录因子的表达。

3. 增加糖原蓄积 葡萄糖只有在葡萄糖转运因子(GLUT)的作用下进入细胞后才能进一步代谢。已知动物体内存在多种葡萄糖转运因子。编码这些蛋白质的基因的表达程度决定了葡萄糖进入细胞的数量。研究结果表明,花生四烯酸等脂肪酸是脂肪细胞葡萄糖转运系统的生理调节物质。Tebbey 等证明,花生四烯酸可以调节 3T3-L1 脂肪细胞中 GLUT4 的转录率,降低 GLUT4 mRNA 的稳定性,抑制 GLUT4 基因的表达,进而减少葡萄糖利用、增加糖原蓄积。

(二)PUFA 调节非生脂基因的表达

脂肪酸除了调节肝和脂肪组织中生脂基因的表达之外,还能调节其他组织中基因的表达。如多不饱和脂肪酸能调节肠道中 L- 脂肪酸结合蛋白(L-FABP)、载脂蛋白 A- Ⅳ 和载脂蛋白 C- Ⅲ、心肌细胞的 Na^+ 通道基因、胰岛的 β 细胞中乙酰 CoA 羧化酶和脑中硬脂酰 CoA 脱氢酶 2 基因的表达。

五、脂肪酸研究展望

脂肪酸的生理作用十分复杂,有些机制尚未明确。仍需进一步研究,以更好地认识和发挥脂肪酸的有利作用,减少其不良影响。

(一)利用现代分子生物学技术进一步研究人类对脂肪酸作用的敏感性

研究表明,人类对鱼油作用的敏感性与个体的载脂蛋白 E 基因型相关,这就说明为什么人类对膳食因素影响的反应不同。因此,确定人群中较易受膳食成分改变影响的人群将有利于针对不同人群提供不同的膳食脂肪需要量、脂肪组成及比例的建议。

(二)进一步阐明多不饱和脂肪酸调节能量代谢相关基因表达机制

分子生物学、细胞生物学进展和人类基因组计划的完成为人类更好地认识膳食脂肪酸、其他脂质和脂蛋白的作用及机制提供机遇,并有利于阐明不同脂肪酸是如何影响某些疾病的发生发展的。近 40 年来,人们已经认识到多不饱和脂肪酸特别是 n-3 系具有能量重分配作用,但是目前尚不能确定 n-3 和 n-6 系多不饱和脂肪酸的准确需要量和二者之间合理的比例。毫无疑问,彻底弄清多不饱和脂肪酸的调节基因表达的机理后,将为确定各种脂肪酸的准确需要量和它们之间的合理比例提供更好的依据,也将为药理学带来新的调控脂肪沉积的介入点。

(三)采用前瞻性观察研究和随机对照临床研究脂肪酸与人体健康的关系

人体摄入的食物中 n-6/n-3 脂肪酸比例是评价膳食脂肪酸质量的重要指标,n-6 与 n-3 脂肪酸的适宜比例对维持机体多个代谢途径的平衡十分重要。因此,WHO/FAO 建议,系统研究如 n-3 和 n-6 多不饱和脂肪酸对糖尿病和代谢综合征的危险以及结局事件的影响;亚油酸和 α- 亚麻酸在人体转化为长链多不饱和脂肪酸的量效关系,以及针对食用亚油酸和 α- 亚麻酸转化率进行评价的人类研究等。

(四)进一步研究特殊脂肪酸的作用及其机制

目前,关于共轭亚油酸、反式脂肪酸等特殊脂肪酸对机体健康的影响方面还存在着不同看法,并且各脂肪酸的作用机制还不十分明确,因此,深入研究特殊脂肪酸的作用及其机制将有利于更好地发挥特殊脂肪酸的有利作用，促进保健功能食品的开发。

（孙文广）

参考文献

[1] 韩燕，宋欢，谢佳乐. 膳食脂肪生理功能及脂肪酸膳食的研究进展. 中国食物与营养，2007，5：54-56.

[2] 金霞，余纲哲. 食用油脂与人体健康. 生物学通报，2000，35（2）：13-15.

[3] Pariza MW, Park Y, Cook ME. Mechanisms of action of conjugated linoleic acid: evidence and speculation. Proc Soc Exp Biol Med, 2000, 223（1）：8-13.

[4] Pariza MW, Park Y, Cook ME. Conjugated linoleic acid and the control of cancer and obesity. Toxicol Sci, 1999, 52（2 Suppl）：107-110.

[5] Sébédio JL, Gnaedig S, Chardigny JM. Recent advances in conjugated linoleic acid research.Curr Opin Clin Nutr Metab Care, 1999, 2（6）：499-506.

[6] Scimeca JA. Toxicological evaluation of dietary conjugated linoleic acid in male Fischer 344 rats. Food Chem Toxicol, 1998, 36（5）：391-395.

[7] Benito P, Nelson GJ, Kelley DS, et al. The effect of conjugated linoleic acid on plasma lipoproteins and tissue fatty acid composition in humans. Lipids, 2001, 36（3）：229-236.

[8] Hubbard NE, Lim D, Summers L, et al. Reduction of murine mammary tumor metastasis by conjugated linoleic acid. Cancer Lett, 2000, 150（1）：93-100.

[9] Cesano A, Visonneau S, Scimeca JA, et al. Opposite effects of linoleic acid and conjugated linoleic acid on human prostatic cancer in SCID mice. Anticancer Res, 1998, 18（3A）：1429-1434.

[10] Harris MA, Hansen RA, Vidsudhiphan P, et al. Effects of conjugated linoleic acids and docosahexaenoic acid on rat liver and reproductive tissue fatty acids, prostaglandins and matrix metalloproteinase production. Prostaglandins Leukot Essent Fatty Acids, 2001, 65（1）：23-29.

[11] Banni S. Conjugated linoleic acid metabolism. Curr Opin Lipidol, 2002, 13（3）：261-266.

[12] 薛英本，陈炳卿，刘家仁. 共轭型亚油酸抑制苯并（a）芘诱导小鼠前胃癌的研究. 中华预防医学杂志，2001，35（3）：163-166.

[13] 薛英本，陈炳卿，郑玉梅等. 共轭亚油酸对鼠黑色素瘤细胞转移特性的影响. 卫生研究，2001，30（1）：37-39.

[14] 杨月欣，韩军花. 反式脂肪酸：安全问题与管理现状. 国外医学·卫生学分册，2007，34（2）：88-93.

[15] 薛英本，陈炳卿. 多不饱和脂肪酸与肿瘤转移的关系及作用机制. 国外医学·卫生学分册，2000，27（3）：165-167

[16] 李铎. 反式脂肪酸对人体健康的影响. 中国食品学报，2010，10（4）：27-32.

[17] Sampath H, Ntambi JM. Polyunsaturated fatty acid regulation of gene expression. Nutr Rev, 2004, 62（9）：333-339.

[18] 陈代文，张克英. 营养对基因表达的影响. 动物营养学报，2001，13（4）：1-6

[19] Stender S, Dyerberg J. Influence of trans fatty acids on health. Ann Nutr Metab, 2004, 48（2）：61-66.

[20] Bassett CM, McCullough RS, Edel AL, et al. Trans-fatty acids in the diet stimulate atherosclerosis. Metabolism, 2009, 58（12）：1802-1808.

[21] Ibrahim A, Natrajan S, Ghafoorunissa R. Dietary trans-fatty acids alter adipocyte plasma membrane fatty acid composition and insulin sensitivity in rats. Metabolism, 2005, 54（2）：240-246.

[22] 中国营养学会编著. 中国居民膳食指南，拉萨：西藏人民出版社，2007.

[23] 孙长颢主编. 营养与食品卫生学. 北京：人民卫生出版社，2009.

[24] 刘兰，刘英慧，杨月欣. WHO/FAO 新观点：总脂肪 & 脂肪酸膳食推荐摄入量. 中国卫生标准管理，2010，1（3）：67-71.

[25] Uauy R，Aro A，Clarke R，et al. WHO scientific update on transfatty acids：summary and conclusions. Eur J Clin Nutr，2009，63（5）：S68-S75.

[26] 熊立文，李江华，杨烨. 国内外反式脂肪酸安全管理现状及对策分析. 食品科学，2012，33（9）：283-290.

[27] Tricon S，Burdge GC，Kew S，et al. Effects of cis-9，trans-11 and trans-10，cis-12 conjugated linoleic acid on immune cell function in healthy humans. Am J Clin Nutr，2004，80（6）：1626-1633.

[28] 高明浩. 我国居民反式脂肪酸膳食摄入量远低于 WHO 限量水平 - 国家食品安全风险评估中心发布中国居民反式脂肪酸膳食摄入水平及风险评估报告. 中国卫生标准管理，2013，4（6）：45-49.

[29] Mozaffarian D，Wu JH.（n-3）Fatty acids and cardiovascular health：are effect of EPA and DHA shared or complementary？J Nutr，2012，142：S614-S625.

[30] Bazinet RP，Chu MW. Omega-6 polyunsaturated fatty acids：is a broad cholesterol-lowering health claim appropriate？CMAJ，2014，186（6）：434-439.

[31] Lunn J，Theobald HE. The health effects of dietary unsaturated fatty acids. Nutrition Bulletin，2006，31（3）：178-224.

[32] 中国营养学会. 中国居民膳食营养素参考摄入量速查手册（2013 版）. 北京：中国标准出版社，2014.

[33] 日本厚生劳动省. 日本人的食事摄取基准（2015 年版）（概要）［EB/OL］.Available at：http：//www.mhlw.go.jp/file/04-Houdouhappyou-10904750-Kenkoukyoku-Gantaisakukenkouzoushinka/0000041955.pdf，accessed August 2014.

[34] AFFSA（France）. Avis de l'Agence francaise de sécuritésanitaire des aliments relatif à l'actualisationdes apportsnutritionnels conseillés pour les acides gras［EB /OL］. Available at：http：//www.anses.fr /en / thematique /alimentation-et-nutrition-humaine，Accessed June 2014.

[35] Institute of Medicine. Dietary Reference Intakes：The Essential Guide to Nutrient Requirements，Washington：The National Academies Press，2006.

[36] Food Agriculture Organization. Fats and oils in human nutrition［EB/OL］. Available at：http：//www.fao.org/ docrep/v4700e/v4700e00.htm，accessed January 2014.

第三章 食物血糖生成指数

碳水化合物是机体能量的主要来源，尤其葡萄糖是血液中唯一能通过血脑屏障、提供大脑神经活动所需的能源物质。碳水化合物对血糖的影响始终是备受关注与不断探讨的问题，早在1982年，Jenkins依其多年对糖尿病患者膳食指导的经验，发现同样是富含碳水化合物的食物，但在体内的代谢不同，餐后血糖应答效应亦有所不同，由此，提出了食物血糖生成指数（glycemic index，GI）的概念。GI的提出在营养学界和相关领域产生了深刻的影响，对血糖调控、相关疾病的预防与膳食指导具有重要的意义和应用价值。

第一节 碳水化合物概述

人类对碳水化合物与血糖关系的认识历经了长时期的探索过程。与蛋白质、脂肪相比，碳水化合物对血糖的影响更为直接，因此，临床上常把富含碳水化合物的食物作为糖尿病患者限制摄入的饮食，尤其是结构简单的糖类。曾经将限制碳水化合物的摄入、采用高蛋白或高脂膳食作为控制糖尿病患者血糖的重要手段。然而，在实践中发现，低碳水化合物膳食并未带来预想的效果，而长期高脂膳食可能更不利于血糖的控制。因此，学者们开始深入研究碳水化合物对血糖影响的效应，并提出了多种与碳水化合物相关的概念。

一、碳水化合物的分类

最初，膳食碳水化合物是依据其化学结构进行分类的，如单体组成、聚合程度、结合形式（α- 或 β-）等。至1997年，WHO/FAO专家达成共识，将碳水化合物分为聚合度为 $1 \sim 2$ 的糖（sugar）、聚合度为 $3 \sim 9$ 的寡糖（oligosaccharides）和聚合度 ≥ 10 的多糖（polysaccharide）（表3-1-1）。

表3-1-1 膳食碳水化合物的分类

分类（DP）	亚组	主要组成
糖（1 ~ 2）	单糖	葡萄糖、果糖、半乳糖、海藻糖等
	双糖	麦芽糖、蔗糖、乳糖等
	糖醇	山梨醇、甘露糖醇、乳糖醇、木糖醇、赤藓糖醇、异麦芽糖、麦芽糖醇等
寡糖（3 ~ 9）	麦芽低聚糖（α- 葡聚糖）	麦芽糊精
	非 α- 葡聚糖低聚糖	棉子糖、水苏糖、低聚果糖、低聚半乳糖、聚葡萄糖、菊粉等
多糖（≥ 10）	淀粉（α- 葡聚糖）	直链淀粉、支链淀粉、改性淀粉等
	非淀粉多糖	纤维素、半纤维素、果胶、阿拉伯糖基木聚糖、β- 葡聚糖、葡甘露聚糖、木质素、树胶、亲水胶质物等

[引自：Cummings JH and Stephen AM. Carbohydrate terminology and classification. Euro J Clin Nutr, 2007, 61（S1）：S5-S18.]

（一）糖

糖（sugar）是结构最简单的碳水化合物，主要包括单糖、双糖和糖醇。

1. 单糖　根据单糖分子中碳原子的数目分为丙糖（三碳糖）、丁糖（四碳糖）、戊糖（五碳糖）和己糖（六碳糖）等。因单糖结构中含有酮基或醛基，故具有一定的还原性，因此，也是"还原糖"的主要来源。

膳食中最常见的单糖有葡萄糖、果糖，均为己糖，它们广泛存在于水果、蜂蜜中。葡萄糖和果糖等能通过配对结构以梯度级形式构成结构更为复杂的碳水化合物，如二糖、三糖或四糖，甚至有上亿个糖分子组成的复合聚合物（多糖）。

2. 双糖　比较常见的双糖有蔗糖、麦芽糖、乳糖。蔗糖是植物茎叶中最常见的糖；麦芽糖多为制糖工业中由淀粉酶解的产物；乳糖主要存在于乳制品中。为了与天然植物来源的糖区别，常将经过工业提纯的糖称为"纯化糖"，或者为方便指导消费者选择用糖，采用"添加糖"或"外源糖"来表示食物加工、烹调过程中为调味、方便储存而加入的糖。

3. 糖醇　糖醇从碳水化合物分类上亦属于糖，是单糖的醛基或酮基被还原成醇基的多元醇。糖醇广泛存在于生物界，如植物中比较常见的有 D- 山梨醇、卫矛醇等。食品工业通过对糖的结构改造，生产出甘露糖醇、麦芽糖醇、乳糖醇、木糖醇等，常用作甜味剂或湿润剂，替代糖的添加以减少龋齿的发生。

（二）寡糖

寡糖（oligosacchacrides）又称低聚糖，是由 3 ~ 9 个单糖通过糖苷键构成的碳水化合物聚合物。根据糖苷键和结合糖的不同，寡糖又有多种，比较常见的有大豆低聚糖，顾名思义是主要存在于大豆中的寡糖，如水苏糖和棉子糖；广泛存在于水果和蔬菜中的低聚果糖、异麦芽低聚糖、海藻糖等。寡糖甜度仅为蔗糖的 30% ~ 60%。

（三）多糖

多糖（polysaccharide）指聚合度 ≥ 10 的碳水化合物。由于构成多糖的单糖形式、数量、连接方式不同，多糖的结构十分复杂。

1. 淀粉和糖原　二者由同一种单糖组成的均一性多糖，是重要的能量储存形式。

2. 非淀粉多糖　主要来自植物细胞壁，由两种以上单糖分子组成的非均一性多糖混合物。

曾经一度提出过复杂碳水化合物（complex carbohydrate）的概念，用以区别结构简单的碳水化合物和指导人们减少碳水化合物的消费，并认为结构复杂的碳水化合物在小肠的吸收也可能更为复杂。但事实证明，复杂碳水化合物涵盖了淀粉、膳食纤维等多种碳水化合物，其分类是不明晰的；同时，在调控血糖方面，结构复杂的淀粉不一定比结构简单的葡萄糖升血糖效应更低；此外，宣传"复杂碳水化合物"不利于鼓励水果、蔬菜等含糖食物的消费选择，因此，用复杂碳水化合物作为食物选择的分类指导越来越被证明是不合适的。

二、碳水化合物的可利用性

早在 1929 年，Mccance 和 Lawrence 在给糖尿病患者制作膳食配料表时，发现并非所有的碳水化合物都能被机体代谢和利用，故提出了可利用碳水化合物（available carbohydrate）和不可利用碳水化合物（unavailable carbohydrate）的概念。并认为淀粉和糖属于可利用碳水化合物，纤维素、半纤维素是不可利用碳水化合物。这一概念的提出，提醒人们注意到不同的碳水化合物在肠道内吸收的部位不同，在体内代谢的特性亦不同。

近年研究显示,碳水化合物的吸收代谢包括两个重要方面:即在小肠内的消化吸收和在大肠内细菌作用下的发酵。

碳水化合物的消化从口腔开始,由于停留时间较短,很快经胃到达小肠,并与小肠上端胰腺分泌的特异酶,如淀粉葡萄糖苷酶(amyloglucosidase,AG)接触,碳水化合物的消化特性在此得到区分。可消化的碳水化合物在 AG 的催化下逐步水解为葡萄糖,并直接被小肠吸收;而未被小肠消化的碳水化合物到达结肠。根据碳水化合物能否在健康人小肠内被消化,而对其可利用性做出分类,对理解不同碳水化合物的功用十分重要。

但需要强调的是,"不可利用"(unavailable)从字面意义上讲容易引起人们对不消化碳水化合物的误解。因为事实上,即使小肠未消化的碳水化合物到达结肠后,一部分仍可在结肠内被细菌利用,通过发酵重吸收方式而继续产能被人体利用。因此,并非是真正意义上的"不可利用"。可消化性和可发酵性从不同的生理学效应(而非化学结构)角度阐释了碳水化合物的特性,对解释其对血糖的影响非常重要,后来也有用升血糖碳水化合物、非升血糖碳水化合物表达相似的意思。

三、碳水化合物的消化吸收速率

不同类型碳水化合物的消化吸收速率取决于其化学结构、在食物中存在形式、食物构成以及加工方式等。

(一)糖

葡萄糖和果糖是最主要的单糖。葡萄糖能直接被小肠吸收入血;果糖虽然也可被直接吸收,但需先经门静脉进入肝代谢,转化为葡萄糖后被吸收;双糖需经双糖酶水解后被吸收。因此,如果以葡萄糖的吸收率为 100 作参照,半乳糖的吸收率为 110,果糖为 43,蔗糖为 65。亚裔人因体内缺乏乳糖酶,使乳糖的吸收受到一定限制,一些人经常发生乳糖吸收不良。

(二)淀粉

淀粉是广泛存在于植物性食物中的碳水化合物,根据其结构及理化性质不同,消化吸收的速率亦不同。

1. 可消化淀粉与抗性淀粉 淀粉是植物性食物中贮存能量的主要碳水化合物。植物中淀粉含量随不同的品种、气候条件和土质环境的不同而异。在结构上,淀粉是葡萄糖以不同糖苷键连接形成的直链淀粉与支链淀粉的混合物。

直链淀粉:葡萄糖以 1,6- 糖苷键连接而成,分子链间通过氢键形成螺旋状盘旋的微晶束晶体结构,紧密地包裹于颗粒之中。

支链淀粉:葡萄糖以 1,4- 或 1,6- 糖苷键连接,具有树枝形分支结构的淀粉,由于结构松散,所以占据较大的空间。

在不同的食物中,直链淀粉、支链淀粉的比例不同,性状亦有较大的差异,见表 3-1-2。

表 3-1-2 直链淀粉、支链淀粉的一般物理性质

物理性质	直链淀粉	支链淀粉
相对分子质量	(3 ~ 16)万	(10 ~ 100)万
结构	螺旋状晶体结构紧密	结构松散
凝沉作用	凝聚沉淀性强	不易凝沉
溶解度	可溶于热水	沸水加热溶解
黏性	黏度不大	黏度较大

曾经认为，淀粉是能够被完全吸收的，直到 1992 年英国 Englyst 在研究中发现，一部分淀粉是不能完全被淀粉酶水解，于是提出了抗性淀粉（resistant starch，RS）的概念。后经研究证实，抗性淀粉是在健康人小肠不被消化的淀粉，属于不可被利用的碳水化合物。

1992 年，FAO 正式定义 RS 为健康人小肠内不能被消化但能在大肠内发酵的淀粉及其降解产物。

根据淀粉的来源、三维结构，抗性淀粉被分为以下 4 类。

RS1：指物理包埋淀粉，封闭于植物细胞内，淀粉酶很难与淀粉颗粒接触，比如谷粒、种子、豆类。

RS2：是存在于生的淀粉颗粒中的淀粉，由于直链淀粉比例大，容易形成高级晶体结构，使之紧密包裹在淀粉颗粒中，以抵抗淀粉酶的消化，比如青香蕉、生马铃薯。

RS1 和 RS2 非常脆弱，一旦淀粉颗粒被物理磨碎破坏，或通过蒸煮加热、膨化处理使水渗入或淀粉空间变大，抗性淀粉可转变为可消化淀粉。

RS3：指回生的淀粉，即淀粉经加热糊化后在低温下自然冷却或缓慢脱水干燥，使在加热时被破坏的淀粉氢键再度结合，并自动排序，重新组成高度致密的、结晶化的不溶性分子微束。淀粉的类别、水分含量、温度、酸碱度、离子环境等都会影响老化的程度，如果冷却速度特别快，也会形成凝胶体。RS3 的晶体结构经重排后已不同于 RS2 的晶体结构，更为紧密，淀粉一旦回生，对直链淀粉酶的抗性更强，如煮熟冷却后的马铃薯、即食早餐谷物等。

RS4：通过改造淀粉结构而生成的化学改性淀粉，其性质较为稳定。

利用天然稳定 ^{13}C 标记技术采用呼气试验方法评估 RS 在体内的代谢率与代谢特性，可以发现在餐后 300min 之内，RS 的代谢速度显著低于葡萄糖和可消化淀粉，但到餐后 30h（1800min）累积的代谢率可达 94% 以上，说明 RS 尽管逃离了小肠消化，但到达结肠后通过发酵再吸收的方式被利用，见图 3-1-1。

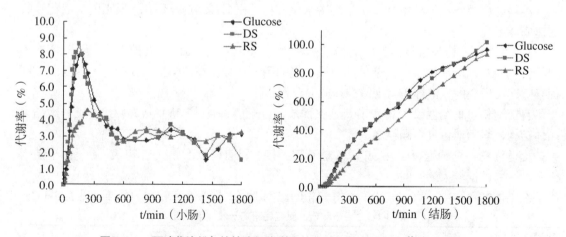

图 3-1-1 可消化淀粉与抗性淀粉代谢率的差异比较（呼气中 $^{13}CO_2$ 试验）

[引自：王竹，杨月欣，周瑞华等 . 抗性淀粉的代谢吸收及其对血糖的调节作用 . 营养学报，2003，25（2）：190-195.]

2. 快消化淀粉与慢消化淀粉 根据可消化淀粉在人体内的消化速度分为快消化淀粉与慢消化淀粉。Englyst 模拟人肠道环境分析比较了淀粉的消化速度，并对淀粉定义为快消化淀粉、慢消化淀粉和抗性淀粉。

快消化淀粉（rapid digestible starch，RDS）：能在 20 min 内被消化的淀粉。

慢消化淀粉（slow digestible starch，SDS）：在 20 ～ 120 min 内被消化的淀粉。

抗性淀粉（RS）：在 120 min 时仍未被消化的淀粉。

人体观察显示，食物中糖和 RDS 作为快利用糖（rapid available glucose，RAG），其含量与血糖应答速度及幅度密切相关，而 SDS、RS、膳食纤维作为慢利用糖（slow available glucose，SAG），其含量与血糖应答呈负生物梯度关系。通过分析碳水化合物中 RAG 与 SAG 的水平用以预测其血糖应答的速度。

总之，近些年来，关于碳水化合物分类的研究始终是在围绕着其胃肠道消化特性、生理功能及其对血糖应答速度的影响。明晰碳水化合物的分类与概念，是进一步认识血糖生成指数的前提，对科学地利用不同食物种类与合理配餐以预防糖尿病和相关非传染性慢性疾病具有积极的意义和价值（图 3-1-2）。

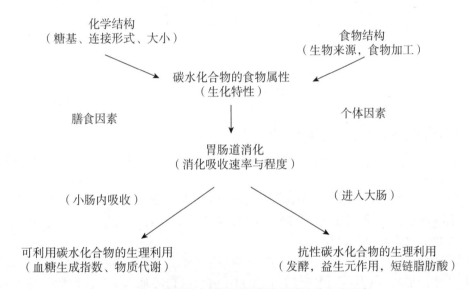

图 3-1-2　碳水化合物的胃肠道消化特性的决定因素

[引自：Englyst HN，Kingman SM，and Cummings JH. Classification and measurement of nutrition-ally important starch fractions. Euro J Clin Nutr，1992，46（S2）：S33-S50.]

第二节　食物血糖生成指数与血糖负荷

一、食物血糖生成指数

（一）定义

食物血糖生成指数（glycemic index，GI）是根据人体摄入食物后血糖应答反应，将食物进行分级。WHO/FAO 于 1998 年将食物血糖生成指数定义为，健康人食用含 50g 可利用碳水化合物的食物后与食用 50g 参考物相比，升高的血糖应答曲线下面积（incremental area under the blood glucose response curve，IAUC）百分比。用以下公式计算：

$$GI = \frac{\text{摄入含有 50g 可利用碳水化合物后血糖 IAUC}}{\text{摄入 50g 参考物后血糖 IAUC}} \times 100$$

血糖应答（glucose response，GR）是指人体进食后引起的血糖反应或血糖变化，即任何引起血糖反应或血糖变化的因素均可称为血糖应答。GI 仅强调人体摄入可利用碳水化合物后引起的血糖反应或血糖变化。

食物 GI 值用数值将食物的生理学效益直观地表达出来，它代表的是可利用碳水化合物对血糖影响的"质"。根据 GI 值的高低可以指导消费者轻松地选择食物，并可预测对血糖的影响，对血糖的调控、膳食指导具有重要意义和应用价值（图 3-2-1）。

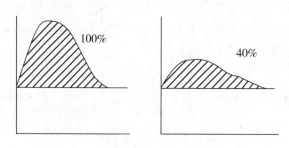

图 3-2-1 不同食物餐后血糖应答轮廓图

（二）食物 GI 测定的要求与注意事项

食物 GI 是通过严格的人体测定获得，因此，事先要有严谨周密的设计，采用双盲或单盲交叉试验方案。

1. **样本量与受试者** 受试者的样本量应满足统计学要求，且为血糖应答正常者。测定时至少应有 3 次试食试验（同一参照物），以其 IAUC 均值作为基准。考虑到首餐效应，试验前应禁食 8h，并避免剧烈运动。

2. **参照物的选择** 参照物的选择直接影响结果，原则上应采用葡萄糖，也可选择高淀粉类食物（如白面包），以不同参照物测定的 GI 值总体趋势基本一致。用葡萄糖做参照物相对简单，但测定淀粉类食物 GI 值时，易受受试者特征的影响。比如不同种族或不同地区人群对同一食物的血糖应答存在一定差异，如大米的 GI 值，中国人测定的结果和欧洲人测定的结果有所不同。而如果以白面包作参照物，这种差异减小或不显著，所以有研究者认为用白面包等淀粉类食物做参照物似乎比葡萄糖更适合。但另一方面，白面包除了可利用碳水化合物以外，还含有一定量蛋白质和脂肪，因此其本身的血糖应答低于葡萄糖，使测试结果的 GI 值是以葡萄糖为参照物测定结果的 1.4 倍，且对于 GI 分级的判断标准亦需要重新建立一套完整的程序。国际上为明确表达 GI 数据，以葡萄糖为参照物获得的 GI 值表示为 GI（葡萄糖对照），以白面包为参照物的 GI 值表示为 GI（白面包对照）。

3. **食用量** 原则上以含有 50g 可利用碳水化合物为依据换算为整体食物的量，如果受试物水分含量过高或其他原因无法进食该量的食物也可适当降低到含有 25g 可利用碳水化合物，与之相应，参照物的用量也要相对降低。

4. **采血部位** 不同部位采集的血样以及不同处理方法获得的血样，其血糖值存在一定差异。毛细血管血糖变化监测最为敏感，因此，也是测定 GI 值的理想血源。测定 GI 时需要采集受试者的指尖血，包括空腹血以及餐后 15，30，45，60，90，120min 的血样，如必要也可延长至 180min。空腹血是计算 IAUC 的基础值，为减低空腹血波动引起 IAUC 计算的不确定性，空腹血应采集 2 次为宜（相差 5min）。

除了毛细血管血外，在充足保暖条件下由手背抽取静脉血也是不错选择。血样采集后，要尽快分离血清或血浆，避免血细胞的存在可能发生糖酵解。

5．计算方法　食物 GI 的计算采用几何法分段计算，以时间为横坐标、血糖为纵坐标绘制血糖曲线图。餐后血糖的变化包括了因葡萄糖吸收带来血糖升高，也包括受到胰岛素以及其他生理反应影响而导致的血糖下降，甚至低于空腹血糖值，GI 仅计算与空腹血糖相比，曲线下升高的血糖部分所占的面积，低于空腹血糖的部分面积不计算在内。如图 3-2-2，0～45min，90～120min 的曲线下面积直接计算 A+B+C+F，而 45～60min，60～90min 的面积仅计算高于空腹血糖部分的 D 和 E 部分面积，低于空腹血糖的部分不做计算。

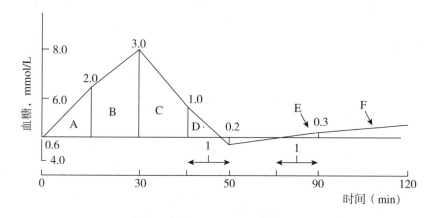

图 3-2-2　GI 的计算

（引自：FAO/WHO. Carbohydrates in human nutrition. Report of a joint FAO/WHO expert consultation. FAO Food and Nutrition Paper No. 66. Rome，1997）

（三）食物血糖生成指数分级标准

人体对食物血糖应答的个体差异很大，因此，食物对血糖的影响并不以 GI 数值的高低而是采用分级的方式进行判定，食物血糖生成指数分级标准如下（图 3-2-3）：

低 GI 食物：GI ≤ 55；

中 GI 食物：55 < GI < 70；

高 GI 食物：GI ≥ 70。

高 GI 食物由于消化快、吸收率高，葡萄糖释放快，葡萄糖进入血液后峰值升高快，对血糖的影响较大；而低 GI 食物吸收相对缓慢，会呈现血糖上升幅度和下降幅度相对趋缓的现象，对血糖的影响相对较小。

GI 对合理安排膳食，调节和控制人体血糖具有重要意义。一般来说，在同类食物中选择一半低 GI 食物替换高 GI 食物，能获得较显著的改善血糖的效果。

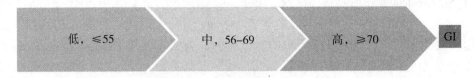

图 3-2-3 食物 GI 的分级标准

（四）部分食物的 GI 值

表 3-2-1 列出了中国人在 1998—2002 年期间测定的部分食物的 GI 值（葡萄糖对照），尽管与世界其他国家的数据略有不同，但大致趋势一致。

表 3-2-1　部分食物的 GI 值（葡萄糖对照）

食物名称	GI	食物名称	GI
葡萄糖	100	蔗糖	65
果糖	23	乳糖	46
麦芽糖	105	绵白糖	84
蜂蜜	74	巧克力	49
面条（小麦粉，湿）	82	面条（荞麦）	59
面条（小麦粉，干）	46	馒头（富强粉）	88
馒头（荞麦面）	67	烙饼	75
大米饭	83	糯米粥	65
糙米饭	87	黑米粥	42
糯米饭	88	小米粥	62
糯米饭（高直链淀粉）	50	玉米面粥	68
小米饭	71	玉米糁粥	52
大米粥	69	稻麸粥	19
玉米（甜，煮）	55	燕麦饼干	70
燕麦片	83	牛奶香脆饼干	39
大麦片	69	米饼	82
全麦粉	42	马铃薯（蒸）	62
甘薯（蒸）	51	马铃薯（煮）	66
甘薯（红，煮）	77	马铃薯片（油炸）	60
芋头	48	马铃薯粉条	14
黄豆（浸泡，煮）	18	青刀豆	39
豆腐（炖）	32	黑豆	42
豆腐干	24	四季豆	27
绿豆	27	鹰嘴豆	33
胡萝卜	71	南瓜	75
山药	51	葡萄	43

续表 3-2-1

食物名称	GI	食物名称	GI
梨	36	猕猴桃	52
桃	28	柑	43
李子	24	菠萝	66
樱桃	22	芒果	55
香蕉（生）	30	香蕉	52
西瓜	72	苹果	36

（引自：杨月欣主编 . 中国食物成分表 2002. 北京：北京大学医学出版社，2002.）

二、食物血糖负荷

食物对血糖的影响除了食物本身的性质以外，还与食物中碳水化合物的总量有关。食物 / 膳食 GI 值虽然反映了在提供等量的可利用碳水化合物的前提下食物血糖应答水平的高低，但在实际饮食生活中其应用却受到一定限制，原因是食物的摄取量受饮食习惯的影响千差万别。因此，在 GI 之后，Salmeron 又提出了"血糖负荷"（glycemic load，GL）的概念。

（一）定义

食物血糖负荷（glycemic load，GL）是将 GI 值与食物消费过程中摄入的可利用碳水化合物量相结合，从碳水化合物的"质"与"量"来描述其对血糖的综合效应。

$$某食物 \ GL \ 值 = \frac{GI}{100} \times 可利用碳水化合物量（g）$$

Venn 等根据对受试物用量和血糖曲线下面积（AUC）的观测评估，证实在常规摄食水平范围内，食物摄入量与 AUC 呈明显的线性关系，由此，支持了 GL 的应用（图 3-2-4）。

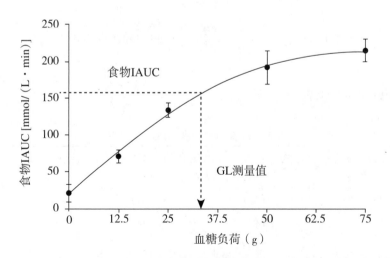

图 3-2-4　血糖负荷与餐后升高的血糖曲线下面积的线性关系

[引自：Venn BJ，Green TJ. Glycemic index and glycemic load：measurement issues and their effect on diet-disease relation. Euro J Clin Nutr，2007，61（S1）：S122-S133.]

（二）食物血糖负荷的分级标准

食物血糖负荷的分级标准如下（图 3-2-5）：

低 GL 食物：GL ≤ 10；

中 GL 食物：GL 为 11 ～ 19；

高 GL 食物：GL ≥ 20。

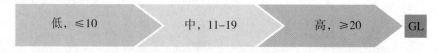

图 3-2-5　食物 GL 的分级标准

食物 GI 与 GL 的关系并不完全一致，高 GI 食物由于摄入量低可能 GL 低，反过来低 GI 食物如果摄入量过多 GL 会高，如西瓜 GI 值较高，但如果仅吃一块，其 GL 值并不高。食物 GL 值的提出，对指导慢性病患者的膳食意义更大。为了控制血糖稳态，消费者不必仅依据 GI 值选择食物。

三、膳食中血糖生成指数 / 血糖负荷的计算

尽管食物 GI 值是针对每个食物进行的检测，但提出概念最初的目的即是为人们特别是糖尿病患者选择食物、合理用餐提供参考。因此，利用个体食物 GI 计算一餐或常规膳食的 GI/GL 值，以数字形式直观地反映食物的生理作用，更为直接地指导用餐人的膳食。

（一）混合膳食 GI/GL 的计算

根据食物来源、碳水化合物含量计算一餐膳食对血糖的影响，其基础是碳水化合物对血糖的影响占有决定性地位。膳食 GI 的计算是根据构成膳食的每个个体食物所提供的碳水化合物占膳食总碳水化合物的比值，再乘以相应的 GI 值之后加和而成。

GL 的计算则为构成膳食的各种食物 GI 值与其提供糖含量乘积之和。

$$某餐膳食 \; GL \; 值 = \sum_{n=1}^{k} \left(\frac{GI}{100} \times 可利用碳水化合物量 \; g \right)$$

混合膳食 GI/GL 的计算方法，见表 3-2-2。

表 3-2-2　某早餐膳食 GI/GL 的计算

食物名称	可利用碳水化合物含量，g	可利用碳水化合物 / 总碳水化合物	GI	膳食 GI	膳食 GL
面包	25	0.454	100	45.4	25
米粥	10	0.182	69	12.6	6.9
牛奶	6	0.109	39	4.3	2.34
苹果	14	0.255	36	9.2	5.04
总量	55	1.000		71.5	39.3

第三节　影响食物血糖应答的因素与可能的机制

尽管 GI 关注的是食物中可利用碳水化合物的升血糖效应，但是影响食物血糖应答的因素很多。摄食后，食物从口腔开始经历消化、吸收、转运等一系列代谢过程，涉及胃肠道、胰腺、肝、脂肪和肌肉等多种组织和脏器。血糖也是葡萄糖吸收与葡萄糖清除的综合结果。

一、影响血糖应答的主要因素

影响血糖应答的因素很多，如食物中各种成分间的相互影响，不同的加工方法以及人体间的个体差异等，都对血糖应答产生一定的影响。

（一）食物成分间的相互影响

1. 碳水化合物　碳水化合物的自然属性，包括来源、结构、理化特性与 GI 密切相关。葡萄糖能被直接吸收入血，如果以其 GI 值为 100；麦芽糖因是由两分子葡萄糖构成，其 GI 值与葡萄糖相近；果糖吸收过程由于不直接入血，GI 值只有 23；而蔗糖由葡萄糖和果糖构成，其 GI 值居二者之间，为 65。很多中国人体内缺少乳糖酶，故乳糖 GI 值也较低。水果、蜂蜜、乳及乳制品作为糖的来源，其 GI 值与所含糖的种类密切相关。

淀粉的血糖应答与其消化吸收特征密切相关，直链淀粉的含量、快消化淀粉的比例是影响食物 GI 的关键要素，有时还受到食物成熟状态、加工条件的影响。例如，抗性淀粉比可消化淀粉的血糖应答低；玉米因品种不同，直/支链淀粉比例差异很大，高直链淀粉食物体外消化速度较慢，而高支链淀粉食物则消化速度较快。豆类、生香蕉和生土豆直链淀粉含量比谷类高 5% ~ 10%，其 GI 值相对偏低；当香蕉成熟后，抗性淀粉含量降低，葡萄糖含量增高，GI 值上升。

2. 蛋白质和脂肪　蛋白质、脂肪作为能量的主要来源，也参与血糖的调节。脂肪因胃排空时间较长，延长了食物在小肠内的消化时间，加上脂肪对淀粉起到"包裹"的作用，从而有助于降低餐后血糖并提高饱腹感。但如果长期摄入高脂肪膳食，会引起糖脂代谢紊乱，导致糖耐量异常。

蛋白质通过特殊的机制影响糖的利用，加上蛋白质和淀粉的交联结构，因此，蛋白质可降低血糖应答。作为内源性葡萄糖的主要来源，蛋白质在代谢中约有 50% 生成糖，但人体观察显示，无论是健康人还是糖尿病患者，在给予含等量可利用碳水化合物的高蛋白质食物时，8h 内血糖未见显著升高。豆类是世界范围内普遍食用的天然食物，富含高蛋白、植物化学物，其健康效益可以从多个方面进行评价，其中包括促进氮平衡、改善血脂等，而降低 GI 的特性是豆类食品的最大优势。在体外试验中，将不同比例的抗性淀粉、脂肪、蛋白质与谷物进行混合，可以影响淀粉的消化速率，不能排除脂肪的非亲水性以及蛋白质的交联作用起到了阻碍淀粉酶与淀粉接触的作用。

3. 膳食纤维　膳食纤维对血糖的影响受其来源、性状等的影响差异较大。因其本身不被小肠消化吸收，膳食纤维包括抗性淀粉本身血糖应答相对较低。但因为在测定食物 GI 值时要求等量的可利用碳水化合物，故高膳食纤维食品并不意味着低 GI 值，如全麦面包 GI 值为 71，白面包 GI 值约 70。在食物进食量一致的情况下，多种高膳食纤维食品对血糖的影响，实质上是通过"替代"可利用碳水化合物、降低血糖负荷等实现的。迄今为止，膳食纤维含量与 GI

值之间并未得到确认的量效关系，不能根据膳食纤维含量预测食物 GI 值。不过，天然存在于植物细胞壁的纤维素、半纤维素可以限制酶与淀粉的接触，形成阻止淀粉水解的屏障。全谷物因为结构完整可以降低 GI 值，而全谷物食品由于所含有的完整谷粒比例不同而 GI 值各异。一些纯化的膳食纤维提取物，尤其是黏性较高的水溶性膳食纤维，如来自全谷物的 β-葡聚糖、阿拉伯糖基木聚糖、瓜尔胶等黏性多糖，加到谷物中也可起到包裹淀粉降低 GI 的作用。

4．其他成分 食物中其他成分，如多酚也与低血糖应答有关，如增加豆类来源的多酚与血糖应答呈负相关，而多酚含量低的食物血糖应答则较高，提示淀粉和多酚物质之间可能存在交联作用有关。

（二）加工方法

不同的烹调、加工方法对 GI 值的影响与淀粉性状密切相关，如水分、温度、粉碎程度、pH 值等是影响淀粉性状的重要因素。

1．颗粒大小 颗粒大小是影响碳水化合物消化速度的重要因素。谷粒粉碎后细胞壁被破坏，使包裹在细胞壁内或深陷于完整的谷粒内的淀粉暴露出来，增加了淀粉被水解的概率。在胰淀粉酶水解 30min 的试验条件下，完整大米的水解率是 30.8%，而粉碎后大米的水解率可达 71.8%。玉米中颗粒较大的玉米糁比玉米面血糖应答为低；豆类食物先粉碎再加工比先加工再粉碎的消化速度快得多。

2．加热处理 淀粉经过加热烹调后颗粒结构受到破坏，容易渗入水分，且黏性增加，增加了被淀粉酶作用的面积。观测糙米在不同温度加热时淀粉糊化的特征曲线，显示加热温度越高（＞140℃）淀粉糊化度越高，如即食米经热水蒸 3min GI 值为 46，煮 6min 后升为 87。谷物的精细化程度也影响其消化速率，同样将谷物蒸煮 10min，在淀粉酶和淀粉葡萄糖苷酶处理条件下，观察谷物淀粉的水解率，发现精制谷物 30 min 水解率达 68.7%，而全谷物或粗粮只有 18.7%。亦说明在体内食物的消化是食物与消化酶的交互作用，而不仅是酶活性本身的作用。

加热过程中的水分含量对消化速率具有重要的影响。水的渗入促使解离淀粉的空间结构，使之更易糊化和消化，故浸泡后的食物更易消化。与焙烤相比，粮豆类食物蒸煮或高压加热后消化速度快得多。当然，如果水分量足够大，如煮稀粥、进食时大量饮水，则起到了稀释血液、降低血糖的作用，如大米粥的 GI 值低于大米饭。有意思的是湿法加热还可以影响豆类食品蛋白质的质量，如和煮相比，红扁豆在高温炉内干制加热 12h 其淀粉消化速度更快，血糖应答反应更高。

3．其他 发酵、膨化加工因扩大了淀粉的结构空间，使水分和淀粉酶更容易渗透到淀粉分子内部，加快了淀粉的降解，有助于增加淀粉的消化特性，从而提高葡萄糖释放。相比较而言，膨化食品（如米饼、薯片）的 GI 值要比焙烤类食品（如饼干）高。临床研究显示，生的植物性食物比熟制的菜肴血糖应答会更低，这可能是由于植物细胞壁有助于保护细胞内成分不被消化。碱性条件可以加速淀粉糊化，如民间烹制米（面）粥时常加入小苏打，以使其更易糊化，谷物黏度增高。反之，食物烹制过程中加少量醋有助于降低血糖应答。

综上所述，豆类、蔬菜的 GI 值相对较低；混合膳食中常因配有肉、蛋、奶、菜等多种食物，并存在蛋白质、脂肪、膳食纤维等因素影响，GI 值也相对较低。但碳水化合物的含量及食物 GI 值仍是影响血糖应答的最主要因素，可以解释 90% 以上的血糖变化，85% 的胰岛素变化。

（三）人的个体差异

在 GI 概念提出之初，学者们曾认为食物 GI 可用于任何人，但是，食物的 GI 不仅是对食物生理学效应参数的描述，也混杂了机体对食物血糖应答反应的个体差异，既包括个体间对同一食物血糖应答的差异，也包括同一个体在不同时间或不同生理状态下对同一食物的应答差异。由此，导致在不同年龄阶段、不同种族人群测定的食物 GI 值不同，且有较大的变异幅度。例如，早餐燕麦由年轻人测定的 GI 值比老年人测定的 GI 值高；同一种低聚糖西方人的血糖应答比中国人低；与久坐的人相比，经常作耐力活动的人测得的面包 GI 值降低 23。另外，个体基因的差异、体力活动、膳食习惯、肠道菌群以及上一餐对下一餐的"首餐效应"等，都在一定程度上影响餐后血糖应答曲线。因此，食物 GI 并非是完全独立于食用者而存在的指标。要想获得更准确的 GI 数据，需要扩大试验人群的样本量，增加观察条件，以降低个体内和个体间的差异。

总之，GI 值并不能代表一类食物对血糖影响的通用性状，而是特定食物状态下，对具体食物升血糖效应趋势的描述性参数，特别是加工食品，宜采用个体评价方式对每种食物进行测评。

二、影响食物血糖应答的可能机制

血糖稳态是外源性葡萄糖吸收、葡萄糖转运与内源性糖生成的综合作用结果。食物（尤其是糖）摄入后，经口腔、胃及小肠上端的 α- 淀粉酶、淀粉葡萄糖苷酶的作用，水解为葡萄糖并吸收入血，直接刺激胰岛素分泌，食物可通过多种机制影响血糖（图 3-3-1）。

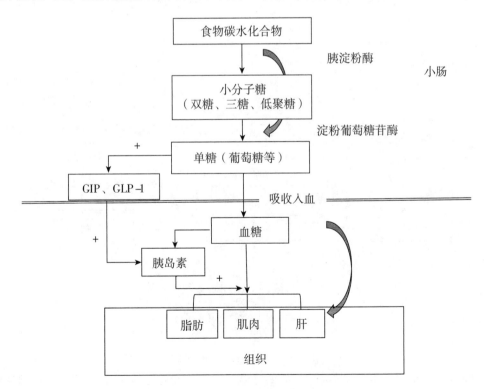

图 3-3-1 食物影响血糖应答的关键步骤

（一）淀粉葡萄糖苷酶抑制剂

胰淀粉酶与淀粉葡萄糖苷酶（amyloglucosidase，AG）是小肠内将淀粉逐步水解至单糖的关键酶，除了食物因本身特性与淀粉酶的交互作用外，淀粉葡萄糖苷酶和淀粉葡萄糖苷酶抑制剂（amyloglucosidase inhibitor，AGI）的作用也值得关注。

AG 是一类复合转化酶，能将被胰淀粉酶水解产生的小分子糖（如双糖、三糖、糊精等低聚糖）水解为单糖，其中包括蔗糖酶、麦芽糖酶以及少量的乳糖酶等。在生理条件下，小肠的上、中、下段均存在 AG。AGI 或通过模拟糖结构（假糖）或通过干扰 AG 的活性位点来抑制 AG 的作用，从而起到延缓碳水化合物的消化吸收，降低血糖的作用。

利用体外高通量试验方法，发现具有 AGI 活性的物质广泛存在于天然植物性、动物性食物及微生物中。其中植物性 AGI 活性较强，包括糖类、酚类、黄酮类等多种物质。糖尿病的治疗性药物阿卡波糖是典型的具有 AGI 作用的假糖。在水溶性膳食纤维中，阿拉伯糖在离体试验、动物试验和人体观测研究中均证实，能针对性地抑制蔗糖酶活性，可有效降低蔗糖水解及血糖应答，如果将阿拉伯糖添加于糖饮料中可起到保持口味降低蔗糖 GI 的作用。

多酚对血糖的影响除了已明确的抗氧化活性及免疫调节作用外，还具有一定的 AGI 活性，其中茶叶中的儿茶素活性相对较强。对不同颜色的马铃薯分析发现，其 GI 值与多酚含量呈现明显的负相关。

（二）肠 - 胰岛轴

胰岛素作为体内唯一的降血糖激素，其分泌受餐后血糖浓度的影响。有研究表明，一方面受餐后高浓度血糖的直接刺激作用；另一方面，则受位于小肠黏膜的肠促胰素的影响。

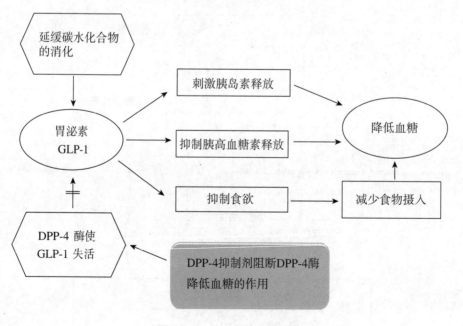

图 3-3-2　GLP-1 的作用机制

（引自：https：//commons.wikimedia.org/wiki/File：Incretins_and_DPP_4_inhibitors.svg 维基百科网站图片，并进行修改）

　　早在 20 世纪 60 年代，Mclntyre 和 Elrick 等人发现，口服葡萄糖对胰岛素分泌的促进作用明显高于静脉注射。随后 20 多年的研究逐步证实，肠促胰素对胰岛素的刺激作用。肠促胰素主要包括葡萄糖依赖性胃抑肽（gastric inhibitory polypeptide，GIP）与胰高血糖素样肽 -1（glucagon like peptide-1，GLP-1）。在 GIP 与 GLP-1 的作用下，胰岛 β 细胞胰岛素基因的转录加快，胰岛素迅速分泌，同时胰高血糖素的分泌受到抑制；胰岛素释放后由肠泌素和胰岛细胞构成的血糖调节机制，被称为肠 - 胰岛轴（entero-insular axis），其中 GLP-1 在 2 型糖尿病发生发展中起着更重要的作用。

　　在肠 - 胰岛轴的作用机制中，GIP 和 GLP-1 的分泌与肠内葡萄糖浓度密切相关，属于葡萄糖依赖型胃泌素。当进食后，高浓度的葡萄糖刺激 GIP 和 GLP-1 快速分泌，其主要的作用包括：①刺激胰岛素的早期释放；②抑制食欲，传递信号给大脑神经系统减少食物摄取；③抑制胰高血糖素的生成。与快消化淀粉相比，慢消化碳水化合物、抗性淀粉及抗性糊精因在小肠内水解速度较慢，使肠腔内葡萄糖浓度减低。一方面，使外源性葡萄糖吸收率减少 20% ~ 35%；另一方面，降低了对 GI、GLP-1 分泌的刺激作用，表现为血糖应答和胰岛素应答下降，且内源性葡萄糖生成下降。全谷物由于结构内部蛋白质与淀粉颗粒形成了比精细小麦更为紧密的链接，淀粉消化速度相对较慢，同样表现为 GI、GLP-1、胰岛素分泌减少；而 GIP/GLP 对胰岛素早期分泌的影响，使得进食全麦片后餐后血糖很快向组织内转运，血糖清除率比进食玉米饼后提高 31%。

　　GLP-1 一旦分泌入血后即快速被二肽基肽酶 4（DPP-4）降解失活，最新的糖尿病治疗性药物 DPP-4 抑制剂可选择性抑制 DPP-4，起到延长 GLP-1 活性达到降低血糖的目的。一些不易消化淀粉因消化时间延长，使所分解的葡萄糖有机会被运送到小肠远端，刺激集中在此区域的 GLP-1 分泌，从而延长对血胰岛素的作用，获得相对较大的葡萄糖组织转运，降低血糖峰值。如果 GIP、GLP 机制损坏，长期高脂膳食会引起胰岛素分泌异常（图 3-3-2）。

（三）胰岛素应答与血糖应答的关系

　　人体内唯一具有降血糖作用的激素——胰岛素的正常分泌，以及血胰岛素应答与血糖应答的适宜比例有助于维持正常的血糖浓度。胰岛素分泌不足或胰岛素分泌过量均影响血糖的调控。因此，在关注食物 GI 同时，也应该关注胰岛素应答。Susanne HA Holt 于 1997 年提出了胰岛素指数（insulin index，II）的概念，反映了摄食 2h 内血胰岛素浓度升高的幅度，这一点与 GI 的测定有相似之处。但其与 GI 不同的是，GI 关注含等量的可利用碳水化合物对血糖的影响，而 II 关注在等能量的情况下，食物组成对胰岛素应答的综合效应，表示为提供 250kcal 或 1000kJ 能量的食物产生的胰岛素应答比，因此，II 更适用于分析那些碳水化合物含量较低，但仍可引起胰岛素应答的食物（如瘦肉、蛋白）。Brand-Miller 指出，II 比 GI 更能反映食物对健康影响的长期作用，在评价食物对血糖影响的效应时，同时应用食物 GI 值和 II 值更为有益。

　　理论上，食物引发的血糖应答应与胰岛素应答存在一定相关性，但受到食物组成的影响，二者比值略有不同。高蛋白、高脂肪食物对胰岛素应答的作用远高于葡萄糖应答，可刺激胰岛素分泌，从而抑制可利用碳水化合物的升血糖效应，常表现为高 II、低 GI。

　　利用 II 可以评估机体对胰岛素的需求，也用于利用高蛋白饮食降低 1 型糖尿病患者高糖血症的调节方法。但另一方面，如果长期处于高 II 膳食下，所产生的高胰岛素血症也可能不利于血糖控制。青春期作为超重增长的关键期，常表现出生理性的胰岛素抵抗，摄入较高的高 II 膳食（而非高 GI 膳食）可能与体脂成分（%BF）增高有关。

迄今为止，有关食物 II 的研究与数据还相当有限，且低 GI 高 II 膳食对长期健康的意义尚不明了。其作用到底是有益于解释升高的胰岛素有助于降低血糖，还是证明了胰岛细胞需要耗竭更多的胰岛素并由此导致 2 型糖尿病发生，尚需进一步的研究。但是无论如何，GI 与 II 的联合应用应得到重视。

为了在膳食指导时，降低能量不均衡的干扰，Susanne HA Holt 对照胰岛素指数，另外提出了血糖评分（glycemic score）概念。其测定方法与 GI 基本相同，但是强调提供 1000 kJ 食物引起的血糖应答和胰岛素应答。尽管血糖评分不是 GI 值，但可与胰岛素评分做对比参考（表 3-3-1）。

表 3-3-1　部分食物血糖评分和胰岛素评分

食物	血糖评分	胰岛素评分
早餐谷物		
全麦麸	40	32
麦片粥（燕麦）	60	40
木斯里麦片（牛奶什锦早餐）	60	40
甜味小吃	60	67
玉米片	76	75
富碳水化合物食物		
白意大利面	46	40
糙意大利面	68	40
谷物面包［黑麦］	60	56
糙米	104	62
法式薯条	71	74
白米饭	110	79
全麦面包	97	96
白面包	100	100
土豆	141	121
富蛋白食物		
鸡蛋	42	31
奶酪	55	45
牛肉	21	51
扁豆	62	58
鱼	28	59
烤豆	114	120
水果		
苹果	50	59

续表

食物	血糖评分	胰岛素评分
桔子	39	60
香蕉	79	81
葡萄	74	82
小吃、糖果		
花生	12	20
爆米花	62	54
薯片	52	61
冰激凌	70	89
酸奶	62	115
巧克力棒	79	112
面包店产品		
甜圈面包	63	74
牛角面包	74	79
蛋糕	56	82
咸饼干	118	87
曲奇饼干	74	92

（引自：Holt SH，Miller JC，Petocz P，et al. An insulin index of foods：the insulin demand generated by 1000- kJ portions of common foods. A J Clin Nutr，1997，66：1264-1276.）

第四节　食物 GI/GL 与相关疾病的预防和控制

近年来，食物 GI/GL 与人体健康的关系及其在实践中的应用备受营养学界的关注。早些时候，临床采用病例对照的研究方法观察到食物 GI/GL 对血糖控制的短期效应。经过多年的探讨，通过流行病学的横断面调查和队列研究，其作用效果的证据有所增加，有助于在评价证据力度的基础上，进一步通过循证医学的方法证明 GI 和 GL 对人体健康和相关疾病的作用与效果。但在 GI/GL 用于个体膳食指导中尚存在一定争议。

一、食物 GI/GL 与相关疾病的控制

（一）GI/GL 与血糖调控

GI 提出的初衷就在于指导糖尿病患者合理选择有助于控制血糖的食物。降低餐后血糖和高胰岛素血症作为糖尿病的治疗目标和膳食管理目标，应建立在充分了解混合膳食对血糖和血胰岛素影响的基础上。目前，越来越多的证据表明，高碳水化合物低脂膳食对改善糖尿病患者的碳水化合物代谢有益，低 GI 膳食通过调整碳水化合物的来源，有助于改善正常者和糖尿病患者血糖稳态，降低 2 型糖尿病的发生率。在短期试验研究中，给予患者

2 ～ 3 个月低 GI 膳食能够降低糖化血红蛋白。最新的 Meta 分析显示，与高 GI 膳食相比，低 GI 膳食能够在一定程度上促进血糖的调控。

在研究中，低 GI 食物采用的是低能量密度和高纤维食物，如全谷物、水果、燕麦等。豆类食物作为高质量蛋白质的主要来源，富含大豆低聚糖、大豆异黄酮、植酸等多种植物化学物，作为低 GI 的膳食有益于降低和控制餐后血糖及 24h 血糖动态变化，并可调动三羧酸循环中的氨基酸、有机酸及相关代谢产物的转化。给予糖尿病患者豆 / 米混餐，对预防 2 型糖尿病的并发症有益，长期食用豆类食物有助于降低糖化血红蛋白。全谷物食物尽管 GI 并不低，但是和精细谷物相比，含有丰富的膳食纤维、葡聚糖、多酚等植物化学物，在摄入等量谷物的前提下能够显著降低血糖负荷。

低 GI 食物对血糖调控的作用中不乏有膳食习惯改变的影响，但是无论如何，采用 GI 进行膳食干预是容易被接受的。一项加拿大学者的研究发现，有 68% 的营养师愿意向糖尿病患者、有 87% 的营养师向心血管病患者推荐摄入豆类食物。

（二）GI/GL 与糖尿病并发症

研究证实，餐后 2h 内血糖水平持续升高与糖尿病患者并发心血管疾病事件——包括大血管或小血管、视网膜病变的相关性明显高于空腹血糖；高 GI/GL 膳食后 4 ～ 6h 即出现高脂血症；提示 GI/GL 与糖尿病并发症的发生密切相关。因此，目前一些研究将通过膳食调整降低餐后高糖血症作为治疗或预防糖尿病并发症及心血管病高风险因子的重要方式。尽管临床病例对照研究资料尚有限，但越来越多的流行病学研究和分子生物学研究指向高糖血症与老化和疾病密切相关，其中涉及线粒体相关通路、4 种糖酵解相关通路的病原学。有关膳食的升血糖特性与健康结局关系的 Meta 分析显示，降低膳食 GI 对改善血糖调节有益，高 GI/GL 膳食可能与增加患心血管病风险有关，而低 GI 膳食可以中度降低某些心血管疾病风险因子，如血总胆固醇水平平均下降 0.17mmol/L，HbA1c 下降 0.45%。Livesey 等认为，不可利用碳水化合物也发挥了同样重要的作用。

（三）GI 值对体重的影响

GI 对体重的影响一直存在着分歧。一些研究认为，低 GI 食物可以增加饱腹感，有助于体重控制。高 GI 食物由于较易消化，血糖快速升高后抑制了胰高血糖素的分泌，亦阻止了脂肪细胞的脂肪降解，以及将葡萄糖由肝组织转运到血循环中，导致了脂肪堆积。高 GL 膳食引起的血糖快速升高后的快速下降，更易产生饥饿感，可能导致下一餐摄取更多的能量。如食用高 GI 或高 GL 食物后，幼儿很容易出现餐前饥饿，青少年肥胖者则愿意摄入更多的能量。

Spieth 及其同事则认为，自由进食低 GI 膳食比限能低脂膳食更有助于降低 BMI，并有助于降低皮下脂肪。对 6 项随机对照研究的 Meta 分析显示，采用低 GI 膳食干预 5 周至 6 个月，体脂降低 1.1 kg（95% CI：–2.0 ～ 0.2），总脂肪降低 1.1 kg（95% CI：–1.9 ～ –0.4），体质指数降低 1.3（95% CI：–2.0 ～ –0.5），血总胆固醇降低 0.22 mmol/L（95% CI：–0.43 ～ –0.02），低密度脂蛋白胆固醇降低 0.24 mmol/L（95% CI：–0.44 ～ 0.05）。

此外，亦有研究不支持低 GI 与减重有关，其中不排除膳食组分、膳食模式与生活习惯等混杂因素的影响。2015 年，最新发表的对膳食 GI/GL 与儿童及青少年体测参数关系的 9 项随机对照研究进行了 Meta 分析，表明与高 GI 膳食（89 ～ 114.74）相比，降低膳食 GI

（67.1 ~ 112.37）可使三酰甘油降低 15.14%（95% CI：–26.26% ~ 4%），但对体重未见影响。北欧人的研究也有类似结果，膳食纤维或高纤维食物有助于降低不健康结局，而 GI 与慢性病及其相关风险因子的证据尚不充足。

二、食物 GI 的膳食指导与应用

虽然，有关 GI/GL 对健康的影响尚存在一些分歧，但 GI 经常用于糖尿病的血糖调控、心血管疾病与体重控制等慢性疾病预防的膳食指导中。

（一）膳食指导

美国糖尿病膳食指南中，将控制血糖、血脂、体重作为目标，提议患者在营养师的指导下根据个体情况设计膳食，保证碳水化合物占供能比 45% ~ 65%，脂肪占 25% ~ 35%，蛋白质占 12% ~ 20%，利用食物交换表、碳水化合物计数、血糖生成指数进行搭配食物，以保证全天的膳食平衡，并有效调控血糖应答。我国颁布的糖尿病膳食指南也提出了糖尿病患者需要控制体重，努力做到以谷物为主的膳食模式，多吃蔬菜、豆类，适当选择水果，并尽可能选择低 GI 食物等原则。

食物 GI 对指导公众选择食物具有重要意义，但在个体膳食指导中尚存在一定局限性，如：① GI 是根据等量碳水化合物进行评估的数据，在实际配餐中常需要按照食物类别进行等量交换；②有些食物 GI 低是因为含有一定量的糖、脂肪或不适宜的脂肪酸，能量密度有所不同，如果仅以 GI 作为参照可能会出现各成分配比存在差异，或者造成不当的选择，不利于营养平衡或远期的血糖控制。故 GI 不能作为选择膳食的唯一指标，应配合碳水化合物使用。

（二）食物交换

利食物 GI/GL 进行膳食指导的目的不是为了限制食物的选择或禁止高 GI/GL 食物的摄入，而是为了交换。通过调整食物对血糖影响的"质"与"量"来更大范围内地交换食物，保证食物多样化以及进食的"愉悦感"。

在挑选食物时应注意：①分析是哪些原因引起的 GI 值较低，如食成分、组合、加工方式等；②对于天然植物性食物，在碳水化合物相当的情况下，可以把 GI 作为食物选择的依据，以降低 GL；③对于加工食品，需要更注重的是对 GI 的深入测评与分析，而不宜把 GI 作为评价其功能的基础。

因此，食物的"同质性"十分重要，要根据食物的分类、性状、质量确定食物选择原则。在膳食指导中，将食物交换份法和 GI 表配合使用，可以兼顾食物平衡与血糖调控。国内一些医院先后探讨了"食物交换份法"与 GI 教育结合应用于糖尿病患者的膳食指导。"食物交换份法"早期运用于糖尿病患者的膳食指导，目的是为了通过控制能量摄入，达到对糖尿病患者控制体重的目的，以每提供 90 kcal 能量作为 1 个交换份，根据患者的身高、体重、体力活动强度确认一天食物选择的"份数"，并依照食物交换份表进行交换。随着应用范围与适用性的扩大，食物交换份法不断积累经验并加以改进，进一步考虑到按照食物分类及食物的等质交换，以保证主食、肉、蛋、菜的合理搭配。然而，尽管食物交换份法已经在糖尿病患者膳食指导中应用了很长时间，患者还是认为太复杂，不容易计算。食物 GI 提出后，由于其以数字表达得更直接，更易被使用者接受，在控制血糖方面的优势也日渐显现。食物 GI 与交换份法的联合应用可以帮助患者在同类食物内按照等能量原则选择碳水化合物相当的低 GI/GL 食物，保证蔬菜、豆类等植物性低 GI 食物的摄取，以及合理搭配肉、蛋、奶类食物，在膳食平衡的基础上降低 GI 水平，弥补了单纯使用食物 GI 进行膳食指导的不足。

糖尿病患者的膳食指导是个循序渐进的过程，需要更细致的个性化服务。韩国的一项研究显示，为了帮助患者更好地掌握食物选择的技巧，建议膳食教育分步开展，而不是一下灌输很多的营养知识。先从了解食物交换份法中食物分类开始，逐步了解能量、营养素的交换原则，碳水化合物的计数方法以及 GI 值。

（三）GI 的标签标识

为了帮助消费者选择适合于控制血糖的食物，一些国家允许食品企业自愿在食品标签上标注 GI 值，并做出了相应规定。但是由于 GI 测量的不确定性，个体间的差异性以及可重复性仍存在一定争议，WHO 建议食物进行个体评价。为更确切地反映食物对人体血糖的影响，避免高能量密度、脂肪等因素的混杂，GI 的标识应建立在严格的、标化的检测方法之上；在一定范围内就 GI 概念、使用范围和使用方法形成共识，包括提出食物营养成分含量、脂肪类型与限量参数等。

（四）GI 在膳食指导中有待继续研究的内容

GI 与健康的关系尚存在一定争议，其中包括相关基础性和技术性内容需要深入研究与讨论。

1. GI 测评的个体差异。由于受到受试者遗传背景、肠道菌群环境、血糖稳态、活动状态等多种因素的影响，不同个体间或个体内对食物的血糖应答差异较大，导致测定的 GI 值波动及变异较大，不仅影响 GI 的比较，也影响到 GI 的个体指导。为了更确切地反映血糖应答，需要更多的受试者参加测评。

2. GI/GL 的分级判断标准需要深入评估。目前，尽管根据国际上统一的分级标准进行高、中、低 GI/GL 分级判定，但是其标准的制定更多地依赖于 GI 测定的变异度，而缺少更为严谨的基于 GI 与健康关系的效应曲线的判断切点的建立，特别是对于谷物消费量较大的东方膳食，更有必要建立适合我国的判断标准。

3. 尽管国际上有关食物 GI 的数据日益增多，但是由于早期对原型食物 GI 值的测评没有清晰地区分 GI、GR，故数据尚存在一定偏差。

4. 在 GI 的个体指导中，有必要建立基于个体遗传学背景的食物与血糖应答的网络数据分析，并建立肠道-胰岛轴、肠道-菌群-神经等多种机制的调控方法。

（王 竹）

参考文献

[1] FAO/WHO. Carbohydrates in human nutrition. Report of a joint FAO/WHO expert consultation. FAO Food and Nutrition Paper No. 66. Rome，1997.

[2] Joint FAO/WHO scientific update on carbohydrates in human nutrition. Euro J Clin Nutr，2007，61（S1）：S1-S4.

[3] Cummings JH and Stephen AM. Carbohydrate terminology and classification. Euro J Clin Nutr，2007，61（S1）：S5-S18.

[4] Englyst HN，Kingman SM，and Cummings JH. Classification and measurement of nutritionally important starch fractions. Euro J Clin Nutr，1992，46（S2）：S33-S50.

[5] 王竹，杨月欣，周瑞华等．抗性淀粉的代谢吸收及其对血糖的调节作用．营养学报，2003，25（2）：190-195.

[6] Englyst KN，Liu S，Englyst HN. Nutritional characterization and measurement of dietary carbohydrates. Euro J Clin Nutr，2007，61（S1）：S19-S39.

[7] Venn BJ，Kataoka M，Mann J. The use of different reference foods in determining the glycemic index of starchy and non-starchy test foods. Nutr J，2014，13：50.

[8] 杨月欣主编．中国食物成分表2002.北京：北京大学医学出版社，2002.

[9] Venn BJ，Green TJ. Glycemic index and glycemic load：measurement issues and their effect on diet-disease relation. Eur J Clin Nutr，2007，61（S1）：S122-S133.

[10] 李建文，王竹，杨晓莉，等．富糖食品血糖生成指数的体外回归模型．卫生研究，2009，38（3）：359-362.

[11] Blair RM，Henley EC，Tabor A. Soy foods have low glycemic and insulin response indices in normal weight subjects. Nutr J，2006，5：35.

[12] 李恒，刘静，孙桂菊，等．抗性淀粉、脂肪、蛋白质对淀粉体外消化速度的影响．卫生研究，2007，36（3）：308-310.

[13] Snow P，O'Dea K. Factors affecting the rate of hydrolysis of starch in food. Am J Clin Nutr，1981，34（12）：2721-2727.

[14] Alminger M，Eklund-Jonsson C. Whole-grain cereal products based on a high-fibre barley or oat genotype lower post-prandial glucose and insulin responses in healthy humans. Eur J Nutr，2008，47（6）：294-300.

[15] Jenkins AL，Lacinik V，Lyon M，et al. Effect of adding the novel fiber，PGX®，to commonly consumed foods on glycemic response，glycemic index and GRIP：a simple effective strategy for reducing postprandial blood glucose levels-a randomized，controlled trial. Nutr J，2010，9：58.

[16] Thompson LU，Yoon JH，Jenkins DJA，et al. Relationship between polyphenol intake and blood glucose response of normal and diabetic individuals. Am J Clin Nutr，1983，39（5）：745-751.

[17] Thorne MJ，Thompson LU，Jenkins DJA. Fators affecting starch digestibility and the glycemic response with special reference to legumes. Am J Clin Nutr，1983，38（3）：481-488.

[18] 刘静，李恒，王竹，等．食醋添加量、水分含量及食物颗粒对血糖应答的影响．卫生研究，2008,37(4)：445-447.

[19] 杨月欣，崔红梅，王岩，等．常见谷类和薯类的血糖生成指数．营养学报，2003，25（2）：185-189.

[20] Jung EY，Suh HJ，Hong WS，et al. Uncooked rice of relatively low gelatinization degree resulted in lower metabolic glucose and insulin responses compared with cooked rice in female college students. Nutr Res，2009，29（7）：457-461.

[21] Wolever TMS，Yang M，Zeng XY，et al. Food glycemic index，as given in glycemic index tables，is a significant determinant of glycemic responses elicited by composite breakfast meals. Am J Clin Nutr，2006，83（6）：1306-1312.

[22] Matsuo T，Mizushinma Y，Komuro M，et al. Estimation of glycemic and insulinemic responded to short grain rice（Japonica）and a short-grain rice-mixed meal in healthy young subjects. Asia Pacific J Clin Nutr，1999，8（3）：190-194.

[23] Mettler S，Lamprecht-Rusca F，Stoffel-Kurt N，et al. The influence of the subjects' training state on the glycemic index. Eur J Clin Nutr，2007，61（1）：19-24.

[24] Ramdath DD，Padhi E，Hawke A，et，al. The glycemic index of pigmented potatoes is related to their

polyphenol content. Food Funct, 2014, 5 (5): 909-915.

[25] Perpmmet F, Meynier A, Sauvinet V, et al. Plasma glucose kinetics and response of insulin and GIP following a cereal breakfast in female subjects: starch digestibility. Eur J Clin Nutr, 2015, 60 (6): 740-745.

[26] Juntunen KS, Niskanen LK, Liukkonen KH, et al. Postprandial glucose, insulin, and incretin to grain products in healthy subjects. Am J Clin Nutr, 2002, 75 (2): 254-262.

[27] Juntunen KS, Laaksonen DE, Autio K, et al. Structural differences between rye and wheat breads but not total fiber content may explain the lower postprandial insulin response to rye bread. Am J Clin Nutr, 2003, 78 (5): 957-964.

[28] Sckenk S, Davidson, CJ, Zderic TW, et al. Different glycemic indexes of breakfast cereals are not due to glucose entry into blood but to glucose removal by tissue. Am J Clin Nutr, 2003, 78 (4): 742-748.

[29] Mäkeläinen H, Anttila H, Sihvonen J, et al. The effect of beta-glucan on the glycemic and insulin index. Eur J Clin Nutr, 2007, 61 (6): 779-785.

[30] Bell KJ, Gray R, Munns D, et al. Estimating insulin demand for protein-containing foods using the food insulin index. Eur J Clin Nutr, 2014, 68 (9): 1055-1059.

[31] Joslowski G, Goletzke J, Cheng G, et al. Prospective associations of dietary insulin demand, glycemic index, and glycemic load during puberty with body composition in young adulthood. Int J Obes (Lond), 2012, 36 (11): 1463-1471.

[32] Venn BJ, Green TJ. Glycemic index and glycemic load: measurement issues and their effect on diet-disease relationships. Eur J Clin Nutr, 2007, 61 (S1): S122-131.

[33] Herrera CP, Smith K, Atkinson F, Ruell P. et al. High-glycaemic index and -glycemic load meals increase the availability of tryptophan in healthy volunteers. Br J Nutr, 2011, 105 (11): 1601-1606.

[34] Thompson S, Winham DM, Hutchins AM. Bean and rice meals reduce postprandial glycemic response in adults with type 2 diabetes: a cross-over study. Nutr J, 2012, 11: 23.

[35] Chiu CJ, Taylor A. Dietary hyperglycemia, glycemic index and metabolic retinal diseases. Prog Retin Eye Res, 2011, 30 (1): 18-53.

[36] Kelly S, Frost G, Whittaker V, et al. Low glycemic index diets for coronary heart disease. The Cochrone Database Syst Rev, 2004, 4 (4): CD004467.

[37] Liversey G, Taylor R, Hulshof T, et al. Glycemic response and health-a systematic review and meta-analysis: relations between dietary glycemic properties and health outcomes. Am J Clin Nutr, 2008, 87 (1): S258-S268.

[38] La Combe A, Ganji V. Influence of two breakfast meals differing in glycemic load on satiety, hunger, and energy intake in preschool children. Nutr J, 2010, 9: 53

[39] Thomas DE, Elliott EJ, Baur L. Low glycemic index or low glycemic load diets for overweight and obesity. Cochrane Database Syst Rev, 2007 (3): CD005105.

[40] Schwingshackl L, Hobl LP, Hoffmann G. Effects of low glycemic index/low glycemic load vs. high glycemic index/ high glycemic load diets on overweight/obesity and associated risk factors in children and adolescents: a systematic review and Meta-analysis. Nutr J, 2015, 14 (1): 87.

[41] Overby NC, Sonestedt E, Laaksonen DE, et al, Dietary fiber and the glycemic index: a background paper for the Nordic Nutrition Recommendations 2012. Food & Nutr Res, 2013, 57: 43-58.

[42] Mann J, Cummings JH, Englyst HN, et al. FAO/WHO scientific update on carbohydrates in human nutrition: conclusions. Eur J Clin Nutr, 2007, 61 (S1): S132-S137.

[43] 张印法, 杨月欣, 马中亮, 等. 食物血糖生成指数在糖尿病营养教育中的应用研究. 营养学报, 2003, 25 (3): 248-252.

［44］Cho IW，Kweon MR，Park YM. A survey of diabetic educators and patients for the revision of Korean food exchang lists. Diabetes Metab J，2011，35（2）：173-181.

［45］Aziz A，Dumais L，Barber J. Health Canada's evaluation of the use of glycemic index claims on food labels. Am J Clin Nutr，2013，98（2）：269-274.

第四章　叶　酸

早在 1937 年，人们在酵母、肝的提取物中发现了一种"新的促红细胞生成因子"，能治疗巨幼细胞贫血。1941 年，Mitchell 等从菠菜叶中提取到这一生物因子，遂以"叶酸"命名。随着营养学科的发展，膳食中叶酸对人体的重要作用逐渐被认识。发现叶酸参与核苷酸的合成、DNA 甲基化以及基因表达调控，对人体细胞的生长、分化、修复及其功能至关重要。特别是随着叶酸与出生缺陷、心血管疾病以及肿瘤等研究的逐步深入，目前已被认为是十分重要的微量营养素。

第一节　叶酸的结构、理化性质与生理功能

叶酸最常用的英文名称有两个，即 folate 和 folic acid。虽然，在一般情况下，这些英文名称常互换使用，且中文译名都是"叶酸"，但其存在形式、生化特性以及生物利用率却存在很大差别。天然食物中存在的叶酸（folate）是四氢叶酸的各种衍生物，均为还原型；而营养补充剂或强化食品中的叶酸（folic acid）为合成叶酸，是氧化型单谷氨酸叶酸，在天然食物中不存在这种类型的叶酸。人体内叶酸总量在 10 ~ 100mg 之间。

一、结构与理化性质

（一）分子结构

叶酸（folic acid）是由蝶啶、对氨基苯甲酸和 L- 谷氨酸三种成分结合而成，又称蝶酰谷氨酸。叶酸是含有蝶酰谷氨酸（pteroylglutamic，PteGlu）结构的一类化合物的通称，其相对分子质量为 491。叶酸与四氢叶酸的分子结构，见图 4-1-1。

（二）理化性质

叶酸为黄色结晶，微溶于水，其钠盐易溶于水，不溶于脂溶剂；在碱性和中性溶液中对热稳定，在酸性溶液中不稳定；对光照敏感。天然食物中的叶酸经烹调加工，因遇热分解或流失于食物汤汁中，损失率可达 50% ~ 90%；合成的叶酸稳定性好。叶酸在无氧或有还原剂如抗坏血酸钠存在下稳定性较好，故加入抗坏血酸钠的血浆、红细胞或尿液标本可长期冻存，叶酸损失率较低。

二、吸收与代谢

叶酸广泛存在于植物性食物中，尤以酵母和绿叶蔬菜最为丰富。哺乳动物体内无法合成叶酸，其体内的叶酸主要来源于食物或饲料，尤以肝、肾中叶酸丰富。

（一）吸收及影响因素

食物中的叶酸多以蝶酰多谷氨酸的形式存在，一般含有 1 ~ 7 个谷氨酸。多谷氨酸叶酸不易被小肠直接吸收，必需经小肠黏膜细胞分泌的 γ - 谷氨酸酰基水解酶（叶酸结合酶）分解为小分子的单谷氨酸叶酸后，才能被吸收。叶酸中谷氨酸分子越多，其吸收率越低。天然食物中叶酸的生物利用率约为 50%；强化食品或营养补充剂中的叶酸是单谷氨酸叶酸，强化

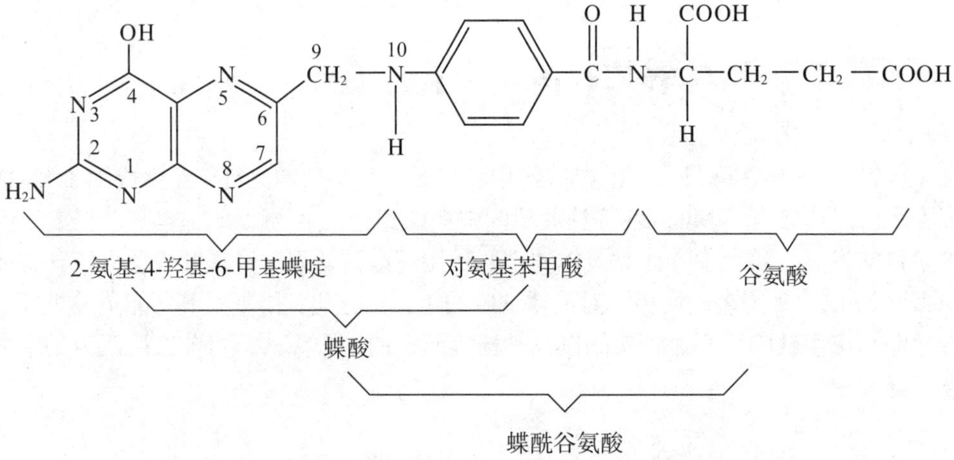

叶酸结构式

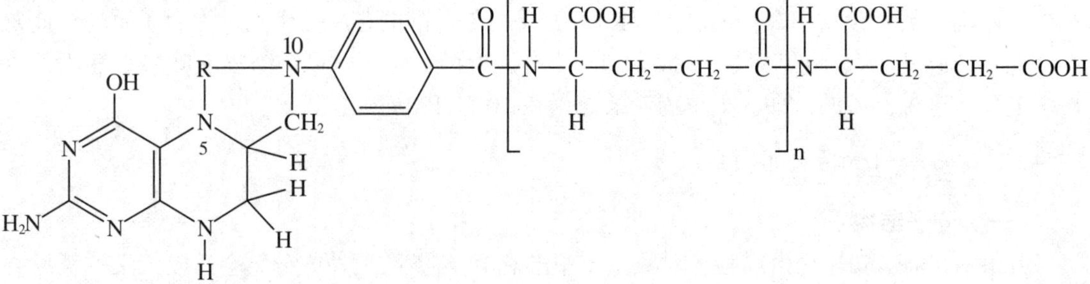

四氢叶酸（THF）结构式

R取代基因	一碳单位（取代位置）
— CH₃	甲基（N5）
— CH=O	甲酰基（N5或N10）
— CH=NH	亚胺甲基（N5）
— CH₂ —	亚甲基（N5或N10）
— CH=	甲烯基（N5或N10）

图 4-1-1　叶酸与四氢叶酸的分子结构

食品中叶酸生物利用率为 85%；营养补充剂叶酸生物利用率为 100%。

　　影响叶酸吸收的因素：膳食中促进叶酸吸收的因素有维生素 C、葡萄糖、锌等；锌作为叶酸结合酶的辅助因子，对叶酸的吸收起重要作用。不利于叶酸吸收的因素包括：经常饮酒、服用某些药物，如口服避孕药、抗惊厥药物（苯巴比妥、苯妥英钠等）可抑制叶酸的吸收；

阿司匹林可降低叶酸与血浆蛋白质的结合能力；还有一些抗叶酸药物如甲氨蝶呤、乙胺嘧啶、甲氧苄啶等，可抑制二氢叶酸还原酶，使二氢叶酸不能转变为四氢叶酸；一些抗癌药则可干扰 DNA 的合成。

（二）转运与贮存

叶酸经小肠黏膜吸收进入人体过程中，在二氢叶酸还原酶作用下还原成具有生理活性的四氢叶酸。四氢叶酸是体内生化反应中一碳单位的传递体，甲基化生成 5- 甲基四氢叶酸和 5，10- 亚甲基四氢叶酸等多种活性形式发挥生理作用。5- 甲基四氢叶酸是血液中叶酸的主要存在形式，约占 80%。

血液中的叶酸大部分被转运至肝，经合成酶作用重新转变成多谷氨酸衍生物并贮存于肝。肝是叶酸的主要贮存器官，贮存量占体内叶酸总量的 50% 左右。贮存于肝及其他组织细胞中的多谷氨酸叶酸经酶水解为单谷氨酸叶酸后释放入血液，并与血浆蛋白相结合转运。肝每日释放约 0.1mg 叶酸至血液，以维持血清叶酸水平。人体总叶酸半衰期依叶酸摄入量的不同而不同，一般为 100～200d。叶酸营养水平适宜的人，当膳食中无叶酸摄入时，体内贮存的叶酸可维持人体需要至少 3 个月，不致出现叶酸缺乏。

（三）排出

叶酸主要经胆汁和尿液排出体外，成人叶酸丢失量平均为 60μg/d。

三、生理功能

在人体内，叶酸具有重要的生理功能。它是一碳单位转移酶的辅酶，参与蛋氨酸循环代谢，且参与 DNA、RNA 及蛋白质的合成以及 DNA 的甲基化等。

（一）一碳单位转移酶的辅酶

在人体内，叶酸的活性形式是四氢叶酸，是一碳单位转移酶的辅酶，在多种生物合成反应中作为一碳单位的载体发挥重要功能。四氢叶酸分子中第 5，10 两个氮原子即为一碳单位的传递体。人体内重要的一碳单位，如甲基（—CH_3）、甲烯基（—CH=）、甲酰基（—CHO）和亚氨基（—CH=NH）等，它们在代谢中可以互相转化。

组氨酸、丝氨酸、甘氨酸、蛋氨酸等均可供给一碳单位，这些一碳单位从氨基酸释出后，以四氢叶酸作为载体，参与其他化合物的生成和代谢（参见图 4-1-2），主要包括：参与嘌呤和胸腺嘧啶的合成，进一步合成 DNA 和 RNA；参与氨基酸之间的相互转化，作为一碳单位的载体，如丝氨酸与甘氨酸的互换（亦需维生素 B_6 参与）、组氨酸分解为谷氨酸、同型半胱氨酸与蛋氨酸之间的互换（亦需维生素 B_{12} 参与）；参与血红蛋白及重要的甲基化合物合成，如肾上腺素、胆碱、肌酸等。叶酸携带一碳单位代谢途径中各代谢酶如表 4-1-1 所示。

（二）参与蛋氨酸循环代谢

蛋氨酸在 ATP 的作用下，转变成 S- 腺苷蛋氨酸（活性蛋氨酸，也称 S- 腺苷甲硫氨酸，S-adenosylmethionine，SAM），SAM 供出一个甲基后，形成同型半胱氨酸（homocysteine，Hcy）。Hcy 在蛋氨酸合成酶（methionine synthase，MS）的作用下，以维生素 B_{12} 为辅助因子，与 5- 甲基四氢叶酸提供的甲基发生甲基化后，重新又合成蛋氨酸，参与体内蛋白质代谢。

（三）参与 DNA、RNA 及蛋白质的合成

叶酸与 DNA、RNA 及蛋白质的合成相关，而 DNA、RNA 的合成又是细胞增殖、组织生长和机体发育的物质基础。叶酸还是骨髓红细胞、白细胞形成和成熟所必需的营养素。

（四）参与 DNA 甲基化

叶酸通过 DNA 甲基化表观遗传学对正常生命活动和疾病发生发展的作用机制日益受到关注。表观遗传学是研究在基因 DNA 编码序列没有发生改变的情况下，通过影响基因转录活性调控基因转录水平进而调控基因的表达，最终导致表型变化。

基本作用机制是通过对 DNA 甲基化和组蛋白修饰等方式，调控相关基因在适当的时间和空间进行表达，从而控制细胞的增殖、分化等生命活动。基因组 DNA 的甲基化调控是表观遗传学研究的最重要内容之一。DNA 的甲基化是指 DNA 分子上的磷酸胞苷酰双核苷中的胞嘧啶在 DNA 甲基转移酶（DNA methyltransferases，DNMTs）和甲基供体 SAM 的作用下，在 CpG 位点发生甲基化修饰反应，使之变成 5- 甲基胞嘧啶。CpG 位点的甲基化可以影响转录因子及相关蛋白因子的功能，从而引起基因沉默或染色体结构的改变，而正常情况下它们不发生甲基化改变。DNA 甲基化并未改变基因的碱基序列，而是通过影响基因的表达以改变其功能。该机制的失误可引起包括肿瘤和神经退行性病等多种疾病的发生。

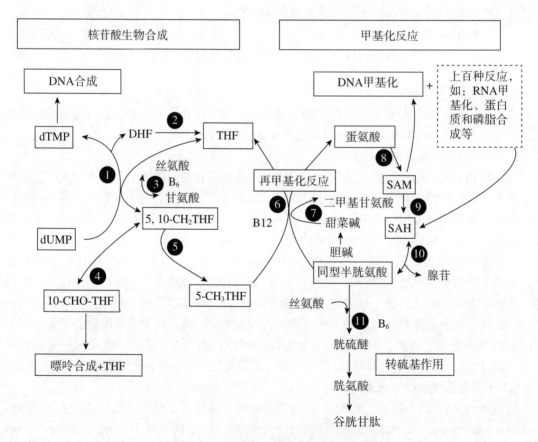

图 4-1-2　叶酸携带一碳单位代谢途径简图

dTMP：脱氧胸苷酸；dUMP：脱氧尿苷酸；SAM：S- 腺苷蛋氨酸；SAH：S- 腺苷同型半胱氨酸；B_6：维生素 B_6；B_{12}：维生素 B_{12}。

（引自：Barbara A. Bowman and Robert M. Russell. 现代营养学 . 9 版 . 荫士安，汪之顼，王茵主译 . 北京：人民卫生出版社，2008：273-290.）

叶酸与 DNA 甲基化：5- 甲基四氢叶酸与同型半胱氨酸共同合成蛋氨酸，继而转化成 SAM，SAM 是体内活性甲基供体，直接参与 DNA 甲基化反应，将其甲基基团供给细胞中 80 多个生物甲基化反应。叶酸即通过合成 SAM，参与机体的 DNA 甲基化反应。DNA 甲基化作为一种表观遗传修饰信号，是基因印记与 X 染色体失活的调控方式，可以引起特定基因的沉默，维持正常的生长发育；作为一种调控基因表达的方式，可以调控组织特异性基因的适时表达与细胞的生长分化。

表 4-1-1　叶酸携带一碳单位代谢途径中各代谢酶（图 4-1-2）

反应编号	酶
1	胸苷酸合酶（thymidylate synthase）
2	二氢叶酸还原酶（dihydrofolate reductase）
3	丝氨酸脱氧甲基转移酶（serine hydroxymethyltransferase）
4	10- 甲酰基四氢叶酸合成酶（10-formylTHF synthase）
5	5，10- 亚甲基四氢叶酸还原酶（5，10-methylenetetrahydrofolate reductase，MTHFR）
6	蛋氨酸合酶（methionine synthase，MS）
7	胆碱：同型半胱氨酸甲基转移酶（betaine：homocysteine methyltransferase）
8	S- 腺苷蛋氨酸合酶（S-adenosylmethionine synthase）
9	细胞内甲基转移酶（cellular methyltransferases）
10	S- 腺苷同型半胱氨酸水解酶（S-adenosylhomocysteine hydrolase）
11	胱硫醚 β 合酶（cystathionine β-synthase，CBS）

（引自：Barbara A. Bowman and Robert M. Russell. 现代营养学 . 9 版 . 荫士安，汪之顼，王茵主译 . 北京：人民卫生出版社，2008：273-290.）

四、缺乏与过量

各种原因引起叶酸缺乏或过量，都将影响机体叶酸的水平及其正常的生理功能。

（一）缺乏

叶酸缺乏的原因主要见于以下几方面：一是，叶酸摄入不足，如膳食中叶酸不足或烹调加工损失；二是，吸收或利用障碍，如某些二氢叶酸还原酶拮抗剂药物、先天性酶缺乏、维生素 B_{12} 及维生素 C 缺乏等均影响叶酸的吸收和利用；三是，人体对叶酸的需要量增加，如人体在妊娠期、代谢率增加等情况下叶酸需要量增加，而未能及时补充。叶酸缺乏的表现：

1. 巨幼细胞贫血　叶酸缺乏时首先影响细胞增殖速度较快的组织。红细胞为体内更新较快的细胞，平均寿命为 120 天。当叶酸缺乏时，骨髓中幼红细胞分裂增殖速度减慢，停留在巨幼红细胞阶段而成熟受阻，细胞体积增大，核内染色质疏松。骨髓中巨大的、不成熟的红细胞增多。叶酸缺乏同时引起血红蛋白合成减少，形成巨幼细胞贫血。

患者表现为头晕、乏力、精神萎靡、面色苍白，并可出现舌炎、食欲缺乏以及腹泻等消化系统症状。血象检查：血中粒细胞减少，中性粒细胞体积增大，核肿胀、分叶增多，可达 5 个分叶以上。周围血中出现巨幼红细胞。半数以上的叶酸缺乏者由于未达到贫血阶段，常易漏诊。叶酸缺乏可在贫血几个月前就出现。

2．对孕妇、胎儿的影响　叶酸缺乏可使孕妇先兆子痫、胎盘早剥的发生率增高；胎盘发育不良导致自发性流产；叶酸缺乏尤其是患有巨幼细胞贫血的孕妇，易出现胎儿宫内发育迟缓、早产及新生儿低出生体重。

孕早期叶酸缺乏可引起胎儿神经管畸形（neural tube defects，NTDs）、先天性心脏病（congenital heart disease，CHD）、唇腭裂以及 Down 综合征等。NTDs 指由于胚胎在母体内发育至第 3 ~ 4 周时，神经管未能闭合所造成的中枢神经系统发育先天缺陷，主要包括脊柱裂（spina bifida）和无脑儿（anencephaly）。由于在胚胎发育过程中，叶酸缺乏会扰乱正常的 DNA 甲基化程序，从而使基因印记、X 染色体失活、基因特异性表达等过程无法正常进行，导致胚胎发育异常，出现死胎、先天性畸形等。

3．高同型半胱氨酸（homocysteine，Hcy）血症　当体内叶酸缺乏时，5- 甲基四氢叶酸合成不足，Hcy 向蛋氨酸的转换出现障碍，Hcy 堆积，形成高 Hcy 血症。近年研究发现，Hcy 与血管平滑肌细胞增殖密切相关，Hcy 可促进氧自由基的形成，加速低密度脂蛋白（low density lipoprotein，LDL）的氧化，并可激活血小板的黏附和聚集，损伤血管内皮细胞。高 Hcy 血症是动脉粥样硬化（atherosclerosis，AS）、心血管疾病的独立危险因素。Hcy 具有胚胎毒性，患有高 Hcy 血症的母亲生育神经管缺陷儿的危险性增高。

此外，叶酸缺乏导致的 DNA 损伤增加和甲基化程度降低，两者均可导致肿瘤等相关疾病的发生。

（二）过量

天然食物中叶酸摄入过量中毒十分罕见。但长期过量摄入人工合成叶酸补充剂，对人体可能产生毒副作用。叶酸过量的表现：

1．干扰抗惊厥药物的作用，诱发病人惊厥发作。叶酸和抗惊厥药在肠细胞表面，也可能在大脑细胞表面相互拮抗。大剂量叶酸可诱发正在应用抗惊厥药治疗癫痫症状的病人发生惊厥。有报道，快速静脉注射 14.4mg 叶酸，大脑血管内血清叶酸增高数倍，引发惊厥。

2．影响锌吸收，导致锌缺乏，使胎儿发育迟缓，增加发生低出生体重儿风险。

3．因掩盖维生素 B_{12} 缺乏的早期表现，而延误神经系统损害的诊断和治疗。由于巨幼细胞贫血患者大多数合并维生素 B_{12} 缺乏，过量叶酸的摄入干扰维生素 B_{12} 缺乏的诊断，进而可能导致严重的不可逆转的神经损害。

五、食物来源与参考摄入量

（一）食物来源

叶酸广泛存在于植物性食物中，动物性食物中的叶酸主要来源于其摄入的食物与饲料。叶酸含量丰富的食物有动物的肝、肾、蛋、鱼、绿叶蔬菜、坚果类、大豆类等。应注意的是食物中的叶酸在贮存和烹调过程中损失较大。

（二）参考摄入量

由于食物中叶酸与合成的叶酸补充剂的生物利用率不同，故叶酸的推荐摄入量应以膳食叶酸当量（dietary folate equivalent，DFE）表示。天然食物叶酸的生物利用率为 50%，合成叶酸与膳食混合后生物利用率为 85%，比纯天然食物叶酸利用率高 1.7 倍（85/50）。因此，当合成叶酸与天然食物叶酸混合摄入时，应以 DFE 计算叶酸摄入量：DFE（μg）=［纯食物叶酸 μg+（1.7× 合成叶酸 μg）］。中国居民膳食叶酸参考摄入量见表 4-1-2。

表 4-1-2　中国居民膳食叶酸参考摄入量（2013 版）

人群	EAR（μg DFE/d）[a]	RNI（μg DFE/d）[a]	UL（μg /d）[d]
0 岁	-[b]	65（AI）	-
0.5 岁～	-	100（AI）	-
1 岁～	130	160	300
4 岁～	150	190	400
7 岁～	210	250	600
11 岁～	290	350	800
14 岁～	320	400	900
18 岁～	320	400	1000
50 岁～	320	400	1000
65 岁～	320	400	1000
80 岁～	320	400	1000
孕妇（早）	+200[c]	+200	1000
孕妇（中）	+200	+200	1000
孕妇（晚）	+200	+200	1000
乳母	+130	+150	1000

a. 膳食叶酸当量（DFE，μg）= 天然食物来源叶酸（μg）+1.7× 合成叶酸（μg）。
b. 未制定参考值者用"-"表示。
c. "+"表示在同年龄人群参考值基础上额外增加量。
d. 指合成叶酸摄入量上限，不包括天然食物来源的叶酸量。
（引自：中国营养学会 . 中国居民膳食营养素参考摄入量（2013 版）. 北京：科学出版社，2014：396-402.）

第二节　叶酸与同型半胱氨酸

同型半胱氨酸（homocysteine，Hcy）是体内三种含硫氨基酸之一，是蛋氨酸循环和半胱氨酸代谢的重要中间产物。近年来，大量研究证实，人体内 Hcy 水平升高与心脑血管疾病、外周血管疾病、神经系统退行性疾病、糖尿病、妊娠高血压综合征、肝硬化以及慢性肾病等密切相关。

一、同型半胱氨酸及其生理功能

（一）同型半胱氨酸

Hcy 即 2- 氨基 -4 巯基丁酸，是含硫氨基酸—甲硫氨酸（Met）代谢的中间产物。其分子式为 $HS\text{-}CH_2\text{-}CH_2\text{-}CHNH_2\text{-}COOH$。

人血浆中存在两种形式的 Hcy：一种是还原型的（含有硫氢基）Hcy，约占总 Hcy 的 1%；另一种是氧化型的（含有二硫键）Hcy，约占总 Hcy 的 98% ～ 99%，其中有 80% ～ 90% 是与甲硫氨酸相结合，有 10% ～ 20% 是与胱氨酸相结合。血浆或血清中各种形式 Hcy 的总和称总同型半胱氨酸（total homocysteine，tHcy）。

（二）生理功能

在人体内，Hcy 的生理功能可归纳为：

1．作为胱硫醚、半胱氨酸及进一步代谢的前体。

2．作为蛋氨酸的一种储存形式。

3．在甲基转移反应中作为甲基受体，该反应是胆碱代谢的必需步骤。

4．作为组织叶酸循环的必需底物，因为甲硫氨酸合成酶是仅有的利用甲基四氢叶酸的反应，影响叶酸代谢。

二、高同型半胱氨酸血症

健康成人血液 Hcy 浓度为 5 ～ 15μmol/L，儿童 Hcy 水平明显低于成人。在遗传与环境因素作用下，血液中 Hcy 浓度有不同程度的变化。当血液中 Hcy 浓度超出正常范围，称高同型半胱氨酸血症（hyperhomocysteinaemia，HHcy）。

Kang 将 HHcy 分为 3 型：

轻型：血中 Hcy 浓度为 16 ～ 30μmol/L。

中型：血中 Hcy 浓度为 31 ～ 100μmol/L。

重型：血中 Hcy 浓度 > 100μmol/L。

三、同型半胱氨酸的代谢

（一）代谢途径

Hcy 是由蛋氨酸去甲基生成的一种含硫氨基酸，在体内共有四条代谢途径，其中可以通过前两种途径再甲基化生成蛋氨酸，构成蛋氨酸循环。

1．Hcy 在蛋氨酸合成酶（MS）的作用下，以维生素 B_{12} 为辅因子，以 N5- 甲基四氢叶酸为甲基供体，甲基化生成蛋氨酸，这一过程可在所有体细胞中进行。以维生素 B_2 为辅酶的亚甲基四氢叶酸还原酶（methylenetetrahydrofolate reductase，MTHFR），催化 N5，N10- 亚甲基四氢叶酸生成 N5- 甲基四氢叶酸参与 Hcy 再甲基化。

2．以甜菜碱为甲基供体，在甜菜碱 - 高半胱氨酸甲基转移酶（BHMT）参与下，再次甲基化生成蛋氨酸及二甲基甘氨酸，这一过程在肝和肾细胞内进行。

3．Hcy 与丝氨酸在 β- 胱硫醚合成酶（CBS）催化下，以维生素 B_6 为辅因子，生成胱硫醚。

4．Hcy 直接释放到细胞外液。

（二）代谢紊乱与高同型半胱氨酸血症

在 Hcy 的代谢中，维生素 B_{12}、叶酸、维生素 B_6 作为重要的辅助因子起着关键性的作用，而 CBS、MS 和 MTHFR 则是 Hcy 代谢的关键酶（见图 4-1-2），其中任何一个环节出现故障均可导致 Hcy 的代谢紊乱，使血浆 Hcy 水平升高，形成 HHcy 血症。引起 Hcy 代谢失常的原因可以是先天性的遗传缺陷，也可以是后天环境因素的影响，而更可能是二者共同作用的结果。

转硫途径代谢障碍主要因 CBS 的异常和维生素 B_6 缺乏所致。CBS 先天性缺陷可引起严重的 HHcy 血症，且合并 HHcy 尿症，因为机体产生的 Hcy 大部分经此途径转化为半胱氨酸和 α-酮丁酸。血液中 Hcy 可超过 $400\mu mol/L$，可渗入尿中而形成 HHcy 尿症。CBS 基因缺陷可使 Hcy 代谢紊乱。维生素 B_6 是 CBS 的重要辅酶，维生素 B_6 缺乏将导致 CBS 活性降低，同样引起 Hcy 的堆积，对周围组织造成损害。

甲基化途径代谢障碍的主要原因是 MTHFR 基因突变及叶酸和维生素 B_{12} 水平降低。轻、中度 HHcy 血症主要由 MTHFR 基因突变引起。体内的四氢叶酸在 5-N 和 10-N 位置可与多种一碳基团自发结合成亚甲基四氢叶酸，通过 MTHFR 的作用生成 5-甲基四氢叶酸，在依赖于维生素 B_{12} 的 MS 的催化下，5-甲基四氢叶酸去甲基而生成四氢叶酸，完成一次四氢叶酸的循环。严重的 MTHFR 和 MS 缺乏均可能导致 HHcy 血症，使心血管病的发生危险增加，而慢性的细胞内 Hcy 升高导致 S-腺苷蛋氨酸与 S-腺苷同型半胱氨酸的比例降低，使 DNA 甲基转移酶受抑制，出现 DNA 低甲基化，可造成染色体不分离。

MTHFR 催化 5-甲基四氢叶酸的形成，5-甲基四氢叶酸进而在 Hcy 转变为甲硫氨酸的过程中提供甲基，在加热的环境下 MTHFR 活性会降低，导致血浆中 Hcy 水平增高，DNA 出现低甲基化。临床和试验研究都显示基因组 DNA 的低甲基化与染色体的不稳定和染色体异常分离相关。流行病学调查显示，血浆中 B 族维生素（维生素 B_6、维生素 B_{12}、叶酸）水平与 Hcy 浓度呈明显的非线性相关。维生素 B_{12} 和叶酸作为甲基化途径的重要辅助因子，其营养状况直接影响血浆 Hcy 水平的高低。而且 MTHFR 与叶酸状况之间存在着相互作用。叶酸的活性形式为甲基四氢叶酸，其产生需要 MTHFR 的催化。低叶酸水平可使 MTHFR 活力下降和血浆 Hcy 水平升高；MTHFR 基因突变也可导致叶酸代谢紊乱，从而使叶酸水平下降。

第三节　叶酸与相关疾病的预防

叶酸缺乏与多种疾病的发生密切相关，如出生缺陷、先天性心脏病、Down 氏综合征、心血管疾病以及阿尔茨海默病等，叶酸缺乏是这些疾病的重要危险因素。

一、出生缺陷

我国是出生缺陷高发国家之一，卫生部、中国残疾人联合会 2002 年的《中国提高出生人口素质、减少出生缺陷和残疾行动计划（2002—2010 年)》显示，每年有 80～120 万先天缺陷儿童出生，占年出生人口的 4%～6%。

出生缺陷（birth defect）也称先天异常，是指胚胎发育紊乱引起的形态、结构、功能、代谢、精神、行为等方面的异常。包括先天畸形、智力障碍、代谢性疾病等。其中比较常见且对人类威胁较大的有神经管畸形、先天性心脏病和 Down 氏综合征等。出生缺陷被认为是由遗传和环境因素综合作用的结果，孕期营养不良也会直接或间接地引起出生缺陷。

（一）叶酸与神经管畸形

神经管畸形（neural tube defects，NTDs）是人胚胎在发育过程中，因神经管闭合不全所引起的一组缺陷，包括无脑畸形、脑膨出、脊柱裂、脑脊膜膨出等。

NTDs 是多因素多基因疾病，是遗传和环境因素综合作用的结果。环境因素包括妊娠早期接触化学毒物、射线、某些药物、感染和营养不良等。其中孕妇体内叶酸缺乏对 NTDs 起着重要作用。

世界上多个国家的研究者，在过去 20 多年里为了验证叶酸与 NTDs 的关系进行了大量的观察性和干预性研究。结果表明，妊娠前补充叶酸可减少 50% ~ 70% NTDs 患儿的出生。有研究者在 NTDs 高发地区和低发地区进行的叶酸增补效果评估，结果显示，未补充叶酸的妇女其子代 NTDs 在高发地区的发生率为 0.48%，低发地区为 0.10%；而补充叶酸的妇女其子代 NTDs 发生率降低，在高发地区发生率降为 0.10%，低发地区发生率降为 0.06%。

2009 年，卫生部关于《增补叶酸预防神经管缺陷项目管理方案》的通知中，为加强出生缺陷的防治工作，决定在全国农村妇女中实施增补叶酸预防神经管缺陷项目。按每人每天 1 片（0.4 mg）叶酸发放，保证孕前 3 个月 ~ 孕早期 3 个月服用量。同时，多个专业组织和政府机构采取多种措施来增加育龄妇女的叶酸摄入，主要方式有富含叶酸食物的摄入、使用叶酸补充剂和叶酸强化食品等，其中叶酸强化面粉具有更高可行性和可持续性，受到了国际社会和营养学界的高度关注。

美国食品药品管理局规定，自 1998 年 1 月 1 日起，每公斤谷物食品（包括面包、面粉、早餐谷物等）强化 1.4mg 叶酸（140μg/100g 面粉）以预防神经管缺陷。随后，加拿大、智利、南非、哥斯达黎加等国也相继开始实施叶酸强化政策。截止至 2009 年，全球 59 个开展面粉强化强制政策的国家中有 51 个国家实施了叶酸强化。研究显示，这些国家自开始实施叶酸强化政策以来，国民血液叶酸水平显著增高，神经管缺陷发生率得到明显控制，美国下降了 28%，加拿大下降了 46%。

为了评估面粉强化叶酸对 NTDs 的影响，研究者分析了美国国家出生缺陷预防网公布的数据并与强化前相比，发现强化后 NTDs 的患病率显著下降；其中脊柱裂下降了 30% ~ 36%，无脑畸形下降了 16% ~ 17%。加拿大的统计数据显示，强化后人群叶酸状况有了显著改善，叶酸缺乏率由强化前的 6.3% 下降到 0.88%，开放性 NTDs 的发病率也由强化前的 1.13/1000 下降到 0.58/1000，其中安大略、魁北克、新斯科舍 NTDs 的发病率分别下降了 48%、32% 和 54%，纽芬兰取得了叶酸强化以来 NTDs 下降的最高点 78%。

NTDs 有 70% 以上是可以用叶酸预防的，这一事实使寻找 NTDs 基因危险因素的焦点，瞄准了主要的几组负责编码与叶酸代谢有关的酶、受体、结合蛋白质的基因。与叶酸关联的候选基因的特定多态性与 NTDs 风险间的关系已得到分析，评价的基因包括负责编码亚甲基四氢叶酸还原酶（MTHFR）、叶酸受体 α(folate receptor alpha，FRα)、还原叶酸载体（reduced folate carrier，RFC）、脱硫醚合酶、甲硫氨酸合酶、甲硫氨酸合酶还原酶（methionine synthase reductase，MTRR）、亚甲基四氢叶酸脱氢酶（methylene THF dehydrogenase，MTHFD）和丝氨酸羟甲基转移酶的基因等。到目前为止，几乎没有基因多态性能被看做是 NTDs 的重要危险因素，NTDs 风险的大小被认为与机体叶酸的营养水平有负相关关系。MTHFR C677T 多态性是第一个被报道能增加 NTDs 风险的危险基因，大量的调查结果支持这项结论。研究显示，发生 C677T 纯合突变的母亲，其出生 NTDs 胎儿的危险性可提高 60%，同时如果其孕育的胎儿发生 C677T 突变，则可使其发生 NTDs 的危险性提高 90%，还发现如果它们各发生杂合突变，则其危险性分别提高 10% 和 30%，提示胎儿的纯合突变或突变等位基因可能是决定 NTDs 易感性的主要原因。关于叶酸预防 NTDs 的作用机制尚需进一步研究。

（二）叶酸与先天性心脏病

先天性心脏病（congenital heart disease，CHD）简称先心病，指出生时就存在的心脏和大血管结构或功能异常。由于胎儿时期心血管系统发育异常或形成障碍，以及出生后应退化的组织未能及时退化所造成的心血管畸形。已知 CHD 的病因除少数是由单基因突变或染色体畸变外，大多数被认为是由环境因素和遗传因素共同作用的结果。

胎儿生长发育过程中对核酸和蛋白质合成的需求十分旺盛，因此，这一时期母体对叶酸需求也显著增加。若此时叶酸缺乏，核酸合成受到阻遏，必然影响胎儿正常的生长发育。研究证实，补充叶酸可降低 CHD 的发病率，能达到预防的效果。2000 年，中国妇婴保健中心的一项研究发现，单纯补充 0.4mg/d 叶酸可以使先天性心脏病发生的危险性下降 35.5%。最近的一项 Meta 分析结果，进一步证实了孕期补充叶酸可有效减少 28% 的 CHD 的发生。补充叶酸降低 CHD 发生率的机制目前还不完全清楚。

Hobbs 等研究了母亲叶酸相关基因和生活习惯与子代 CHD 易感性的关系，结果显示，携带 MTHFR TT 基因型的肥胖母亲（体重指数 > 30）生下患有 CHD 的子代的风险是携带 MTHFR CC 基因型、体重指数正常母亲的 4.6 倍。一项综合了 24 项相关研究的系统综述指出，在印度人群中 MTHFR C677T 多态性与 CHD 的发生密切相关，但是这一相关性在白种人群中未发现。一项关于甲硫氨酸合酶还原酶（MTRR）多态性与 CHD 易感性的研究，认为 MTRR A66G 的多态性可能不是子代患 CHD 的危险因素，但是母亲携带 MTRR A66G GG 基因型同时孕期低维生素 B_{12} 水平，则会增加子代患 CHD 的风险。关于非编码 RNA 的研究结果指出，MTRR 非编码区 rs326119（A → C）突变可增加子代患 CHD 的风险。我国南京医科大学进行的一项病例对照研究提出，孕妇 MTHFR rs1801131 突变与子代发生 CHD 相关，与 MTHFR rs1801131 AA 和 AC 基因型相比，携带 MTHFR rs1801131 CC 基因型的孕妇生育 CHD 患儿的风险增加。

叶酸预防 CHD 的证据目前尚在不断积累阶段，多数研究表明，叶酸对 CHD 具有显著的预防效果。美国加州一项病例对照研究表明，怀孕 1 个月到孕后 2 个月服用含叶酸的多种维生素制剂的妇女发生子代主动脉干缺陷危险性显著下降。匈牙利的一项随机干预研究显示，含叶酸的多种维生素制剂可预防先天性心脏病，关联性较强的畸形种类主要是主动脉干缺陷和瓣膜缺陷。

（三）叶酸与 Down 氏综合征

唐氏综合征（Down syndrome，DS）又称 21 三体综合征，是发病率最高的常染色体病。目前认为，该病是由于卵子成熟的减数分裂过程中发生 21 号染色体不分离所致，是引起人类智力低下最常见的遗传性疾病。新生儿 DS 的发病率为 1/600 ~ 1/800，平均在 150 次妊娠中有 1 次发生机会。

叶酸代谢异常与染色体的不稳定性有关。叶酸在体内的活性形式是四氢叶酸，四氢叶酸是细胞内一碳单位转移酶的辅酶之一，通过甲基化 / 去甲基化作用，与其他辅酶如维生素 B_{12}、维生素 B_6、维生素 B_2 等协同作用，影响正常的 DNA 代谢，包括正常 DNA 合成和正常 DNA 甲基化两方面。体内、外的试验证实，缺乏叶酸能导致 DNA 合成受阻，细胞有丝分裂和成熟受到抑制。常见的遗传学损伤和突变包括 DNA 链断裂、染色体畸变和微核体形成增加。在一个造成小鼠体内叶酸缺乏超过 7 周的试验中，叶酸缺乏组小鼠红细胞中的微核体形成率较叶酸充足组高 2 倍；在缺乏叶酸的培养基中进行中国仓鼠卵细胞培养试验，其染色体畸变的发生率（包括染色体裂隙、断裂、碎片染色体等）较对照组高 10 倍，此外，因叶酸缺乏也使毒物引起基因突变的可能性明显增加。

通常，染色体的易断裂区，即脆性位点以及与脆性位点相关的 X 连锁的精神发育迟缓综合征也仅在叶酸缺乏的培养基中才会表达。目前，普遍接受的观点是 Down 氏综合征，多数是发生在生殖细胞减数分裂时 21 号染色体不分离引起的，称为减数分裂不分离，占 92.5%；也可发生在受精卵的卵裂早期或体细胞的有丝分裂过程中，称有丝分裂不分离，包括嵌合型和易位型，占 7.5%。结果显示，叶酸缺乏导致 DNA 低甲基化可能增加染色体不分离的概率。提示影响叶酸代谢过程的几个关键酶的基因多态性，可能成为除母亲年龄外第二位的 Down 氏综合征患儿发生的危险因素。

近年来，多项研究表明，母体叶酸代谢相关基因的多态性可引起叶酸代谢异常，与 DS 发生密切相关，表明叶酸代谢相关酶基因突变可能是 DS 发生的易感因素。James 等，采用病例对照研究的方法，结果显示 MTFHR 基因 667C → T 多态性是 DS 发生的危险因素之一，并发现携带 677T 等位基因的母亲比 677C/C 母亲生育 DS 患儿的风险升高 2.6 倍，比 677T/T 纯合基因型更是升高了 3.2 倍。随后，不同国家、人群的研究得到了相似的结果。生育过 DS 的母亲的全基因组 DNA 甲基化水平明显低于生育正常新生儿的母亲，MTHFR C677T 基因突变与全基因组 DNA 甲基化水平密切相关，基因型为 MTHFR 677 CT+TT 并且膳食叶酸缺乏的母亲全基因组 DNA 甲基化水平明显降低。同样，MTHFR 的另一个位点 1298A → C 也受到了研究者的关注，指出 1298A → C 是 DS 发生的另一危险因素。研究者也发现，叶酸代谢异常导致的着丝粒周围 DNA 低甲基化参与染色体错误分离和非整倍体形成，这些证据表明，染色体错误分离和体内叶酸状态与代谢有关。

Hobbs 等首先发现，MTRR 基因 66A → G 突变是 DS 发生的另一重要危险因素，MTRR 是正常叶酸代谢过程中另外一个关键酶，与黄素蛋白相关。MTRR 通过还原维生素 B_{12} 在甲基化状态而维持 MS 的活性，对 MS 在同型半胱氨酸到甲硫氨酸转变反应过程中的再甲基化至关重要。研究者对 157 例 Down 氏综合征患儿母亲的 MTRR 基因进行分析后发现，Down 氏综合征患儿的发生风险与 MTRR 66A → G 的多态性也有关系，MTRR 66A → G 和 MTHFR677C → T 多态性同时存在时较二者任一单独存在时发生 Down 氏综合征患儿的风险更大。一项纳入了 17 项病例对照研究的 Meta 分析亦证实，MTRR 66A → G 多态性与 DS 的发病相关，在敏感性分析中发现，白种人中这一相关性明显增强。该研究结果显示，MTHFD1 1958GA 基因型与 DS 的发生存在相关关系。另外，在叶酸代谢过程中，MTR 2756A → G、CBS 844ins68 和 RFC-1 80 G → A、MTHFD 1958 G → A 的多态性与 DS 发生有关。通常来讲，母体叶酸代谢异常是继年龄因素外的另一导致 DS 发生的母源性危险因素。

二、心血管疾病

叶酸是 Hcy 代谢过程中的重要辅助因子，叶酸缺乏可引起血清 Hcy 浓度增加，Hcy 水平升高又是心血管疾病发生的独立危险因素。近年研究发现，除心血管病的传统危险因素外，甲硫氨酸的代谢中间产物 Hcy 是动脉粥样硬化性心血管疾病的强有力的预测因子。血液中总 Hcy 水平升高可导致冠心病、脑血管病、外周血管病、动静脉血栓栓塞性疾病等。

在体外培养的血管细胞和患病的心血管组织中发现全基因组甲基化水平降低。在体外培养的健康兔主动脉平滑肌细胞中 5- 甲基胞嘧啶水平明显减少（约减少 65%），而且这些细胞由静止状态转变为活性状态。DNA 低甲基化在动脉斑块中也可以被检测到。在载脂蛋白 E（apolipoprotein E, apoE）被敲除的小鼠中发现，DNA 低甲基化状态可以促进动脉斑块的形成，并且改变 apoE 被敲除的小鼠单核细胞 DNA 甲基化状态后，动物很快即出现血管损伤（四周以内），提示异常的 DNA 甲基化促进动脉斑块的形成。动脉硬化前期的病人与正常人群相比，胞嘧啶甲基化水平下降 9%。在动脉硬化前期人群中检测到特异基因位点低甲基化，这与血管平滑肌细胞中血小板源性生长因子的高表达有关，血小板源性生长因子可以促进平滑肌细胞的增殖。DNA 低甲基化可引起特定基因的高表达进而引起动脉硬化，这些特定基因所涉及的生物学过程包括脂代谢、炎症反应和血小板不稳定。脂肪合酶启动子区的几个特定的 CpG 岛，处于低甲基化状态会增加动脉硬化的患病风险。和肿瘤一样，心血管疾病的病人也表现出特定基因位点高甲基化。重症动脉硬化患者雌激素受体 -α 基因（限制细胞增殖）的甲基化水平比正常人高两倍。雌激素受体 -α 基因高甲基化也与血管平滑肌细胞的侵袭性有关。

在鼠类模型中高 Hcy 和（或）维生素 B 缺乏的作用已被反复论证。一般来说，高 Hcy 可以增加动脉斑块的体积两倍，而维生素 B 缺乏的作用却并不明显。但给 ApoE 缺乏的小鼠补充维生素 B 能有效地降低内源性 Hcy 的形成。

亚甲基四氢叶酸还原酶突变的小鼠表现出叶酸水平降低，Hcy 水平升高，其大脑和卵巢组织的 DNA 处于低甲基化水平，这种小鼠动脉粥样硬化发病率高于普通小鼠。胱硫醚 -β- 合成酶突变的小鼠出现 HHcy 时印记基因 H19 的 DNA 甲基化水平发生改变，然而这种 DNA 甲基化水平的改变有较高的组织特异性，且与 H19 基因的表达不相关。对于健康志愿者的观察研究发现，血浆 Hcy 含量与单核细胞 DNA 甲基化水平呈负相关，HHcy 的病人补充叶酸（15 mg/d）8 周后可以逆转全基因 DNA 低甲基化状态，并改善异常的基因表达（H19, IGF2）。芬兰科学家招募了 97 名具有动脉粥样硬化发病风险的年轻志愿者，给他们补充叶酸（0.4 mg/d），3 个月后再次检测他们血中叶酸、Hcy 和肌酐的表达水平，发现补充叶酸可有效提高血清叶酸水平，降低 Hcy 和肌酐水平，降低观察对象发生动脉粥样硬化的风险。

动物试验研究支持 HHcy 和血管病变与脑卒中之间的因果关系。例如，食物诱导的高 Hcy 水平小鼠表现出颈动脉损伤的形成增加；补充叶酸可改善这种影响。CBS 基因敲除小鼠在用叶酸缺乏的饲料喂养时，小鼠血清中 Hcy 浓度增加 5 倍。一项研究表明，在 142 例脑卒中患者中，有 57 人表现高 Hcy 尿症，但在控制组 66 例中仅有 4 人表现高 Hcy 尿症。近期的研究还提示，血清 Hcy 水平中，大约有 40% 的变化可用叶酸水平来解释。

一项最近的研究结果显示，不同的 MTHFR 等位基因对动脉粥样硬化性心血管疾病具有不同的危险水平。另外，MTHFR 基因敲除小鼠显示，随着 Hcy 水平增加，脑发育异常或血管脂质沉积也增加，与 MTHFR 抑制动脉粥样硬化过程的作用相一致。

Hcy 也是脑卒中的一个危险因子。MTHFR 基因和 CBS 基因的突变能引起 HHcy，导致病人动脉粥样硬化和栓塞，使病人极易发生脑卒中。有研究表明，伴有高胱氨酸尿的卒中患者常有 CBS 基因的突变。有人曾对 52 例经 CT 扫描证实的脑卒中患者进行血浆 Hcy 的测定，男性患者中 58.6%，女性患者中 56.5% 明显高于正常值的上限，脑卒中患者平均血浆 Hcy 水平明显高于正常组。由于心血管疾病和脑卒中有许多不同的危险因素（如：高胆固醇水平、高血压、饮食过量等），目前，在 Hcy 代谢和脑卒中之间的其他可能关系正在研究中。从第三次美国全国健康和营养调查中，获得的 4534 名调查对象的资料揭示：在 Hcy 水平和非致命性脑卒中的可能性之间有比较强的正相关。叶酸缺乏和与 Hcy 代谢有关酶的遗传变异可能会增加脑卒中的危险性。

综上所述，尽管已有大量研究发现，叶酸缺乏和 HHcy 与心血管疾病患病危险性呈正相关，并有研究证实叶酸和维生素 B_{12} 摄入量较高人群 10 年内死于心脏病的人数大量减少，但关于叶酸缺乏或 HHcy 是否是心血管疾病的致病因素，目前尚无定论。

三、阿尔茨海默病

阿尔茨海默病（Alzheimer's disease，AD）是一种进行性的神经退行性疾病，也是目前患病率最高的一种老年性痴呆，严重威胁着全球老年人的健康。随着城市老龄化的来临，由 AD 造成的疾病负担已不容忽视。最近的研究指出，尸检时发现 AD 患者脑组织中 S-腺苷蛋氨酸（S-adenosylmethionine，SAM）表达量降低。近期的研究数据也表明，血清中 Hcy 浓度升高与 AD 发病相关。HHcy 已证实为心脑血管疾病独立的危险因素，在最近的研究中 HHcy 与抑郁症的关系和其增加 AD 的发病风险也受到更多的关注。

越来越多的研究表明，膳食中添加叶酸可影响动物组织中 SAM 和 S-腺苷同型半胱氨酸（S-adenosylhomocysteine，SAH）的浓度。在一碳单位代谢中，甲基供体 SAM 提供甲基给 SAH，进一步再合成 Hcy。叶酸缺乏阻碍 Hcy 转变成蛋氨酸或胱硫醚，过量的 Hcy 逆向合成 SAH。SAM 与 SAH 的比值是评价机体甲基化潜能的重要指标，SAM 促进而 SAH 抑制 DNA 甲基转移酶（DNA methyltransferases，DNMT）将甲基基团结合到 DNA 的胞嘧啶残基上。通过调节 SAM/SAH 可影响甲基依赖通路代谢，包括 DNA、蛋白质和其他小分子物质的甲基化代谢，从而影响神经细胞功能。哺乳动物体内大多数甲基化反应由 SAM 依赖的甲基转移酶催化。

体外实验研究结果，在神经母细胞瘤中增加早老素蛋白 1（presenilin 1，PS1）基因启动子区甲基化水平，可降低 PS1 基因表达，减少淀粉样蛋白 β（amyloid β-peptides，Aβ）沉淀的产生。因为，转甲基微量营养素（例如，叶酸或 B 族维生素）的缺乏，可引起 AD 相关基因启动子区低甲基化。神经母细胞瘤在缺叶酸、维生素 B_6 和维生素 B_{12} 培养基作用下 Hcy 蓄积，细胞甲基化潜能下降，PS1 和 Aβ 基因表达水平上调，同时补充 SAM 后 PS1 基因表达水平下调，Aβ 生成量减少。

动物实验研究也获得了相似的实验结果，用叶酸、维生素 B_6 和 B_{12} 缺乏膳食饲喂携带突变的淀粉样蛋白前体（amyloid precursor protein，APP）基因的小鼠，可观察到 PS1 基因启动子区低甲基化。在对转基因小鼠 TgCRND8 的观察中发现，B 族维生素缺乏通过调节转硫信号通路和甲基化信号通路可抑制 Hcy 代谢。HHcy 与 PS1 基因启动子区去甲基化相关，但是该现象并非是由于 Aβ 蓄积形成神经斑块造成的，而是由于或部分由于细胞内 SAM 耗竭和 SAH 蓄积引起的细胞甲基化潜能下降。特别是 SAH 蓄积，可竞争性抑制 SAM 依赖的 DNMT 活性。研究指出，HHcy 和 DNA 低甲基化与 PS1 高表达和 Aβ 的产生相关。对于饲喂叶酸、维生素 B_6 和 B_{12} 缺乏饲料的小鼠补充甲基供体 SAM，可改善由于营养素缺乏膳食所引起的 DNA 甲基化过程抑制，这很可能是由于外源性 SAM 部分恢复了 DNMT 的活性。补充 SAM，也能改善由于营养素缺乏膳食所引起的 PS1 高表达和 Aβ 蓄积。

上述叶酸、维生素 B_6 和 B_{12} 依赖的表观遗传学机制可能也发生于 AD 临床病理机制中，包含叶酸的膳食补充配方可改善由氧化应激造成的神经元丢失。一些研究结果提示，Hcy 水平与 PP2A 活性相关。研究认为，提高血清 Hcy 水平或提高血清 SAH 水平可降低 PP2A 甲基化，进而降低 PP2A 活性，引起 tau 蛋白高磷酸化形成神经纤维缠结。同时，一份关于西班牙人群的研究，证实了人群中广泛存在叶酸缺乏的现象。研究表明，3.3% 的男性和 1.9% 的女性人群存在营养不良的状况，并且几乎全部人群均存在叶酸、锌离子、镁离子、维生素 D 和维生素 E 缺乏的风险。大量的流行病学研究均证实，对老年人单独补充叶酸可有效改善其认知状况。并且一种由叶酸、SAM 和维生素 B$_{12}$、维生素 E、乙酰半胱氨酸、乙酰左旋肉碱组成的复合营养补充剂可有效改善早期 AD 患者的认知状况，极有可能成为药物治疗方法的一种有效补充。

迄今为止，临床上仍然缺乏有效地治疗 AD 的方法和药物。但是，由于营养不良是已经确定与认知功能损伤相关的危险因素，因此，值得进一步研究改善 AD 病情的营养干预方案及其分子生物学机制。但是，叶酸在 AD 发生、发展中的分子生物学机制尚待定论。

第四节　叶酸研究的思考与展望

一、叶酸预防出生缺陷

中国卫生和计划生育委员会（原卫生部）于 2002—2010 年在全国组织实施了预防出生缺陷和残疾行动计划；2009 年国务院将"农村妇女孕前和孕早期补服叶酸等预防出生缺陷"列入医改方案；同年，正式启动了"增补叶酸预防神经管缺陷"等重大公共卫生专项妇幼卫生项目，并从 2010 年开始为全国范围 1200 万农村育龄妇女免费提供叶酸；使我国成为世界上第一个在全国范围推广叶酸补充剂预防神经管缺陷的国家。尽管，许多国家开展了各种公共卫生项目，来推动孕期叶酸等营养补充剂的使用，但是就全球范围来看，使用叶酸补充剂来预防胎儿神经管畸形的受益人群十分有限，仅一半的妇女能够依从这个建议。由于我国不同地域人群认识和经济水平差异较大，为确保所有妇女都能在孕早期摄入足够的叶酸，有效控制新生儿出生缺陷的发生，我国应推动叶酸的主食强化以及叶酸补充剂等其他方式的营养干预。叶酸预防出生缺陷的作用机制及更合理的叶酸补充方式还需要进一步研究。

二、叶酸与心血管疾病

国际上已开展数项关于增补叶酸等多种维生素预防心血管疾病的试验流行病学研究，但未能证实降低 Hcy 对心血管疾病具有显著的预防作用。有学者提出，现有的干预研究存有严重的局限性，研究对象多选自有心血管病史的人群，因此，这些干预研究结果只能证实增补叶酸对预防心血管疾病再发无效。美国和加拿大自 1998 年开始强制实施叶酸强化面粉政策以来，人群叶酸营养状况得到明显改善，血浆 Hcy 水平显著下降，与此同时，脑卒中死亡率与未实施叶酸强化措施的英格兰和威尔士相比亦出现明显下降。我国有相当比例的高血压患者被诊断为 H 型高血压，即 HHcy 型高血压在我国高血压患者中占有较大比例，为证实叶酸缺乏或 HHcy 血症是否是心血管疾病的致病因素，有必要在大规模人群中开展增补叶酸或及多种维生素预防心血管疾病初发的试验流行病学研究。目前，我国正在进行一项名为"中国脑卒中二级预防试验"（the China stroke secondary prevention trial，CSSPT），该项目是一项针对 8000 名血浆 Hcy 水平＞15 mmol/L 中风患者展开临床 RCT 试验，但该项目尚未最终完成。

三、叶酸与神经系统疾病

近年通过对老年人群 B 族维生素营养状况测试分析发现，AD 患者存在不同程度的营养障碍，血清 B 族维生素的异常与老年人认知功能低下显著相关，代谢和营养障碍所致的低血清叶酸可能为痴呆的原因之一。叶酸缺乏是否特异性地引起 AD 的发生及其发生机制，已引起国内外研究者的广泛关注。动物试验研究显示，叶酸改善空间学习和神经元保护作用的潜在机制是通过减少 Aβ 的产生和修饰脑基因的表达。

最近，有关叶酸与神经系统疾病的研究显示，叶酸能降低神经管畸形的发生，促进成年人 CNS 神经轴突和神经元的再生，改善神经退行性疾病和神经精神疾病的神经功能，但作用机制仍不清楚。动物试验研究显示，叶酸可以通过 DNA 甲基化的途径促进 CNS 神经轴突的再生，这里包含着表观遗传学的作用机制。叶酸和膳食甲基供体可能为中枢神经损伤的治疗开辟新的途径。

目前，尽管作用机制尚不清楚，但是，低叶酸水平已经提示，作为脑血管疾病、认知障碍、AD 和抑郁潜在的可逆危险因素。流行病学研究证据表明，一碳单位代谢紊乱损害 CNS 的功能。动物试验证实，叶酸可以通过 DNA 甲基化的途径促进 CNS 脊髓损伤神经轴突的再生和促进损伤神经元的修复，这对于开展叶酸对神经系统疾病表观遗传学作用机制的研究具有重要的意义。

在不久的未来，叶酸将会成为医学、生物和化学研究共同关注的焦点。有关叶酸的研究，将很可能集中在预防各种相关疾病的机制以及叶酸预防各种相关疾病的推荐摄入量等方面。

（黄国伟）

参考文献

[1] 葛可佑总主编.中国营养科学全书.北京：人民卫生出版社，2004：221-225.

[2] 中国营养学会.中国居民膳食营养素参考摄入量.北京：科学出版社，2014：396-402.

[3] Barbara A. Bowman and Robert M. Russell.现代营养学.9 版.荫士安，汪之顼，王茵主译.北京：人民卫生出版社，2008：273-290.

[4] 孙长颢.营养与食品卫生学.7 版.北京：人民卫生出版社，2012：128-130.

[5] Stover PJ. Physiology of folate and vitamin B_{12} in health and disease. Nutr Rev, 2004, 62（6 Pt 2）：S3-12; discussion S13.

[6] Waterland RA, Jirtle RL. Transposable elements：targets for early nutritional effects on epigenetic gene regulation. Mol Cell Biol, 2003, 23（15）：5293-5300.

[7] Jacob RA, Gretz DM, Taylor PC, James SJ, Pogribny IP, Miller BJ, Henning SM, Swendseid ME. Moderate folate depletion increases plasma homocysteine and decreases lymphocyte DNA methylation in postmenopausal women. J Nutr, 1998, 128（7）：1204-1212.

[8] Fryer AA, Emes RD, Ismail KM, Haworth KE, Mein C, Carroll WD, Farrell WE. Quantitative, high-resolution epigenetic profiling of CpG loci identifies associations with cord blood plasma homocysteine and birth weight in humans. Epigenetics, 2011, 6（1）：86-94.

[9] Pogribny IP, Karpf AR, James SR, Melnyk S, Han T, Tryndyak VP. Epigenetic alterations in the brains of Fisher 344 rats induced by long-term administration of folate/methyl-deficient diet. Brain Res, 2008, 1237：25-34.

[10] Chan A, Shea TB. Supplementation with apple juice attenuates presenilin-1 overexpression during dietary and genetically-induced oxidative stress. J Alzheimers Dis, 2006, 10 (4): 353-358.

[11] Iskandar BJ, Rizk E, Meier B, Hariharan N, Bottiglieri T, Finnell RH, Jarrard DF, Banerjee RV, Skene JH, Nelson A, Patel N, Gherasim C, Simon K, Cook TD, Hogan KJ. Folate regulation of axonal regeneration in the rodent central nervous system through DNA methylation. J Clin Invest, 2010, 120 (5): 1603-1616.

[12] Kronenberg G, Colla M, Endres M. Folic acid, neurodegenerative and neuropsychiatric disease. Curr Mol Med, 2009, 9 (3): 315-323.

[13] 程丝, 冯娟, 王宪. 高同型半胱氨酸血症治疗研究进展. 生理科学进展, 2011, 42 (5): 329-334.

[14] 姚丽梅. 高同型半胱氨酸血症和叶酸对心脑血管疾病的影响. 内科, 2012, 7 (4): 384-386.

[15] 王 红, 张向阳. 亚甲基四氢叶酸还原酶基因多态性对心血管疾病的影响. 心血管康复医学杂志, 2010, 19 (4): 450-452.

[16] DHHS (U.S. Department of Health and Human Services). Food and Drug Administration. Food standards: amendment of standards of identity for enriched grain products to require addition of folic acid. Federal Register, 1996, 61: 8781-8797.

[17] Berry RJ, Bailey L, Mulinare J, Bower C. Folic Acid Working Group. Fortification of flour with folic acid. Food Nutr Bull, 2010, 31: S22-S35.

[18] Canfield MA, Collins JS, Botto LD, WilliamsLJ, Mai CT, Kirby RS, Pearson K, Devine O, Mulinare J; National Birth Defects Preventin Network. Changes in the birth prevalence of selected birth defects after grain fortification with folic acid in the United States: findings from a multi state population-based study. Birth Defects Res A Clin Mol Terato, 2005, 73 (10): 679-689.

[19] Honein MA, Paulozzi LJ, MathewsTJ, Erickson JD, Wong LY. Impact of folic acid fortification of the US food supply on the occurrence of neural tube defects. JAMA, 2001, 285: 2981- 2986.

[20] Botto LD, Lisi A, Bower C, Canfield MA, Dattani N, De Vigan C, De Walle H, Erickson DJ, Halliday J, Irgens LM, Lowry RB, McDonnell R, Metneki J, Poetzsch S, Ritvanen A, Robert-Gnansia E, Siffel C, Stoll C, Mastroiacovo P. Trends of selected malformations in relation to folic acid recommendations and fortification: an international assessment. Birth Defects Res A Clin Mol Teratol, 2006, 76 (10): 693-705.

[21] Coppedè F, Migheli F, Bargagna S, Siciliano G, Antonucci I, Stuppia L, Palka G, Migliore L. Association of maternal polymorphisms in folate metabolizing genes with chromosome damage and risk of Down syndrome offspring. Neurosci Lett, 2009, 449 (1): 15-19.

[22] Sayed AR, Bourne D, Pattinson R, Nixon J, Henderson B. Decline in the prevalence of neural tube defects following folic acid fortification and its cost-benefit in South Africa. Birth Defects Res Clin Mol Teratol, 2008, 82 (4): 211-216.

[23] Jongbloet PH, Verbeek AL, den Heijer M, Roeleveld N. Methylenetetrahydrofolate reductase (MTHFR) gene polymorphisms resulting in suboptimal oocyte maturation: a discussion of folate status, neural tube defects, schizophrenia, and vasculopathy. J Exp Clin Assist Reprod, 2008, 10 (5): 5.

[24] Blom HJ, Shaw GM, den Heijer M, Finnell RH.Neural tube defects and folate: case far from closed. Mat Rev Neurosci, 2006, 7 (9): 724-731.

[25] 刘英华, 陈瑛. 叶酸代谢基因与出生缺陷和不良妊娠的关系. 中国优生与遗传杂志, 2012, 20 (8): 6-8.

[26] Hobbs CA, Cleves MA, Karim MA, Zhao W, MacLeod SL. Maternal folate-related gene environment interactions and congenital heart defects. Obstet Gynecol, 2010, 116 (2 Pt 1): 316-322.

[27] Liu C, Wang Q, Guo H, Xia M, Yuan Q, Hu Y, Zhu H, Hou M, Ma J, Tang Z, Ling W. Plasma S-adenosylhomocysteine is a better biomarker of atherosclerosis than homocysteine in apolipoprotein E-deficient

mice fed high dietary methionine. J Nutr，2008，138（2）：311-315.

[28] Ayala-López W，Xia W，Varghese B，Low PS. Imaging of atherosclerosis in apoliprotein e knockout mice：targeting of a folate-conjugated radiopharmaceutical to activated macrophages. J Nucl Med，2010，51（5）：768-774.

[29] Schnyder G，Roffi M，Pin R，Flammer Y，Lange H，Eberli FR，Meier B，Turi ZG，Hess OM. Decreased rate of coronary restenosis after lowering of plasma homocysteine levels. N Engl J Med，2001，345（22）：1593-1600.

[30] Durga J，van Boxtel MP，Schouten EG，Kok FJ，Jolles J，Katan MB，Verhoef P. Effect of 3-year folic acid supplementation on cognitive function in older adults in the FACIT trial：a randomized，double blind，controlled trial. Lancet，2007，369（9557）：208-216.

[31] Hooshmand B，Solomon A，Kåreholt I，Leiviskä J，Rusanen M，Ahtiluoto S，Winblad B，Laatikainen T，Soininen H，Kivipelto M. Homocysteine and holotranscobalamin and the risk of Alzheimer disease：a longitudinal study. Neurology，2010，75（16）：1408-1414.

[32] Ciaccio M，Bellia C. Hyperhomocysteinemia and cardiovascular risk：effect of vitamin supplementation in risk reduction. Curr Clin Pharmacol，2010，5（1）：30-36.

[33] Miyaki K. Genetic polymorphisms in homocysteine metabolism and response to folate intake：a comprehensive strategy to elucidate useful genetic information. J Epidemiol，2010，20（4）：266-270.

[34] Ferretti G，Bacchetti T，Masciangelo S，Bicchiega V. Effect of homocysteinylation on high density lipoprotein physico-chemical properties. Chem Phys Lipïds，2010，163（2）：228-235.

[35] Clarke R，Bennett DA，Parish S，Verhoef P，Dötsch-Klerk M，Lathrop M，Xu P，Nordestgaard BG，Holm H，Hopewell JC，Saleheen D，Tanaka T，Anand SS，Chambers JC，Kleber ME，Ouwehand WH，Yamada Y，Elbers C，Peters B，Stewart AF，Reilly MM，Thorand B，Yusuf S，Engert JC，Assimes TL，Kooner J，Danesh J，Watkins H，Samani NJ，Collins R，Peto R. MTHFR Studies Collaborative Group. Homocysteine and coronary heart disease：Meta-analysis of MTHFR case-control studies，avoiding publication bias. PLoS Med，2012，9（2）：e1001177.

[36] Qin X，Li J，Cui Y，Liu Z，Zhao Z，Ge J，Guan D，Hu J，Wang Y，Zhang F，Xu X，Wang X，Xu X，Huo Y. MTHFR C677T and MTR A2756G polymorphisms and the homocysteine lowering efficacy of different doses of folic acid in hypertensive Chinese adults. Nutr J，2012，11：2.

[37] Brown KS，Huang Y，Lu ZY，Jian W，Blair IA，Whitehead AS. Mild folate deficiency induces a proatherosclerotic phenotype in endothelial cells. Atherosclerosis，2006，189（1）：133-141.

[38] Wengreen HJ，Neilson C，Munger R，Corcoran C. Diet quality is associated with better cognitive test performance among aging men and women. J Nutr，2009，139（10）：1944-1949.

[39] Spaccavento S，Del Prete M，Craca A，Fiore P. Influence of nutritional status on cognitive，functional and neuropsychiatric deficits in Alzheimer's disease. Arch Gerontol Geriatr，2009，48（3）：356-360.

[40] Aisen PS，Schneider LS，Sano M，Diaz-Arrastia R，van Dyck CH，Weiner MF，Bottiglieri T，Jin S，Stokes KT，Thomas RG，Thal LJ. Alzheimer Disease Cooperative Study. High-dose B vitamin supplementation and cognitive decline in Alzheimer disease：a randomized controlled trial. JAMA，2008，300（15）：1774-1783.

[41] Machanic BI. High-dose B vitamin supplements and Alzheimer disease. JAMA，2009，301（10）：1021.

[42] Chen TF，Huang RF，Lin SE，Lu JF，Tang MC，Chiu MJ. Folic Acid potentiates the effect of memantine on spatial learning and neuronal protection in an Alzheimer's disease transgenic model. J Alzheimers Dis，2010，20（2）：607-615.

[43] Kronenberg G，Endres M. Neuronal injury：folate to the rescue？J Clin Invest，2010，120（5）：1383-1386.

［44］ Feng Y，Wang S，Chen R，Tong X，Wu Z，Mo X. Maternal folic acid supplementation and the risk of congenital heart defects in offspring：a Meta-analysis of epidemiological observational studies. Sci Rep，2015，5：8506.

［45］ Wang W，Hou Z，Wang C，Wei C，Li Y，Jiang L. Association between 5，10-methylenetetrahydrofolate reductase（MTHFR）polymorphisms and congenital heart disease：a Meta-analysis. Meta Gene，2013，1：109-125.

［46］ Dawson AL，Riehle-Colarusso T，Reefhuis J，Arena JF. National Birth Defects Prevention Study. Maternal exposure to methotrexate and birth defects：a population-based study. Am J Med Genet A，2014，164A（9）：2212-2216.

［47］ Shi H，Yang S，Liu Y，Huang P，Lin N，Sun X，Yu R，Zhang Y，Qin Y，Wang L. Study on environmental causes and SNPs of MTHFR，MS and CBS genes related to congenital heart disease. PLoS One，2015，10（6）：e0128646.

［48］ Babi Božovi I，Stankovi A，Živkovi M，Vranekovi J，Kapovi M，Brajenovi-Mili B. Altered LINE-1 methylation in mothers of children with down syndrome. PLoS One，2015，10（5）：e0127423.

［49］ Balduino Victorino D，de Godoy MF，Goloni-Bertollo EM，Pavarino ÉC. Genetic polymorphisms involved in folate metabolism and maternal risk for down syndrome：a Meta-analysis. Dis Markers，2014，2014：517504.

［50］ Mierzecki A，Makarewicz-Wujec M，Koda K，Kozowska-Wojciechowska M，Pie ń kowski P，Naruszewicz M. Influence of folic acid supplementation on coagulation，inflammatory，lipid，and kidney function parameters in subjects with low and moderate content of folic acid in the diet. Kardiol Pol，2015，73（4）：280-286.

［51］ Solfrizzi V，Frisardi V，Capurso C，D'Introno A，Colacicco AM，Vendemiale G，Capurso A，Panza F. Dietary fatty acids in dementia and predementia syndromes：epidemiological evidence and possible underlying mechanisms. Ageing Res Rev，2010，9（2）：184-199.

［52］ Khan A，Vaibhav K，Javed H，Khan MM，Tabassum R，Ahmed ME，Srivastava P，Khuwaja G，Islam F，Siddiqui MS，Safhi MM，Islam F. Attenuation of Aβ-induced neurotoxicity by thymoquinone via inhibition of mitochondrial dysfunction and oxidative stress. Mol Cell Biochem，2012，369（1-2）：55-65.

［53］ Shen L，Chen C，Yang A，Chen Y，Liu Q，Ni J. Redox proteomics identification of specifically carbonylated proteins in the hippocampi of triple transgenic Alzheimer's disease mice at its earliest pathological stage. J Proteomics，2015，123：101-113.

［54］ Nagano S，Huang X，Moir RD，Payton SM，Tanzi RE，Bush AI. Peroxidase activity of cyclooxygenase-2（COX-2）cross-links {beta}-amyloid（A{beta}）and Generates A{beta}-COX-2 hetero-oligomers that are increased in Alzheimer's disease. J Biol Chem，2004，279：14673-14678.

［55］ Hosseini F，Naseri MK，Badavi M，Ghaffari MA，Shahbazian H，Rashidi I. Effect of beta carotene on lipid peroxidation and antioxidant status following renal ischemia/reperfusion injury in rat. Scand J Clin Lab Invest，2010，70（4）：259-263.

［56］ Hirvonen T，Virtamo J，Korhonen P，Albanes D，Pietinen P. Intake of flavonoids，carotenoids，vitamins C and E，and risk of stroke in male smokers. Stroke，2000，31：2301-2306.

［57］ Honig LS，Tang MX，Albert S，Costa R，Luchsinger J，Manly J，Stern Y，Mayeux R. Stroke and the risk of Alzheimer disease. Arch Neurol，2003，60：1707-1712.

［58］ Vermeer SE，Prins ND，den Heijer T，Hofman A，Koudstaal PJ，Breteler MM. Silent brain infarcts and the risk of dementia and cognitive decline. N Engl J Med，2003，348：1215-1222.

［59］ Mandal PK，Tripathi M，Sugunan S. Brain oxidative stress：detection and mapping of anti-oxidant marker 'Glutathione' in different brain regions of healthy male/female，MCI and Alzheimer patients using noninvasive magnetic resonance spectroscopy. Biochem Biophys Res Commun，2012，417（1）：43-48.

[60] Zandi PP，Anthony JC，Khachaturian AS，Stone SV，Gustafson D，Tschanz JT，Norton MC，Welsh-Bohmer KA，Breitner JC; Cache County Study Group. Reduced risk of Alzheimer disease in users of antioxidant vitamin supplements：the Cache County Study. Arch Neurol，2004，61：82-88.

[61] Morris MC，Evans DA，Bienias JL，Tangney CC，Bennett DA，Aggarwal N，Wilson RS，Scherr PA. Dietary intake of antioxidant nutrients and the risk of incident Alzheimer disease in a biracial community study. JAMA，2002，287：3230-3237.

[62] Leboeuf R. Homocysteine and Alzheimer's disease. J Am Diet Assoc，2003，103：304-307.

[63] Liu X，Shi M，Xia F，Han J，Liu Z，Wang B，Yang F，Li L，Wu S，Wang L，Liu N，Lv Y，Zhao G. The China Stroke Secondary Prevention Trial（CSSPT）protocol：a double-blinded，randomized，controlled trial of combined folic acid and B vitamins for secondary prevention of stroke. Int J Stroke，2015，10（2）：264-268.

第五章　辅酶 Q_{10}

　　辅酶 Q_{10}（coenzyme Q_{10}，CoQ_{10}）又称泛醌（ubiquinone，UQ），化学名为 2,3- 二甲氧基 -5- 甲基 -6- 癸异戊烯基苯醌。其广泛存在于活体细胞中。1957 年首次从牛心肌细胞的线粒体中分离，之后大量的研究认为，辅酶 Q_{10} 是人类生命不可缺少的重要元素之一。作为线粒体呼吸链重要的组分，CoQ_{10} 是线粒体电子传递链上重要的中间体，参与细胞氧化磷酸化及 ATP 生成过程。由于其具有膜稳定的特性，CoQ_{10} 还是一种重要的抗氧化剂和自由基清除剂。大量流行病学调查、临床试验和动物试验研究表明，作为一种辅助治疗手段，CoQ_{10} 对心血管疾病、神经退行性疾病及线粒体疾病等均有较好效果。

第一节　辅酶 Q_{10} 的结构、理化性质与来源

一、结构与理化性质

　　辅酶 Q 类化合物是生物体内广泛存在的脂溶性醌类化合物，存在于许多动物、植物和微生物中。

（一）结构

　　辅酶 Q_{10} 的分子式为 $C_{59}H_{90}O_4$，其结构主要由醌环和疏水侧链基团组成（图 5-1-1）。目前，已发现的辅酶 Q 类化合物包括 CoQ_1 至 CoQ_{13}。不同物种来源的辅酶 Q 类是由聚异戊二烯侧链长度决定的，而侧链长度则由聚异戊二烯焦磷酸合成酶所催化的反应所决定。人类和哺乳动物体内的辅酶 Q 包含 10 个异戊烯单位，故称 CoQ_{10}（见图 5-1-2）。CoQ_{10} 的醌环是其功能中心，分子中的醌式结构使 CoQ_{10} 具有氧化型（泛醌）与还原型（泛酚）两种形式，在细胞内可以相互转变，是 CoQ_{10} 作为电子传递体的基础。

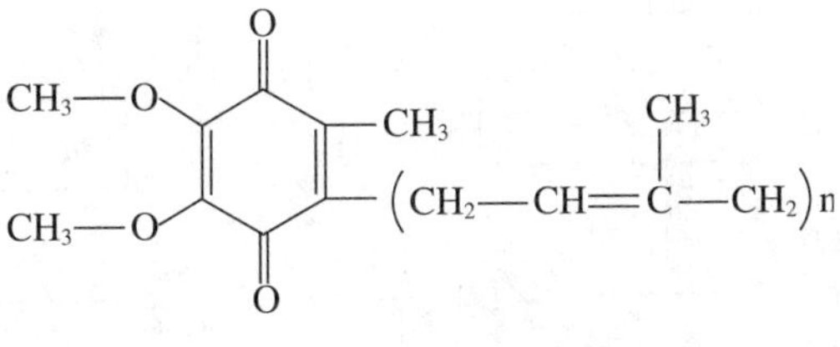

图 5-1-1　CoQ 化学结构式

（二）理化性质

　　CoQ_{10} 在室温下呈橙黄色结晶物，无臭无味，光照易分解，熔点为 49℃，对湿度和温度较稳定。其易溶于氯仿、苯、四氯化碳；可溶于丙酮、石油醚和乙醚；微溶于乙醇；不溶于水和甲醇。CoQ_{10} 最主要的检测方法是高效液相色谱法（HPLC）。

　　CoQ_{10} 的生物活性主要取决于其结构中醌环及侧链的理化性质。

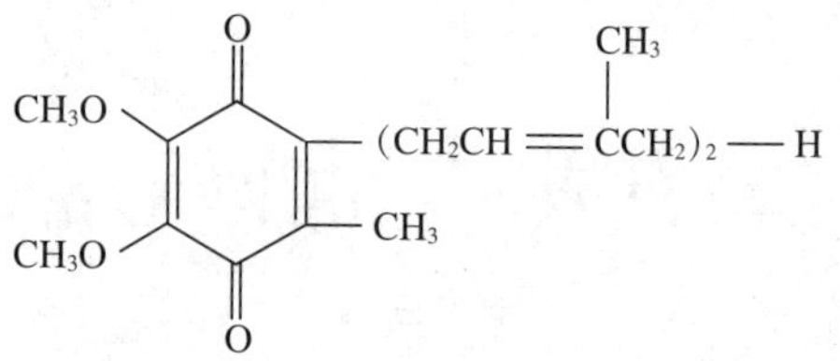

图 5-1-2 CoQ10 化学结构式

二、食物来源

CoQ10 广泛地存在于多种食物中。根据 CoQ10 的含量，将食物分为 5 个等级（A、B、C、D、E），其 CoQ10 含量分别为：大于 50 mg/kg（A）、10 ~ 50 mg/kg（B）、5 ~ 10 mg/kg（C）、1 ~ 5 mg/kg（D）及小于 1 mg/kg（E）。肉类（猪肉、牛肉和鸡肉）和鱼类（主要是深海鱼类）是膳食 CoQ10 最丰富的来源，这是因为该类食物含有相对较高水平的脂肪和线粒体。在动物的不同部位，如心脏、肝和肌肉等，CoQ10 的含量是不均等的，由高到低分别为：驯鹿肉、牛肉、猪肉、鸡心和鸡肝，大多是 A 级的食物。鱼类食物为 B 类；鸡蛋和乳制品以及黄油属于 C 级食物；其余食物中 CoQ10 含量偏低。油类中 CoQ10 含量仅次于肉类和鱼类；其次，是坚果和种子类、谷类和豆类。大多数的水果和浆果类属于 D 或 E 级食物（即 CoQ10 含量低或很低），但鳄梨是个例外，可能由于其相对较高的脂肪含量。在发达国家，膳食中 CoQ10 含量为每日 3 ~ 6 mg，主要来源于肉类，相反，谷类、水果和蔬菜仅占很小一部分。

三、生物合成

CoQ10 除了来自膳食外，人体能内源性合成。目前认为，CoQ10 主要在细胞内质网 - 高尔基体中合成，然后进入到其他位置。CoQ10 合成的途径为甲羟戊酸途径（mevalonate pathway）（图 5-1-3）。首先，乙酰辅酶 A（acetyl-CoA），在限速酶 3- 羟基 -3 甲基戊二酸单酰辅酶 A 还原酶（HMG-CoA reductase）作用下，转变成甲羟戊酸，再经过一系列的反应生成焦磷酸

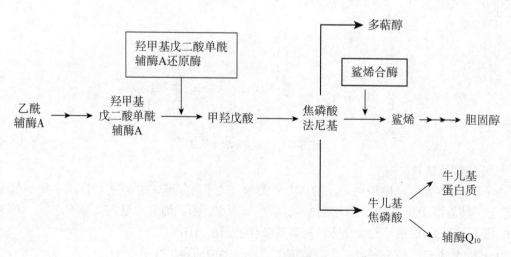

图 5-1-3 CoQ10 的生物合成途径

（引自：Ghirlanda G，Oradei A，Manto A，et al. Evidence of plasma CoQ10-lowering effect by HMG-CoA reductase inhibitors：a double-blind，placebo-controlled study. J Clin Pharmacol，1993，33：226-229.）

法尼酯（farnesyl pyrophosphate，FPP）。FPP 可转变成 CoQ_{10} 以及不同终产物。HMG-CoA 还原酶抑制剂，或者他汀类药物可以阻断这一过程，最终导致体内 CoQ_{10} 的合成减少。

第二节　吸收与代谢

一、吸收

外源性辅酶 Q_{10} 的吸收似乎是一个复杂的过程，可能包括主动和被动吸收机制。作为脂溶性的物质，外源性 CoQ_{10} 首先需要并入乳糜微粒（chylomicron，CM），经淋巴循环入血转运至全身。在小肠消化吸收过程中，CoQ_{10} 在小肠细胞内被转变为还原型 CoQ_{10}（泛醇）。因而，淋巴和血液中的 CoQ_{10} 主要（90% ~ 95%）以还原态结合在乳糜颗粒，并以此方式转运。人类小肠摄取外源性 CoQ_{10} 的具体位点尚未明确，然而一项针对大鼠胃肠道模型的研究表明，在小肠中，对 CoQ_{10} 的通透性从高至低依次为：十二指肠、结肠、回肠和空肠。大量人群试验证明，外源性 CoQ_{10} 的摄取遵循非线性吸收模式。一项剂量范围研究结果表明，血浆 CoQ_{10} 浓度升高幅度小于其剂量的增加幅度。三项病例研究进一步证明，某些个体的非线性 CoQ_{10} 吸收可能被限制。

二、转运与分布

被吸收的 CoQ_{10} 经门静脉入肝，在肝中与脂蛋白结合后释放到血液中。血浆中的 CoQ_{10} 几乎完全与脂蛋白结合，其中与 CoQ_{10} 亲和力最强的为极低密度脂蛋白胆固醇（very low density lipoprotein cholesterol，VLDL-C）和低密度脂蛋白胆固醇（low density lipoprotein cholesterol，LDL-C）。然而，有研究表明，经肝分泌的 CoQ_{10} 可能独立于肝胆固醇合成。因此，CoQ_{10} 与肝脂蛋白生物合成之间是否存在依赖性还需要进一步的研究。吸收的 CoQ_{10} 在腹腔淋巴管中 2 ~ 3h 达到高峰，而静脉血中达到高峰时间需要 6 ~ 8h。组织中 CoQ_{10} 的更新率为 50 ~ 125h。

在人体中，CoQ_{10} 总含量为 0.5 ~ 1.5 g，一般男性高于女性，并且与年龄有关。正常人在 30 ~ 40 岁后，体内合成 CoQ_{10} 的能力逐渐下降。普通人血浆中内源性 CoQ_{10} 的浓度为 0.4 ~ 1.9 mmol/L，分布于各个组织或器官，在大脑、心脏、肾和肝等代谢旺盛的器官中浓度最高。

第三节　辅酶 Q_{10} 的生理功能

一、参与机体 ATP 产能

CoQ_{10} 是能量代谢活跃组织的必需成分，它集中在组织细胞中的线粒体，是呼吸链中唯一的脂溶性分子，利用其醌环的性质参与了线粒体中氧化呼吸链的电子和质子传递，既是递氢体也是递电子体，成为形成三磷腺苷 ATP 的关键。呼吸链中复合体 Ⅰ、Ⅱ、Ⅲ、Ⅳ、CoQ_{10} 和细胞色素 C 的数量比为 1∶2∶3∶7∶63∶9，因此，对 CoQ_{10} 的需要量是最多的。不同途径来源的递氢 / 递电子体均需通过 CoQ_{10} 的帮助才能向下游传递。CoQ_{10} 处于复合体Ⅰ和复合体Ⅱ之间，主要作用是在电子传递链中的氧化还原物质之间转移电子，以此产生穿过生物膜的电子梯度。CoQ_{10} 从复合体 I 和复合体 II 接受氢，将质子释放至线粒体基质内，电子传递给细胞色素，通过这一过程促进氧化磷酸化及电子的主动转移，形成机体能量贮存的主要物质 ATP。

二、抗氧化与清除自由基

CoQ_{10} 具有较强的清除自由基作用，从而保护生物膜免受自由基的损伤。其作用机制是作为抗氧化剂可以提供电子（图 6-3-1），通过传递氢给自由基后，在抗氧化酶的作用下发生反应，使自由基恢复稳定，防止脂质过氧化的链式反应发生，对防止脂质过氧化起关键作用。

此外，在细胞和细胞器膜外的 CoQ_{10} 还能将其他抗氧化剂（如维生素 E、维生素 C）还原，使其恢复抗氧化能力。CoQ_{10} 也通过激活和增加表达线粒体解偶联蛋白（UCPs）来抗氧化，以达到抗细胞凋亡和减少自由基产生的效果。

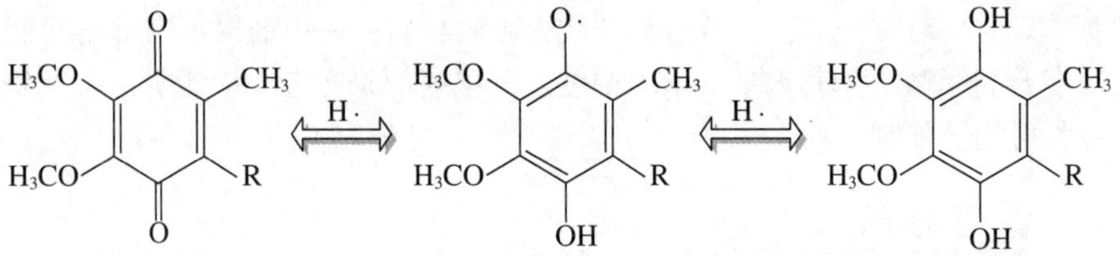

图 5-3-1　CoQ_{10} 通过提供电子发挥抗氧化效应

三、稳定细胞膜，维持钙离子通道完整性

CoQ_{10} 能增加 ATP 合成，并通过减少心肌 AMP 损失提高 ATP 水平，减少钙离子流失，稳定细胞膜及维持钙离子通道完整，稳定细胞内外环境。同时，CoQ_{10} 能够防止缺血时心肌细胞线粒体畸变。

四、其他生理功能

研究显示，CoQ_{10} 能增强感染免疫反应及白细胞的吞噬能力，从而提高宿主对感染的防御功能，具有增强免疫的作用。此外，在多种疾病中，CoQ_{10} 还具有抗炎作用等。

第四节　辅酶 Q_{10} 与相关疾病

一、心血管疾病

（一）高血压

临床研究证实，CoQ_{10} 对人体和动物均有一定程度的降压作用。由于补充外源性 CoQ_{10} 可以增加 ATP 的合成，可作为自由基清除剂降低血管的过氧化状态，减少内皮细胞和血管平滑肌细胞的超氧化物，保护并减轻血管内皮细胞的损伤，降低胞质 NADH 的水平，促进血管内皮细胞释放可以保持血管张力的活性物质 NO、PGI_2，舒张外周血管并降低外周阻力，起到降低血压的作用，包括降低收缩压和舒张压。

（二）动脉粥样硬化

动脉粥样硬化（atherosclerosis，AS）是心血管疾病的病理基础，目前缺乏有效的防治措施。人群研究资料证明，单独补充 CoQ_{10} 或合并其他治疗可以有效改善心血管疾病。随机双盲对照研究结果表明，对于急性心肌梗死（acute myocardial infarction，AMI）病人，每日补充 120 mg CoQ_{10}，连续用 12 个月可以显著升高病人血浆 HDL-C 水平。针对高胆固醇血症和冠心病（coronary artery disease，CAD）患者的研究也得到了类同的结果。血管内皮细胞功能障碍是 AS 的重要发病机理之一，最近一项包含 5 项随机病例对照研究，共 194 位血管内皮细胞功能障碍患者的 Meta 分析结果表明，CoQ_{10} 能显著改善血流介导的扩张（flow-mediated dilation，FMD）。另外，人群研究结果表明，CoQ10（150 mg，12 周）可以降低 CAD 患者体内氧化应激水平，并提高抗氧化酶活性。

综上所述，CoQ_{10} 可以通过升高 HDL-C 的水平、改善血管内皮细胞功能和抗氧化等多种方式控制动脉粥样硬化的发生。

（三）心力衰竭

因 CoQ_{10} 有抗氧化和膜稳定作用，能有效地改善心肌代谢，因此，对症状性心力衰竭、难治性心力衰竭、充血性心力衰竭及慢性心力衰竭均有显著效果。研究表明，心力衰竭患者心肌内源性 CoQ_{10} 的含量低于正常水平，心衰程度越严重，其心肌 CoQ_{10} 含量越低。在给予 CoQ_{10} 治疗后，大多数患者的临床症状可显著改善，且疗效与外源性 CoQ_{10} 的补充量成正相关。

（四）冠心病和心绞痛

冠心病心绞痛发作时氧自由基增多，常导致心肌细胞坏死，纤维组织增生及瘢痕形成，使细胞内外结构及代谢紊乱。用 CoQ_{10} 治疗后，冠心病心绞痛患者血浆总 SOD 活性升高，丙二醛（MDA）含量下降。

（五）心律失常

CoQ_{10} 能使离体培养的心肌细胞规则性节律比例增加，节律不齐发生频率减少。因此 CoQ_{10} 对冠心病、风湿性心肌炎、病毒性心肌炎等所致的房性期前收缩、室性期前收缩、阵发性心房颤动均有一定效果。

（六）肥厚性心肌病

近期研究显示，给予肥厚性心肌病患者每天 CoQ_{10} 200 mg，连同常规治疗，CoQ_{10} 能显著改善患者舒张期功能障碍。治疗后超声心动图显示，治疗组中梗死者左心室流出道梯度显著降低，平均室间隔厚度和后壁厚度也有所下降。

（七）其他

心肺复苏（CPR）是针对呼吸心搏停止的急症危重病人所采取的关键的抢救措施。复苏后加以亚低温治疗，可以提高存活率，并减少神经元损伤。采用 CoQ_{10} 合并轻度低温治疗心搏骤停，能通过改善线粒体功能障碍或发挥抗氧化作用，减轻重度缺氧缺血性事件后的再灌注损伤和神经损伤，病人的 3 个月生存率显著提高。

二、神经退行性疾病

神经退行性疾病通常表现为大脑和脊髓的神经细胞丧失的疾病状态。由于大脑和脊髓神经元一般不可再生，故过度的损伤难以逆转，最终导致功能障碍。如阿尔茨海默病、帕金森症、非典型帕金森综合征、亨廷顿舞蹈症、弗里德赖希共济失调症及肌萎缩性侧索硬化症等，都属于神经退行性疾病。随着时间的推移，这些疾病的病情将进展性地加重。由于 CoQ_{10} 具有抵抗氧化应激和损伤，以及改善线粒体呼吸链功能障碍的生化特性，在过去的几年 CoQ_{10} 一直被应用于神经退行性疾病的控制。

（一）帕金森症

帕金森症患者的神经细胞线粒体功能障碍早已引起关注。经尸检发现，患者黑质线粒体内 NADH 和细胞色素 C 还原酶活性明显降低。线粒体呼吸链中任何部位受损都会引起 ATP 合成障碍，氧化应激反应增强，自由基增多。通过一项多中心、安慰剂对照和双盲临床试验研究结果显示，每日补充高剂量的 CoQ_{10}（1200 mg/D）16 个月，能在明显延缓帕金森症发展的同时减轻症状。外源性 CoQ_{10} 能改善病变组织的 CoQ_{10} 缺乏状态，能通过血脑屏障减少由于细胞脂质过氧化损伤引起的细胞凋亡，或者通过稳定细胞膜结构，维持钙离子通道的完整性以减少细胞损伤，减缓多巴胺对线粒体的损伤，从而起到保护神经元细胞的作用。

（二）弗里德赖希（氏）共济失调症

CoQ_{10} 对弗里德赖希（氏）共济失调症也有一定疗效。研究显示，给予 CoQ_{10} 和维生素 E 治疗，患者的心肌、骨骼肌生物能及临床评分均能得到长期改善。当病人被随机分为高剂量或低剂量 CoQ_{10}（或维生素 E）组，49% 的患者的临床症状得到改善。

（三）阿尔茨海默病

CoQ_{10} 可用于阿尔茨海默病（Alzheimer's disease，AD）的早期。研究发现，晚期 AD 病人用 CoQ_{10} 的短链形式艾地苯醌作为药物进行治疗后，病人的行为、注意力、方向感和记忆能力都有很大改善，而且治疗可以减缓疾病的逐渐恶化。

三、线粒体肌病

研究表明，对不同形式的线粒体肌病给予 CoQ_{10} 补充，通常是有效的。Lalani 和同事报道了一例患有独立线粒体肌病而无中枢神经系统受累病例的研究，这名患者的骨骼肌活检显示，线粒体复合物 I 和 III 活性部分降低，而肌肉 CoQ_{10} 浓度较正常值降低了 50%。对骨骼肌匀浆中离体补充 50 μM CoQ_{10} 后，琥珀酸细胞色素 C 还原酶活性升高了 8 倍（正常对照匀浆升高 2.8 倍）。每日补充 150 mg CoQ_{10}，对促进肌酸激酶和乳酸水平正常化有明显的临床改善作用。总之，CoQ_{10} 对这类肌病的早期治疗非常重要。

四、皮肤疾病

新近的研究显示，补充外源性 CoQ_{10} 后，可以保护因紫外线损伤的人角质形成细胞，促进表皮细胞增殖。Rusciani 等对 CoQ_{10} 在黑色素瘤的预测转移危险性和无转移期间作用的一项前瞻性研究，结果显示，CoQ_{10} 可作为黑色素瘤进展的一个有效的独立预后因子。持续光照造成的皮肤光敏反应、光老化和皮肤癌等光损伤，是由于光照产生大量活性氧簇，皮肤氧化和抗氧化系统失衡导致的。经研究发现，光老化的发生与内源性抗氧化剂 CoQ_{10} 的含量减少有关，CoQ_{10} 能显著抑制人皮肤成纤维细胞内胶原激酶的表达，从而减少皮肤内胶原的降解，阻断光老化引起的多方面的损伤。

五、其他疾病

除了辅助治疗心血管疾病、神经退行性疾病等，CoQ_{10} 也是其他疾病不可替代的辅助药物，如在糖尿病发生神经病变治疗中具有类胰岛素功能和降压作用。可作为机体非特异性免疫增强剂用于病毒性肝炎、亚急性肝坏死、暴发性肝炎所致的脑水肿的辅助综合治疗。此外，CoQ_{10} 还用于乳腺癌等多种癌症、挤压伤后多器官功能损伤、重症肌无力、呼吸衰竭及艾滋病等的辅助治疗，并取得了良好的临床效果。

六、研究展望

目前，关于 CoQ_{10} 的疾病预防和控制作用是研究的热点。CoQ_{10} 不是药物，但通常与其他传统治疗手段合用，能起辅助治疗的作用。现有的证据表明，由于其生物学机制，CoQ_{10} 能积极影响疾病的自然病程，并且可能增强其他针对代谢紊乱治疗的效果。CoQ_{10} 对相关疾病的控制与治疗带来的潜在有益效应，尚需进一步研究。

（凌文华）

参考文献

[1] Pravst I, Zmitek K, Zmitek J. Coenzyme Q_{10} contents in foods and fortification strategies. Crit Rev Food Sci Nutr, 2010, 50: 269-280.

[2] Ghirlanda G, Oradei A, Manto A, et al. Evidence of plasma CoQ_{10}-lowering effect by HMG-CoA reductase inhibitors: a double-blind, placebo-controlled study. J Clin Pharmacol, 1993, 33: 226-229.

[3] Schaars CF, Stalenhoef AF. Effects of ubiquinone (coenzyme Q_{10}) on myopathy in statin users. Curr Opin Lipidol, 2008, 19: 553-557.

[4] Palamakula A, Soliman M, Khan MM. Regional permeability of coenzyme Q_{10} in isolated rat gastrointestinal tracts. Pharmazie, 2005, 60: 212-214.

[5] Hosoe K, Kitano M, Kishida H, et al. Study on safety and bioavailability of ubiquinol (Kaneka QH) after single and 4-week multiple oral administration to healthy volunteers. Regul Toxicol Pharmacol, 2007, 47: 19-28.

[6] Ferrante KL, Shefner J, Zhang H, et al. Tolerance of high-dose (3,000 mg/day) coenzyme Q_{10} in ALS. Neurology, 2005, 65: 1834-1836.

[7] Shults CW, Flint Beal M, Song D, et al. Pilot trial of high dosages of coenzyme Q_{10} in patients with Parkinson's disease. Exp Neurol, 2004, 188: 491-494.

[8] Kaikkonen J, Tuomainen TP, Nyyssonen K, et al. Coenzyme Q_{10}: absorption, antioxidative properties, determinants, and plasma levels. Free Radic Res, 2002, 36: 389-397.

[9] Pronzato MA, Cottalasso D, Casu A. Quantification of ubiquinone output in bile after interruption of enterohepatic recirculation. Pathologica, 1988, 80: 201-205.

[10] Pepe S, Marasco SF, Haas SJ, et al. Coenzyme Q_{10} in cardiovascular disease. Mitochondrion, 2007, 7 Suppl: S154-S167.

[11] Singh RB, Neki NS, Kartikey K, et al. Effect of coenzyme Q_{10} on risk of atherosclerosis in patients with recent myocardial infarction. Mol Cell Biochem, 2003, 246: 75-82.

[12] Mabuchi H, Nohara A, Kobayashi J, et al. Effects of CoQ_{10} supplementation on plasma lipoprotein lipid, CoQ_{10} and liver and muscle enzyme levels in hypercholesterolemic patients treated with atorvastatin: a

randomized double-blind study. Atherosclerosis, 2007, 195: e182-189.

[13] Singh RB, Niaz MA. Serum concentration of lipoprotein (a) decreases on treatment with hydrosoluble coenzyme Q_{10} in patients with coronary artery disease: discovery of a new role. Int J Cardiol, 1999, 68: 23-29.

[14] Toyama K, Sugiyama S, Oka H, et al. Rosuvastatin combined with regular exercise preserves coenzyme Q_{10} levels associated with a significant increase in high-density lipoprotein cholesterol in patients with coronary artery disease. Atherosclerosis, 2011, 217: 158-164.

[15] Gao L, Mao Q, Cao J, et al. Effects of coenzyme Q_{10} on vascular endothelial function in humans: a Meta-analysis of randomized controlled trials. Atherosclerosis, 2012, 221: 311-316.

[16] Lee BJ, Huang YC, Chen SJ, et al. Coenzyme Q_{10} supplementation reduces oxidative stress and increases antioxidant enzyme activity in patients with coronary artery disease. Nutrition, 2012, 28: 250-255.

[17] Molyneux SL, Florkowski CM, George PM, et al. Coenzyme Q_{10}: an independent predictor of mortality in chronic heart failure. J Am Coll Cardiol, 2008, 52: 1435-1441.

[18] Adarsh K, Kaur H, Mohan V. Coenzyme Q_{10} (CoQ_{10}) in isolated diastolic heart failure in hypertrophic cardiomyopathy (HCM). Biofactors, 2008, 32: 145-149.

[19] Shults CW, Oakes D, Kieburtz K, et al. Effects of coenzyme Q_{10} in early Parkinson disease: evidence of slowing of the functional decline. Arch Neurol, 2002, 59: 1541-1550.

[20] Cooper JM, Schapira AH. Friedreich's ataxia: coenzyme Q_{10} and vitamin E therapy. Mitochondrion, 2007, 7 Suppl: S127-135.

[21] Kumar A, Kaur H, Devi P, Mohan V. Role of coenzyme Q_{10} (CoQ_{10}) in cardiac disease, hypertension and Meniere-like syndrome. Pharmacol Ther, 2009, 124: 259-68.

[22] Lalani SR, Vladutiu GD, Plunkett K, et al. Isolated mitochondrial myopathy associated with muscle coenzyme Q_{10} deficiency. Arch Neurol, 2005, 62: 317-320.

第六章　牛　磺　酸

牛磺酸（taurine）又称氨基乙磺酸，其化学名为 2- 氨基乙磺酸（β- 氨基乙磺酸），为非蛋白质氨基酸。1827 年，首次从牛胆汁中被分离出来，因而又称其为牛胆碱、牛胆素。

从人类发现牛磺酸至今已有 190 年，然而，对其生物学作用的研究仅是近几十年较为热门。最初，牛磺酸被认为是甲硫氨酸和半胱氨酸的无用终末代谢产物，它的生物学作用仅限于胆盐的合成。自从 Hayes 等，发现幼猫因喂食缺乏牛磺酸的饲料而引起中心视网膜退化后，牛磺酸的生物学作用才被关注。1954 年 Stern 和 Moore 首次在脑和脊髓中发现了牛磺酸。1975 年发现，人工喂养的早产儿血浆和尿液中牛磺酸的浓度不能维持正常水平。至此，牛磺酸在人类营养中的重要地位开始受到重视。

第一节　牛磺酸的结构、理化性质、代谢与来源

牛磺酸在人和动物体内分布广泛。大脑中牛磺酸的浓度较高，特别是额叶和枕叶。在组织和细胞中牛磺酸浓度最高的是中性粒细胞和视网膜，尤其是视网膜，牛磺酸的浓度几乎是大脑的 10 ~ 30 倍。人体内牛磺酸的最大储存库是骨骼和心肌。

一、结构与理化性质

（一）结构

牛磺酸的分子式是 $H_2N-CH_2-CH_2-SO_3H$（$C_2H_7NO_3S$），相对分子质量仅为 215.14，是一种化学结构简单的小分子化合物。牛磺酸与氨基酸结构的不同在于其分子结构中的酸性基团不是羧基而是磺酸基，按结构命名为氨基乙磺酸，为非蛋白质氨基酸。牛磺酸不能与其他氨基酸结合为蛋白质，而是以游离形式存在或与胆汁酸形成复合物。

（二）理化性质

牛磺酸为无色四面针状结晶，可溶于水，微溶于 95% 乙醇，不溶于无水乙醇，熔点为 310℃。其具有独特的理化性质：

1. 螯合作用差　牛磺酸和阳离子的结合常数低，故牛磺酸不具有与金属离子螯合的生物作用，说明牛磺酸不会直接干扰或替代阳离子。

2. 净电荷低　牛磺酸的 pK1 为 1.5（磺酸盐基团的电离），pK2 为 8.82（氨基酸基团电离）。在 pH 值为 7.4 时，磺酸盐基团 100% 电离，氨基酸基团 96.3% 电离。残余的净电荷为 – 0.037。可见，牛磺酸几乎是一个完全的两性离子。在膜上的转运并不改变它的电荷分布。

3. 高度电离　在生理 pH 环境下，牛磺酸的酸性 SO_3H 和基本的 NH_2 结构均为高度电离，所以脂溶性低。与较为亲脂的类似物如 β- 丙氨酸相比，牛磺酸弥散通过膜的比率很低。

4. 代谢不活跃性　含硫氨基酸（如半胱氨酸、甲硫氨酸、同型半胱氨酸或亚磺酸半胱氨酸）氧化代谢的含硫中间体是重要的，但除谷胱甘肽外，一般都有毒性。因此，细胞必需在维持足够量的代谢需要的这些含硫中间体的同时，又不能使其量达到产生毒性的阈值。而牛磺酸不同，其作为代谢底物的需要量与非代谢用的功能之间没有竞争，而且细胞具有相对

较大自由度在发生严重后果前，改变牛磺酸的水平。

二、吸收与代谢

牛磺酸的吸收、转运和排泄与氨基酸有很多相似之处。外源性牛磺酸的有效吸收需要 β-氨基酸或牛磺酸转运系统的参与。牛磺酸转运系统存在于肠黏膜细胞，是一种依赖钠离子和氯离子的载体，能协助转运牛磺酸、β- 丙氨酸和 γ- 氨基丁酸。

肾近曲小管上皮的氨基酸重吸收转运系统与肠上皮的吸收转运系统相似，肾通过转运系统能有效地从滤过液中重吸收氨基酸。牛磺酸与多数氨基酸不同的是，其在肾并非经常被完全重吸收，其排泄量的变动范围较大。根据膳食中牛磺酸摄入量的变化，肾通过调节近曲小管刷状缘膜转运牛磺酸的 β 系统，从而调节机体内牛磺酸库的大小。当膳食中牛磺酸或其含硫氨基酸的前体摄入不足时，通过提高牛磺酸转运系统活性，促进更多的牛磺酸从滤过液中被重吸收，牛磺酸的排泄量减少，从而维持组织牛磺酸的储备。肾的牛磺酸水平可能是肾牛磺酸转运系统活性改变的信号。由于牛磺酸摄入量的不同和牛磺酸重吸收的主动调节作用，故尿液中牛磺酸的水平变动也很大。研究显示，成年人中，未直接经膳食摄入牛磺酸的素食者，每天尿液中排出牛磺酸 62.5mg；而非素食的混合膳食者，尿液中牛磺酸的排出量是 150mg。

亚磺酰半胱氨酸脱羧酶的产物是次牛磺酸（hypotaurine），次牛磺酸容易被氧化为牛磺酸。对于该氧化酶的作用机制还不清楚，但与次牛磺酸的化学不稳定性有关，在有氧环境和有微量金属存在时，次牛磺酸易氧化为牛磺酸。在组织中，次牛磺酸的含量比亚磺酰半胱氨酸高。二者比值，在大脑中为 10∶1，肾为 25∶1，在肝超过 300∶1。认为次牛磺酸可能是抗氧化剂，它在各种动物的精液和大鼠再生的肝中大量存在。但由于牛磺酸生物合成途径分布得不均匀，导致次牛磺酸抗氧化作用不广泛。

牛磺酸经尿液以游离形式排出体外，或经胆汁以胆酸盐形式排出体外。

不同的哺乳动物不仅在利用牛磺酸生成胆酸盐结合物的比例上不同，依靠体内合成或是膳食摄入牛磺酸以及这二者之间的比例也不相同。对牛磺酸在临床和营养学应用价值的研究主要集中在膳食补充方面，因此，从动物试验中得到的数据外推到人必须充分考虑其间的差异。

三、人体牛磺酸的来源

人体牛磺酸的来源有两条途径，即经膳食摄取和体内合成，肝能合成部分牛磺酸。尽管，哺乳动物能经两条途径获取牛磺酸，但研究发现，在能从膳食中获得较多牛磺酸的哺乳动物，体内生物合成牛磺酸的能力逐渐减弱。

（一）体内合成

人体能通过以下五条途径在肝中生物合成牛磺酸：

（1）甲硫氨酸→半胱氨酸→亚磺酸半胱氨酸 →次牛磺酸→牛磺酸。

（2）甲硫氨酸→半胱氨酸→亚磺酸半胱氨酸→磺基丙氨酸→牛磺酸。

（3）半胱氨酸→胱氨酸中间体→次牛磺酸→牛磺酸。

（4）硫酸盐→亚硫酸中间体→磺基丙氨酸→牛磺酸。

（5）胱氨酸→双亚砜胱氨酸→次牛磺酸→牛磺酸。

其中途径（1）是牛磺酸生物合成的主要途径，半胱氨酸脱羧酶（cysteic acid decarboxylase，CSAD）被认为是哺乳动物组织中牛磺酸生物合成的限速酶。与其他哺乳动物相比，人类 CSAD 的活性较低，可能与人体内牛磺酸的合成能力也较低有关。

在膳食中增加蛋白质，能提高半胱氨酸氧化酶和转氨酶的活性，而降低亚磺酰半胱氨酸脱羧酶的活性。与转氨酶相比较，亚磺酰半胱氨酸脱羧酶在较低的亚磺酰半胱氨酸水平时即饱和。即膳食中含硫氨基酸量越高，通过转氨酶被作用的硫越多。但这并不意味着牛磺酸生成量的减少，相反牛磺酸生成量明显提高。这种酶活性的降低伴有代谢的提高，可能是因为较高浓度底物使酶的饱和度更高。亦有研究显示，提高膳食中酪蛋白量能增加牛磺酸生成量。

（二）食物来源

牛磺酸主要存在于动物性食物中，而在植物性食物中含量很低或不能检出。植物中牛磺酸含量相对高的是海草。部分食物中牛磺酸的含量见表 6-1-1。

表 6-1-1　常见食物中牛磺酸的含量（mg/100g）

食物种类	牛磺酸含量	食物种类	牛磺酸含量	食物种类	牛磺酸含量
扇贝	827	淡菜	655	花蛤	395 ~ 652
鱿鱼	356	乌鸡肉	169	瘦猪肉	61
牛肉	43	金枪鱼	39	白鸡肉	18

在鱼类和贝类中，牛磺酸含量比较丰富。日本是世界上鱼类和贝类摄入量最高的国家，也是发达国家中缺血性心脏病发病率最低、尿中牛磺酸排出量最高的国家。大部分日本人每天摄入牛磺酸 100 ~ 200mg。通过对生活在英格兰的严格素食者的饮食分析，未发现可检出的牛磺酸，混合膳食者膳食中牛磺酸含量 115.8±39.0mg/d。美国一临床研究中心对混合膳食者的膳食进行分析，发现牛磺酸摄入量为 250 ~ 300 mg /d，但在素食者中却未发现有牛磺酸缺乏的表现，表明体内合成的牛磺酸一般能满足需要。

牛磺酸在母乳中含量丰富，但随着婴儿的成长，几个月后其在母乳中的含量就显著下降。母乳中牛磺酸含量：早期（1 ~ 7 天）为 116±20mg/L，7 天后为 95±8mg/L。素食乳母其乳中牛磺酸平均含量比混合膳食乳母低，但这两种人乳汁中牛磺酸量重叠部分很大，即使是素食乳母其乳中牛磺酸含量亦高于牛乳，几乎是牛乳的 30 倍。由于人体内合成牛磺酸的能力有限，并且婴儿储存牛磺酸的能力较低，因此，新生儿期补充牛磺酸对正常发育是必要的。

第二节　牛磺酸的生物学作用

在生物体内，牛磺酸具有多种生物学作用，其参与一系列的生理过程，如胆汁酸结合、外源性有毒化合物的解毒、细胞膜的稳定、钙流动调控、脂溶性维生素的吸收与转运、神经系统和视觉系统发育、抗氧化损伤以及抑制同型半胱氨酸与抗心肌细胞凋亡等。

一、胆汁酸结合作用

在人体内，牛磺酸参与胆酸盐的合成。肝每天约形成 2～4g 的胆酸，在体内每天完成 10 余次肠肝循环，以回肠末端作为肠肝循环主要的吸收部位，吸收率约为 80%。

胆酸作为一种脂溶剂主要对脂类和脂溶性维生素进行乳化和吸收。胆酸盐对胆汁的这一生理功能十分重要，因为胆酸盐中既有亲脂性基团，又有亲水性基团，它能够降低表面张力形成胶团。肝对胆固醇的代谢产物主要是胆酸和鹅脱氧胆酸，它们进入肠道后，在肠道细菌的作用下可分别形成脱氧胆酸和石胆酸，这些胆酸在生理 pH 值下处于溶解状态，就必需通过肽键与甘氨酸和牛磺酸连接，这些胆酸结合物即为胆酸盐。牛磺胆酸是牛磺酸在脊椎动物体内的主要代谢产物，因它既含有亲水的磺酸基，又含有疏水的烃核、甲基及脂酰侧链，且均属 α 型，其立体构象具有亲水和疏水两个侧面，能降低油/水两相之间的表面张力，故牛磺酸结合型胆汁酸是有效的乳化剂，能使疏水的脂类在水中形成细小的微团，既有利于消化酶的作用，又促进其吸收。低 pKa 值的磺酸基使得牛磺胆酸易于解离、易于发生结合反应、易溶、重吸收缓慢并在肠腔内有较高的浓度。牛磺酸也使一些其他化合物如全反式维生素 A 酸增加极性、水溶性。

人类能将初级胆汁酸与牛磺酸或甘氨酸结合，健康成人胆汁中甘氨胆酸与牛磺胆酸的比例为 3:1，但这个比值有个体差异，也会随着肝细胞内牛磺酸浓度的波动而变化。而胎儿和新生儿体内只含有牛磺胆酸，甘氨胆酸直到出生后三周才能检测到，并且在婴儿膳食缺乏牛磺酸时，甘氨胆酸会很快出现。额外补充牛磺酸会导致体内胆固醇合成下降、胆汁酸排泄增强和脂肪酸吸收增加，但这只是在未满 33 周龄的早产儿体内存在，而在大于 33 周龄的早产儿和足月胎儿体内则未发现这种状况。

牛磺酸与胆酸的结合作用显著地增加了胆固醇的溶解性和排泄率。当人体补充牛磺酸后，血浆胆固醇水平下降。一项单盲、安慰剂对照的人体观察，22 名健康成年男性志愿者，随机分为试验和对照组，均先食用 3 周高脂、高胆固醇膳食，以升高血浆胆固醇水平，然后试验组每天口服 6g 牛磺酸，对照组服安慰剂。结果显示，试验组总胆固醇和 LDL-C 水平都显著低于对照组。

二、解毒作用

牛磺酸能与中性粒细胞呼吸爆发时形成的强氧化剂——次氯酸反应，中和次氯酸。并在体内能减轻芳香族氨基酸造成的 DNA 损伤。由于牛磺酸结构上的特殊性，它含有一个磺酸基团而不是羧基，它能与次氯酸结合形成相对稳定的氯胺，而不是醛基，因此，牛磺酸具有抗氧化剂的性能。它能特定地调整氯离子和次氯酸的浓度，从而保护机体免受醛基释放的潜在毒性作用。当牛磺酸不足时，将形成不稳定的醛复合物，因而牛磺酸缺乏的个体可能会对外源性化合物如醛、氯和某些胺所致的组织损伤更易感。

牛磺酸有调整机体对有毒化学物易感性的作用。有研究显示，牛磺酸能抵抗四氯化碳的毒性。在暴露于四氯化碳的大鼠体内，肝中牛磺酸的含量在 12～24h 后显著下降，并且对暴露大鼠给予口服牛磺酸，能阻止肝中牛磺酸的耗竭，表明牛磺酸在保护肝细胞免受像四氯化碳类毒物的肝毒性方面可能起重要作用。动物试验结果表明，细菌内毒素的吸收可能是决定机体对外源化合物损害反应的一个因子，即使是吸收少量的内毒素也能显著增加某些肝毒物如四氯化碳、铬等所致的肝损伤。牛磺酸能显著地阻止肠道内细菌内毒素的吸收，进而减少这些外源化合物所致的肝损伤。

三、膜稳定作用

牛磺酸对细胞膜的稳定作用可能通过几种不同的机制。牛磺酸可调控细胞内的渗透压，维持细胞内离子的稳定性，阻止膜蛋白的磷酸化和阻止脂质过氧化。研究表明，作为一个渗透压调节因子，牛磺酸与谷氨酸一起调控脑细胞中内生水的转运。牛磺酸的其他生物学作用，如渗透压调控、钙转运调控（calcium availability）、通道调控（channel regulation）和磷脂甲基化作用都与其对膜的作用有关。一般来说，牛磺酸在无细胞壁的物种（如动物）体内含量较高，而在有细胞壁的物种（如植物和细菌）体内含量则较低。

Huxtable 等（1986）提出并在试验中证实，牛磺酸是通过与膜上磷脂的相互作用来实现其多种调控功能。他们认为，牛磺酸与膜磷脂分子的极性头部形成离子对并导致膜结构的改变，这些改变可能与牛磺酸的阳离子结合修饰作用有关。在逆向 HPLC 中，牛磺酸与磷脂间形成的离子对与磷脂的带电极性头部相互作用，增加了磷脂的滞后时间。因为离子对的形成抵消了磷脂的一部分极性，使得磷脂的亲脂性长链能与亲脂性树脂更好地结合。

牛磺酸的阳离子结合调控作用是通过与蛋白脂质膜和磷脂囊泡上的一个低亲和性结合位点实现的。牛磺酸与生物膜的结合有较强的协同作用，阳离子与牛磺酸互相阻止彼此的结合。研究发现，牛磺酸与中性磷脂结合，钙与酸性磷脂结合，并且当中性磷脂存在时牛磺酸能加强钙与磷脂酰丝氨酸的结合。牛磺酸对跨膜离子流的作用包括骨骼肌中牛磺酸诱导的氯离子跨膜转运增强，也是通过牛磺酸与膜磷脂的一个低亲和性结合位点互相作用实现的。

此后，Huxtable 等的试验也提示，细胞中牛磺酸含量与细胞膜中磷脂构成有一定关系。牛磺酸与磷脂甲基化有关，中性磷脂通过磷脂甲基化途径进行代谢，磷脂酰乙醇胺通过连续的三次甲基化生成磷脂酰胆碱。发育过程中，可见这两种磷脂间比值的改变，表明磷脂甲基化速率的下降。尽管大部分磷脂是通过 CDP- 胆碱途径合成的，甲基化仍是生物膜功能的一个重要调节因子。在肝中，由磷脂酰乙醇胺通过甲基化形成的磷脂酰胆碱约占磷脂酰胆碱总合成量的 15% ~ 20%，乙醇能阻止甲基化的最后一步，导致单甲基化和双甲基化磷脂酰乙醇胺含量的上升。

四、钙流动调控

牛磺酸可调节细胞内和细胞外钙离子水平。细胞内钙超负荷最终会导致细胞死亡。在心肌损伤、偏头痛、癫痫等疾病中均发现有过量的钙内流入细胞。补充牛磺酸对心脏有保护作用，并且对偏头痛和癫痫也有一定缓解作用。牛磺酸占心肌游离氨基酸的 50% 以上，它对心肌细胞多种依赖于 Ca^{2+} 的生理病理现象具有明显的调节作用。牛磺酸能增加高亲和力 Ca^{2+} 转运系统转运 Ca^{2+} 的量和速度，对低亲和力 Ca^{2+} 转运系统的调节作用依胞外 Ca^{2+} 浓度的不同而不同，故具有稳态调节细胞内 Ca^{2+} 作用。另外，牛磺酸尚能对各种原因引起的胞内 Ca^{2+} 超负荷具有细胞保护作用。据报道，牛磺酸有保护心肌局部缺血和心脏衰竭的作用。牛磺酸对离子通道功能和离子跨膜转运有调节作用，但无特异性，表现为：①牛磺酸可通过调控电压依赖性 Ca^{2+} 通道活性，通过调控 Na 通道、Na^{2+}–Ca^{2+} 交换和 Na^{2+}– 牛磺酸转运，直接或间接

地调控细胞内 Ca^{2+} 水平；②牛磺酸能抑制 Ca^{2+}（胞内或胞外 Ca^{2+}）诱导的心肌电位；③牛磺酸无论是在细胞内低 Ca^{2+} 或 Ca^{2+} 超负荷时都可能具有心肌保护作用。

一般情况下，生物系统是由拮抗因子间的相互作用来进行调控的，如抑制性和兴奋性神经递质的比例决定着大脑的兴奋性。牛磺酸和钙离子从功能上和生化上都是一对拮抗因子。牛磺酸在细胞内含量较高（mM）、细胞外含量较低（μM）；而钙离子在细胞内含量较低（nM）、而细胞外含量较高（mM）。当细胞内钙离子含量高于 μM 时，作为生物大分子结构调节剂，它会破坏蛋白质的三级结构、磷酸盐（核苷酸、核酸和无机磷酸盐）的溶解性和 Oxyanion 的溶解性，使 Mg^{2+} 从其结合位点解离出来，并使 Mg^{2+} 结合位点和生物大分子的立体构象发生改变。

拮抗停滞性调控的定义为当内环境的一项理化特性改变时，其效应会被另一项理化特性改变的效应相抵消。这一机制，保护机体免受外环境改变所可能带来的损伤。拮抗停滞与自身稳定的区别在于尽管拮抗停滞时心肌的理化特性改变了，但其生理功能仍可以维持。牛磺酸拮抗钙离子诱导的心肌收缩力改变即为拮抗停滞调控。因为，尽管钙离子浓度异于生理正常值，但心肌正常的收缩功能却被维持下来。牛磺酸满足拮抗停滞因子所应满足的所有条件。

五、脂溶性维生素的吸收与转运

牛磺酸能将脂溶性维生素 A、D、E、K 转化为水溶性化合物，促进脂溶性维生素的吸收和转运。由于牛磺酸既具有氨基，又具有磺酸基，所以它通过与维生素 A 类等脂溶性维生素结合形成醛胺、酮胺和磺胺的形式增加后者的水溶性。此种吸收和转运机制可能在进化的早期被生物获得，并且与人和哺乳动物的一系列生理功能，如视觉、快速血液凝集、射精和脂溶性维生素需要量增加时发挥着极其重要的作用。

牛磺酸可介导维生素 A 的转运。在泌乳初期，人乳汁中牛磺酸浓度较高，是其他各种氨基酸浓度和的 4～200 倍。该期牛磺酸高需要量的原因是因为牛磺酸可通过与维生素 A 结合形成硫醚键增加维生素 A 的转运，从而在婴儿生长的关键期满足机体对维生素 A 的需求。动物研究试验也表明，牛磺酸和维生素 A 间有密切关系，膳食中缺乏牛磺酸时可观察到猫肝中维生素 A 浓度升高。患有适应性心脏肥大，甲状腺功能亢进症或未明确诊断的心血管疾病的猫，血浆中牛磺酸的浓度显著下降，尤其心脏肥大时血浆中牛磺酸的浓度最低，只有正常值的 38%；而患有心血管疾病的猫，其在血浆中牛磺酸浓度下降的同时，血浆中维生素 A 的浓度却比健康猫还高 15%～40%；对食物中已添加甲硫氨酸的大鼠若再补充 13-顺式视黄酸会导致肝中牛磺酸浓度的显著升高。

可以预测也可能存在其他的 tauret 类似物，如牛磺酸和视黄酸通过酰胺键连接形成的 all-trans N-retinoyl taurine，此结合物易于水解，可增加视黄酸在脂-水两相的溶解性，而易于进入细胞，也可能直接参与某些基因表达过程的调控。支持这一设想的证据如下：①牛磺酸可促进幼龄和老龄小鼠 T 细胞增殖；②0.1mM 牛磺酸孵育鸡 B 淋巴细胞可显著增加胸苷的合成和细胞的增殖反应；③牛磺酸可促进小鼠胚胎着床前的发育。

肝星形细胞约占大鼠肝细胞总量的 7%，约占人肝细胞总量的 9%，从 1994 年发现肝脏星形细胞是维生素 A 的储存库以来，此细胞内视黄醇、视黄醛、视黄酸这三种化合物与牛磺酸的比值一直是研究的热点。可把物种分为体内维生素 A 含量高和维生素 A 含量低的两类来研究这一比值，如研究肝星形细胞维生素 A 含量特别高的北极熊体内牛磺酸、tauret、 retinol taurine 和 N-retinoyl taurine 的浓度。人类精子和精液中牛磺酸和维生素 A 的浓度都较高，也可将其作为研究对象，或许精子和精液也有较高浓度的 tauret、retinolat taurine 和 N-retinoyl taurine。

难溶于水的维生素 A 类物质（视黄醇、视黄醛和视黄酸）可通过与牛磺酸结合形成类似于 tauret 的结合物（retinol taurine 和 N－retinoyl taurine），可能解释脂溶性物质在组织中是如何溶于水的。水溶性的维生素 A 牛磺酸类结合物在到达细胞内转运目的地后，再被离解生成游离的维生素 A 类。这种转运机制对维生素 A 类转运的重要性可能仅次于已知的依赖蛋白的转运系统。

六、神经系统和视觉系统发育

牛磺酸为正常生长和发育所必需，其可能起"生长调节因子"的作用。牛磺酸缺乏可能会引起运动和大脑发育减慢、生长迟缓以及视网膜退化。故牛磺酸已被添加到许多婴儿配方食品中。

研究证实，牛磺酸在出生前和出生后对中枢神经系统和视觉系统的发育起重要作用，关于其作用机制尚不十分明确。对灵长类动物，给予去牛磺酸膳食或饲料，可观察到视黄醛浓度改变、视敏度损伤和视网膜成像系统外层的超微结构改变，尤其在幼年动物，损伤更严重。在一些通过肠外营养给予不含牛磺酸营养物质或给予不含牛磺酸膳食处方的幼儿和儿童中，眼底检查和电生理检查也发现视网膜异常和脑干发育不成熟。

（一）神经系统

牛磺酸对神经细胞具有保护作用。低水平铅可引起动物行为发育异常和智力降低，牛磺酸能减少铅导致的神经细胞损伤，甚至使之维持正常，其原因可能与牛磺酸维持了血脑屏障的正常形态和功能，从而减少了铅的进入。高碘可使脑发育异常和智力障碍，牛磺酸对其有拮抗作用，可能与牛磺酸能促进 DNA 的合成、提高蛋白质的利用率、增加乙酰胆碱的含量。D-半乳糖能引起大脑脂褐质的积累，而脂褐质为神经元受损与老化的标志，牛磺酸能通过清除 D-半乳糖产生的过量自由基，使动物细胞和组织免受损害，维持大脑正常代谢，从而维持学习记忆能力。此外，牛磺酸还有拮抗谷氨酸诱导的升钙作用及过氧化氢对神经细胞的损伤。

牛磺酸还能促进神经细胞的增殖和分化，其对神经细胞间突触的形成具有明显的促进作用。其机制可能为牛磺酸通过影响第二信使系统 cAMP 实现的。此外，neuron specific enolase（NSE 或 14-3-2 蛋白）为神经分化成熟的分子学标志，牛磺酸对神经细胞 14-3-2 蛋白的合成具有明显的促进作用。再有，牛磺酸通过增强 c-fos 基因表达；增高海马和皮质内 β-内啡肽和精氨酸加压素的含量；激活神经细胞膜、线粒体及内质网上的钙泵，调节钙稳态以阻止细胞内钙的超载，从而保护神经细胞，发挥其增强学习记忆力等功用。

（二）视觉系统

牛磺酸对视觉系统发育的作用与维生素 A 密切相关，视觉的形成离不开 11-顺式视黄醛的作用。1975 年，首次发现牛磺酸对视觉的重要性，当时发现给予肝合成牛磺酸能力低的动物（猫或猴子）不含牛磺酸的膳食，或对视网膜合成牛磺酸缺陷的大鼠给予牛磺酸转运载体拮抗剂（胍基乙烷），都能使视网膜中牛磺酸浓度下降 50% 以上，并导致视网膜结构的严重损伤，损伤最严重的区域在视紫红质含量最高的区域。牛磺酸缺乏会导致大鼠感光物质视紫红质含量的显著下降和视网膜电流图中 a、b- 波振幅的衰减。

Pasantes-Morales 等在 1985 年和 1989 年两次经研究提出，牛磺酸和次牛磺酸对光诱导的青蛙视网膜杆外层结构的损伤有着强烈的保护作用，并且在给予实验动物牛磺酸缺乏的膳食时，视网膜杆外层结构易被破坏。

对牛磺酸缺乏导致严重的视网膜损伤有两种解释：其一，牛磺酸是视网膜中主要的渗透压调控成分，缺乏时会导致视网膜退化；其二，牛磺酸参与了维生素 A 类在光感受器和色素上皮间的转运，这一作用是通过水溶性、易离解的 tauret（all-trans retinylidene taurine，tauret：在牛磺酸的氨基和视黄醛的醛基间形成易离解的碳氮双键）进行的。研究表明，tauret 在眼睛各组织中是内源性的，并且也已证实眼睛各组织确实有合成 tauret 的能力；同时，11- 顺式 tauret 在视网膜杆外层结构中可生成视紫红质，并且接受光刺激后产生的游离态的全反式视黄醛有较高毒性，但它可通过与牛磺酸结合迅速被清除。从而阻止它对视网膜杆外层结构的损伤。因此，牛磺酸缺乏能导致视紫红质再生障碍和全反式视黄醛在视网膜杆外层结构的清除障碍，引致视网膜损伤以及视觉障碍。

七、抗氧化损伤

牛磺酸特有的分子结构使它通过抗氧化、清除毒素、渗透压调节、维持细胞膜稳定性以及调节细胞内钙离子的外流等作用来保护细胞。牛磺酸的前体（如半胱氨酸、半胱胺、亚牛磺酸）也具有抗氧化作用。研究表明，亚牛磺酸和半胱氨酸能自发地氧化，两者都是自由基和次氯酸的良好清除剂。亚牛磺酸和半胱氨酸还能减少丙二醛（malondialdehyde，MDA）的形成。研究表明，力竭运动后，心肌线粒体、红细胞和骨骼肌 SOD 活性下降，而补充牛磺酸后，小鼠肝、血浆、心肌匀浆中 SOD 活性明显提高。其机制可能与牛磺酸抗脂质过氧化，减少了清除脂质过氧化产物而消耗的 SOD，使酶的活性维持在一定水平。同样，牛磺酸对运动后 GSH 的活性也有明显作用，可能与牛磺酸保护组织免受氧化剂和自由基的攻击，抑制过氧化酶作用从而减少了 GSH 的消耗。四氯乙烯能通过对细胞膜脂质过氧化反应引起细胞损伤，而口服牛磺酸能显著降低四氯乙烯对鼠肝和肾的损伤。

八、抑制同型半胱氨酸与抗心肌细胞凋亡

（一）抑制同型半胱氨酸

同型半胱氨酸（homocysteine，Hcy）水平升高与心脑血管疾病、神经系统退行性疾病、糖尿病、妊娠高血压综合征、肝硬化以及慢性肾病等相关。研究发现，牛磺酸能抑制 Hcy 所致的线粒体还原型细胞色素 C 的损失；调节 Hcy 诱导的线粒体呼吸链的电子传递异常，抑制氧自由基的产生和释放，从而拮抗 Hcy 引起的组织和细胞损伤；并能调节 Hcy 诱导的内质网应激导致的蛋白折叠和修饰异常；抑制 Hcy 诱导的内皮细胞损伤、平滑肌细胞增殖和心肌细胞功能障碍，对上述组织器官起到保护作用，对相关疾病起到预防作用。

（二）抗心肌细胞凋亡

细胞凋亡过度是心血管疾病的重要发病机制。细胞凋亡发生机制尚未充分阐明，牛磺酸通过拮抗心肌细胞的氧化损伤、钙稳态失衡、线粒体损伤等，对心肌细胞凋亡的诱发阶段、凋亡信号转导阶段、凋亡相关基因激活和细胞凋亡的执行等各阶段发挥作用，从而控制心肌细胞的凋亡。

第三节　牛磺酸与相关疾病

牛磺酸具有多种生物学作用，与某些疾病的发生、发展及预防密切相关。在临床上，尝试将牛磺酸应用于心血管疾病、高胆固醇血症、眼部疾病、糖尿病、早老性痴呆等一系列疾病的预防与控制。一些研究者认为，应将补充牛磺酸作为糖尿病、冠心病等慢性疾病的辅助治疗。

一、心血管疾病

研究表明，在多种心血管疾病的治疗中补充牛磺酸是一安全、有效的措施。牛磺酸占心肌总游离氨基酸的一半以上，每天补充牛磺酸 $3 \sim 6g$，连续 $2 \sim 3$ 周，能降低血清胆固醇水平。牛磺酸有助于调控细胞内 Ca^{2+} 水平，保护心肌免受细胞内 Ca^{2+} 平衡失调所带来的损害，当有足够量的牛磺酸存在时，Ca^{2+} 诱导的心肌损伤显著减少。结果显示，牛磺酸有抗心率失常作用并将此作用归因于牛磺酸对 K^+ 跨膜转运的调控。牛磺酸能作用于其他多种离子通道和载体，故其作用可能是非特异性的。也有研究发现，牛磺酸有降血压作用，与其能增强心肌收缩力有关。

中性粒细胞的呼吸爆发和继之形成的氧应激，可导致心肌组织的再灌注损伤，牛磺酸的抗氧化性也使得它可以改善充血性心力衰竭的临床症状。日本的一项研究结果表明，与安慰剂对照组相比，牛磺酸可明显减轻充血性心力衰竭患者的呼吸困难、心悸、胸膜捻发音和水肿，还可增加患者的运动能力。

一项双盲安慰剂对照的交叉研究表明，牛磺酸是一个有效的抗心力衰竭辅助治疗药物，且无任何副作用。研究中将 14 名患有充血性心力衰竭的病人（9 男 5 女），根据呼吸困难程度、肺呼吸音、右心衰竭和胸膜异常状况记录每个病人的"心衰指数（heart failure score）"；试验期间病人继续服用洋地黄和（或）血管舒张药，试验组和对照组每天再分别服用 6g 牛磺酸或安慰剂，4 周后有 2 周的间断期（wash-out period），然后再分别给以安慰剂或牛磺酸，试验前、中、后分别记录病人的"心衰指数"和其他基本数据。结果显示，服用牛磺酸组心衰指数由 5.8 ± 0.7 下降为服用后的 3.7 ± 0.5（$P < 0.001$）；安慰剂组服用期间未见显著改变；牛磺酸服用期间的有效率为 79%（11/14），而安慰剂服用期间的有效率为 21%（3/14）；安慰剂服用期间有 4 个病人病情恶化，而牛磺酸服用期间未见有恶化病例（$P < 0.05$）。

制备充血性心力衰竭的动物模型，用此模型研究牛磺酸是否能提高充血性心力衰竭的生存率。采用外科损伤 Albino 兔的主动脉瓣前尖导致主动脉回流，再按 $100mg/(kg\ bw)$ 分别给予牛磺酸或安慰剂，结果接受安慰剂的主动脉回流组 8 周累计死亡率是 52%（12/23），而牛磺酸组为 11%（1/11）（$P < 0.05$）。结果表明，牛磺酸能延缓主动脉回流所致充血性心力衰竭的迅速恶化，从而可延长期望寿命。

牛磺酸对心力衰竭作用的可能机制：①牛磺酸有利钠作用和利尿作用，这可能是通过它在肾的渗透压调控作用、对心房利钠因子分泌的调控作用和对抗利尿激素释放的调控作用来实现的，然而需要进一步明确的是给予牛磺酸是否确实会促进心衰病人的水盐排泄；②牛磺酸有一弱的增强心肌收缩力作用，这一作用可能是通过调控 $[Na^+]$ I 和 Na^+/Ca^{2+} 交换电流实现的，尽管牛磺酸的这一作用在人体组织中未获验证，但在人类衰竭心脏中往往伴有主

要 Ca^{2+} 转运缺陷；③牛磺酸可减弱血管紧张素Ⅱ对 Ca^{2+} 的转运、蛋白质合成的作用和血管紧张素Ⅱ介导的信号转导，通过这一机制，牛磺酸可能会减弱血管紧张素Ⅱ的诸如诱导心脏肥大、容积超负荷、心肌再构建等众多副作用。而血管紧张素转换酶抑制剂是治疗充血性心力衰竭的一线药物，所以牛磺酸的这一作用在临床上可能非常有用。

在低 Ca^{2+} 浓度和钙超负荷时牛磺酸都表现出一定的心血管保护作用。因此，尽管牛磺酸对离子通道和心肌细胞的作用非常复杂，但对口服补充牛磺酸的复杂作用的探索可能会揭示这一含硫氨基酸的效果。

二、视网膜退化

视网膜含有极高浓度的牛磺酸。在视网膜处于生理水平的牛磺酸对维持视细胞的结构和功能正常具有重要作用。已发现猫体内牛磺酸缺乏能损伤视锥细胞（感光细胞），导致持续的视网膜退化。也有人认为，无色素沉着的色素性视网膜炎可能与牛磺酸代谢异常有一定关系。视网膜中的牛磺酸具有调控渗透压、稳定细胞膜和钙离子浓度，阻止暴露于氧化剂后的脂质过氧化和清除自由基起到抗氧化剂的作用。有研究表明，完全胃肠道外营养的婴儿、儿童血浆中牛磺酸浓度降低，一些儿童伴发视网膜结构、功能异常，补充牛磺酸后有所改善。有研究发现，适当补充牛磺酸和微量营养素能有效提高低照度作业人群夜间视觉。

三、糖尿病

胰岛素依赖型糖尿病人血浆和血小板内牛磺酸水平均下降，但通过口服补充牛磺酸能使二者升至正常。并且，诱导这类病人血小板凝集所需要的花生四烯酸的量要少于正常人，补充牛磺酸能逆转这一状况，减少血小板的凝集。体外试验表明，牛磺酸能减少糖尿病人血小板的凝集，并呈剂量依赖关系，而对正常人血小板的凝集作用则无影响。

牛磺酸能影响血糖和胰岛素水平，膳食补充牛磺酸能有效改善胰岛素依赖型糖尿病病人的并发症。其作用机制尚待证实，可能是通过增加糖原合成或影响胰岛β细胞的功能发挥作用。

四、早老性痴呆

有学者将早老性痴呆病人特异性记忆力丧失归因于其体内神经递质——乙酰胆碱含量的下降和牛磺酸代谢的改变，严重痴呆病人也见有脑脊液中牛磺酸浓度下降。动物实验研究表明，补充牛磺酸能提高脑组织中乙酰胆碱水平。但对早老性痴呆病人进行牛磺酸补充的研究报道少见。在临床上，对早老性痴呆病人补充牛磺酸的辅助治疗措施已被采用。

五、肝疾病

在一项双盲随机对照研究中，对胆红素显著升高的急性肝炎病人补充牛磺酸 4g/d，分3次餐后服用。一周后，牛磺酸补充组病人的胆红素、总胆汁酸、胆汁中甘氨酸/牛磺酸比值与对照组相比均显著下降，黄疸期也显著缩短。对接受熊去氧胆酸治疗的胆固醇结石病人，补充牛磺酸可能也有一定效果，牛磺酸与熊去氧胆酸的结合物溶解胆固醇的能力比甘氨酸结合物的溶解能力强，对胆汁酸池中胆固醇的减少可能有一定作用。

六、其他疾病

研究证实，牛磺酸和 acamprosate（一种合成的牛磺酸类似物）对酒精依赖病人有临床疗效。在一些国家 acamprosate 已被批准为治疗酒精中毒的辅助用药。另外，牛磺酸还被尝试用于胆囊纤维化及减轻癫痫病人的症状中，已观察到一定的效果。

目前，牛磺酸的应用已由最初的药用为主，转向以食品类添加剂和营养保健品为主。我国于 1990 年正式批准牛磺酸作为食品添加剂，允许添加到乳制品、饮料、调味品和豆制品中。随着国内人民生活水平和健康知识的提高，牛磺酸作为保健食品和食品强化剂将逐步被食品饮料生产企业和消费者认识和接受。其可被添加的领域包括乳制品、饮料、复合味精、豆制品、滋补品、营养液，还能用于水产、动物养殖饲料添加剂、洗涤剂中间体和化学试剂等方面。新近研究发现，墨鱼、海扇贝和海藻等海产品中含有的牛磺酸有助于头发的健康生成，这意味着牛磺酸的研究和应用将扩展到化妆品领域。

（郭红卫）

参考文献

[1] Chen W，Guo JX，Chang P. The effect of taurine on cholesterol metabolism. Mol Nutr Food Res，2012，56（5）：681-690

[2] Shivaraj MC，Marcy G，Low G，et al. Taurine induces proliferation of neural stem cells and synapse development in the developing mouse brain.PloS One，2012，7（8）：e42935

[3] Ito T，Schaffer SW，Azuma J，The potential usefulness of taurine on diabetes mellitus and its complications. Amino Acids，2012，42：1529-1539

[4] Satoh H，Sperelakis N. Review of some actions of taurine on ion channels of cardiac muscle cells and others. Gen Pharmacol，1998，30（4）：451-463.

[5] Petrosian AM，Haroutounian JE. Taurine as a universal carrier of lipid soluble vitamins：a hypothesis. Amino Acids，2000，19：409-421

[6] Ochoa-de la Paz LD，Martínez-Dávila IA，Miledi R，et al. Modulation of human GABArho1 receptors by taurine. Neurosci Res，2008，61（3）：302-308

[7] Schaffer SW，Lombardini JB，Azuma J. Interaction between the taurine and angiotensin Ⅱ .Amino Acids，2000，8（4）：305-318.

[8] Lanbert IH，Kristensen DM，Holm JB，et al. Physiological role of taurine from organism to organelle. Acta Physiol，2015，213：191-212.

[9] 林晓明 . 高级营养学 . 北京：北京大学医学出版社，2004.

第七章 植物化合物

植物化合物（phytochemicals）也称植物化学物，广义上是指天然存在于植物中的化合物。但从人类营养学角度，其指人体必需营养素之外的、天然存在于植物性食物中的、具有一定生物学活性并有益于人体健康和相关疾病预防的化合物。这些化合物不一定是人类生命活动、人体生理功能与代谢过程中所必需的，但是对人类健康有益，甚至有些植物化合物有着十分重要的作用，如预防人类某些疾病。植物化合物的种类很多，对其分类的方法也有多种，如按照它们的化学结构或按照其功能特点进行分类等，但至今尚未统一。有学者将其归类为类胡萝卜素、植物固醇、皂苷、芥子油苷、多酚类、蛋白酶抑制剂、单萜类、植物雌激素、含硫化合物、植酸等。也有学者按其化学结构将其分为酚类（如花色苷、大豆异黄酮、原花青素、白藜芦醇、姜黄素），萜类（如番茄红素、叶黄素、植物甾醇），含硫化合物（如大蒜素、硫辛酸、异硫氰酸盐）等。但无论按哪种分类方法，本章将对其中与人类健康密切相关、比较重要和应用比较广泛的几种植物化合物具体阐述，包括 β- 胡萝卜素、叶黄素、番茄红素、花色苷、大豆异黄酮、植物雌激素及植物甾醇等。

第一节 β- 胡萝卜素

β- 胡萝卜素（β-carotene）是类胡萝卜素中的胡萝卜素类，为广泛存在于绿色和橙黄色蔬菜、水果中的一类天然色素。19 世纪初，人类首次在胡萝卜根中发现 β- 胡萝卜素。20 世纪初，发现 β- 胡萝卜素与维生素 A 之间可能存在关系，并提出维生素 A 原这一概念。至 1928 年，发现一分子的 β- 胡萝卜素在体内酶解作用下可转变为 2 分子维生素 A，被认为是人体维生素 A 的主要来源。到 20 世纪中期，人类首次成功地合成了 β- 胡萝卜素。之后，研究进展迅速，陆续发现其具有的多种生物学作用。目前，β- 胡萝卜素是应用最广泛的天然食品着色剂之一，被许多国家批准为食用色素。β- 胡萝卜素作为食品添加剂和营养补充剂，已被 FAO/WHO 食品添加剂联合专家委员会（Joint FAO/WHO Expert Committee on Food Additives Food，JECFA）推荐并被认定为 A 类营养色素，在世界 52 个国家和地区获准应用。近些年来，β- 胡萝卜素对人体的功效和相关疾病的预防，如对视觉保护、抗氧化、免疫调节以及预防癌症的发生发展等备受关注和重视。

一、结构与理化性质

（一）结构

β- 胡萝卜素的分子式是 $C_{40}H_{56}$，相对分子质量为 536.88。分子结构是一条含 40 个碳原子的长链，在主链上单双键交替，形成有 9 个共轭双键的多烯链，并被四个甲基修饰，属四萜类化合物。分子两端各有 1 个 β- 紫罗酮环，碳链中心断裂可生成 2 分子的维生素 A。由于双键的顺反异构，使 β- 胡萝卜素存在多种异构体，主要有全反式、9- 顺式、13- 顺式等（见图 7-1-1）。不同异构体的生理活性存在一定差别，全反式 β- 胡萝卜素的维生素 A 原的活力最强，9- 顺式和 13- 顺式 β- 胡萝卜素的维生素 A 原的活力分别只有全反式 β- 胡萝卜素的 53% 和 38%。

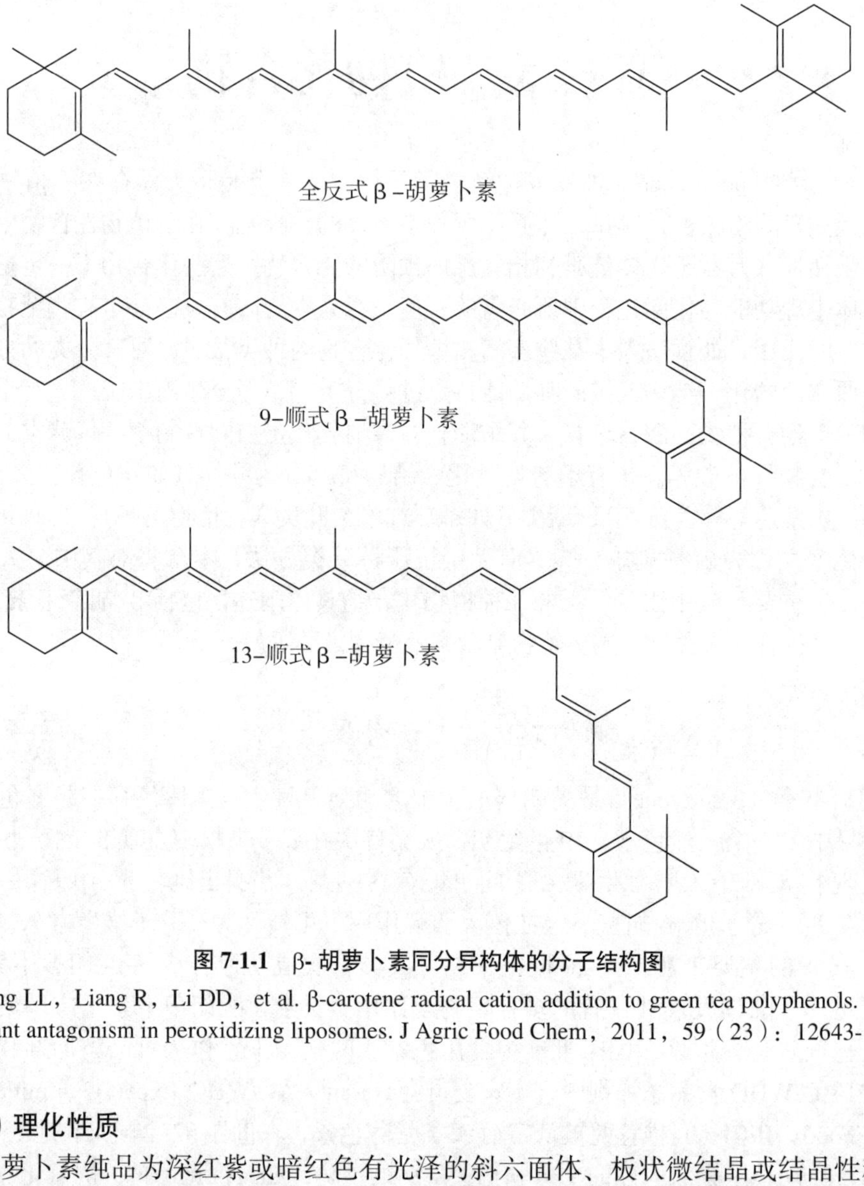

全反式β-胡萝卜素

9-顺式β-胡萝卜素

13-顺式β-胡萝卜素

图 7-1-1 β-胡萝卜素同分异构体的分子结构图

[引自：Song LL，Liang R，Li DD，et al. β-carotene radical cation addition to green tea polyphenols. Mechanism of antioxidant antagonism in peroxidizing liposomes. J Agric Food Chem，2011，59（23）：12643-12651.]

（二）理化性质

β-胡萝卜素纯品为深红紫或暗红色有光泽的斜六面体、板状微结晶或结晶性粉末。有轻微异臭或异味。其为脂溶性化合物，易溶于二硫化碳、苯、氯仿、己烷及植物油，不溶于水、丙二醇、甘油、酸、碱等，几乎不溶于甲醇和乙醇。β-胡萝卜素对光、热和氧不稳定，遇氧容易氧化，在热、离子和光作用下容易发生异构化。β-胡萝卜素的分子结构中具有多个共轭双键，共轭双键生色团具有光吸收的性质，使其溶液在可见光下呈现绚丽的橙黄色。

（三）来源

β-胡萝卜素按其来源不同可分为天然 β-胡萝卜素和化学合成 β-胡萝卜素两大类。因其化学性质不稳定，分离比较困难，故目前使用的 β-胡萝卜素大部分是化学合成品。β-胡萝卜素可通过从植物中提取、微生物发酵（生物合成）和化学合成三种方法获得。

化学合成法是采用有机化工原料，人工合成 β-胡萝卜素的方法。该法生产的 β-胡萝卜素成本低，但合成的 β-胡萝卜素几乎完全是反式异构体形式，不具备天然 β-胡萝卜素的许多生理功能，如不能完全被人体吸收，对人体可能有一定的副作用，因而难以被更多人接受。

生物合成法是利用培养的微生物，如丝状真菌、红酵母等在其体内合成β-胡萝卜素，然后经微生物体内分离得到β-胡萝卜素的一种方法。采用微生物法生产的β-胡萝卜素，可不受季节和气候变化的限制，能连续大规模地工业化生产，因此，成本低且具有较好的应用前景。

天然提取法是从天然植物或植物原料，如胡萝卜、盐藻等经加工处理后的下脚料中，采用有机溶剂萃取β-胡萝卜素的一种方法。天然β-胡萝卜素除具有全反式构型外，还含有程度不同的9-顺式和15-顺式构型，其中9-顺式β-胡萝卜素在抗遗传毒性中起着关键作用，具有较强的抗氧化、抗染色体畸变等生物活性。

由于β-胡萝卜素分子中存在多个共轭双键，易异构、氧化和降解，限制了β-胡萝卜素的应用。为了有效地避免由此而产生的副作用，提高β-胡萝卜素的稳定性，人们对食品和饲料中的β-胡萝卜素的稳定性进行了研究。目前，国内外主要用β-环糊精包合β-胡萝卜素法以提高其稳定性、溶解度和生物利用度。近年来，采用酪蛋白-葡聚糖交联共聚物制备β-胡萝卜素纳米粒，利用β-胡萝卜素的疏水性与酪蛋白构成纳米粒的核心，而亲水性的葡聚糖外壳使纳米粒在水中有良好的稳定性，β-胡萝卜素纳米粒粒径在80 nm以下，且粒径分布较窄，该体系提高了β-胡萝卜素在储存期间的物理稳定性。

我国已具有良好的耐热、耐酸、耐盐稳定性的微乳液和液晶作为β-胡萝卜素的载体进行包裹封闭，不仅解决了β-胡萝卜素的稳定性和水溶性问题，而且减少了贮存过程中的损失，制备过程简单，成本低，经济实用。

二、消化、吸收与代谢

（一）消化与吸收

人类与动物可从植物中摄入β-胡萝卜素。膳食β-胡萝卜素在胃肠道消化酶的作用下，从蛋白质复合物中分离出来，在十二指肠与其他脂类物质一起经胆汁乳化后形成乳糜微粒，然后移行至小肠壁刷状缘吸收细胞，由小肠黏膜上皮细胞吸收。

低脂饮食时（如膳食脂肪仅占总热量7%），β-胡萝卜素的吸收仅为5%，添加油脂可使吸收率提高到50%。研究证明，添加游离脂肪酸可显著促进β-胡萝卜素的吸收，且油酸促进吸收的作用最大。β-胡萝卜素的吸收是一个被动扩散过程，呈浓度依赖性，主要通过肠系膜乳糜淋巴管吸收进入静脉。被小肠吸收的β-胡萝卜素在小肠黏膜细胞内被代谢转化为维生素A，余下未发生变化的β-胡萝卜素进入静脉。

因小肠环境是水液态的，故含β-胡萝卜素的油类需要转变为微胶粒溶液，才能被较好地吸收。胆汁乳化脂肪，使脂肪变成小的胶粒，易在小肠的液态环境中吸收，从而促进溶解在脂肪中的β-胡萝卜素的吸收。Salvia-Trujillo L认为，当β-胡萝卜素溶于胶体溶液，在无胆汁存在时，β-胡萝卜素既不能被吸收也不能发生断裂生成酯，说明胆汁不仅起到肠腔助溶作用，而且参与了β-胡萝卜素的断裂、酯化和吸收的全过程，且胆汁促进β-胡萝卜素的吸收无种间特异性。

（二）转运与代谢

在小肠上皮细胞内被吸收的β-胡萝卜素，部分经15, 15'-双加氧酶在中央或一侧裂解后转化为维生素A满足机体的需要。未被转化为维生素A的β-胡萝卜素进入血液继续转运。

在双加氧酶催化下，一分子氧加入 β- 胡萝卜素分子的双键中，分解为两个分子的视黄醛，继而在视黄醛还原酶的催化下转化为视黄醇；反之，后者可在乙醇脱氢酶的作用下氧化为视黄醛（见图 7-1-2）。理论上讲，1mol β- 胡萝卜素应转化为 2 mol 维生素 A，但由于 β- 胡萝卜素的吸收率远低于维生素 A，试验证明，6μg β- 胡萝卜素才相当于 1μg 维生素 A。因此，膳食中维生素 A 的实际摄入量应采用视黄醇当量（retinol equivalent，RE），即：视黄醇当量（μg RE）= 视黄醇（μg）+0.167×β- 胡萝卜素（μg）。

虽然，β- 胡萝卜素转化为维生素 A 的场所主要在小肠，大部分 β- 胡萝卜素在吸收进入小肠上皮细胞后，即被转化为维生素 A 进入血液。体外试验研究证实，肝、脂肪组织、肺、肾等非肠道场所也有转化 β- 胡萝卜素为维生素 A 的能力。Novotny J 等用数学模型分析 β- 胡萝卜素代谢的血流动力学时发现，肝也可作为 β- 胡萝卜素的转化器官。经肠道被吸收的 β- 胡萝卜素和乳糜微粒一起释放进入淋巴系统和血液循环，以低密度脂蛋白（low density lipoprotein，LDL）为载体转运到肝，部分可转化为维生素 A，其余 β- 胡萝卜素贮存于肝；而以 LDL 和高密度脂蛋白（High-density lipoprotein，HDL）为载体的 β- 胡萝卜素可被肝外组织摄取并贮存；未被吸收的 β- 胡萝卜素则随粪便排出体外。人体摄入标记的 β- 胡萝卜素后，3 ～ 7 小时内吸收率可达到 9% ～ 17%，其中 80% 以乳糜微粒的形式出现于胸导管淋巴中，大约 30% 为未经任何改变的 β- 胡萝卜素，其余转变为视黄醇酯，以棕榈酸酯为主。

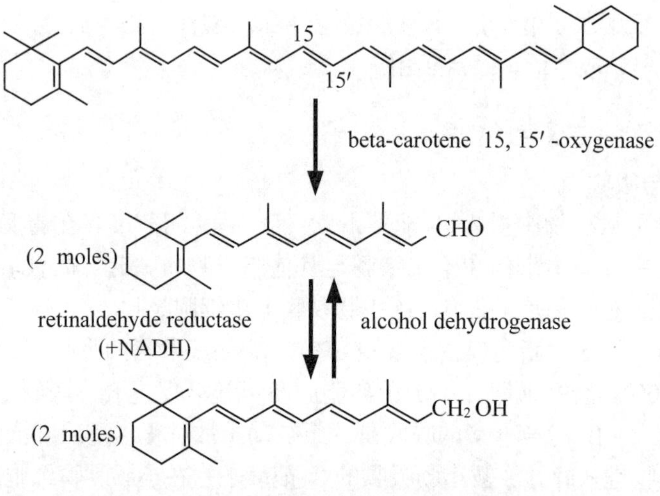

图 7-1-2　β- 胡萝卜素吸收转化为视黄醇的途径

[引自：Lakshman MR，Mychkovsky I，Attlesey M. Enzymatic conversion of all-trans-beta-carotene to retinal by a cytosolic enzyme from rabbit and rat intestinal mucosa. Proc Natl Acad Sci USA，1989，86（23）：9124-9128.]

（三）影响 β- 胡萝卜素吸收与代谢的因素

β- 胡萝卜素的吸收与代谢受多种因素影响，主要见于以下方面：

1. 膳食维生素 A　膳食中维生素 A 的含量能影响 β- 胡萝卜素的吸收。研究显示，当饲料中维生素 A 水平较低（14μg/d）时，喂养的小鼠其胡萝卜素双加氧酶活性为饲喂高水平维生素 A 饲料（175μg/d）小鼠的 2 倍，表明 β- 胡萝卜素向维生素 A 的转化活性提高。当维生素 A 缺乏时，小肠上皮细胞吸收 β- 胡萝卜素能力下降，但总的 β- 胡萝卜素吸收量却上升，表明维生素 A 缺乏可引起 β- 胡萝卜素的净吸收率增加。

2. 含氧类胡萝卜素　含氧类胡萝卜素（如叶黄素、番茄红素等）与 β- 胡萝卜素之间存在着拮抗或协同作用，结局与二者的含量和比例相关。在与血浆脂蛋白结合的过程中，叶黄素与 β- 胡萝卜素相互竞争载体，当摄入 β- 胡萝卜素与叶黄素的比例为 1 : 2（菠菜及花椰菜中两者为该比例）时，叶黄素可明显抑制肠道黏膜细胞对 β- 胡萝卜素的摄取与裂解；如果食用等量叶黄素和 β- 胡萝卜素混合物，叶黄素亦可明显抑制 β- 胡萝卜素的吸收与转化；但随着 β- 胡萝卜素含量比例的增加，叶黄素的抑制作用逐渐减弱。而当两者的比例为 2 : 1 时，叶黄素对 β- 胡萝卜素则未表现出明显的抑制作用。

3. 蛋白质　蛋白质水平也影响 β- 胡萝卜素的吸收，蛋白质水平的提高有利于 β- 胡萝卜素断裂为视黄醛，从而有利于维持 β- 胡萝卜素梯度扩散。膳食中充足的粗蛋白质可提高 β- 胡萝卜素加双氧酶的活性。

4. 其他　膳食纤维（如果胶）、适宜的 Fe^{2+}、维生素 E、含 -SH 基的物质（如谷胱甘肽、硫醇等），均有利于 β- 胡萝卜素加双氧酶活性的正常发挥。锌是视黄醇还原酶的必需成分，锌缺乏可导致视黄醇还原酶活性下降，从而减少 β- 胡萝卜素向维生素 A 的生物转化。抗甲状腺药物可降低大鼠肝分解 β- 胡萝卜素的比率。吸烟、饮酒及体重等因素也可影响 β- 胡萝卜素的生物利用率。

三、生物学作用

β- 胡萝卜素不仅是体内维生素 A 的重要来源，而且具有抗氧化损伤、提高机体免疫力、视觉保护及预防癌症等多种生物学作用。

（一）维生素 A 的前体

维生素 A 是人体必需的脂溶性维生素。β- 胡萝卜素作为维生素 A 的前体，被人体吸收后可转化为维生素 A。其结构特征是具备较高维生素 A 活性的类胡萝卜素分子，因而，是高活性的维生素 A 原。

目前认为，β- 胡萝卜素在哺乳动物小肠内转化为维生素 A 的机制，存在着 β- 胡萝卜素分子的中心裂解（central cleavage）和偏心裂解（excenitric cleavage）两条途径。中心裂解方式指通过小肠黏膜中的可溶性 15，15' 双加氧酶（15，15'-dioxygenase）裂解其分子的中心双键。20 世纪中期，研究者通过对大鼠的试验研究发现，β- 胡萝卜素向维生素 A 的转变是由存在于小肠黏膜和肝中的一种可溶性 15，15' 双加氧酶（15，15'-dioxygenase），通过一种假定的横跨 β- 胡萝卜素分子中间 15，15' 双键上的双氧四环结构媒介物完成的。随后使用仓鼠肠黏膜的酶制备物作为 β- 胡萝卜素裂解酶活性来源，通过体外孵育观察到 1 molβ- 胡萝卜素可以裂解生成 1.5 ～ 2 mol 视黄醛，证明了 β- 胡萝卜素中心裂解途径的转化机制。在此反应中，分子氧与 β- 胡萝卜素分子的 2 个中心碳原子反应，一分子 β- 胡萝卜素经中心双键裂解形成 2 分子视黄醛，后者可被还原为视黄醇或被进一步氧化成视黄酸。然而，这种 15，15'- 双加氧酶的特异性活性很低，家兔或大鼠小肠黏膜 β- 胡萝卜素转化为视黄醇的效率仅为 7.4%。目前，中心裂解机制被认为是 β- 胡萝卜素形成维生素 A 的主要途径，也是其他类胡萝卜素形成维生素 A 的途径。

β- 胡萝卜素偏心裂解途径可将 β- 胡萝卜素转变为不同链长的 β- 脱辅基 - 胡萝卜醛，再被氧化为相应的 β- 脱辅基 - 胡萝卜酸，之后通过一个类似脂肪酸 β- 氧化的过程，逐步转化为视黄酸。1976 年，从饲喂 β- 胡萝卜素鸡的小肠中分离出了数量较多的 β- 脱辅基胡萝卜醛和视黄醛，后来又进一步发现，将 β- 脱辅基 -8' - 胡萝卜醛喂养大鼠，能很快被氧化为 β- 脱辅基 -8' -、10' - 和 12' - 胡萝卜酸，并导致肝中相当数量的视黄酰酯沉积。随后，研究发现，在大鼠小肠内，β- 胡萝卜素可不经过转变成视黄醛而被直接转化为视黄酸。由此可见，中心裂解途径主要形成维生素 A，而偏心裂解途径则将 β- 胡萝卜素转变成具有生物学作用的其他氧化产物。两条途径可能受到完全独立的调节，并发挥不同作用。

β- 胡萝卜素作为维生素 A 的重要来源，其在人体内的转化效率备受关注。2001 年，美国营养界专家在提出的营养素推荐摄入量中，将 β- 胡萝卜素转化为维生素 A 的比值调整为：12μg 膳食 β- 胡萝卜素相当于 1μg 视黄醇，即转化系数（β- 胡萝卜素：视黄醇）为 12：1。不同人群 β- 胡萝卜素转化效率可能不同，中国中青年人群的平均转化系数为 7：1。目前认为，该转化系数与性别（男性高于女性）、BMI（BMI 低者转化系数高于 BMI 较高者）等有关，对此尚需进一步研究证实。

（二）抗氧化作用

正常情况下，机体处于氧化和抗氧化的动态平衡中。过量的自由基，特别是活性氧自由基（reactive oxygen species，ROS），可攻击 DNA、脂质、糖等生物大分子，导致 DNA 氧化损伤、脂质过氧化反应、细胞膜结构和功能损伤等，进而诱发相关疾病的发生，如心血管疾病、肿瘤、畸形以及衰老等。β- 胡萝卜素是机体抗氧化防御系统中非酶系统（维生素 A、E、C、β- 胡萝卜素等）的重要组成部分，发挥着重要的抗氧化作用。

β- 胡萝卜素抗氧化作用主要为淬灭 $^1O_2$ 与激发态氧（单线态氧）为基态氧。其作用机制，因其分子中有多个共轭双键的特殊结构，可从 $^1O_2$ 与激发态氧获得能量，并使 $^1O_2$ 与激发态氧转为基态氧。在此过程中，β- 胡萝卜素转变为激发态。激发态的 β- 胡萝卜素可能以共振态保持本身稳定，而且由于 β- 胡萝卜素的激发态与基态之间存在一些相近的能级，有利于通过与溶媒分子的微小接触而将激发态能转化为热能。据报道，一分子的 β- 胡萝卜素至少可以淬灭 1000 个分子的 $^1O_2$。如果在油脂中，其淬灭 $^1O_2$ 的效能更高。因此，β- 胡萝卜素可与细胞膜脂质双分子层的不饱和脂肪酸结合，保护脂膜免受过氧化损伤。

烹调油烟、吸烟形成的烟雾和一氧化氮（NO）等是室内主要空气污染物之一，能诱发肺组织损伤，是呼吸道疾病和肺癌发生的危险因素。β- 胡萝卜素可提高肺泡巨噬细胞膜流动性，降低肺过氧化脂质含量，有效地抑制其诱导的氧化损伤。

β- 胡萝卜素作为脂类抗氧化剂的生物学机制比较复杂，具有多重性：有时表现为直接抗氧化；有时可表现为原氧化作用。β- 胡萝卜素能灭活 $^1O_2$，保护生物体免受 $^1O_2$ 损伤的机制很大程度上依赖物理淬灭，化学反应仅占整个作用的 0.05%。其生物活性既表现为阻断脂质过氧化链式反应的抗氧化活性，同时又存在潜在的原氧化作用。在低氧分压状态下，表现为抗氧化作用；而在高氧分压下，则转为原氧化作用，且氧化速率随浓度增高而加快，其中的机制尚不十分明确，有待进一步研究。

（三）增强免疫力

人体免疫系统经常会产生一定量的活性氧自由基（ROS），过量的 ROS 可破坏细胞膜、细胞蛋白和核酸等生物大分子，影响机体的细胞免疫和体液免疫功能。β- 胡萝卜素的补充可提高试验动物白细胞总数、粒细胞数和中性粒细胞百分数以及 CD_4 计数，有效提高 IgG 水平，并使疫苗注射的反应增强。给予反复呼吸道感染的患儿连续服用 β- 胡萝卜素 3 个月后，血清免疫球蛋白、CD_3、CD_4、CD_4/CD_8 均高于治疗前，患儿呼吸道感染次数减少，总有效率可达 93.5%。研究显示，β- 胡萝卜素能够明显提高吸烟者、免疫系统受到辐射后发生损伤者、机体免疫功能低下者以及艾滋病感染者的免疫功能。

研究认为，β- 胡萝卜素可通过以下途径增强机体免疫功能：①增加免疫系统中 B 细胞的活力，B 细胞能在机体内循环，以增强机体抵御外源入侵的病原体；②提高辅助性 T 细胞 CD4 的功能，以协助 B 细胞产生抗体，并提高其他免疫组分的活性；③增加嗜中性粒细胞的数目，以消除病原菌；④增加自然杀伤细胞（NK）的数目，以清除机体内被感染的细胞或癌细胞。

（四）预防癌症

近些年来，有研究显示，β- 胡萝卜素可能降低或改善罹患某些癌症的危险性。但亦有不同的研究结果，对此应进一步地研究证实。

经队列研究、病例 - 对照研究以及 Meta 分析的结果显示，β- 胡萝卜素可降低肺癌、食管癌、胃癌、结肠、直肠癌以及乳腺癌等发生的风险。如测定血清 β- 胡萝卜素水平的前瞻性研究发现，胃癌患者的血清 β- 胡萝卜素水平的基线值比一般健康人群水平低，且胃癌发生率与血清 β- 胡萝卜素水平呈中度负相关，后者可促进胃癌细胞的凋亡。又如，结肠癌患者血清 β- 胡萝卜素水平低于非结肠癌的对照组。β- 胡萝卜素摄入量与绝经后女性乳腺癌的危险性呈负相关，β- 胡萝卜素摄入量较高者死于乳腺癌的危险性较低。表明摄入 β- 胡萝卜素有保护人体组织器官，降低发生癌症的危险性，能够起到预防癌症发生的作用。

关于包括 β- 胡萝卜素在内的类胡萝卜素预防癌症的作用机制，最重要的可能是其抗氧化能力，类胡萝卜素作为单线态氧（singlet oxygen）的有效灭活剂，能直接清除自由基；其次，可能涉及视黄醇对上皮细胞分化的调节作用，癌细胞的特点之一是上皮细胞分化异常，而足够的维生素 A（来自 β- 胡萝卜素）有益于上皮细胞正常地分化，从而预防和避免癌变发生；第三，类胡萝卜素涉及对细胞内通讯间隙连接的上调，这一过程可能是由类胡萝卜素诱发的基因表达来介导的。研究显示，β- 胡萝卜素、叶黄素、番茄红素、α- 胡萝卜素均有此效应。

总之，摄入 β- 胡萝卜素含量丰富的蔬菜和水果的人群，罹患癌症的危险性较小，在癌症高发区域的人群中，其血浆 β- 胡萝卜素的浓度较低。关于 β- 胡萝卜素与癌症发生发展的关系尚需更充足的证据。

（五）视觉保护作用

β- 胡萝卜素的视觉保护作用是通过维生素 A 来实现的。维生素 A（视黄醇）对维持人体正常视觉特别是暗视觉起着关键性作用。维生素 A 参与人视网膜视杆细胞内视紫红质的合成与再生，以维持正常的暗视觉。在视杆细胞内存在感受暗光物质视紫红质，它是 11- 顺式视黄醛与视蛋白相结合的复合物，11- 顺式视黄醛由体内视黄醇经异构、氧化转变生成。视紫红质对光敏感，光能将其漂白，当接受明光照射时，其中的 11- 顺式视黄醛转变为全反式视黄醛，此时与视蛋白分离，视紫红质被大量分解，当进入暗处时，不能看清暗处物体。而足量的全反式视黄醛，能被异构酶异构为 11- 顺式视黄醛，与视蛋白结合再生为视紫红质，则恢复对暗光的敏感性，在一定照度下的暗处能够看清物体称为"暗适应"（dark adaptation）。在一定条件下，暗适应快慢取决于体内维生素 A 含量。当维生素 A 缺乏时，视杆细胞内视紫红质合成减少，暗适应时间延长，严重缺乏维生素 A 时，将引起夜盲症。只有摄入充足的维生素 A，视紫红质浓度才能正常并发挥其作用。β- 胡萝卜素是重要的维生素 A 原，故对视觉健康十分重要。相关的研究表明，人群长期摄入 β- 胡萝卜素含量丰富的食物时，视网膜黄斑变性、白内障发病率较低。

（六）色素添加剂

β- 胡萝卜素色泽鲜艳、着色力强、安全无毒，是食品、医药和化妆品的天然色素添加剂，被广泛应用。在我国和其他国家，如挪威、瑞典、瑞士、美国等多个国家的政府有关法规中得到批准和公认。尽管 β- 胡萝卜素是脂溶性化合物，但目前已研制出其乳浊液和细小的胶体微粒，这使它们在亲水性食品中亦有很好的分散效果。β- 胡萝卜素作为天然色素，广泛应用于乳制品、脂肪制品、糖果、烘烤类食品的制作。在食品的 pH 范围内，β- 胡萝卜素具有良好的稳定性，是一种较佳的色素添加剂。

四、食物来源与建议摄入量

（一）食物来源

β- 胡萝卜素广泛存在于植物性食物中，如绿色蔬菜、甘薯、胡萝卜、木瓜、芒果等均存在丰富的 β- 胡萝卜素。β- 胡萝卜素含量较丰富的食物，见表 7-1-1 。

表 7-1-1　β- 胡萝卜素含量较丰富的食物

名称	含量（μg/100g）	名称	含量（μg/100g）
胡萝卜（脱水）	51070	莴苣	3484
葡萄叶	16194	菊苣	3430
羽衣甘蓝	9226	菊苣叶	3430
甘薯	8509	南瓜	3100
胡萝卜	8285	百里香	2851
小胡萝卜	6391	大白菜	2681
绿芥菜	6300	细香葱	2612
菠菜	5626	薄荷	2133
欧芹	5054	蕨菜	2040
莴苣叶	4443	罗马甜瓜	2020
东南瓜	4226	辣椒（红）	1624
水芹	4150	菊花	1380
宽叶羽衣甘蓝	3842	杏	1094
瑞士甜菜	3647	大葱	850
苋菜叶	3510	冬南瓜	820

[引自：宋新娜，汪之顼 . 美国的食物类胡萝素含量数据 . 国外医学·卫生学分册，2007，34（3）：182-187.]

（二）建议摄入量

目前，我国尚未专门制定 β- 胡萝卜素的膳食推荐摄入量（recommended nutrient intake，RNI），但其作为重要的维生素 A 原，可根据维生素 A 的 RNI 推算 β- 胡萝卜素的摄入量。为了准确评估膳食维生素 A 的活性，将植物性食物中的维生素 A 原类胡萝卜素换算为视黄醇活性当量（retinol activity equivalents，RAE）来表示，采用 μgRAE 表示膳食中维生素 A 原类胡萝卜素的维生素 A 活性时，所得数值仅为 μgRE 数值的一半。认为 1μgRAE = 3.33IU 维生素 A 活性 = 12μg 膳食全反式 β- 胡萝卜素。中国居民膳食营养素参考摄入量 DRIs（2013版）中维生素 A 的推荐摄入量为成年男性 800μgRAE/d，成年女性 700μgRAE/d。按此推算，如果维生素 A 完全由维生素 A 原 β- 胡萝卜素提供，则成人 β- 胡萝卜素的摄入量为 8.4 ～ 9.6 mg/d（即 8400 ～ 9600μg/d）。而在实际应用中，建议膳食维生素 A 的摄入量中合理比例为 1/3 来源于维生素 A，2/3 来源于类胡萝卜素，按此比例，成年人 β- 胡萝卜素的摄入量亦为 5.6 ～ 6.4 mg/d。

五、食用安全性与副作用

早在 1970 年，FAO/WHO 就允许 β- 胡萝卜素作为食品添加剂使用，在乳酪制品的使用量不超过 600mg/kg。化学合成的 β- 胡萝卜素溶于植物油，试验动物的 LD50 ＞ 8000 mg/（kg bw），建议化学合成的 β- 胡萝卜素人每日容许摄入量（Acceptable Daily Intake，ADI）为 0 ～ 5 mg/（kg bw）。而天然 β- 胡萝卜素尚无 ADI 的数据。目前，取自盐藻的天然 β- 胡萝卜素小鼠的 LD_{50} 为 21.5g /kg bw，Ames 试验、微核试验、小鼠精子畸形试验等均为阴性，为天然 β- 胡萝卜素 ADI 的建立提供了依据。

（一）高胡萝卜素血症

过量食用 β- 胡萝卜素可引起高胡萝卜素血症（hypercarotenaemia）而出现皮肤黄染。

曾有病例报道，儿童服用 4 ～ 10 个柑橘（β- 胡萝卜素含量 487.5μg/100g）1 个月后，出现手掌、足跖皮肤黄染，血清胡萝卜素浓度为 l0 ～ 2 400μg/L，高于人体参考值（0.75 ～ 5.58μg/L），但各器官、系统检查及生化检验时均未见异常。停止食用柑橘 1 周后，黄染逐渐消退，1 个月内完全消失。皮肤黄染的原因可能是进食过多富含 β- 胡萝卜素的食物后，肝来不及代谢而在体内蓄积，使血中 β- 胡萝卜素超过一定浓度，引起皮肤黄染。国内外曾有多项报告，食用大量富含 β- 胡萝卜素的食物，例如南瓜、胡萝卜等引起皮肤黄染的症状，被称为高胡萝卜素血症（hypercarotenaemia）。在停止进食相应食物后，黄染逐渐消退，并不引起机体其他副作用，而且一般长期服用 β- 胡萝卜素高于 30mg/d 才会出现高胡萝卜素血症。

（二）β- 胡萝卜素与肺癌

曾有研究发现，在对 29133 名 50 ～ 69 岁平均每天吸烟 20 支以上的男性实施 20mg/d 的 β- 胡萝卜素口服，结果肺癌发病率要比空白对照组高 18%；然而，对包括吸烟者 39% 的 22071 名内科医生实施 β- 胡萝卜素干预，隔天口服 50mg，未发现 β- 胡萝卜素与癌症的相关性。近期相关的 Meta 分析发现，对于重度吸烟人群，β- 胡萝卜素摄入量达到 20 ～ 30mg/d，肺癌发病率增高。推论吸烟者处于高氧化应激状态，摄入过量 β- 胡萝卜素后使其原氧化作用增强，形成了更多的 β- 胡萝卜素过氧基（βC·），加快了 β- 胡萝卜素的自氧化速率，增加自氧化将消耗更多的 β- 胡萝卜素，削弱了 β- 胡萝卜素的抗氧化能力。因此，对于重度吸烟者，β- 胡萝卜素的摄入量要慎重。

根据中国居民膳食营养素参考摄入量 DRIs（2013 版）提出，除在富含 β- 胡萝卜素膳食人群中发现有皮肤黄染的报道外，到目前为止，在普通膳食条件下的人群中，尚未发现副作用。我国成年人膳食 β- 胡萝卜素的平均摄入量为 2.5 ～ 3.8mg/d。

（马爱国　郑　樱）

参考文献

[1] Yan GL，Liang HY，Duan CQ，et al. Enhanced production of β-carotene by recombinant industrial wine yeast using grape juice as substrate. Curr Microbiol，2012，64（2）：152-158.

[2] Buschini E，Fea AM，Lavia CA，Nassisi M，Pignata G，Zola M，Grignolo F.Recent developments in the management of dry age-related macular degeneration. Clin Ophthalmol，2015，9：563-574.

[3] de Oliveira BF，Veloso CA，Nogueira-Machado JA，Martins Chaves M.High doses of in vitro beta-carotene，alpha-tocopherol and ascorbic acid induce oxidative stress and secretion of IL-6 in peripheral blood mononuclear cells from healthy donors. Curr Aging Sci，2012，5（2）：148-156.

[4] Chen HY，Huang SM，Yang CM，Hu ML. Diverse effects of β-carotene on secretion and expression of VEGF in human hepatocarcinoma and prostate tumor cells. Molecules，2012，17（4）：3981-3988.

[5] Park Y，Choi J，Lim JW，Kim H. β-Carotene-induced apoptosis is mediated with loss of Ku proteins in gastric cancer AGS cells. Genes Nutr，2015，10（4）：467.

[6] Englert M，Hammann S，Vetter W.Isolation of β-carotene，α-carotene and lutein from carrots by countercurrent chromatography with the solvent system modifier benzotrifluoride. J Chromatogr A，2015，1388：119-125.

[7] Schierle J，Pietsch B，Ceresa A，Fizet C，Waysek EH. Method for the determination of beta-carotene in supplements and raw materials by reversed-phase liquid chromatography：single laboratory validation. J AOAC Int，2004，87（5）：1070-1082.

[8] Waché Y，Bosser-DeRatuld A，Lhuguenot JC，Belin JM. Effect of cis/trans isomerism of beta-carotene on the ratios of volatile compounds produced during oxidative degradation. J Agric Food Chem，2003，51（7）：1984-1987.

[9] Cornacchia L，Roos YH.State of dispersed lipid carrier and interface composition as determinants of beta-carotene stability in oil-in-water emulsions. J Food Sci，2011，76（8）：1211-1218.

[10] Kato S，Aoshima H，Saitoh Y，Miwa N.Highly hydroxylated or gamma-cyclodextrin-bicapped water-soluble derivative of fullerene：the antioxidant ability assessed by electron spin resonance method and beta-carotene bleaching assay. Bioorg Med Chem Lett，2009，19（18）：5293-5296.

[11] Hu F，Jia ZY，Liang R，Wang P，Ai XC，Zhang JP，Skibsted LH.β-Carotene as a membrane antioxidant probed by cholesterol-anchored daidzein. J Food Sci，2014，79（9）：1688-1694.

[12] 颜秀花，王正武，王建磊 . β- 胡萝卜素微乳液的制备及其稳定性研究 . 化学通报，2007，70（1）：67-72.

[13] Escaron AL，Tanumihardjo SA.Absorption and transit of lutein and beta-carotene supplements in the Mongolian gerbil（Meriones unguiculatus）. Int J Vitam Nutr Res，2006，76（5）：315-323.

[14] Salvia-Trujillo L，Qian C，Martín-Belloso O，McClements DJ. Influence of particle size on lipid digestion and β-carotene bioaccessibility in emulsions and nanoemulsions. Food Chem，2013，141（2）：1472-1480.

[15] Raghuvanshi S，Reed V，Blaner WS，Harrison EH.Cellular localization of β-carotene 15，15' oxygenase-1（BCO1）and β-carotene 9'，10' oxygenase-2（BCO2）in rat liver and intestine. Arch Biochem Biophys，2015，572：19-27.

[16] Novotny JA，Dueker SR，Zech LA，Clifford AJ. Compartmental analysis of the dynamics of βbeta-carotene metabolism in an adult volunteer. J Lipid Res，1995，36：1825-1838.

[17] Mušinovi H，Bonet ML，Granados N，Amengual J，von Lintig J，Ribot J，Palou A. β-Carotene during the suckling period is absorbed intact and induces retinoic acid dependent responses similar to preformed vitamin A in intestine and liver，but not adipose tissue of young rats. Mol Nutr Food Res，2014，58（11）：2157-2165.

[18] Gronowska-Senger A，Wolf G. Effect of dietary protein on the enzyme from rat and human intestine which converts beta-carotene to retinal. J Nutr，1970，100（3）：300-308.

[19] dela Seña C，Riedl KM，Narayanasamy S，Curley RW Jr，Schwartz SJ，Harrison EH. The human enzyme that converts dietary provitamin A carotenoids to vitamin A is a dioxygenase. J Biol Chem，2014，289（19）：13661-13666.

[20] García-López E，González-Gallardo A，Antaramián A，González-Dávalos ML，Shimada A，Varela-Echavarria A，Mora O. In vitro conversion of β-carotene to retinal in bovine rumen fluid by a recombinant β-carotene- 15，15'-monooxygenase. Int J Vitam Nutr Res，2012，82（2）：94-103.

[21] Van Loo-Bouwman CA，Naber TH，Minekus M，van Breemen RB，Hulshof PJ，Schaafsma G. Food matrix effects on bioaccessibility of β-carotene can be measured in an in vitro gastrointestinal model. J Agric Food Chem，2014，62（4）：950-955.

[22] van den Berg H，van Vliet T. Effect of simultaneous，single oral doses of beta-carotene with lutein or lycopene on the beta-carotene and retinyl ester responses in the triacylglycerol-rich lipoprotein fraction of men. Am J Clin Nutr，1998，68（1）：82-89.

[23] 汪之顼，荫士安 .β- 胡萝卜素转化为维生素 A 的机制、调节和生物学意义 . 国外医学·卫生学分册，2003，30（5）：283-287.

[24] Sharma RV，Mathur SN，Ganguly J. Studies on the relative biopotencies and intestinal absorption of different apo-beta-carotenoids in rats and chickens. Biochem J，1976，158（2）：377-383.

[25] Tang G，Qin J，Dolnikowski GG，Russell RM. Short-term（intestinal）and long-term（postintestinal）conversion of beta-carotene to retinol in adults as assessed by a stable-isotope reference method. Am J Clin Nutr，2003，78（2）：259-266.

[26] 汪之顼，谷贻光，张传东，苏冬，王茵，荫士安 . 中青年人体内 β- 胡萝卜素转化为维生素 A 的效率 . 卫生研究，2006，35（1）：59-62.

[27] Polidori MC，Stahl W，Eichler O，Niestroj I，Sies H. Profiles of antioxidants in human plasma. Free Radic Biol Med，2001，30（5）：456-462.

[28] Yu F，Hao S，Zhao Y，Yang H，Fan XL，Yang J. In utero and lactational β-carotene supplementation attenuates D-galactose-induced hearing loss in newborn rats. Food Chem Toxicol，2011，49（8）：1697-1704.

[29] Wright ME，Groshong SD，Husgafvel-Pursiainen K，Genova E，Lucia MS，Wolff H，Virtamo J，Albanes D. Effects of beta-carotene supplementation on molecular markers of lung carcinogenesis in male smokers. Cancer Prev Res（Phila），2010，3（6）：745-752.

[30] 张柱海，陈雪红，张鲁平，姜国湖，王春波 . 盐藻 β- 胡萝卜素抗衰老作用研究 . 中国药理学通报，2006，22（11）：1324-1328.

[31] 马爱国 . 维生素 E、C 和 β- 胡萝卜素对 DNA 损伤的影响 . 中华预防医学杂志，1999，33（1）：16-17.

[32] 梁惠，韩磊，马爱国 . β- 胡萝卜素对大鼠 DNA 氧化及烷化损伤影响的研究 . 卫生研究，2005，34（3）：316-318.

[33] Lee HJ，Park YK，Kang MH. The effect of carrot juice，β-carotene supplementation on lymphocyte DNA damage，erythrocyte antioxidant enzymes and plasma lipid profiles in Korean smoker. Nutr Res Pract，2011，5（6）：540-547.

[34] El-Habit OH, Saada HN, Azab KS, Abdel-Rahman M, El-Malah DF. The modifying effect of beta-carotene on gamma radiation-induced elevation of oxidative reactions and genotoxicity in male rats. Mutat Res, 2000, 466 (2): 179-186.

[35] Zhang P, Omaye ST. DNA strand breakage and oxygen tension: effects of beta-carotene, alpha-tocopherol and ascorbic acid. Food Chem Toxicol, 2001, 39 (3): 239-246.

[36] Kasperczyk S, Dobrakowski M, Kasperczyk J, Romuk E, Prokopowicz A, Birkner E. The influence of beta-carotene on homocysteine level and oxidative stress in lead-exposed workers. Med Pr, 2014, 65 (3): 309-316.

[37] Chew BP, Park JS, Wong TS, Kim HW, Weng BB, Byrne KM, Hayek MG, Reinhart GA. Dietary beta-carotene stimulates cell-mediated and humoral immune response in dogs. J Nutr, 2000, 130 (8): 1910-1913.

[38] 马洁, 游志华, 胡向耘, 周芸, 晁明霞, 秦俊, 李俊. β- 胡萝卜素对反复呼吸道感染患儿免疫功能的影响. 实用儿科临床杂志, 2006, 21 (10): 600-601.

[39] Corridan BM, O'Donoghue M, Hughes DA, Morrissey PA. Low-dose supplementation with lycopene or beta-carotene does not enhance cell-mediated immunity in healthy free-living elderly humans. Eur J Clin Nutr, 2001, 55 (8): 627-635.

[40] Kaio DJ, Rondó PH, Souza JM, Firmino AV, Luzia LA, Segurado AA. Vitamin A and beta-carotene concentrations in adults with HIV/AIDS on highly active antiretroviral therapy. J Nutr Sci Vitaminol (Tokyo), 2013, 59 (6): 496-502.

[41] Ma AG, Ge S, Zhang M, Shi XX, Schouten EG, Kok FJ, Sun YY, Han XX. Antioxidant micronutrients improve intrinsic and UV-induced apoptosis of human lymphocytes particularly in elderly people. J Nutr Health Aging, 2011, 15 (10): 912-917.

[42] Min KB, Min JY. Serum carotenoid levels and risk of lung cancer death in US adults. Cancer Sci, 2014, 105(6): 736-743.

[43] Pryor WA, Stahl W, Rock CL. Beta carotene: from biochemistry to clinical trial. Nutr Rev, 2000, 58 (2): 39-53.

[44] Siems W, Wiswedel I, Salerno C, Crifò C, Augustin W, Schild L, Langhans CD, Sommerburg O. Beta-carotene breakdown products may impair mitochondrial functions-potential side effects of high-dose beta-carotene supplementation. J Nutr Biochem, 2005, 16 (7): 385-397.

[45] Druesne PN, Latino MP, Norat T, Barrandon E, Bertrais S, Galan P, Hercberg S. Beta-carotene supplementation and cancer risk: a systematic review and Meta analysis of randomized controlled trials. Int J Cancer, 2010, 127 (1): 172-184.

[46] Kubo A, Corley DA. Meta-analysis of antioxidant intake and the risk of esophageal and gastric cardia adenocarcinoma. Am J Gastroenterol, 2007, 102 (10): 2323-2330.

[47] Kubo A, Corley DA, Jensen CD, Kaur R. Dietary factors and the risks of oesophageal adenocarcinoma and Barrett's oesophagus. Nutr Res Rev, 2010, 23 (2): 230-246.

[48] Persson C, Sasazuki S, Inoue M, Kurahashi N, Iwasaki M, Miura T, Ye W, Tsugane S; JPHC Study Group. Plasma levels of carotenoids, retinol and tocopherol and the risk of gastric cancer in Japan: a nested case-control study. Carcinogenesis, 2008, 29 (5): 1042-1048.

[49] Serafini M, Bellocco R, Wolk A, Ekström AM. Total antioxidant potential of fruit and vegetables and risk of gastric cancer. Gastroenterology, 2002, 123 (4): 985-991.

[50] Jang SH, Lim JW, Kim H. Mechanism of beta-carotene-induced apoptosis of gastric cancer cells: involvement of ataxia-telangiectasia-mutated. Ann N Y Acad Sci, 2009, 1171: 156-162.

[51] Senesse P，Touvier M，Kesse E，Faivre J，Boutron-Ruault MC. Tobacco use and associations of beta-carotene and vitamin intakes with colorectal adenoma risk. J Nutr，2005，135（10）：2468-2672.

[52] Dixon LB，Balder HF，Virtanen MJ，Rashidkhani B，Männistö S，Krogh V，van Den Brandt PA，Hartman AM，Pietinen P，Tan F，Virtamo J，Wolk A，Goldbohm RA. Dietary patterns associated with colon and rectal cancer：results from the dietary patterns and cancer（DIETSCAN）project. Am J Clin Nutr，2004，80（4）：1003-1011.

[53] Aune D，Chan DS，Vieira AR，Navarro Rosenblatt DA，Vieira R，Greenwood DC，Norat T. Dietary compared with blood concentrations of carotenoids and breast cancer risk：a systematic review and Meta-analysis of prospective studies. Am J Clin Nutr，2012，96（2）：356-373.

[54] Zhang X，Spiegelman D，Baglietto L，Bernstein L，Boggs DA，van den Brandt PA，Buring JE，Gapstur SM，Giles GG，Giovannucci E，Goodman G，Hankinson SE，Helzlsouer KJ，Horn-Ross PL，Inoue M，Jung S，Khudyakov P，Larsson SC，Lof M，McCullough ML，Miller AB，Neuhouser ML，Palmer JR，Park Y，Robien K，Rohan TE，Ross JA，Schouten LJ，Shikany JM，Tsugane S，Visvanathan K，Weiderpass E，Wolk A，Willett WC，Zhang SM，Ziegler RG，Smith-Warner SA. Carotenoid intakes and risk of breast cancer defined by estrogen receptor and progesterone receptor status：a pooled analysis of 18 prospective cohort studies. Am J Clin Nutr，2012，95（3）：713-725.

[55] Hu F，Wang Yi B，Zhang W，Liang J，Lin C，Li D，Wang F，Pang D，Zhao Y. Carotenoids and breast cancer risk：a Meta-analysis and meta-regression. Breast Cancer Res Treat，2012，131（1）：239-253.

[56] Sakhi AK，Bøhn SK，Smeland S，Thoresen M，Smedshaug GB，Tausjø J，Svilaas A，Karlsen A，Russnes KM，Svilaas T，Blomhoff R. Postradiotherapy plasma lutein，alpha-carotene，and beta-carotene are positively associated with survival in patients with head and neck squamous cell carcinoma. Nutr Cancer，2010，62（3）：322-328.

[57] Fuchs-Tarlovsky V，Bejarano-Rosales M，Gutiérrez-Salmeán G，Casillas MA，López-Alvarenga JC，Ceballos-Reyes GM. Effect of antioxidant supplementation over oxidative stress and quality of life in cervical cancer. Nutr Hosp，2011，26（4）：819-826.

[58] Karppi J，Kurl S，Laukkanen JA，Kauhanen J. Serum β-carotene in relation to risk of prostate cancer：the Kuopio ischaemic heart disease risk factor study. Nutr Cancer，2012，64（3）：361-367.

[59] Druesne-Pecollo N，Latino-Martel P，Norat T，Barrandon E，Bertrais S，Galan P，Hercberg S. Beta-carotene supplementation and cancer risk：a systematic review and Meta analysis of randomized controlled trials. Int J Cancer，2010，127（1）：172-184.

[60] Beydoun HA，Shroff MR，Mohan R，Beydoun MA. Associations of serum vitamin A and carotenoid levels with markers of prostate cancer detection among US men. Cancer Causes Control，2011，22（11）：1483-1495.

[61] Agte V，Tarwadi K. The importance of nutrition in the prevention of ocular disease with special reference to cataract. Ophthalmic Res，2010，44（3）：166-172.

[62] Mosad SM，Ghanem AA，El-Fallal HM，El-Kannishy AM，El Baiomy AA，Al-Diasty AM，Arafa LF. Lens cadmium，lead，and serum vitamins C，E，and beta carotene in cataractous smoking patients. Curr Eye Res，2010，35（1）：23-30.

[63] Grenfell-Lee D，Zeller S，Cardoso R，Pucaj K. The safety of β-carotene from Yarrowia lipolytica. Food Chem Toxicol，2014，65：1-11.

[64] Alija AJ，Bresgen N，Bojaxhi E，Vogl C，Siems W，Eckl PM. Cytotoxicity of β-carotene cleavage products and its prevention by antioxidants. Acta Biochim Pol，2010，57（2）：217-221.

[65] 66 Woutersen RA，Wolterbeek AP，Appel MJ，van den Berg H，Goldbohm RA，Feron VJ. Safety

evaluation of synthetic beta-carotene. Crit Rev Toxicol，1999，29（6）：515-542.

[66] 俞新莲，刘文和，陈前进，邱卿如，赖惠川. 大量食用橘子引起群体性手足皮肤黄染的调查. 现代预防医学，2004，31（1）：36-37.

[67] Sansone RA，Sansone LA. Carrot man：a case of excessive beta-carotene ingestion. Int J Eat Disord，2012，45（6）：816-818.

[68] Alpha Tocopherol Beta Carotene Cancer Prevention Study Group. The effect of vitamin E and beta carotene on the incidence of lung cancer and other cancers in male smokers. N Engl I Med，1994，330：1029-1035.

[69] Lin PH，Aronson W，Freedland SJ. Nutrition，dietary interventions and prostate cancer：the latest evidence. BMC Med，2015，13：3.

[70] Blot WJ，Li JY，Taylor PR，Guo W，Dawsey S，Wang GQ，Yang CS，Zheng SF，Gail M，Li GY. Nutritional intervention trials in Linxian，China：supplementation with specific vitamin/mineral combinations，cancer incidence，and disease specific mortality in the general population. J Natl Cancer Inst，1993，85：1483-1492.

[71] Guénégou A，Leynaert B，Pin I，Le Moël G，Zureik M，Neukirch F. Serum carotenoids，vitamins A and E，and 8 year lung function decline in a general population. Thorax，2006，61（4）：320-326.

[72] 中国营养学会. 2013 版中国居民膳食营养素参考摄入量. 北京：科学出版社，2014，23-26.

[73] 宋新娜，汪之项. 美国的食物类胡萝素含量数据. 国外医学·卫生学分册，2007，34（3）：182-187.

第二节　叶黄素

叶黄素（lutein）是含氧的类胡萝卜素（carotenoid），其结构与理化性质与类胡萝卜素有诸多相近之处，但因分子结构中含有氧，故又具有一些独特的性质。

早在 1831 年，德国化学家 H.W.F. Wackenroder 首先从胡萝卜中分离出一种黄色色素，因此，将其命名为胡萝卜素。1886 年，奥地利化学家 Adolf Lieben 最先从风干的奶牛卵巢黄体中分离出叶黄素。21 年后，瑞士化学家 Richard Willstätter 和他的助手 Walter Mieg 首次准确地测定出类胡萝卜素的分子式为 $C_{40}H_{56}$ 和含氧的类胡萝卜素（主要为叶黄素）的分子式为 $C_{40}H_{56}O_2$。至 1931 年，奥地利化学家 Richard Kuhn 等分离出 60 余种类胡萝卜素，并从蛋黄中分离出叶黄素，第一次提取了叶黄素单体结晶，测定出纯化的叶黄素单体的相对分子质量为 568.85。

自从人类分离出叶黄素单体，明确了其分子式与分子量以来，叶黄素的研究进入一个崭新的阶段。特别是近 30 年来，对叶黄素生物学作用的研究进展十分迅速，尤其是叶黄素在相关疾病预防中的效果和价值备受关注。

一、结构与理化性质

（一）分子结构

叶黄素的分子式是 $C_{40}H_{56}O_2$，相对分子质量为 568.87。叶黄素单体的分子结构是一条含40 个碳原子的长链，在其主链上单双键交替，形成有 9 个共轭双键的多烯链，并被四个甲基修饰。碳链的两端各有一个不同的紫罗酮环：一个是 β- 紫罗酮环，双键位于 C5 与 C6 之间，C3 位置上连接一个功能性羟基；另一个是含有 3′ 羟基烯丙基的 ε - 紫罗酮环，双键位于 C4′ 与 C5′ 之间。叶黄素单体的分子结构，见图 7-2-1。

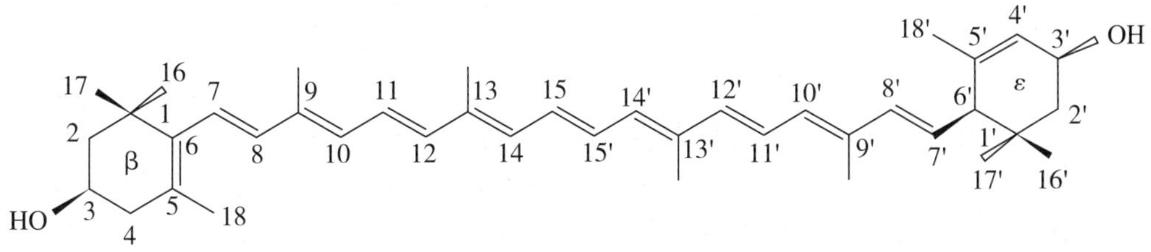

图7-2-1　全反式叶黄素（all-E-lutein）的分子结构

　　在自然界和食物中，叶黄素通常以叶黄素酯的形式存在，即由一分子叶黄素单体与一分子或两分子脂肪酸酯化生成。常见的天然叶黄素酯有叶黄素单肉豆蔻酸酯（myristol-lutein）、叶黄素二肉豆蔻酸酯（dimyristol-lutein）、叶黄素肉豆蔻酸棕榈酸酯（myristolpalmitol-lutein）等。叶黄素酯的分子结构，见图7-2-2。

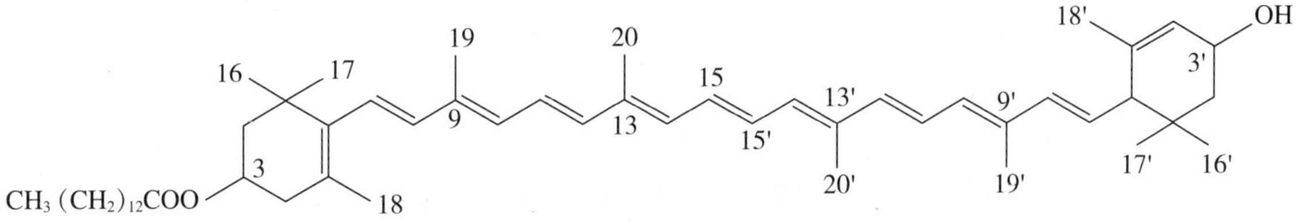

图7-2-2　叶黄素单肉豆蔻酸酯（myristol-lutein）

　　叶黄素与其同分异构体玉米黄素仅一端的紫罗酮环上一个双键的位置不同，玉米黄素两端均为 β- 紫罗酮环，如图7-2-3。

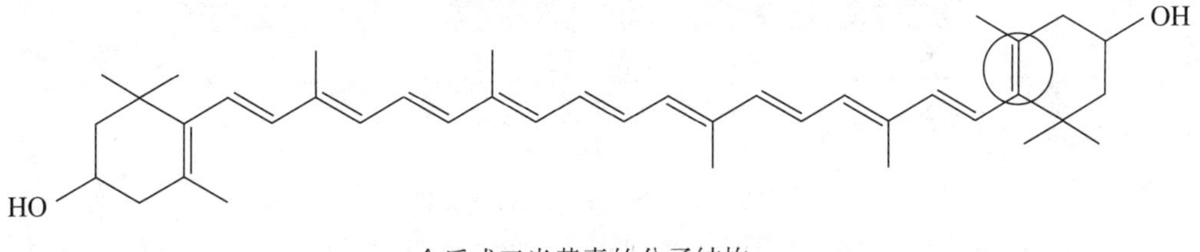

全反式玉米黄素的分子结构

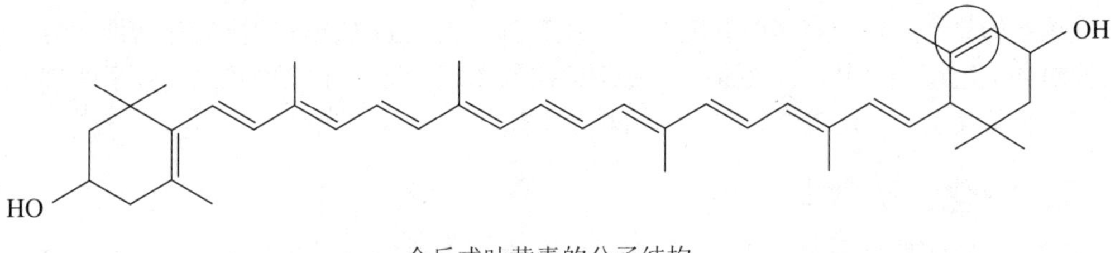

全反式叶黄素的分子结构

图7-2-3　全反式玉米黄素与全反式叶黄素的分子结构

　　玉米黄素与叶黄素结构的相似性，使二者在自然界常共存，在实验室分析中将二者分离有一定的难度。采用高效液相色谱法（high-performance liquid chromatography，HPLC）分析时，普通 C18 柱不能将其分离，必需采用 C30 柱才能将二者分离。

（二）理化性质

叶黄素纯品为棱格状黄橙色晶体，无味、无臭，有金属光泽。根据其纯度或叶黄素的含量不同可呈黄色或橙色。叶黄素是脂溶性化合物，易溶于有机溶剂，如己烷、苯、醚类、二氯甲烷、氯仿等，几乎不溶于水。叶黄素分子结构中具有发色团，在紫外 - 可见光区有独特的吸收峰，所以，其溶液在可见光下具有绚丽的黄色。在人体内，叶黄素主要存在于细胞膜或亲脂性组织（如脂肪组织）中。其分子结构的高度不饱和性使游离叶黄素对光、热、氧极不稳定，易促进叶黄素的降解。叶黄素酯对光和热的稳定性比叶黄素单体强，故叶黄素成品通常制备成叶黄素酯的形式，且需在阴凉干燥处，密封避光保存。

此外，叶黄素具有光吸收特性，凡具有共轭多烯链的类胡萝卜素都有光吸收的特性，能通过吸收而过滤高能量的蓝光（400 ～ 460nm），并能使其他波长光通过，故叶黄素自身呈现出黄色。叶黄素的最大吸收峰为 445nm，叶黄素对不同波长光的吸收，见图 7-2-4。

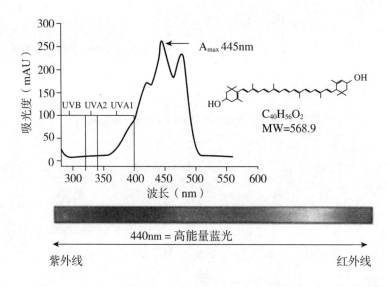

图 7-2-4　叶黄素的吸收光谱图

[引自：Alves-Rodrigues A，Shao A. The science behind lutein. Toxicol Lett，2004，150（1）：57-83.]

叶黄素的分子结构中有多个共轭双键，使其具有很强的还原性和抗氧化活性；分子两端的紫罗酮环上连接的羟基，能在 MnO_2 等氧化剂的作用下被氧化成羰基；且分子两端的羟基能与多种脂肪酸发生酯化反应生成不同的叶黄素酯。

二、消化、吸收与代谢

叶黄素为脂溶性化合物，其消化、吸收与代谢过程与其他类胡萝卜素既有相似之处，又有自身特点。在食物中，叶黄素通常以叶黄素酯或与蛋白质结合成复合物的形式存在。它们只有被水解为叶黄素单体后才能被人体吸收和发挥生物学作用。

（一）消化与吸收

叶黄素的消化、吸收主要在小肠进行。在胃内，食物经消化释放出的叶黄素与其他脂类结合形成脂肪微团。进入小肠后，在胆盐和胰脂酶的作用下，乳化形成微胶粒，并水解出脂肪酸和甘油酯。然后，经被动扩散方式在十二指肠吸收。进入肠黏膜上皮细胞内，与乳糜微粒结合，叶黄素与乳糜微粒结合的效率远高于其他类胡萝卜素（如 α- 胡萝卜素和 β- 胡萝卜素）。在肠黏膜细胞内，叶黄素吸收入血的途径尚待明晰。有学者认为，叶黄素可经扩散入肠壁毛细血管，再经门静脉进入肝，然后进入血液循环；或以乳糜微粒的形式经肠淋巴管转运至淋巴系统，再进入血液循环。叶黄素的消化、吸收过程受多种因素的影响，如食物的加工方式、膳食中的脂肪、膳食纤维、其他类胡萝卜素的存在以及生活方式等。

（二）转运与分布

膳食叶黄素经消化、吸收后进入血液循环。

1. 转运　在血循环中，叶黄素与血浆脂蛋白结合而转运。不同的类胡萝卜素主要通过不同的脂蛋白转运，碳氢类胡萝卜素（α- 胡萝卜素、β- 胡萝卜素和番茄红素）主要由 LDL 转运，占 58 % ～ 73%，其他的由 HDL 和 VLDL 转运。而叶黄素为含氧的类胡萝卜素，主要经 HDL 转运，约占 53 %，少部分叶黄素由 LDL 和 VLDL 转运。采用同位素标记示踪法，显示人体在摄入叶黄素后 13 ～ 24 小时，常见 14 ～ 16 小时，血浆中的浓度达到峰值。其在血液中的半衰期和清除时间结果尚不一致，且差异较大。

2. 分布　在人体内，叶黄素分布在多个组织、器官中，如视网膜、晶状体、脂肪、皮肤、肝、肾、脾、肺及乳房等。其中，在视网膜的浓度最高，是血清和其他组织器官中浓度的 500 ～ 1000 倍，故有人认为视网膜是叶黄素的靶组织。叶黄素主要分布在视网膜的黄斑区，并主要构成黄斑色素。视网膜黄斑区对叶黄素具有特殊的摄取、吸收与固定方式。目前认为，叶黄素主要通过 ApoE/HDL 复合物被转运至视网膜，且 ApoE 基因多态性可能与叶黄素的选择性吸收、转运和代谢有关。在人视网膜细胞中存在玉米黄素的特异性结合蛋白谷胱甘肽 -S- 转移酶（GSTP1）和叶黄素的结合蛋白 StARDust 家族蛋白，并认为视网膜色素上皮细胞的 HDL 受体 SR-BI 协助叶黄素和玉米黄素转运到视网膜，且通过与视感受器结合蛋白（IRBP）结合在视网膜细胞内转运，最终由视网膜细胞内的 GSTP1 蛋白和 StARDust 家族蛋白选择性结合玉米黄素和叶黄素，其中 Tubulin 也参与了结合。

目前认为，肝和脂肪组织是贮存叶黄素的主要部位。

（三）代谢与排泄

叶黄素两端的羟基易被氧化为活性羰基，其 ε- 紫罗酮环的羟基与环双键形成烯丙基结构，叶黄素的 ε- 紫罗酮环比 β- 紫罗酮环更易于被氧化，活性更强。在人体内，叶黄素经氧化还原反应和代谢过程能转化生成多种化合物。

人体内的叶黄素主要以原型或代谢物的形式经胆汁分泌，从肠道排泄。皮肤中的叶黄素，随皮肤的角化、脱落而排出。少量的叶黄素也能通过尿液、皮脂腺和汗液排出。

三、生物学作用

叶黄素的生物学作用是由其分子结构、理化性质及其固有的特性所决定。研究证实，叶黄素对人体具有多方面的作用与功效，如构成视网膜黄斑色素、滤过蓝光、抗氧化及免疫保护作用，前二者是叶黄素独特的功用，是其他任何化合物无法比拟和难以替代的。

（一）构成视网膜黄斑色素

叶黄素与其异构体玉米黄素共同构成视网膜黄斑色素（macular pigment，MP），这是其生物学作用的物质基础，也是其对视觉保护作用和有益于相关眼病预防的生理学机制之一。

叶黄素与玉米黄素共同构成视网膜 MP，维持黄斑结构的正常和完整。黄斑是视网膜的主要功能区，黄斑中心凹是视觉最敏锐的区域，能将经屈光系统在视网膜黄斑区形成的物象，转变为神经冲动，通过视神经将冲动传入中枢神经系统，在大脑皮质的视觉中枢产生视觉。Landrum 等报道，人体摄入的叶黄素和玉米黄素经吸收进入血液后，主要浓集于视网膜黄斑，在黄斑中心凹的浓度超过其在血浆中浓度的 500 ~ 1000 倍。在视网膜，玉米黄素的含量和分布十分重要。Loane 等研究显示，在黄斑中心凹的中央处玉米黄素与叶黄素的浓度比是 2.4∶1，远高于其在视网膜外和自然界的含量比 1∶12 ~ 63，且玉米黄素主要集中在黄斑区中央部，分布与视锥细胞相一致；叶黄素主要分布在黄斑区中心凹的周围，分布与视杆细胞相一致。能确切反映视网膜 MP 浓度的指标是黄斑色素密度（macular pigment optical density，MPOD），通过测量 MPOD，了解视网膜黄斑区的形态、结构与功能状况。视网膜 MPOD 受多种因素的影响，对其影响最大的是膳食叶黄素 / 玉米黄素的摄入量，人类能通过增加叶黄素 / 玉米黄素的摄入量，提高其在血清中的浓度，进而增加视网膜中 MPOD，且有益于降低 相关眼病的罹患风险。

（二）滤过蓝光

蓝光是可见光中波长在 430 ~ 450nm 波段的电磁波。蓝光的波长与紫外光的波长接近，它是所有能到达视网膜的可见光中能量最高、潜在危害最大的光波。视网膜的结构特点为富氧环境、线粒体丰富及富含多不饱和脂肪酸，极易被短波长的光及蓝光损伤。蓝光能引起视网膜色素上皮细胞（retinal pigment epithelium，RPE）和感光细胞（视锥细胞与视杆细胞）的损伤和凋亡，导致细胞线粒体损伤及自由基的产生和脂质过氧化。

叶黄素具有滤过蓝光，从而保护视网膜细胞的作用，主要基于其在视网膜的分布位置和自身特性。叶黄素主要分布和积累在由光感受器细胞轴突组成的 Henle 纤维层中，而这些细胞轴突覆盖在光感受器细胞上。按视网膜的结构方式，光波在到达视网膜敏感的光感受器细胞前，必须先通过叶黄素的最高聚集区域，在蓝光到达视网膜感光细胞之前将其吸收，犹如太阳镜一样，使光损伤降至最低，从而对视网膜发挥重要的保护作用。另一方面，叶黄素和玉米黄素的最大吸收波长为 445 nm、450nm，在蓝光的波谱范围（430 ~ 450nm）内，叶黄素的吸收光谱恰能有效覆盖蓝光的波谱范围，故能较强地吸收近于紫外光的高能量光子，滤过损害光感受器和视网膜色素上皮的蓝光，并允许其他波长的光通过，犹如蓝光滤过器，减少视网膜的氧化损伤。Junghans 等研究了不同的类胡萝卜素对光波的吸收作用，结果表明，在类胡萝卜素中叶黄素和玉米黄素的光吸收作用更强。

同时，叶黄素能淬灭 ROS，清除自由基，减少氧化代谢产物 MDA 及光氧化毒性代谢产物 A2E 的产生，从而减少对视网膜的氧化损伤。此外，研究认为，叶黄素能有效地逆转神经细胞信号转导减弱引起的视功能退化，提高视觉系统的信号传导。通过上述作用，叶黄素对视网膜细胞特别是视神经细胞能够起到保护作用。

（三）抗氧化作用

叶黄素的分子结构决定了它的抗氧化活性。在人体内，叶黄素是较强的抗氧化剂，能有效地淬灭单线态氧、清除自由基和阻止脂质过氧化的发生，从而防止氧化应激对组织细胞的损伤，对机体起保护作用，并有益于预防和控制与氧化应激损伤相关的疾病。

氧化应激（oxidative stress，OS）不仅损伤机体组织细胞，而且是多种疾病发生的共同病理生理基础。当机体受到有害刺激时，体内产生过多的高活性分子，如活性氧自由基（reactive oxygen species，ROS）和活性氮自由基（reactive nitrogen species，RNS），使体内氧化程度超出氧化物的清除能力，呈现促氧化及氧化应激状态。氧化应激过程不仅导致正常细胞功能障碍或细胞凋亡，而且诱发衰老效应及慢性疾病的发生。几乎人体所有器官和组织细胞都能被氧化应激损伤。Darvin 等研究显示，在人体内，叶黄素是较强的抗氧化剂，能遏制和清除新陈代谢及氧化应激过程产生的 ROS，淬灭单线态氧，清除自由基和阻止脂质过氧化的发生，预防和控制氧化损伤相关疾病的发生。叶黄素的抗氧化活性由其分子结构决定，其多烯链上有 9 个共轭双键，分子两端的紫罗酮环上各结合一个羟基，共轭双键能为淬灭自由基反应提供电子，紫罗酮环上的羟基增加了分子的极性，影响其在生物膜结构中存在的位置和形式，对其抗氧化能力产生进一步的作用和影响。叶黄素的抗氧化活性与多种因素有关，如浓度、温度、氧分压及其他抗氧化剂的存在等，在适当的浓度、温度、氧分压和与其他抗氧化剂的联合作用下，能发挥最佳抗氧化效果。叶黄素抗氧化机制主要为物理性淬灭与化学反应及共轭双键的作用。叶黄素与单线态氧反应主要为物理性淬灭过程，通过在两个分子间能量的直接传递而实现，且在物理淬灭单线态氧或活化光感物质过程中能保持完整，故其在这个过程中能够循环进行。物理淬灭作用的效率与其结构中所含共轭双键的数目有关，叶黄素分子多烯链上有 9 个共轭双键，其淬灭单线态氧（$^1O_2$）的能力低于分子结构中有 11 个共轭双键的番茄红素。

（四）免疫保护

免疫保护是叶黄素的间接作用，可能是通过至少是部分通过灭活 ROS 而实现。关于叶黄素免疫保护作用的文献十分有限，现有文献更多地主要基于叶黄素能效地淬灭 ROS，维持机体氧化 - 抗氧化系统的平衡，使免疫细胞免受自由基的损伤，从而保护免疫细胞结构的完整和功能的正常。

在体内，叶黄素能被血液循环中的淋巴细胞摄取，并进入细胞核和细胞器（如线粒体及微粒体）中，叶黄素在线粒体的含量最多。线粒体是细胞能量代谢和氧化反应的主要细胞器，是 ROS 最重要的来源。在细胞与细胞器内，叶黄素能淬灭过量的 ROS，维持机体氧化 - 抗氧化系统的平衡，抵御免疫细胞的氧化损伤，维持其正常结构与功能。同时，叶黄素能刺激和增强机体迟发型超敏反应，增强 ConA 诱导的淋巴细胞增殖反应，选择性诱导人乳腺癌细胞的凋亡而对正常人乳腺细胞无明显影响。叶黄素亦能影响补体成分的表达，从而抑制先天性免疫系统所介导的炎症过程，如 Tian 等采用叶黄素口服量为 10mg/d，对志愿者实施为期 1 年的干预，与基线水平比，志愿者血浆补体因子 D、补体成分 C5a、C3d 水平分别下降51%、36% 和 9%，而对照组中仅补体因子 D 水平出现较小幅度下降。

关于叶黄素免疫保护作用的机制，有研究者认为，可能通过调控免疫细胞基因表达、调控凋亡基因表达以及通过调节膜流动性和细胞间的连接来影响免疫功能，但阐明其作用的分子机制还需要更多的研究证据。

四、叶黄素与相关疾病预防

叶黄素的结构与理化性质是决定其生物学作用的基础，而其生物学作用又赋予叶黄素在相关疾病的预防与控制中特有的作用和效果，尤其是对光损伤和氧化损伤相关的疾病。叶黄素涉及的光损伤疾病主要见于视网膜光损伤、年龄相关性黄斑变性、年龄相关性白内障、紫外线皮肤光损伤等，而涉及氧化损伤的疾病是动脉粥样硬化、阿尔茨海默病与癌症等。现有的研究结果表明，在这些疾病的预防和控制中，叶黄素发挥着积极的作用。但是，有些结论至今尚未形成定论，依然处于科学研究阶段，某些未知与异议尚有待继续研究与探索。

（一）视网膜光损伤

视器官（眼）的主要功能是在光（自然光源或人造光源）下视物。当光照的强度与光照的时间或其积累效应超出了视器官的生理极限与承受力，将导致视疲劳以致视网膜的损伤。视物时，视器官的屈光系统能自行将光线聚焦于视网膜黄斑，故光损伤主要发生在视网膜黄斑部。能导致视网膜损伤的可见光波段在 400 ～ 500nm，蓝光的波长为 430 ～ 450 nm，是到达视网膜的可见光中能量最高、潜在危害性最大的光波。

叶黄素经吸收入血后，通过血脑屏障聚积在视网膜的黄斑区，构成黄斑色素。其吸收光谱（最大吸收波长为 445 nm）恰能有效覆盖蓝光的波谱范围，有效地吸收、滤过高能量的蓝光，犹如蓝光滤过器，减少视网膜的蓝光损伤，预防光损伤相关眼病。同时，叶黄素是较强的抗氧化剂，能淬灭与清除光氧化反应过程产生的单线态氧和自由基，保护视网膜神经细胞与黄斑区。叶黄素为脂溶性化合物，易与细胞膜上的脂类结合，有效地抑制脂质过氧化反应，减轻氧化产物对视网膜的毒作用，保护视网膜组织与视细胞。

（二）年龄相关性黄斑变性

老年性黄斑变性（aging macular degeneration，AMD）又称为年龄相关性黄斑变性（age-related macular degeneration）。是多发生在 50 岁以上人群的视网膜黄斑区的退行性病变，为 65 岁以上人群最常见的致盲性眼病。叶黄素与 AMD 的相关性，研究文献和报道较多。为了探究叶黄素与 AMD 罹患风险的关联，相关领域的学者们通过动物试验、流行病学研究与人群干预研究，特别在近些年，进行了较大规模的人群干预研究。更多的研究结果肯定了叶黄素在预防和控制 AMD 的发生和发展中的重要贡献，但仍存在着不一致的研究结果。

Richer 等曾对叶黄素进行了系列干预研究。在 2004 年，其采用随机双盲对照研究的方法，对干性 AMD 患者实施了 12 个月的干预研究，分别采用叶黄素 10mg，叶黄素 10 mg+ 抗氧化剂 + 维生素矿物质混合物；结果显示，干预组 MPOD 较干预前提高 50%，视觉功能指标对比敏感度显著改善。在 2011 年，Richer 等对早期干性 AMD 患者分别给予口服叶黄素 9 mg/d、玉米黄素 8mg/d、叶黄素 9 mg + 玉米黄素 8mg/d，连续干预 1 年后，结果显示，各组 MPOD 均显著增加，且视力、对比敏感度、眩光恢复时间等也明显改善。Bone 等曾对视器官捐献者视网膜中叶黄素 / 玉米黄素含量进行测定，结果发现，视网膜叶黄素和玉米黄素浓度高的人群与浓度低的人群相比，患 AMD 的风险降低 82%。

多项研究均显示，膳食叶黄素摄入量、血清叶黄素浓度与视网膜 MP 浓度或 MPOD 呈正相关，而与 AMD 的患病率存在负相关。膳食叶黄素摄入量和机体叶黄素水平较高的人群，罹患 AMD 的风险较低。当采用 ≥ 3mg/d 叶黄素与其他抗氧化剂联合干预 6 ～ 12 个月，能提高血清叶黄素浓度，延缓早期 AMD 的进展，对预防 AMD 发生的风险具有积极的意义。叶黄素对 AMD 预防与控制的机制，比较公认的是叶黄素对高能量光子的滤过作用和抗氧化损伤作用。近年提出，叶黄素与细胞信号转导和加强细胞间隙连接通讯的机制，尚有待进一步证实。

（三）年龄相关性白内障

年龄相关性白内障（age-related cataract，ARC）是发生在屈光介质——晶状体的病变，因晶状体浑浊并影响视器官的成像质量，产生视力障碍和失明。ARC 是因一系列复杂原因导致晶状体混浊的最后阶段，其中光辐射和氧化损伤是主要的环境诱发因素。

目前，关于叶黄素与 ARC 的相关研究，欧美一些国家有多项较大规模的人群流行病学调查和干预研究报道，但结果尚不一致。但我国和亚洲的相关研究开展得较少，相关资料和数据十分有限。

研究显示，叶黄素主要分布在人晶状体的皮质和上皮组织中，是晶状体中唯一的类胡萝卜素。它能削减光敏物质，滤过有害光辐射的相关波段，有效地阻止晶状体的光辐射损伤和氧化损伤，缓解浑浊发生过程，预防和延缓 ARC 的发生。关于叶黄素对 ARC 作用的机制，目前认为，主要基于其生物学功能中的抗氧化作用与光滤过作用。

（四）动脉粥样硬化

近年研究发现，在人血浆中，叶黄素主要存在于 HDL-C 中，有 52% 的叶黄素与 HDL-C 结合转运，只有少量的叶黄素存在于 LDL-C 中。提示，HDL-C 改善血脂和对动脉粥样硬化（AS）及心血管疾病的有益作用，与 HDL-C 中含有较多的叶黄素可能有关。多项研究显示，膳食叶黄素摄入量与血清叶黄素水平呈正相关，而与 AS 发病率呈显著负相关。膳食叶黄素摄入量（如蔬菜摄入量）较高的人群发生 AS 的风险显著降低，且发生缺血性脑卒中的风险亦下降。动物试验观察到，叶黄素能使 apoE 基因敲除或 LDL 受体缺失的小鼠 AS 斑块损伤面积分别减少 44% 和 43%。叶黄素对 AS 作用的机制，可能与改善血脂、抗氧化损伤，特别是抗血管内皮细胞的氧化损伤、影响细胞因子和免疫分子的表达以及影响细胞信号转导系统等机制相关，并能改善动脉内皮细胞表面的黏附分子水平，预防和控制 AS 的发生。

（五）紫外线皮肤光损伤

过度地紫外线（ultraviolet rays，UV）照射能导致皮肤损伤，常见的有 UV 红斑、日晒黑化、光老化、光敏反应、光诱导的炎症反应以及光致癌作用。在人体内，叶黄素 / 玉米黄素主要分布在光暴露的组织和器官中，即皮肤和视器官，也可以认为皮肤和视器官是叶黄素 / 玉米黄素的靶组织或靶器官。皮肤是人体与光接触面积最大的组织，叶黄素 / 玉米黄素这种分布规律和特点与其生物学功能的发挥密切相关。

多项研究结果显示，叶黄素能抑制 UV 照射诱导的成纤维细胞的氧化损伤，减少抗氧化酶包括过氧化氢酶、SOD 的活性下降；并抑制 40% ~ 50% 的 UV 诱导的脂质过氧化物的产生。Palombo 等，采用随机双盲 - 安慰剂对照的方法，对 25 ~ 50 岁健康女性实施叶黄素 / 玉米黄素口服（10 mg/d 叶黄素 +0.6 mg/d 玉米黄素）、局部外用（叶黄素 100 ppm/d，玉米黄素 4 ppm/d）和二者组合的方式给予受试对象，连续 12 周，检测皮肤 5 项生理指标（表面皮脂、水合程度、光保护效应、皮肤弹性、皮肤脂质过氧化）；结果显示，单独口服、局部外用均能显著改善皮肤的上述生理指标，但以叶黄素 / 玉米黄素口服和局部外用结合的方式对皮肤的抗氧化保护效果最佳。

在皮肤中，叶黄素能通过物理淬灭自由基的方式发挥抗氧化作用。在这个过程中，激发态氧分子中的能量被转移到叶黄素分子中，叶黄素通过分子的旋转和振动，将能量通过热能的形式散发到周围环境，自身重新回到基态。在物理淬灭自由基的过程中，叶黄素分子结构没有被破坏，能循环作用，进入下一个循环继续发挥淬灭自由基的功效。

（六）癌症

多项研究结果显示，膳食叶黄素的摄入量、血浆和组织中叶黄素的浓度显著正相关，并与人类某些癌症的发病风险呈负相关。叶黄素对多种癌症，如乳腺癌、肺癌、结肠/直肠癌、上消化道癌、宫颈癌、子宫内膜癌、卵巢癌、肾癌及皮肤癌可能具有保护作用。提示叶黄素在预防人类某些癌症的发生和发展中具有一定的效果，作用机制主要与其抗氧化活性和免疫保护等生物学作用相关。但在多项研究中，除了叶黄素与结肠/直肠癌关系的结果比较一致外，与其他癌症的关系的结果尚不一致。叶黄素对结肠/直肠癌的作用机制，主要通过影响机体炎症水平，抑制肠道局部组织癌前病变的进展和增强机体免疫力发挥作用。

（七）老年性痴呆

老年性痴呆又称阿尔茨海默病（Alzheimer's disease，AD），是老年期痴呆中最常见的类型。叶黄素能通过血-脑屏障，被脑组织和视网膜优先摄取，并分布在脑组织中。一些研究表明，人类膳食叶黄素的摄入量、血浆叶黄素浓度及大脑中叶黄素的含量与认知功能下降程度呈负相关。对捐献供体人脑成分分析结果，人脑中叶黄素占类胡萝卜素总量在老年人为31%，而在婴儿为58%，接近老年人的两倍。叶黄素不仅是人脑内含量最高的类胡萝卜素，也在生命早期脑神经发育中占据重要地位。

研究结果提示，叶黄素可能对加强认知功能或对认知功能损伤的改善具有一定的作用，是抑制AD发生的保护因素。相关的证据支持：①叶黄素是人脑中含量最高的类胡萝卜素；②较高的膳食叶黄素摄入量，能降低年龄相关性认知功能下降的风险；③成年人视网膜中叶黄素（黄斑色素）的含量与认知功能相关；④在AD患者中，血清和大脑中叶黄素的水平显著降低；⑤叶黄素是人脑中唯一的与所有认知功能指标持续相关的类胡萝卜素；⑥人体通过补充叶黄素能够改善认知功能。这些资料，为进一步深入研究和阐明叶黄素在AD中的作用、途径及机制提供了重要信息。

在对叶黄素与AD的研究中，依然存在着分歧和未知领域，尚需进一步的研究和探索。

五、食物来源与建议摄入量

（一）食物来源

在自然界，叶黄素广泛分布在高等植物（绿叶、橙黄色花卉及果实）和一些藻类（微藻类、蓝藻、绿藻等）体内，尤其在高等植物的光合作用器官中含量丰富。一些动物体内也存在一定量的叶黄素，主要源自于其摄入的含有叶黄素类的食物或饲料。

人体不能合成叶黄素，体内的叶黄素主要来源于膳食摄入。人类膳食中叶黄素来源丰富，特别在深绿色的蔬菜、橙色或黄色的瓜果及禽类的蛋黄中。在深绿色叶菜类，叶黄素含量最高（＞2000 μg/100g）的是菠菜、甘蓝、香菜、油麦菜、芹菜叶和韭菜等；含量比较高（1000～2000 μg/100g）的是开心果和西葫芦；含量中等的（200～1000 μg/100g）有西兰花、芦笋、鸡蛋、黄瓜、豌豆、彩椒与玉米；含量比较少的（200 μg/100g以下）为常见的水果，如苹果、西瓜、桃、奇异果等。

食物中叶黄素的存在形式，随食物而异。有的食物中以叶黄素单体为主，有的食物中以叶黄素酯为主，或二者同时存在。一般认为，在深绿色叶菜中，叶黄素单体含量较多；在橙色的瓜果中，更多的是以叶黄素酯的形式存在。常见食物中叶黄素的含量及其构型见表7-2-1。

表 7-2-1　常见食物中叶黄素的含量及其构型（μg/100g）

食物名称及加工情况		全反式叶黄素	顺式叶黄素	总叶黄素
Spinach，cooked	菠菜，熟	12640	0	12640
Kale，cooked	甘蓝，熟	8884	0	8884
Cilantro	芫荽叶	7703	0	7703
Spinach，raw	菠菜，生	6603	0	6603
Parsley	香菜	4326	0	4326
Lettuce，romaine	莴苣	3824	0	3824
Scallions，cooked in oil	韭菜，油煮	2488	0	2488
Pistachio，shelled	开心果，带壳	1405	0	1405
Zucchini，cooked with skin	西葫芦，连皮煮	1355	0	1355
Cornmeal，yellow	玉米面，黄	1001	63	1064
Asparagus，cooked	芦笋，熟	991	0	991
Egg yolk，raw	生鸡蛋黄	787	130	917
Scallions，raw	韭菜，生	782	0	782
Broccoli，cooked	西兰花，熟	772	0	772
Egg yolk，cooked	煮鸡蛋黄	645	99	744
Cucumber	黄瓜	361	0	361
Green beam，cooked from frozen	豌豆，熟	306	0	306
Pepper，orange	橙色彩椒	208	0	208
Corn，cooked from frozen	玉米，熟	202	37	239
Pepper，green	青椒	173	0	173
Lettuce，iceberg	莴苣	171	0	171
Kiwi	奇异果	171	0	171
Brussel sprouts，cooked	芽甘蓝，熟	155	0	155
Squash，yellow，cooked	南瓜，黄，熟	150	0	150
Pepper，yellow	黄色彩椒	139	0	139
Grapes，green	绿葡萄	53	0	53
Tomato，raw	西红柿，生	32	0	32
Apple，red delicious，with	苹果	15	0	15
Peach，canned	桃，罐头	0	0	0

注：表中所示顺式、反式叶黄素均为叶黄素单体

[引自：Perry A，Rasmussen H，Johnson EJ. Xanthophyll（lutein and zeaxanthin）content in fruits，vegetables and corn & egg products. Journal of Food Composition and Analysis，2009，22：9-15.]

玉米黄素在玉米、藏红花、枸杞、柿子椒等橘黄色或橘红色植物中含量丰富，在绿叶植物中含量较少。在冷压制成的黑莓、覆盆子、蓝莓子油等食物中，玉米黄素的含量高于叶黄素、β-胡萝卜素等其他类胡萝卜素。凤凰木花粉中的玉米黄素含量尤为丰富，占其总类胡萝卜素的90%。

（二）建议摄入量

目前，国内外关于叶黄素的建议摄入量尚无统一标准。在一定剂量范围内其食用安全性已被证实，中国营养学会在《中国居民膳食营养素参考摄入量》（2013版）中，提出我国成年人叶黄素的特定建议值（specific proposed levels，SPL）为10 mg/d，并在该版中，综合动物毒理学实验结果和人群干预试验研究结果，提出叶黄素的可耐受最高摄入量（tolerable upper intake level，UL）为40mg/d。

六、食用安全性与副作用

（一）食用安全性

叶黄素的食用安全性，经各阶段的食品安全性毒理学评价、国内外权威机构的安全性评估及长期的人群观察，已被证实。

根据90天喂养试验，大鼠摄入叶黄素208 mg/(kg bw·d)，91天；400 mg/(kg bw·d)，90天和91天；均未见任何相关的机体改变，如进食量、体重、器官重量、组织与器官病理学以及血、尿生化指标。从安全角度出发，未观察到有害作用的剂量（no-observed adverse effect level，NOAEL）取200 mg/(kg bw·d)，安全系数（safety factor，SF）设定为100，确定叶黄素的每日容许摄入量（acceptable daily intake，ADI）为2 mg/(kg bw·d)。但考虑叶黄素的食用安全性毒理学试验研究资料与文献中，按我国食品安全性毒理学评价程序的试验要求，缺第三阶段的繁殖试验和第四阶段的试验（慢性毒性试验，包括致癌试验）数据，故将安全系数设定为200，确定叶黄素的ADI值为1 mg/(kg bw·d)，即按60kg体重的成人，摄入叶黄素的安全剂量为≤ 60 mg/d。

FAO/WHO食品添加剂联合专家委员会（Joint FAO/WHO Expert Committee on Food Additives Food，JECFA）经评价提出万寿菊来源的叶黄素ADI值为0 ~ 2 mg/(kg bw·d)，60kg的成人摄入叶黄素≤ 120 mg/d。2010年，欧盟食品安全管理局（European Food Safety Authority，EFSA）食品添加剂与食品营养添加专家组（Scientific Panel on Food Additives and Nutrient Sources added to Food，ANS）对叶黄素的安全性重新进行了评价，参考此前欧盟食品科学委员会（Scientific Committee on Food，SCF）、JECFA的评价结果及相关研究资料，确定叶黄素的ADI值为1 mg/(kg bw·d)，60kg的成人摄入叶黄素≤ 60 mg/d是安全的。

在实际应用中，目前所有干预研究的剂量远低于该限量值。在叶黄素较大剂量（≥ 15mg/d）的人群干预研究中，如服用叶黄素/玉米黄素补充剂40 mg/d连续9周，30 mg/d连续140天，20 mg/d连续1年，15 mg/d连续24个月，均未发现体重变化、肝肾功能毒性、视功能损伤，也未见对血清维生素水平影响和血、尿生化指标的改变以及对淋巴细胞DNA的损伤。

（二）副作用

叶黄素的食用安全性已经毒理学评价及国内外权威机构的认可，但由于人体的复杂性，个体的状况、敏感性以及个体间的差异，即使食用安全剂量范围内的叶黄素补充剂，有时亦可能发生皮肤黄染。

1．皮肤黄染并非毒性作用　迄今为止，尚未见有叶黄素食用过量导致人体毒性的报告。

但有些人在连续食用一定剂量的叶黄素（≥15mg/d）连续20天～5个月后，出现皮肤黄染。在本作者以往的研究中亦发现，干预人群在服用叶黄素20mg/d，连续至40天左右，个别人出现手掌、面部皮肤的黄染。对人体来说，这种皮肤黄染无主观感觉，对身体组织器官与功能未见有损害性报道，是一种可逆性的皮肤色素沉着，当停止服用一段时间后能自行消退。

叶黄素的天然属性是成色作用，在食品添加剂中主要作为着色剂。在人体内，叶黄素经血液转运并分布到多个组织、器官中，当在皮肤内达到一定浓度时，能出现黄染，尤其易见于手掌与面部。我国一些地区用万寿菊花的粗加工品添加到饲料中喂养三黄鸡，使其全身黄染成为了鸡的一个特征性品种，即是一个典型的例子。

2．皮肤黄染并非正常生理现象　叶黄素服用过程中出现的皮肤黄染，即使对机体未见有害作用的报道，但皮肤黄染是一种非正常生理现象，因这不是正常人的肤色。由于食用叶黄素而导致的皮肤黄染，至少应该将其视为不良反应。叶黄素补充剂的最大食用量，应设定在健康人群中几乎所有个体在长期食用该剂量后，不会产生皮肤黄染的水平。

事实上，这个问题不难解决，可以通过叶黄素的量效试验，采用光谱法测定皮肤的黄染程度。但是，要获得这一数据，有一定的难度，因为从伦理学角度不能进行不良反应的人体试验。故目前只能根据人群干预研究中发现皮肤黄染的食用量与经验判定。另外，在黄种人中，一些轻微的皮肤黄染不容易被察觉和关注，甚至被忽略。除非对食用者进行专门的仪器监测。

综上所述，在设计叶黄素补充剂的食用量时，应综合考虑既能发挥其生物学作用，又能保证长期食用不发生皮肤黄染的副反应。这是一个需要进一步研究和有待明确的问题。

此外，有文献报道，长期服用高剂量 β- 胡萝卜素、维生素 A 和叶黄素补充剂的吸烟者患肺癌的风险增加，故在明确原因之前，应提醒吸烟者慎用较高剂量（>10mg/d）的叶黄素补充剂。

七、叶黄素补充剂的建议食用量

叶黄素存在于人类的天然食物中，平衡膳食时无需额外补充。但研究证实，叶黄素对人类健康有益，并与一些疾病（AMD、ARC、AS 等）的发生密切相关，当相关疾病的高危人群膳食来源的叶黄素摄入量不足时，补充适宜剂量的叶黄素可能具有积极的意义。

我国尚无"叶黄素补充剂"这一用语，该词源于英文文献中的原译，并泛指非食物来源的叶黄素（包括食品添加剂、营养强化剂及保健食品）。目前，叶黄素补充剂的使用量尚无明确规定和统一标准，故在实际应用中，对消费者亦带来一定困惑。

依据前述资料与数据并进行分析，对叶黄素补充剂建议食用量的提出，综合考虑以下几项原则：

1．叶黄素是人类食物中的成分，平衡膳食的人体不一定需要额外补充；叶黄素并非营养素，摄入不足或缺乏并未发现相关缺乏病的发生。

2．叶黄素并非药物，到目前为止，并未被批准为药物，表明其对疾病没有治疗作用，不能声称其对某种疾病有治疗效果。一些研究，通过观察叶黄素与某些疾病如 AMD、ACR、AS 等的相关性及干预的临床效果，是在探索和研究叶黄素与这些疾病之间关系的科学过程，尚未有一致性结论和定论。

3．叶黄素对人类健康有益，可能对某些相关疾病（如 AMD、ARC 等）的高危人群具有一定的保护作用，当相关疾病的高危人群膳食来源的叶黄素摄入量不足时，补充适宜剂量的叶黄素可能具有积极的意义。

4．叶黄素补充剂的建议食用量，需综合考虑膳食调查结果、国内外权威机构提出的标准与相关建议值以及人群与临床干预研究的结果，设定在最低有效剂量和不发生任何不良反应的最大安全范围内，且至少应保障食用者长期食用该剂量不发生任何不良反应。

5．根据上文的详细论证和引证，对非疾病的高危目标人群，在膳食叶黄素摄入量不足时食用叶黄素补充剂，建议食用量 ≤ 6mg/d，不包括膳食来源的叶黄素。但是，如膳食叶黄素摄入丰富时，应无需（或谨慎）食用叶黄素补充剂。

该建议食用量的界值为 6mg/d，高于膳食调查中人群叶黄素的平均摄入量，也高于人群与临床干预研究中叶黄素的最低显效剂量 2.4 ~ 2.5 mg/d，且高于国外学者提出的"在有 AMD 患病风险的老年人中推荐摄入叶黄素 5mg/d，以避免 AMD 的发生"。关于该剂量的食用安全性仅相当于叶黄素 ADI 的十分之一（详见参考文献 1），有较大的安全系数保障。

（林晓明）

参考文献

[1] 林晓明主编．叶黄素基础与生物学效应．北京：北京大学医学出版社，2015.

[2] Isler O. Paul Karrer, 21 April 1889-18 June 1971. Biogr Mem Fellows R Soc, 1978，24：245-321.

[3] Sourkes TL. The discovery and early history of carotene. Bull Hist Chem, 2009，34（1）：32-38.

[4] Shampo MA，Kyle RA. Richard Kuhn-Nobel Prize for work on carotenoids and vitamins. Mayo Clin Proc，2000，75：990.

[5] Alves-Rodrigues A，Shao A. The science behind lutein. Toxicol Lett，2004，150（1）：57-83.

[6] Macernis M，Sulskus J，Duffy CDP，et al. Electronic spectra of structurally deformed lutein. J Phys Chem，2012，116（40）：9843-9853.

[7] Khachik F，Beecher GR，Lusby WR. Separation and identification of carotenoids and carotenol fatty acid esters in some squash products by liquid chromatography. 2. Isolation and characterization of carotenoids and related esters. J Agr Food Chem，1988，36（5）：929-937.

[8] Subagio A，Wakaki H，Morita N. Stability of lutein and its myristate esters. Biosci Biotechnol Biochem，1999，63（10）：1784-1786.

[9] Junghans A，Sies H，Stahl W. Macular pigments lutein and zeaxanthin as blue light filters studied in liposomes. Arch Biochem Biophys，2001，391（2）：160-164.

[10] Erdman JW Jr，Bierer TL，Gugger ET. Absorption and transport of carotenoids. Ann NY Acad Sci，1993，691：76-85.

[11] Cardinault N，Tyssandier V，Grolier P，et al. Comparison of the postprandial chylomicron carotenoid responses in young and older subjects. Eur J Nutr，2003，42：315-323.

[12] Van den Berg H，Van Vliet T. Effect of simultaneous, single oral doses of beta-carotene with lutein or

lycopene on the beta-carotene and retinyl ester responses in the triacylglycerol-rich lipoprotein fraction of men. Am J Clin Nutr，1998，68：82-89.

[13] Connor WE，Duell PB，Kean R，et al. The prime role of HDL to transport lutein into the retina：evidence from HDL-deficient wham chicks having a mutant abca1 transporter. Invest Ophthalmol Vis Sci，2007，48（9）：4226-4231.

[14] Nidhi B，Ramaprasad TR，Baskaran V. Dietary fatty acid determines the intestinal absorption of lutein in lutein deficient mice. Food Res Int，2014，64：256-226.

[15] Chung HY，Ferreira AL，Epstein S，et al. Site-specific concentrations of carotenoids in adipose tissue：relations with dietary and serum carotenoid concentrations in healthy adults . Am J Clin Nutr，2009，90：533-539.

[16] Toyoda Y，Thomson LR，Langner A，et al. Effect of dietary zeaxanthin on tissue distribution of zeaxanthin and lutein in quail. Invest Ophthalmol Vis Sci，2002，43：1210-1221.

[17] Khachik F，de Moura FF，Zhao DY，et al. Transformations of selected carotenoids in plasma，liver，and ocular tissues of humans and in nonprimate animal models. Invest Ophthalmol Vis Sci，2002，43：3383-3392.

[18] Britton G. Structure and properties of carotenoids in relation to function. FASEB J，1995，9：1551-1558.

[19] Krinsky NI. Possible biologic mechanisms for a protective role of xanthophylls. J Nutr，2002，132（3）：S540-S542.

[20] Landrum JT，Bone RA. Lutein，zeaxanthin，and the macular pigment . Arch Biochem Biophys，2001，385：28-40.

[21] Bone RA，Landrum JT，Friedes LM，et al. Distribution of lutein and zeaxanthin stereoisomers in the human retina . Exp Eye Res，1997，64（2）：211-218.

[22] Loane E，Nolan JM，Beatty S. The respective relationships between lipoprotein profile，macular pigment optical density，and serum concentrations of lutein and zeaxanthin . Invest Ophthalmol Vis Sci，2010，51：5897-5905.

[23] Bone RA，Landrum JT，Fernandez L，et al. Analysis of the macular pigment by HPLC：retinal distribution and age study . Invest Ophthalmol Vis Sci，1988，29：843-849.

[24] Lien EL，Hammond BR. Nutritional influences on visual development and function . Prog Retin Eye Res，2011，30：188-203.

[25] Krinsky NI，Landrum JT，Bone RA. Biologic mechanisms of the protective role of lutein and zeaxanthin in the eye. Annu Rev Nutr，2003，23：171-201.

[26] Bone RA，Landrum JT，Dixon Z，et al. Lutein and zeaxanthin in the eyes，serum and diet of human subjects. Exp Eye Res，2000，71：239-245.

[27] Beatty S，Nolan J，Kavanagh H，et al. Macular pigment optical density and its relationship with serum and dietary levels of lutein and zeaxanthin. Arch Biochem Biophys，2004，430：70-76.

[28] Mcnulty H，Jacob RF，Mason RP. Biologic activity of carotenoids related to distinct membrane physicochemical interactions. Am J Cardiol，2008，101（10A）：20D-29D.

[29] Junghans A，Sies H，Stahl W. Macular pigments lutein and zeaxanthin as blue light filters studied in liposomes. Arch Biochem Biophys，2001，391（1）：160-164.

[30] Sujak A，Gabrielska J，Grudzinski W，et al. Lutein and zeaxanthin as protectors of lipid membranes against oxidative damage：the structural aspects . Arch Biochem Biophys，1999，371（1）：301-307.

[31] Li SY，Lo AC. Lutein protects RGC-5 cells against hypoxia and oxidative stress. Int J Mol Sci. 2010，11（5）：2109-2117.

［32］ Tian Y，Kijlstra A，Van der Veen RLP，et al. The effect of lutein supplementation on blood plasma levels of complement factor d，c5a and c3d. PloS one，2013，8（8）：e73387.

［33］ Promphet P，Bunarsa S，Sutheerawattananonda M，et al. Immune enhancement activities of silk lutein extract from Bombyx mori cocoons. Biol Res，2014，47（1）：1-10.

［34］ 汪明芳，张纯，林晓明. 叶黄素对大鼠视网膜蓝光光损伤的保护作用. 卫生研究，2008，4：409-412.

［35］ 徐贤荣，林晓明. 叶黄素对大鼠视网膜蓝光损伤防护作用机制研究. 卫生研究，2010，39：689-692.

［36］ Hammond BR Jr，Wooten BR，Snodderly DM. Preservation of visual sensitivity of older subjects：association with macular pigment density. Invest Ophthalmol Vis Sci，1998，39：397-406.

［37］ Bhosale P，Zhao da Y，Bernstein PS. HPLC measurement of ocular carotenoid levels in human donor eyes in the lutein supplementation era. Invest Ophthalmol Vis Sci，2007，48：543-549.

［38］ Tan JS，Wang JJ，Flood V，et al. Dietary antioxidants and the long-term incidence of age-related macular degeneration：the blue mountains eye study. Ophthalmology，2008，115（2）：334-341.

［39］ Moeller SM，Parekh N，Tinker L，et al. Associations between intermediate age-related macular degeneration and lutein and zeaxanthin in the carotenoids in age-related eye disease study（CAREDS）：ancillary study of the Women's Health Initiative. Arch Ophthalmol，2006，124（8）：1151-1162.

［40］ Mares-Perlman JA，Fisher AI，Klein R，et al. Lutein and zeaxanthin in the diet and serum and their relation to age-related maculopathy in the third national health and nutrition examination survey. Am J Epidemiol，2001，153（5）：424-432.

［41］ Kim SR，Nakanishi K，Itagaki Y，et al. Photooxidation of A2-PE，a photoreceptor outer segment fluorophore，and protection by lutein and zeaxanthin. Exp Eye Res，2006，82：828-839.

［42］ Delcourt C，Carriere I，Delage M，et al. Plasma lutein and zeaxanthin and other carotenoids as modifiable risk factors for age-related maculopathy and cataract：the POLA study. Invest Ophthalmol Vis Sci，2006，47（6）：2329-2335.

［43］ Wang W，Connor SL，Johnson EJ，et al. The effect of a high lutein and zeaxanthin diet on the concentration and distribution of carotenoids in lipoproteins of elderly people with and without age related macular degeneration. Am J Clin Nutr，2007，85：762-769.

［44］ Trumbo PR，Ellwood KC. Lutein and zeaxanthin intakes and risk of age-related macular degeneration and cataracts：an evaluation using the food and drug administration's evidence-based review system for health claims. Am J Clin Nutr，2006，84：971-974.

［45］ Richer S，Stiles W，Statkute L，et al. Double-masked，placebo-controlled，randomized trial of lutein and antioxidant supplementation in the intervention of atrophic age-related macular degeneration：the Veterans LAST study（lutein antioxidant supplementation trial）. Optometry，2004，75：216-230.

［46］ Richer SP，Stiles W，Graham-Hoffman K，et al. Randomized，double-blind，placebo-controlled study of zeaxanthin and visual function in patients with atrophic age-related macular degeneration：the zeaxanthin and visual function study. Optometry，2011，82（11）：667-680.

［47］ Brown L，Rimm EB，Seddon JM，et al. A prospective study of carotenoid intake and risk of cataract extraction in US men. Am J Clin Nutr，1999，70（4）：517-524.

［48］ CAREDS Study Group. Associations between age-related nuclear cataract and lutein and zeaxanthin in the diet and serum in the Carotenoids in the age-related eye disease study，an ancillary study of the women's health initiative. Arch Ophthalmol，2008，126（3）：354-364.

［49］ Christen WG，Liu S，Glynn RJ，et al. Dietary carotenoids，vitamins C and E，and risk of cataract in women：a prospective study. Arch Ophthalmol，2008，126（1）：102-109.

［50］ Martin KR，Wu D，Meydani M. The effect of carotenoids on the expression of cell surface adhesion molecules and binding of monocytes to human aortic endothelial cells. Atherosclerosis，2000，150（2）：265-274.

[51] Dwyer JH，Navab M，Dwyer KM，et al. Oxygenated carotenoid lutein and progression of early atherosclerosis：the Los Angeles atherosclerosis study. Circulation，2001，103（24）：2922-2927.

[52] Dwyer JH，Paul-Labrador MJ，Fan J，et al. Progression of carotid intima-media thickness and plasma antioxidants：the Los Angeles atherosclerosis study. Arterioscler Thromb Vasc Biol，2004，24（2）：313-319.

[53] Koh WP，Yuan JM，Wang R，et al. Plasma carotenoids and risk of acute myocardial infarction in the Singapore Chinese health study. Nutr Metab Cardiovasc Dis，2011，21（9）：685-690.

[54] González S，Astner S，An W，et al. Dietary lutein/zeaxanthin decreases ultraviolet B-induced epidermal hyperproliferation and acute inflammation in hairless mice. J Invest Dermatol，2003，121（2）：399-405.

[55] Lee EH，Faulhaber D，Hanson KM，et al. Dietary lutein reduces ultraviolet radiation-induced inflammation and immunosuppression. J Invest Dermatol，2004，122（2）：510-517.

[56] Darvin ME，Haag SF，Meinke MC，et al. Determination of the influence of IR radiation on the antioxidative network of the human skin. J Biophotonics，2011，4（1-2）：21-29.

[57] Palombo P，Fabrizi G，Ruocco V，et al. Beneficial long-term effects of combined oral/topical antioxidant treatment with the carotenoids lutein and zeaxanthin on human skin：a double-blind，placebo-controlled study. Skin Pharmacol Physiol，2007，20（4）：199-210.

[58] Dinkova-Kostova AT，Fahey JW，Benedict AL，et al. Dietary glucoraphanin-rich broccoli sprout extracts protect against UV radiation-induced skin carcinogenesis in SKH-1 hairless mice. Photochem Photobiol Sci，2010，9：597-600.

[59] Palombo P，Fabrizi G，Ruocco V，et al. Beneficial long-term effects of combined oral/topical antioxidant treatment with the carotenoids lutein and zeaxanthin on human skin：a double-blind，placebo-controlled study. Skin Pharmacol Physiol，2007，20（4）：199-210.

[60] Slattery ML，Benson J，Curtin K，et al. Carotenoids and colon cancer. Am J Clin Nutr，2000，71（2）：575-582.

[61] Mannisto S，Yaun SS，Hunter DJ，et al. Dietary carotenoids and risk of colorectal cancer in a pooled analysis of 11 cohort studies. Am J Epidemiol，2007，165（3）：246-255.

[62] Levi F，Pasche C，Lucchini F，et al. Selected micronutrients and colorectal cancer. a case-control study from the canton of Vaud，Switzerland. Eur J Cancer，2000，36（16）：2115-2119.

[63] Comstock GW，Helzlsouer KJ，Bush TL. Prediagnostic serum levels of carotenoids and vitamin E as related to subsequent cancer in Washington county，Maryland. Am J Clin Nutr，1991，53（1 Suppl）：S260-S264.

[64] Craft NE，Haitema TB，Garnett KM，et al. Carotenoid，tocopherol，and retinol concentrations in elderly human brain. J Nutr Health Aging，2004，8（3）：156-162.

[65] Johnson EJ，Vishwanathan R，Johnson MA，et al. Relationship between serum and brain carotenoids，alpha-tocopherol，and retinol concentrations and cognitive performance in the oldest old from the georgia centenarian study. J Aging Res，2013，2013：951786.

[66] Nooyens AC，Bueno-de-Mesquita HB，van Boxtel MP，et al. Fruit and vegetable intake and cognitive decline in middle-aged men and women：the Doetinchem cohort study. Br J Nutr，2011，106（5）：752-761.

[67] Loef M，Walach H. Fruit，vegetables and prevention of cognitive decline or dementia：a systematic review of cohort studies. J Nutr Health Aging，2012，16（7）：626-630.

[68] Min JY，Min KB. Serum lycopene，lutein and zeaxanthin，and the risk of Alzheimer's disease mortality in older adults. Dement Geriatr Cogn Disord，2014，37（3-4）：246-256.

[69] Joint FAO/WHO Expert Committee on Food Additives. Evaluation of certain food additives：sixty-third report of the joint FAO/WHO Expert Committee on Food Additives. Geneva，Switzerland：World Health Organization，2005：23-26. WHO technical report series 928 [Z].

[70] Kruger CL，Murphy M，Defreitas Z，et al. An innovative approach to the determination of safety for a dietary ingredient derived from a new source：case study using a crystalline lutein product. Food Chem Toxicol，2002，40（11）：1535-1549.

[71] Ravikrishnan R，Rusia S，Ilamurugan G，et al. Safety assessment of lutein and zeaxanthin (Lutemax 2020)：subchronic toxicity and mutagenicity studies. Food Chem Toxicol，2011，49（11）：2841-2848.

[72] Harikumar KB，Nimita CV，Preethi KC，et al. Toxicity profile of lutein and lutein ester isolated from marigold flowers (Tagetes erecta). Int J Toxicol，2008，27（1）：1-9.

[73] European Food Safety Authority. Scientific opinion on the reevaluation of lutein (E 161b) as a food additive. EFSA Journal，2010，8（7）：1678.

第三节　番茄红素

番茄红素（lycopene）是成熟番茄中的主要色素，也是天然类胡萝卜素之一。其主要存在于番茄、番石榴、西瓜、葡萄柚等果蔬及番茄制品中。1873 年，Hartsen 最早从 Tamuscommunis L.（浆果薯蓣）中分离出深红色的番茄红素结晶。1875 年，Millardat 从番茄中制得一种含有番茄红素的粗提物，并命名为 solanorubin。1913 年，Dugger 将其命名为 lycoperison。至 1930 年，这种色素被 Schunck 正式命名为"lycopene"。1989 年，Mascio D 发现番茄红素在所有类胡萝卜素中对单线态氧的淬灭活性最强。随后，学界对番茄红素的生物学活性和对人体健康的作用研究日益增多。目前，番茄红素不仅已广泛用作天然色素，而且也已越来越多地应用于人类保健和相关疾病的预防。

一、结构与理化性质

番茄红素（lycopene）是其习惯命名，系统命名为 γ，γ- 胡萝卜素（γ，γ-carotene）。分子式是 $C_{40}H_{56}$，相对分子质量为 536.8824。

（一）分子结构

番茄红素由碳氢元素组成，是一种不饱和烯烃化合物。其分子结构中含有 11 个共轭双键及 2 个非共轭双键，具共轭多聚烯结构的高度不饱和性，使其具有很强的生理活性与生物学作用。番茄红素为开环结构，末端无芳香环，故不同于其他类胡萝卜素含有的环状结构。其结构式及与其他类胡萝卜素的结构比较，见图 7-3-1。

番茄红素存在几何异构体，其全反式（all-E-isomer）与顺式（Z-isomers）构型，见图 7-3-2。在自然界，番茄红素常以全反式（all-E-isomer）的形式存在。在天然和人工合成品中，也有不少顺式异构体，在植物中被发现的主要是 5- 顺式番茄红素、9- 顺式番茄红素、13- 顺式番茄红素、15- 顺式番茄红素等。番茄红素在加工、烹调和储存过程中，反式异构体容易异构为顺式异构体。而在人体内，顺式异构体占大多数。天然番茄红素的顺式异构体对番茄红素的生物学功能和生物学效价起十分重要的作用。

（二）理化性质

番茄红素是脂溶性化合物，难溶于水、甲醇、乙醇；可溶于乙醚、石油醚、己烷、丙酮；易溶于氯仿、二硫化碳、苯等有机溶剂。其分子结构中具有发色团，使其在紫外——可见光

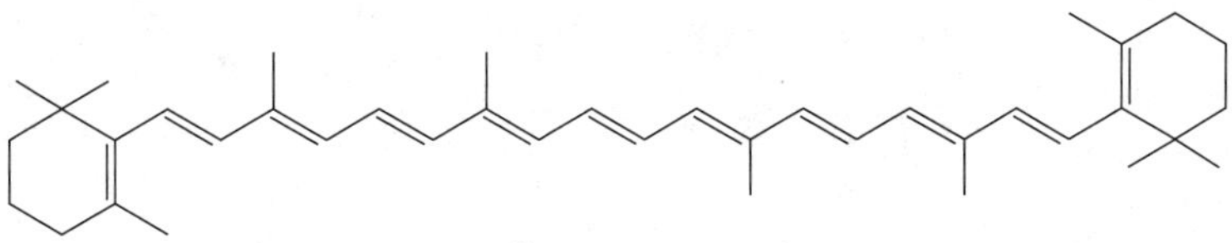

β-carotene

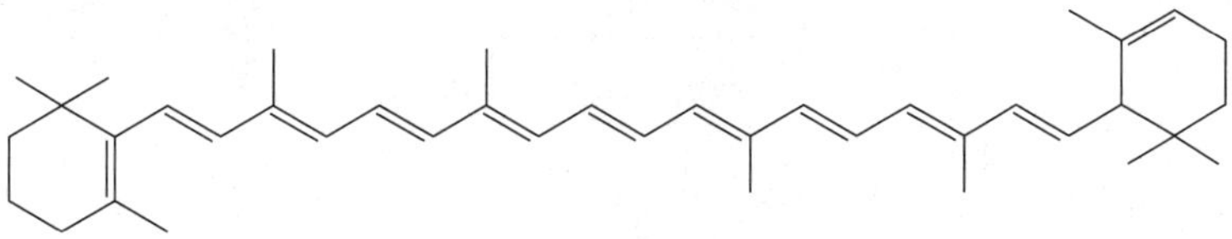

α-carotene

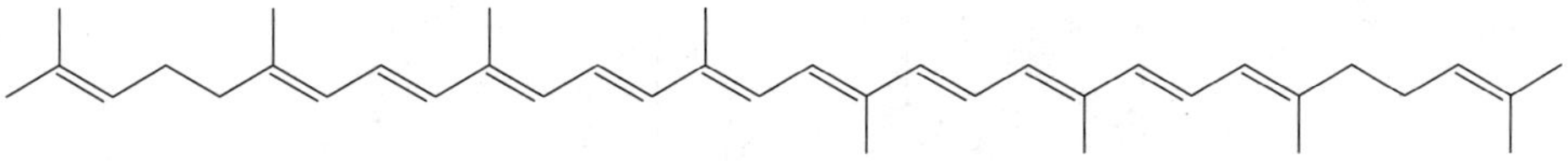

lycopene

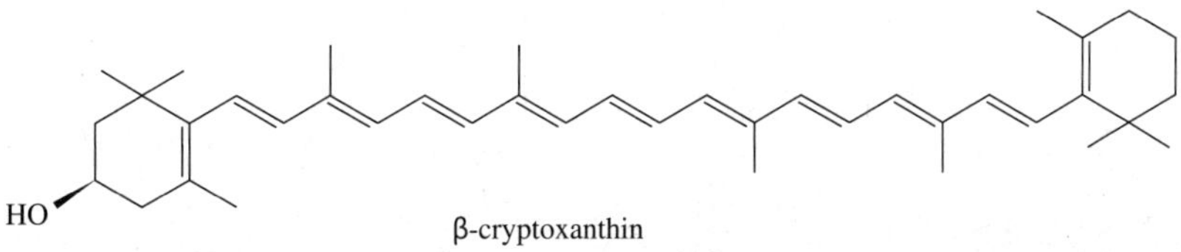

β-cryptoxanthin

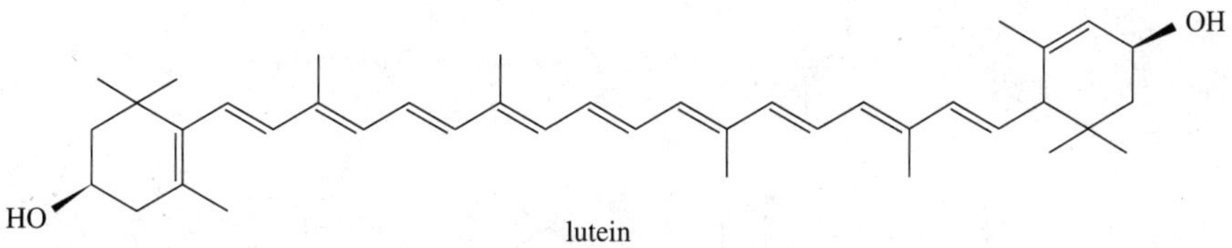

lutein

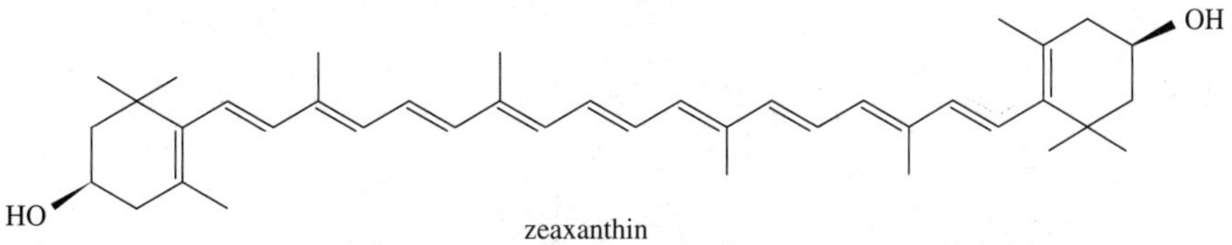

zeaxanthin

图 7-3-1 番茄红素的化学结构式及与其他类胡萝卜素的结构比较

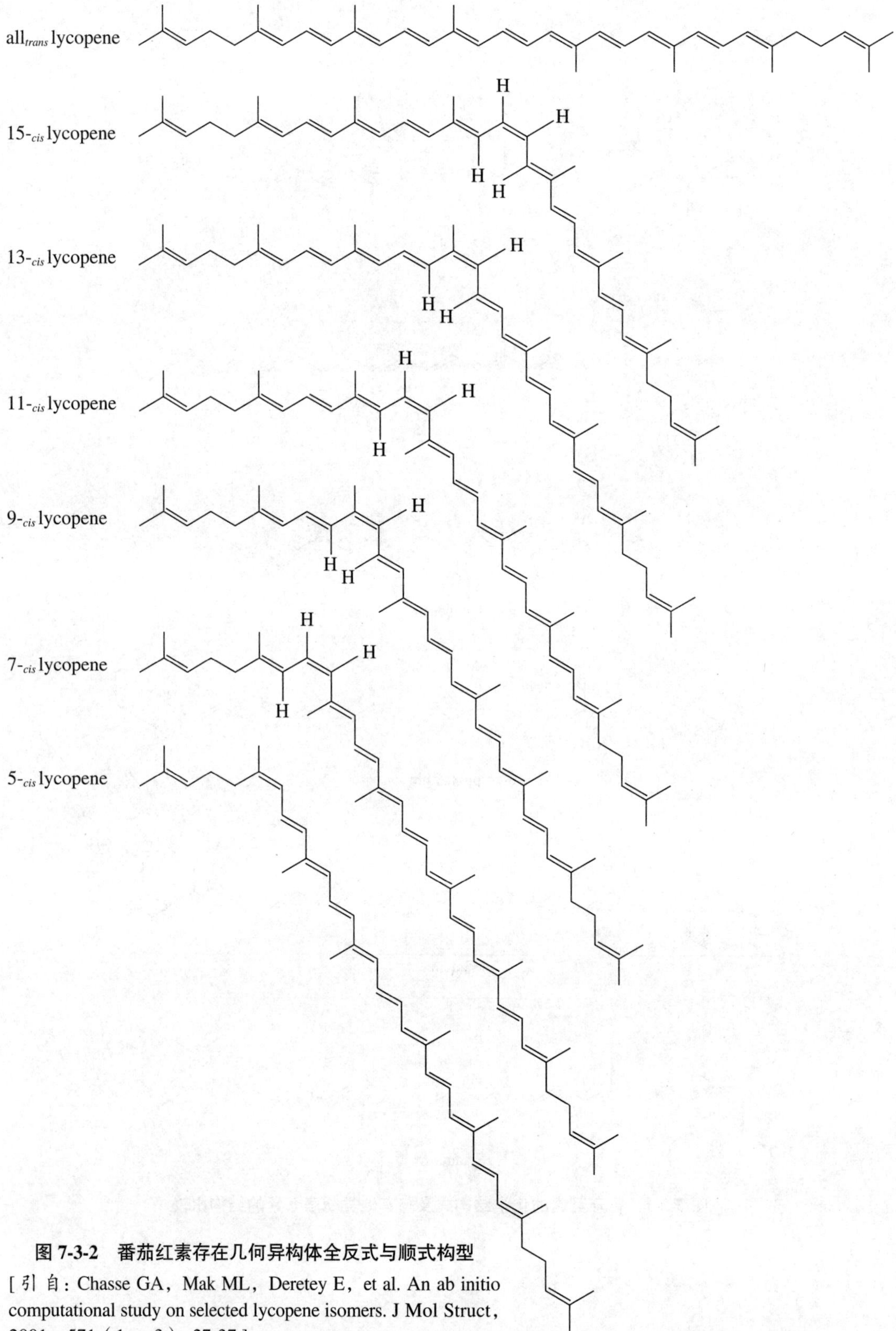

图 7-3-2 番茄红素存在几何异构体全反式与顺式构型

[引自: Chasse GA, Mak ML, Deretey E, et al. An ab initio computational study on selected lycopene isomers. J Mol Struct, 2001, 571（1 ~ 3）: 27-37.]

区有独特的吸收区，因而其结晶或溶液在可见光下具有绚丽的红色。含 1% 番茄红素的氯仿溶液呈深橙红色，其己烷溶液在 470nm 处有最大吸收峰。番茄红素分子中有多个共轭双键和非共轭双键，故其不稳定，容易发生顺反异构和氧化降解反应。影响番茄红素稳定性的因素包括氧、光、热、酸、金属离子、氧化剂和抗氧化剂等。在加工烹调和储存过程中，反式异构体可异构为顺式异构体。番茄红素的顺式与反式异构体的物理和化学性质可有较大差异。

二、吸收与代谢

（一）吸收

在人体内，番茄红素的吸收率略高于 α- 胡萝卜素和 β- 胡萝卜素。体外消化模型证明，番茄红素随膳食进入体内，在胃中基本未见明显变化。进入小肠后，被肠黏膜细胞吸收并掺入到乳糜微粒中，进而经淋巴循环进入血液。在血浆中与低密度脂蛋白结合而转运。肠道吸收番茄红素有一定限度，如一项给予人体单次剂量番茄红素的研究表明，机体吸收番茄红素达 6mg 后，血清番茄红素浓度不再随给予剂量的增加而升高。

番茄红素的吸收受多种因素的影响。常见有利于番茄红素吸收的因素：胆汁酸盐的存在可使其吸收率提高约 4 倍；胰酶促进其吸收；番茄红素的顺式构型比反式构型更易吸收；加入油脂热处理后的番茄红素比未加工的番茄红素更易吸收。

可能干扰番茄红素吸收的因素：食物中的蛋白质 - 胡萝卜素复合物；可溶性膳食纤维（如果胶）；结合胆固醇和树脂；缺乏铁、锌和蛋白质；患肠道疾病以及胰酶缺乏等。

（二）分布

番茄红素在人体内主要分布于睾丸和肾上腺，此外，肝、脂肪组织、前列腺及卵巢中分布也较多。脑组织中未能测出番茄红素，提示其可能难以通过血 - 脑屏障。血中与组织中的番茄红素浓度在一定剂量范围内成正相关关系，摄入大量番茄红素后，血和组织中的浓度均能显著增高。人体部分组织器官中番茄红素的含量见表 7-3-1。

人体内的类胡萝卜素约 50% 是番茄红素。番茄红素也是人乳中含有的主要类胡萝卜素之一。在人体组织中，大部分番茄红素为顺式构型，且体内番茄红素顺式构型所占比例不随食物中番茄红素构型的差异而改变。

表 7-3-1 人体部分组织和器官中番茄红素的含量（mg/100g 湿重）

组织 / 器官	番茄红素含量	组织 / 器官	番茄红素含量
脂肪	0.2 ~ 1.3	肺	0.2 ~ 0.6
肾上腺	1.9 ~ 21.6	卵巢	0.3
脑干	未测到	前列腺	0.8
乳腺	0.8	皮肤	0.4
结肠	0.3	胃	0.2
肾	0.2 ~ 0.6	胰腺	0.7
肝	1.3 ~ 5.7	睾丸	4.3 ~ 21.4

（三）代谢和排泄

目前，对番茄红素的体内代谢及其产物还了解甚少，仅在人的血清、皮肤及乳汁中检测到两种氧化代谢物，即 1，5- 二羟基 -2，6- 环氧番茄红素和 5，6- 二羟基 -5，6 二氢番茄红素。认为这两种代谢产物是在体内氧化反应中产生，可能与番茄红素的抗氧化活性相关。

未被吸收的番茄红素主要经粪便排泄，分布在皮肤中的番茄红素可因表皮的角化、脱落而丢失。

三、生物学作用

番茄红素所具有的长链多不饱和烯烃分子结构，使其具有很强的清除自由基和抗氧化能力。目前，对其生物学作用的研究主要集中在抗氧化、降低心血管疾病风险、减少遗传损伤和抑制肿瘤发生发展等方面。

（一）抗氧化作用

番茄红素的体外抗氧化能力已得到许多试验证实，番茄红素与其他一些抗氧化剂淬灭单线态氧的速率常数（K）见表 7-3-2。番茄红素淬灭单线态氧的能力是 β- 胡萝卜素的 2 倍多，是维生素 E 的 100 倍。

表 7-3-2　一些抗氧化剂淬灭单线态氧的速率常数（K）

抗氧化剂	$K[10^9/(mol \cdot s)]$	抗氧化剂	$K[10^9/(mol \cdot s)]$
番茄红素	31	虾青素	24
α- 胡萝卜素	19	斑蝥黄质	21
β- 胡萝卜素	14	红木素	14
γ- 胡萝卜素	25	番红花苷	1.1
玉米黄质	10	胆红素	3.2
叶黄素	8	胆绿素	2.3
维生素 E	0.3		

目前，学界普遍认为类胡萝卜素在体外的抗氧化作用证据明确，但增加类胡萝卜素的摄入量对增强体内的抗氧化能力的证据尚不明确。对于番茄红素的摄入量和血清番茄红素浓度与体内氧化应激能力的关系，仍在进一步研究中。

（二）降低心血管疾病风险

由于番茄红素有较强的抗氧化活性，近年来对其降低心血管疾病风险的相关研究较多。一项对 1955—2010 年间发表的番茄红素对血脂和血压的干预研究报告的 Meta 分析表明，补充番茄红素可有效降低血清总胆固醇（cholesterol）和低密度脂蛋白胆固醇（low density lipoprotein cholesterol，LDL-C），并能有效降低收缩压。在动物实验研究中也发现，番茄红素有降低试验动物血脂的作用。

多项较大规模的前瞻性人群研究中发现，体内番茄红素水平与心血管疾病发病风险或相关生物标志物呈负相关关系，如在欧洲的抗氧化剂、心肌缺血和乳腺癌研究（European community multicenter study on antioxidants，myocardial infarction and breast cancer，EURAMIC）

以及妇女健康研究（women health study，WHS）中发现，脂肪和血浆中番茄红素水平与冠心病的发生呈负相关；芬兰 Kuopio 缺血性心脏病风险因素研究（Kuopio ischaemic heart disease risk factor，KIHD）表明，45 ～ 69 岁的男性血清中较高的番茄红素浓度与其颈总动脉内膜下增厚（动脉粥样硬化的早期标志性改变）呈负相关；荷兰 1999 年对 6000 余名 55 岁以上成人的前瞻性研究表明，血清番茄红素浓度与动脉硬化发生风险呈负相关。但目前报告的人群研究多为观察性研究，番茄红素是否可特异性地降低心血管疾病发生的风险和延缓其发展，或是仅能作为可降低心血管疾病风险的水果蔬菜摄入的标志之一，还有待进一步研究证实。

（三）抑制癌症的发生与发展

1．番茄红素与前列腺癌　有关番茄红素对前列腺癌发生的抑制作用，已有较多的研究报告。多项研究表明，番茄 / 番茄红素 / 番茄制品摄入量与前列腺癌的发生发展呈一定的负相关关系。2004 年，一项对 11 个病例对照研究和 7 个前瞻性流行病学研究的 Meta 分析结果显示，番茄红素摄入量和血清番茄红素水平与前列腺癌发生风险降低相关。但 2011 年发表的对番茄红素预防前列腺癌的临床随机对照干预研究的 Meta 分析结果认为，目前的证据尚不足以证明番茄红素在预防前列腺癌中的有益效应。

2．番茄红素与其他癌症　已有一些人体研究表明，番茄 / 番茄红素 / 番茄制品摄入量与肺癌、胃肠道癌症等有一定的负相关关系，如英格兰进行的一项研究（982 例肺癌患者及 1485 例对照，持续 4 年）结果表明，经常摄入番茄酱与肺癌风险降低相关。意大利的病例 - 对照研究发现，高番茄红素摄入量可降低癌症发生的风险，尤其对胃癌、结肠癌和直肠癌发生率的下降更为显著。但尚缺乏大规模前瞻性队列研究，番茄红素预防癌症的作用尚需进一步研究证实。

3．番茄红素抑制癌症发生发展的可能机制　番茄红素可增强正常细胞间的细胞间隙连接通讯功能，还可通过上调细胞编码间隙连接蛋白的表达，使转化细胞和未转化的正常细胞之间的细胞间隙连接通讯功能得以恢复，从而抑制转化细胞的恶性增殖。胰岛素生长因子 -1（insulin growth factors-1，IGF-1）已被认为是多种癌细胞的分裂促进剂，是包括前列腺癌、结肠癌等多种癌症发生的危险因子。研究已发现，补充番茄红素可降低前列腺癌患者 IGF-1 的表达。近年来的研究还表明，番茄红素还可减少前列腺特异抗原（prostate-specific antigen，PSA）的表达、减少 DNA 的损伤。体外实验表明其具有较好的抗突变作用。

（四）其他作用

研究表明，番茄红素能保护吞噬细胞免受氧化损伤，促进 T、B 淋巴细胞增殖，刺激 T 细胞功能，减少淋巴细胞 DNA 的氧化损伤，对非特异性细胞免疫的主要指标亦有明显的促进作用。番茄红素还可促进白细胞介素 -2（IL-2）和白细胞介素 -4（IL-4）等细胞因子的分泌，增强免疫功能。

紫外线辐射导致皮肤损伤和引发皮肤癌的原因之一是其诱导单线态氧和自由基的产生。已发现在紫外线所致的皮肤光氧化损伤时，番茄红素是最先被破坏的类胡萝卜素。研究表明，皮肤和血清中的番茄红素对紫外线皮肤光损伤有良好的保护作用，能降低女性的皮肤晒伤发生率。研究还表明，番茄红素可能对 2 型糖尿病的发生发展，以及绝经后女性发生骨质疏松的风险有一定的控制作用。

四、食物来源与建议摄入量

（一）食物来源

人体不能合成番茄红素，体内的番茄红素主要来源于食物。番茄红素主要存在于番茄、西瓜、葡萄柚、番石榴等食物中，少量存在于胡萝卜、南瓜、李、柿、桃、芒果、草莓、石榴、葡萄等蔬菜和水果中。番茄红素在番茄中的含量随品种和成熟度的不同而异。成熟度越高，其番茄红素含量亦越高。各类食物中番茄红素含量，见表7-3-3。

表7-3-3　各类食物中番茄红素含量

食物（中文名称）	食物（英文名称）	番茄红素含量（mg/100g 食部）
番茄酱	tomato paste	29.3
调味番茄酱	catsup	17.0
番茄糊	tomato puree	16.7
意粉酱	pasta sauce	16.0
番茄酱汁	tomato sauce	15.9
番茄汤料	tomato soup	10.9
番茄汁	tomato juice	9.3
番石榴	guavas，common	5.2
西瓜	watermelon	4.5
番茄（熟）	tomato，cooked	4.4
番茄（生）	tomato，red，ripe，year round average	2.6
葡萄柚（红）	grapefruit，pink and red，all areas	1.4
柿子（日本）	persimmon，Japanese	0.16
辣椒（红）	pepper，sweet，red	0.31
紫甘蓝	cabbage，red	0.02
胡萝卜（脱水）	carrot，dehydrated	0.02
胡萝卜	carrot	0.001

（二）建议摄入量

番茄红素作为被大多数国家认可的食品添加剂或 / 和新资源食品 / 食品成分，相关国际组织和欧美等国家已对其在食品 / 食品添加剂 / 食品新资源中的应用做出了相应的管理规定。

1. 我国管理规定　我国已批准合成番茄红素（INS No.160d）作为着色剂（GB2760-2011《食品添加剂使用标准》），用于饮料（最大使用量 15mg/kg）、糖果（最大使用量 60mg/kg）、固体汤料（最大使用量 390mg/kg）、半固体复合调味料（40mg/kg 以上用量均以纯番茄红素计）。番茄红素也被用于抗氧化，增强免疫力等功能的保健食品。

2. 国际组织及其他国家管理规定与建议　欧盟 2008 年将除维生素和矿物质外的食物补充剂分为六类（氨基酸、酶、必需脂肪酸、益生菌、植物来源物质、其他类），番茄红素被列为"其他类"。并于 2009 年先后批准了合成番茄红素、天然番茄红素、从三孢布拉氏霉（Blakeslea trispora）提取的番茄红素作为食品新成分进入市场，还批准了从番茄中提取的番茄红素油脂产品作为特殊治疗用食品新成分。

欧洲食品添加剂、香料、加工助剂和食品接触物质评估小组（Panel on Food Additives, Flavourings, Processing Aids and Materials in Contact with Food）2008 年将番茄红素的 ADI 值定为 0.5mg/kg bw，其主要依据是上述大鼠一年喂养试验得到的 NOAEL（50mg/kg bw，不确定系数为 100）。

2006 年，JECFA 认为番茄红素可作为色素和营养素补充剂使用，对番茄红素制订的 ADI 值亦为 0.5mg/kg bw，但在 2009 年将作为色素使用的番茄红素的 ADI 值修订为"not specified"。JECFA 认为，在上述实验中 AST 和 ALT 的升高并没有伴随相应的肝损伤现象，故不应参考此 NOAEL 值。

国际食品法典委员会（CAC）批准 3 种来源的番茄红素，即番茄提取、三孢布拉霉提取和人工合成的番茄红素（INS No.160d）为食品着色剂，并认为不需要确定其 ADI 值。

美国 FDA 已将合成晶体番茄红素和番茄红素油制剂"'lyc-O-Mato' oleoresin 6%"列为"一般认为安全（GRAS）"物质（GRAS Notice 000119 和 GRAS Notice 000156）。

2006 年美国诚信营养保健品协会（Council for Responsible Nutrition, USA）对番茄红素进行了风险评估，提出"观察到的安全剂量（observed safe level, OSL）"为 75mg/d。该评估是基于 2006 年前已发表并经同行评议的 30 余篇人体干预实验研究。在这些实验中，最高剂量为 150mg/d（连续 7 天摄入）；其次为 75mg/d（15 个健康成人，持续 28 天）；最长持续时间为 140 天（健康成人 13.3mg/d），均未观察到不良作用，故不能推导出 UL 值。根据动物实验数据所推算出的 OSL 为 270mg/d。

3．建议摄入量　由于我国多数居民没有长期和有规律地摄入富含番茄红素食品的习惯，目前尚缺乏我国常见食物番茄红素含量的基础数据和我国居民番茄红素的血清含量本底值。中国营养学会在在《中国居民膳食营养素参考摄入量》（2013 版）中，综合国内外研究结果，提出我国成年人番茄红素的 SPL 暂定为 18 mg/d。并在该版中，综合动物毒理学实验结果和人群干预试验研究结果，提出番茄红素的 UL 暂定为 70mg/d。

五、食用安全性评价

在动物实验中，天然番茄红素的经口 LD_{50} 均＞5000mg/kg bw。对合成番茄红素，4 周灌胃最高剂量达 1000mg/kg bw 及 13 周灌胃 500mg/kg bw 均无异常发现。每日给予大鼠 1000mg/kg bw 剂量的番茄红素 100 天，或每日给予 20mg/kg bw 的番茄红素 200 天，未观察到任何由受试物引起的毒性反应。犬喂饲 100mg/kg bw 的番茄红素 192 天，除观察到肝和肾有轻微色素沉着外，未观察到其他毒性反应。在大鼠一年喂养实验中，中剂量组（50mg/kg bw）的血清谷丙转氨酶（ALT）和谷草转氨酶（AST）有所降低，而高剂量组（250 mg/kg bw）的 ALT 和 AST 均升高。在停止摄入 13 周后，AST 活性恢复正常，而 ALT 仍未完全恢复正常，故将 50 mg/kg bw 定为 NOAEL。在使用大鼠（最高剂量 3000 mg/kg bw）和兔（最高剂量 2000 mg/kg bw）进行的生殖和发育毒性研究中均无阳性发现。番茄红素的遗传毒性实验（体内微核试验，TK 基因突变试验，染色体畸变试验等）均为阴性结果。

人体观察，除发现两例番茄红素血症外，目前尚未见人摄入番茄红素中毒或番茄红素过量导致其他不良反应的报道。两例番茄红素血症均为长期大剂量摄入番茄和富含番茄红素的食物所致，主要表现为皮肤黄染，在停止摄入后，皮肤黄染逐渐消失。番茄红素血症目前已被美国食品与营养委员会认为是可逆的无害效应。

（张立实　陈锦瑶）

参考文献

[1] Shao A，Hathcock JN. Risk assessment for the carotenoids lutein and lycopene . Regulatory Toxicol Pharmacol，2006，45：289-298.

[2] Summary report of JECFA/67/SC，Rome，June，2006，FAO/WHO. ＜http：//www.fao.org/ag/agn/jecfa/index_en.stm

[3] Summary report of JECFA/71/SC，Geneva，June，2009，FAO/WHO. http：//www.fao.org/ag/agn/jecfa/index_en.stm.

[4] Giovannucci E. A review of epidemiologic studies of tomatoes，lycopene，and prostate cancer. Exp Biol Med，2002，227：852-859.

[5] GRAS Notice 000156：Tomato lycopene extract 6 percent，tomato lycopene extract 1.5 percent，and crystallized tomato lycopene. http：//www.accessdata.fda.gov/scripts/fcn/gras_notices/grn000156.pdf.

[6] GRAS Notice 000119：Synthetic lycopene http：//www.accessdata.fda.gov/scripts/fcn/gras_notices/ grn000119.pdf.

[7] Kim OY，Yoe HY，Kim HJ，Park JY，Kim JY，Lee SH，et al. Independent inverse relationship between serum lycopene concentration and arterial stiffness. Atherosclerosis，2010，208：581-586.

[8] Ried K，Fakler P. Protective effect of lycopene on serum cholesterol and blood pressure：meta-analyses of intervention trials. Maturitas，2011，68：299-310.

[9] Kohlmeir L，Kark JD，Gomez-Garcia E，Martin BC，Steck SE，Kardinaal AFM，et al. Lycopene and myocardial infarction risk in the EURAMIC study. Am J Epidemiol，1997，146：618-626.

[10] Klipstein-Grobusch K，Launer LJ，Geleijnse JM，Boeing H，Hofmana A，Witteman J. Serum carotenoids and atherosclerosis the rotterdam study. Atherosclerosis，2000，148：49-56.

[11] Bobak M，Hense HW，Kark J，et al. An ecological study of determinants of coronary heart disease rates：a comparison of Czech，Bavarian and Isreali men. Int J Epidemiol，1999，28：437-444.

[12] Sesso HD，Buring JE，Norkus EP，Gaziano JM. Plasma lycopene，other carotenoids，and retinol and the risk of cardiovascular disease in men. Am J Clin Nutr，2005，81：990 -997.

[13] 杨艳晖，宋柏捷，朱孝娟，潘洪志. 番茄红素对高脂血症患者血脂的影响. 中国临床营养杂志，2007，15（1）：43-45.

[14] Etminan M，Takkouche B，Caamano-Isorna F. The role of tomato products and lycopene in the prevention of prostate cancer：A Meta-analysis of observational studies. Cancer Epidemiol Biomarkers Prev，2004，13：340-345.

[15] Haseen F，Cantwell MM，O'Sullivan JM，Murray LJ. Is there a benefit from lycopene supplementation in men with prostate cancer? A systematic review. Prostate Cancer & Prostatic Diseases，2009，12（4）：325-332.

[16] Kavanaugh CJ，Trumbo PR，Ellwood KC. The U.S. Food and Drug Administration's evidence-based review for qualified health claims：tomatoes，lycopene，and cancer. J Natl Cancer Inst，2007，99（14）：1074-1085.

[17] Kirsh VA，Mayne ST，Peters U，et al. A prospective study of lycopene and tomato product intake and risk of

prostate cancer. Cancer Epidemiol Biomarkers Prev，2006，15：92-98.

[18] Peters U，Leitzmann M，Chatterjee N，et al. Serum lycopene，other carotenoids，and prostate cancer risk：a nested case-control study in the prostate，lung，colorectal，and ovarian cancer screening trial. Cancer Epidemiol Biomarkers Prev，2007，16（5）：962-968.

[19] Karppi J，Kurl S，et al. Serum lycopene and the risk of cancer：the Kuopio ischaemic heart disease risk factor （KIHD）study. Ann Epidemiol，2009，19：512-518.

[20] Beilby J，Ambrosini GL，Rossi E，et al. Serum levels of folate，lycopene，[beta]-carotene，retinol and vitamin E and prostate cancer risk . Eur J Clin Nutr，2010，64（10）：1235-1238.

[21] Kristal AR，Till C，Platz EA，Song X，King IB，Neuhouser ML，Ambrosone CB，Thompson IM. Serum lycopene concentration and prostate cancer risk：results from the prostate cancer prevention trial. Cancer Epidemiol Biomarkers Prev，2011，20（4）：638-646.

[22] Ito Y，Wakai K，Suzuki K，Ozasa K，Watanabe Y，Seki N，Ando M，Nishino Y，Kondo T，Ohno Y，Tamakoshi A；JACC Study Group. Lung cancer mortality and serum levels of carotenoids，retinol，tocopherols，and folic acid in men and women：a case-control study nested in the JACC study. J Epidemiol，2005，15（Suppl）2：S140-S149.

[23] Mascio D，Kaiser S，Sies H，et al.Lycopene as the most efficient biological carotenoid singlet oxygen ouencher. Arch Biochem Biophys，1989，274：532-538.

[24] Rao AV，Shen H. Effect of low dose lycopene intake on lycopene bioavailability and oxidative stress. Nutr Res，2002，22：1125-1131.

[25] Erdman JW Jr，Ford NA，Lindshield BL. Are the health attributes of lycopene related to its antioxidant function? Arch Biochem Biophys，2009，483：229-235.

[26] Costenbader KH，Kang JH，Karlson EW. Antioxidant intake and risks of rheumatoid arthritis and systemic lupus erythematosus in women. Am J Epidemiol，2010，172：205-216.

[27] Mackinnon ES，Rao AV，Josse RG，Rao LG. Supplementation with the antioxidant lycopene significantly decreases oxidative stress parameters and the bone resorption marker N-telopeptide of type I collagen in postmenopausal women . Osteoporos Int，2011，22：1091-1101.

[28] 宋新娜 . 成分计算法估计膳食类胡萝卜素摄入量 . 青岛大学医学院，2007.

[29] 中国人民共和国卫生部 . GB2760-2011 食品安全国家标准 食品添加剂使用标准 . 2011.

[30] Commission staff working document：Characteristics and perspectives of the market for food supplements containing substances other than vitamins and minerals. COM（2008）824 final. SEC（2008）2977.

[31] Commission Decision 2009/355/EC，Commission Decision 2009/348/EC of 23，Commission Decision 2009/365/EC authorising the placing on the market of lycopene oleoresin from tomatoes，lycopene，lycopene from Blakeslea trispora as novel food ingredient under Regulation（EC）No 258/97 of the European Parliament and of the Council OJ L109 of 2009.

[32] 宋新娜，汪之顼 . 成人膳食类胡萝卜素食物来源构成 . 实用预防医学，2010，1（17）：73-74.

第四节 花色苷

花色苷（anthocyanin）是具有 2- 苯基苯并吡喃（2-phenylbenzopyryalium）结构的一类糖苷衍生物，为植物界广泛分布的一种水溶性色素。花色苷在深色浆果、蔬菜、薯类和谷物种皮中的含量较为丰富，使得这些植物或农产品呈现红色、紫色乃至黑色。除了赋予植物性食物鲜艳的色泽外，现已明确花色苷还具有抗氧化、抗炎、调节血脂、改善视觉以及抑制肿瘤等生物活性，引起了医学界的广泛关注。此外，作为一种资源丰富的天然色素，花色苷色彩鲜艳、色质好，安全无毒，是葡萄酒、配制酒、果汁和汽水等饮料产品，以及糖果、冰淇淋和果酱等食品的理想着色剂，在多个国家和地区被允许根据需要量使用。

一、结构与理化性质

花色苷的基本结构是它的糖苷配基，即黄烊盐（flavylium salt）阳离子苷元（图7-4-1），称作花色素或花青素（anthocyanidin）。其包含两个苯环，并由一个3碳的单位连结，含有的共轭双键在 465 ~ 560 nm 和 270 ~ 280 nm 有最大光吸收峰，从而呈现一定的色泽。花色苷的颜色会随周围介质 pH 的改变而变化，在强酸性条件下（pH ≤ 3）呈稳定的红色，随着 pH 值的增大花色苷的红色减弱，在碱性条件下会失去 C 环氧上的阳离子变成醌型碱，呈蓝紫色。

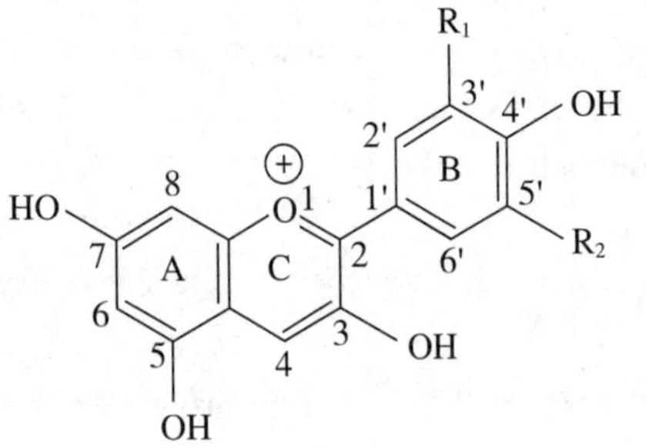

花葵素	pelargonidin：R_1=H，R_2=H
矢车菊素	cyanidin：R_1=OH，R_2=H
翠雀素	delphinidin：R_1=OH，R_2=OH
芍药素	peonidin：R_1=OCH$_3$，R_2=H
矮牵牛素	petunidin：R_1=OCH$_3$，R_2=OH
锦葵素	malvidin：R_1=OCH$_3$，R_2=OCH$_3$

图7-4-1　六种常见花色苷苷元的化学结构

尽管在植物中已经分离出了数百种花色苷，然而其苷元只有17种，植物性食物中最常见的有6种（图7-4-1）。根据 Kong 等的估算，其分布量从高到低依次为矢车菊素（cyanidin）、花葵素（又名天竺葵素，pelargonidin）、芍药素（peonidin）、翠雀素（又名飞燕草素，delphinidin）、矮牵牛素（又称牵牛花素或碧冬茄素，petunidin）和锦葵素（malvidin）。由于黄烊盐阳离子缺乏电子，使得游离的花色素苷元很不稳定，故在自然界中一般与糖结合形成糖苷化合物，即花色苷的形式存在。常见糖苷包括单糖苷、双糖苷和酰基衍生物，最为典型的糖苷形式为 3-O-β- 葡萄糖苷，所以天然花色苷以矢车菊素 3-O-β- 葡萄糖苷（cyanidin 3-O-β-glucoside，Cy-3-G）的分布最为广泛。食物中的总花色苷含量一般可以折算为 Cy-3-G 进行定量。

二、吸收与代谢

（一）吸收

由于花色苷的极性较强，人们最初认为其难以在消化道直接被机体吸收。然而，体内生物利用试验已充分证实，花色苷能够以原型形式通过胃肠道被吸收，进入循环系统并在体内运输、转化，然后经尿液排出体外（图7-4-2）。其中，胃和小肠是花色苷吸收的主要场所。与其他黄酮类植物化合物相比，花色苷的胃部吸收方式相对较为特殊，在胃酸的作用下，食物中的花色苷得到充分释放溶解，并且大多数花色苷可以与胆红素易位酶结合，促进其穿过胃壁黏膜，所以吸收速度也比较快。花色苷在小肠的吸收具有部位选择性，据 Matuschek 等在小鼠的试验观察，花色苷在十二指肠可以少量吸收，集中在空肠中吸收，而在回肠和结肠没有吸收。花色苷食入后 2 h，其原型在血液中的浓度达到高峰，4 ~ 6 h 后消失。花色苷原型在肠道的吸收率不足 10%。关于花色苷生物活性的发挥，近来的研究认为，花色苷在肠道的代谢降解物起到了十分关键的作用。人体试食试验结果表明，大部分花色苷（约占摄入总量的 73%）在肠道细菌或肝肾酶系的催化作用下脱去糖苷被代谢成原儿茶酸（protocatechuic acid，PCA），这一效应在试验动物身上也得到了印证，该类酚酸代谢物可能是花色苷生物学作用的主要贡献者。

（二）分布与代谢

花色苷进入机体后，随血液分布到各组织器官。不同的动物模型研究结果表明，花色苷在肝和肾分布浓度较高，其次为肺和睾丸。值得注意的是，在猪的眼睛、大脑皮质和小脑也检测到了花色苷原型的分布，说明花色苷可以通过血脑屏障和血视网膜外屏障。由于各个器官的物理与生理生化条件不同，花色苷的分子结构会发生改变。如胃中 pH 较低，适合于花色苷以黄烊盐阳离子形式存在，这是花色苷的稳定结构。与胃部不同，大肠和小肠的 pH 接近中性，花色苷的稳定性降低，会有不同结构的花色苷共存。花色苷在胃肠道被吸收后经肝进入循环系统，部分花色苷在肝和肾通过甲基化和葡萄糖醛酸化反应被代谢，如 Cy-3-G 可以转化为芍药素 -3- 葡萄糖苷和矮牵牛素 -3- 葡萄糖苷。

（三）排泄

进入机体的花色苷以原型或代谢物的形式从尿液、胆汁和粪便排泄（图 7-4-2）。肾为花色苷排泄的主要器官，动物或人体摄入花色苷后，尿液中花色苷及其代谢物的浓度随摄入剂量的增加而增加，符合一级代谢动力学模型，代谢物的主要形式为甲基化的花色苷或葡萄糖醛酸苷。没有被吸收的花色苷则主要通过粪便排出，而到达大肠后，残留的花色苷及其酚酸代谢物可以被重吸收，使得花色苷的抗氧化效应维持 24 h 以上。

三、生物学作用

花色苷具有广泛的生物活性，包括抗氧化、抗炎、调节糖脂代谢、防治心血管疾病、改善视觉以及抑制肿瘤等作用。

（一）抗氧化作用

花色苷分子结构上有多个酚羟基，能通过自身氧化直接清除各种自由基，保持氧化还原系统与游离自由基之间的平衡。体外试验条件下，花色苷对自由基的清除能力甚至大于常见的抗氧化剂包括丁基羟基茴香醚、维生素 E、儿茶素和槲皮素。此外，花色苷能够通过提高细胞内超氧化物歧化酶（superoxide dismutase，SOD）和谷胱甘肽硫转硫酶（glutathione S-transferases）的活性，减轻氧化应激损伤。一项人群交叉对照试验中，受试者每天服用 600 ml 血橙果汁（花色苷含量 21 mg/100 ml）21 天后，血浆丙二醛（malondialdehyde，MDA）的含量及淋巴细胞 DNA 氧化损伤程度均有明显降低。Mazza 等观察了健康志愿者在摄入高脂膳食的同时服用相当于 1.2 g 花色苷的蓝莓冻干粉血清抗氧化能力的变化，结果显示，受试者服用 4 h 后，血清中花色苷 Cy-3-G 的浓度与血清自由基吸收容量（oxygen radical absorbance capacity，ORAC）呈明显正相关。

（二）抗炎作用

炎症反应与多种慢性病（如 AS、肥胖及癌症等）发生发展密切相关。花色苷能通过抑制炎症反应信号转导途径，减少炎症因子的表达发挥抗炎作用。膳食补充花色苷能有效减轻不同人群内的炎性反应。Karlsen 等对健康志愿者采用随机对照干预研究，结果显示，口

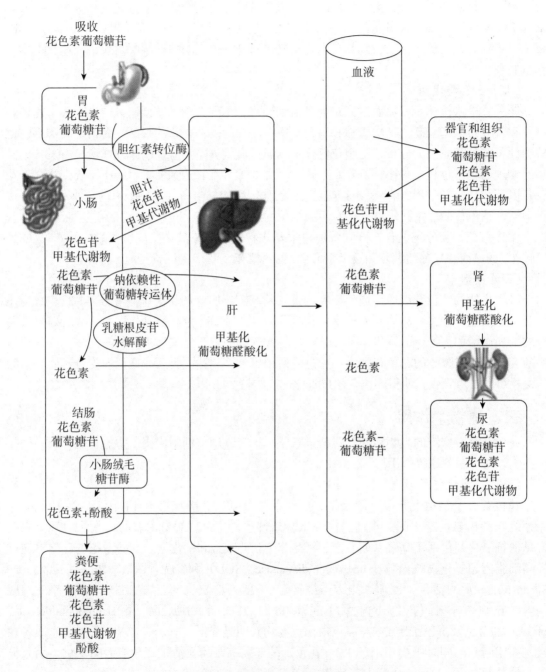

图 7-4-2　花色苷在体内的吸收与代谢

（引自：

1. Matuschek MC，Hendriks WH，McGhie TK，et al. The jejunum is the main site of absorption for anthocyanins in mice. J Nutr Biochem，2006，17：31-36.

2. Vitaglione P，Donnarumma G，Napolitano A，et al. Protocatechuic acid is the major human metabolite of cyanidin-glucosides. J Nutr，2007，137：2043-2048.）

服浆果花色苷提取物 300 mg/d，连续 3 周，干预人群与对照人群或与自身基线水平相比，血浆中与 NF-κB 相关的多种炎症因子水平明显降低。在一项由稳定型冠心病患者参加的随机双盲对照干预研究中，干预组每天补充 10 g 黑米皮（含 231 mg 花色苷），对照组给予白米皮安慰剂，连续 6 个月，干预组患者血浆中血管细胞黏附因子（vascular cell adhesion molecule-1，VCAM-1）、可溶性 CD40 配体（soluble CD40 ligand，$sCD_{40}L$）和超敏 -C 反应蛋白（high sensitive C-reactive protein，hs-CRP）等炎症因子的水平均显著低于对照组。

（三）改善糖代谢与脂代谢

多项研究显示，花色苷有降低 2 型糖尿病和心血管疾病的风险。Wedick 等，对美国 1984—2008 年间 3 个大型膳食与健康流行病学研究的资料进行了统计分析，涉及 3 645 585 人 / 年的随访研究对象，其中有 12 611 例患 2 型糖尿病；校正年龄、体质指数和生活方式的影响之后，三个不同花色苷摄入水平的队列分析结果表明，组间的总风险比（hazards ratio，HR）是 0.85 [95% 置信区间（confidence interval，CI）为 0.80 ～ 0.91，$P < 0.001$]，表明较高的花色苷摄入量有助于降低 2 型糖尿病的发病率。该研究指出，花色苷有可能通过改善糖代谢和脂代谢减低糖尿病的发病风险。事实上，花色苷对糖代谢与脂代谢的调节作用已经获得多项人群干预研究的支持。Hansen 等进行的一项随机对照研究，观察了红酒及红酒中的多酚类化合物对健康人群血脂的影响，研究者将 38 ～ 75 岁的志愿者按性别和体重随机分成 4 组，分别给予红葡萄酒或不同当量葡萄皮花色苷及多酚提取物实施干预，连续 4 周，结果显示，红酒组志愿者血浆中 HDL-C 水平升高了 11% ～ 16%，而其他血脂指标没有显著变化，且等量花色苷及多酚提取物干预组也观察到相似的效应。随后，Qin 等采用纯化的浆果花色苷提取物（160 mg×2/d）对 120 名血脂紊乱者实施了为期 12 周的随机双盲对照研究，进一步明确了花色苷具有升高血清 HDL-C 的效应，并发现花色苷还能降低血清 LDL-C 含量，且血清 HDL-C 的变化值与血浆胆固醇酯转运蛋白（cholesteryl ester transfer protein，CETP）的活性呈负相关，与细胞胆固醇外流呈正相关，提示花色苷可以通过促进细胞胆固醇外流发挥血脂调节作用。

四、花色苷与相关疾病预防

（一）心血管疾病

流行病学研究提示，增加富含花色苷的食物摄入量可降低心血管疾病的发病和死亡风险。Di Castelnuovo 等对 26 项关于红葡萄酒与心血管健康关系的研究报告进行了 Meta 分析，结果显示，相对不饮酒者，饮用红葡萄酒发生心血管性疾病的 HR 为 0.68（95%CI：0.59 ～ 0.77），且饮酒数量与发病风险具有 J 型曲线关系，轻到中度饮用红葡萄酒（约 150 ml/d）可显著降低心血管疾病发生的风险。在一项为期 16 年的前瞻性研究中，Mink 等对 34 489 名绝经期妇女摄入常见的 20 种富含花色苷食物的状况进行了调查分析，与食用频率少于 1 次 / 周的调查对象相比，较高的花色苷摄入量可显著降低冠心病的发生率和死亡率，HR 分别为 0.88 和 0.90。

近期，Dohadwala 等招募 44 名冠心病患者进行了为期 4 周的交叉干预试验研究，患者每天服用越橘果汁 480 ml（含 94 mg 花色苷），试验结束时干预组患者的颈 - 股动脉脉搏速度比安慰剂组明显降低，说明其动脉血管的硬度得到了有效改善。Zhu 等用纯化的花色苷提取物胶囊（160 mg×2/d）为受试物，分别对 12 名高胆固醇血症患者进行了短期的交叉干预试验（4 h）和 150 名高胆固醇血症患者进行了长期的（12 周）随机对照干预试验；短期干预试验结果表明，患者服用花色苷后 1h 和 2h 时，肱动脉血流介导的舒张功能（brachial artery flow-mediated dilatation，FMD）从基线的 8.3% 升高到 11.0% 和 10.1%（$P < 0.05$）；在长期干预试验中，与干预前相比，花色苷组高胆固醇血症患者的 FMD，血浆环磷酸鸟苷（3'-5'-cyclic guanosine monophosphate，cGMP）和血清 HDL-C 水平分别升高了 28.4%、12.6% 和 11.8%，血清 sVCAM-1 和 LDL-C 水平则分别降低了 11.6% 和 10.0%，差异显著，并且在花色苷组，cGMP 和 HDL-C 水平的变化都与 FMD 的变化呈正相关关系。结果提示，花色苷有助于改善血管内皮舒张功能，其作用机制与花色苷的抗炎和调节血脂功能有关。

（二）改善视觉功能

早在 1964 年，法国学者 Jayle 就注意到食用富含花色苷的黑果越橘（Vaccinium myrtillus）有助于改善人们在夜间的视觉。之后，陆续有研究报道花色苷可提高人眼的视敏度，抑制渐进性近视。动物试验结果提示，花色苷可通过减轻视网膜病理损伤及神经节细胞凋亡预防视网膜退行性疾病的发生。Nakaishi 等通过招募健康志愿者对黑醋栗花色苷是否具有改善视疲劳作用进行了随机双盲对照研究，干预组分别服用 12.5 mg、20.0 mg 和 50.0 mg 花色苷提取物，2 h 后测定受试者的暗适应能力，发现黑醋栗花色苷有助于降低受试者的暗适应阈值，其效应与剂量显著相关。然而，Muth 等采用随机双盲对照干预研究，给予男性健康志愿者食用越橘提取物，结果显示，21 d 的干预并不能显著提高受试者的暗视敏度和暗对比敏感性。导致以上试验结果差异较大的原因可能与剂量选择、干预时间和判定标准有关。

（三）抑制癌症风险

花色苷抑制癌症发生的效应已在多个动物模型上得到了印证，包括食管癌、结肠癌、皮肤癌和肺癌等。

虽然，在人群相关研究中尚未得到花色苷抑制癌症的直接证据，但一些研究显示，花色苷可抑制某些癌症发生的风险，特别是对消化道癌症发生的风险。慢性食管炎伴腺上皮化生（Barrett's esophagus，BE），使患食管癌的风险增加 40 倍，被认为是食管癌的亚临床状态。Kresty 等对 10 名 BE 患者采用口服黑莓冻干粉（总花色苷含量 17.1 mg/g）实施干预研究，剂量为男性每天 45 g，女性每天 32 g，连续 12 周；结果发现，患者尿液中的 8- 异构前列腺素 F2α（8-epi-prostaglandin F2α，8-iso-PGF2α）和 8- 羟基脱氧鸟苷（8-hydroxy-2'-deoxyguanosine，8-OHdG）含量分别降低了 26% 和 17%。多发性息肉是结肠癌的早期临床征兆，必须尽早切除并定期监测复发情况。Stoner 等对 7 名坚持服用黑莓冻干粉（20 g × 3/d）的多发性结肠息肉患者进行了为期 9 个月的跟踪观察，发现与基线相比，息肉数量减少了 38%。25 名结肠癌患者在术前 7 天接受了不同剂量的越橘花色苷提取物（花色苷含量 36%）干预，干预前后的活组织检查发现，较高的花色苷摄入量（0.5 g/d）能有效抑制癌细胞增生并促进癌细胞凋亡，但对血浆胰岛素样生长因子（insulin-like growth factor-1，IGF-1）含量没有显著影响。

五、食物来源与建议摄入量

（一）食物来源

大多数高等植物体内都有花色苷合成，人类摄入的花色苷主要来源于深色浆果、蔬菜和谷薯类等富含花色苷的食物及其加工制品。在美国和欧盟已经分别建立了本地区常见花色苷含量较高的食物数据库。"十一五"期间，本节作者凌文华教授负责的课题组对乌鲁木齐、天津、武汉和广州四个地区居民经常食用的深色果蔬、豆类和谷物的黄酮类植物化学物组成和含量进行了系统研究，初步明确了我国居民膳食花色苷的主要来源（表7-4-1）。

表 7-4-1 我国居民常食用的花色苷含量较高的食物（总花色苷含量 mg/100 g 鲜重）

名称	花色苷含量	名称	花色苷含量
水果类		蔬菜类	
桑椹	668.05	紫苏	80.66
杨梅（黑）	147.54	红菜苔	28.86
黑布冧	86.95	花豆角	24.83
黑加仑	71.21	紫芋头	19.71
杨梅（红）	49.48	紫马铃薯	12.55
三华李	47.62	樱桃水萝卜	12.25
山楂	38.55	长豆角	9.29
巨峰葡萄	13.58	茄瓜	8.04
红柿	8.78	洋葱	7.26
莲雾	8.67	粉莲藕	4.90
石榴	6.79	鲜菱角	3.74
李子	6.45	荷兰豆	3.13
红肉番石榴	4.68	四季豆	1.78
番石榴	3.86	谷薯类	
皇帝蕉	3.75	黑米	622.58
杨桃	2.77	红米	20.92
青提	2.42	紫甘薯	10.29
苹果皮（红富士）	2.38	紫玉米（鲜）	4.10
草莓	2.17	紫玉米（干）	3.72
桃子（黄肉）	2.02	红高粱	2.66
海棠果	1.83	豆类	
胭脂红石榴	1.75	黑豆	125.0
山竹	1.72	红豆	63.64
蔬菜类		绿豆	32.59
紫包菜	256.06	赤小豆	20.56
茄子皮	145.29	眉豆	2.32

[引自：李桂兰，凌文华，郎静，等 . 我国常见蔬菜和水果中花色素含量 . 营养学报，2010，32（6）：592-597.]

（二）建议摄入量

受居住地区和季节性影响，不同人群膳食花色苷的摄入量差异较大。Wu 等对美国居民经常食用的 100 多种富含花色苷果蔬进行了调查分析，估算出人们通过这些果蔬，每天可以摄入的花色苷约为 12.5 mg。在欧盟开展的一项大型营养与癌症的流行病学研究当中，项目组对欧盟西部 10 国居民通过食物摄取的各种花色素苷元做了调查，换算出总花色苷摄入量为 26.2 ~ 90.9 mg/d。李桂兰等利用 HPLC 外标法对南方常见 300 多种深色果蔬和粮谷类食品及其制品的花色苷含量进行了测定，估算出我国广州地区居民总花色苷摄入量为 43.1 mg/d。然而，目前流行病学调查和人群干预试验研究得到的有效剂量差异较大（表 7-4-2）。普通人群每天通过膳食摄入的花色苷可以达到数十毫克，多数流行病学研究认为花色苷摄入量达到 50 mg/d 能够起到有效促进健康的作用。

表 7-4-2　花色苷健康效应的有效剂量

健康效应	花色苷摄入量（mg/d）	文献依据
降低心血管疾病的发病风险	0.2	[18]
降低 2 型糖尿病的发病风险	24.2	[13]
降低视疲劳人群眼睛暗适应阈值，改善视力	50	[24]
减轻机体氧化应激损伤	120	[9]
降低血浆炎症因子水平	230	[12]
改善高脂血症患者血脂水平，升高血浆 HDL	320	[16]
改善高胆固醇血症患者血管内皮舒张功能	320	[20]

中国营养学会在《中国居民膳食营养素参考摄入量》（2013 版）中，依据大量研究结果建议花色苷 SPL 为 50.0 mg/d。并认为截至目前，尚未发现摄入花色苷对人和动物健康有不利影响的报道，还不能进行定量的危险性评价。

（凌文华）

参考文献

[1] He J，Giusti MM. Anthocyanins：natural colorants with health-promoting properties. Annu Rev Food Sci Technol，2010，1：163-187.

[2] Kong JM，Chia LS，Goh NK，et al. Analysis and biological activities of anthocyanins. Phytochemistry，2003，64：923-933.

[3] Matuschek MC，Hendriks WH，McGhie TK，et al. The jejunum is the main site of absorption for anthocyanins in mice. J Nutr Biochem，2006，17：31-36.

[4] Vitaglione P，Donnarumma G，Napolitano A，et al. Protocatechuic acid is the major human metabolite of cyanidin-glucosides. J Nutr，2007，137：2043-2048.

[5] Wang D，Zou T，Yang Y，et al. Cyanidin-3-O-beta-glucoside with the aid of its metabolite protocatechuic acid，reduces monocyte infiltration in apolipoprotein E-deficient mice. Biochem Pharmacol，2011，82：713-719.

[6] Kalt W，Blumberg JB，McDonald JE，et al. Identification of anthocyanins in the liver, eye, and brain of

blueberry-fed pigs. J Agric Food Chem，2008，56：705-712.

［7］ Vanzo A，Vrhovsek U，Tramer F，et al. Exceptionally fast uptake and metabolism of cyanidin 3-glucoside by rat kidneys and liver. J Nat Prod，2011，74：1049-1054.

［8］ Chiang AN，Wu HL，Yeh HI，et al. Antioxidant effects of black rice extract through the induction of superoxide dismutase and catalase activities. Lipids，2006，41：797-803.

［9］ Riso P，Visioli F，Gardana C，et al. Effects of blood orange juice intake on antioxidant bioavailability and on different markers related to oxidative stress. J Agric Food Chem，2005，53：941-947.

［10］ Mazza G，Kay CD，Cottrell T，et al. Absorption of anthocyanins from blueberries and serum antioxidant status in human subjects. J Agric Food Chem，2002，50：7731-7737.

［11］ Karlsen A，Retterstol L，Laake P，et al. Anthocyanins inhibit nuclear factor-kappaB activation in monocytes and reduce plasma concentrations of pro-inflammatory mediators in healthy adults. J Nutr，2007，137：1951-1954.

［12］ Wang Q，Han P，Zhang M，et al. Supplementation of black rice pigment fraction improves antioxidant and anti-inflammatory status in patients with coronary heart disease. Asia Pac J Clin Nutr，2007，16（Suppl 1）：295-301.

［13］ Wedick NM，Pan A，Cassidy A，et al. Dietary flavonoid intakes and risk of type 2 diabetes in US men and women. Am J Clin Nutr，2012，95：925-933.

［14］ Ghosh D，Konishi T. Anthocyanins and anthocyanin-rich extracts：role in diabetes and eye function. Asia Pac J Clin Nutr，2007，16：200-208.

［15］ Hansen AS，Marckmann P，Dragsted LO，et al. Effect of red wine and red grape extract on blood lipids，haemostatic factors，and other risk factors for cardiovascular disease. Eur J Clin Nutr，2005，59：449-455.

［16］ Qin Y，Xia M，Ma J，et al. Anthocyanin supplementation improves serum LDL- and HDL-cholesterol concentrations associated with the inhibition of cholesteryl ester transfer protein in dyslipidemic subjects. Am J Clin Nutr，2009，90：485-492.

［17］ Di Castelnuovo A，Rotondo S，Iacoviello L，et al. Meta-analysis of wine and beer consumption in relation to vascular risk. Circulation，2002，105：2836-2844.

［18］ Mink PJ，Scrafford CG，Barraj LM，et al. Flavonoid intake and cardiovascular disease mortality：a prospective study in postmenopausal women. Am J Clin Nutr，2007，85：895-909.

［19］ Dohadwala MM，Holbrook M，Hamburg NM，et al. Effects of cranberry juice consumption on vascular function in patients with coronary artery disease. Am J Clin Nutr，2011，93：934-940.

［20］ Zhu Y，Xia M，Yang Y，et al. Purified anthocyanin supplementation improves endothelial function via NO-cGMP activation in hypercholesterolemic individuals. Clin Chem，2011，57：1524-1533.

［21］ Kresty LA，Frankel WL，Hammond CD，et al. Transitioning from preclinical to clinical chemopreventive assessments of lyophilized black raspberries：interim results show berries modulate markers of oxidative stress in Barrett's esophagus patients. Nutr Cancer，2006，54：148-156.

［22］ Hassellund SS，Flaa A，Sandvik L，et al. Effects of anthocyanins on blood pressure and stress reactivity：a double-blind randomized placebo-controlled crossover study. J Hum Hypertens，2011，26：396-404.

［23］ Thomasset S，Berry DP，Cai H，et al. Pilot study of oral anthocyanins for colorectal cancer chemoprevention. Cancer Prev Res（Phila），2009，2：625-633.

［24］ Nakaishi H，Matsumoto H，Tominaga S，et al. Effects of black current anthocyanoside intake on dark adaptation and VDT work-induced transient refractive alteration in healthy humans. Altern Med Rev，2000，5：553-562.

［25］ Muth ER，Laurent JM，Jasper P. The effect of bilberry nutritional supplementation on night visual acuity and contrast sensitivity. Altern Med Rev，2000，5：164-173.

[26] Wu X，Beecher GR，Holden JM，et al. Concentrations of anthocyanins in common foods in the United States and estimation of normal consumption. J Agric Food Chem，2006，54：4069-4075.

[27] Zamora-Ros R，Knaze V，Lujan-Barroso L，et al. Estimation of the intake of anthocyanidins and their food sources in the European prospective investigation into cancer and nutrition（EPIC）study. Br J Nutr，2011，106：1090-1099.

[28] 李桂兰，凌文华，郎静，等 . 我国常见蔬菜和水果中花色素含量 . 营养学报，2010，32（6）：592-597.

第五节　大豆异黄酮

大豆异黄酮（soy isoflavones）为多酚类化合物，主要存在于豆科植物中。大豆一直是许多国家尤其是亚洲国家居民经常食用的食物。早在 20 世纪初，人类就发现了大豆等植物中存在大豆异黄酮。20 世纪 50 年代，人类开始对大豆异黄酮进行提取及人工合成。20 世纪 80年代末期，研究发现，大豆异黄酮的化学结构与雌激素的化学结构十分相似，在人体内能与雌激素受体结合，发挥弱的雌激素样作用。多项流行病学研究显示，长期食用大豆的亚洲人群中，心血管疾病和癌症的发病率明显低于西方国家的人群。此外，在临床上，大豆异黄酮对改善围绝经期综合征和绝经后女性的骨质疏松亦有一定效果。

一、结构与理化性质

（一）结构

自然界存在的大豆异黄酮主要为糖苷形式，其苷元主要有染料木黄酮（genistein）又称金雀异黄素，大豆苷元（daidzein）又称大豆黄素、黄豆黄素（glycitein），鹰嘴豆芽素 A（biochanin A）又称鸡豆黄素，和芒柄花黄素（formononetin）。鹰嘴豆芽素 A 和芒柄花黄素分别是染料木黄酮和大豆苷元的甲基化衍生物。大豆异黄酮常以葡萄糖苷的形式存在，而葡萄糖苷基团也易被酯化为乙酰化葡萄糖苷或丙二酰化葡萄糖苷。

大豆异黄酮具有苯并吡喃的化学结构，与 17 β- 雌二醇的结构相似，故能与雌激素受体结合。

大豆异黄酮的结构见图 7-5-1。

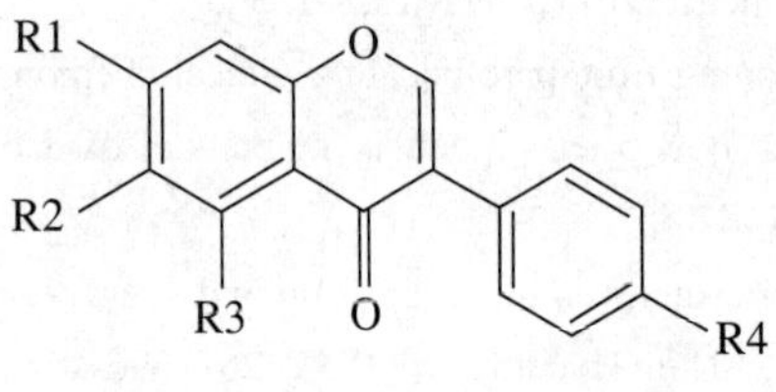

名称	R1	R2	R3	R4
染料木黄酮	OH	H	OH	OH
大豆苷元	OH	H	H	OH
黄豆黄素	OH	OCH₃	H	OH
鹰嘴豆芽素	OH	H	OH	OCH₃
芒柄花黄素	OH	H	H	OCH₃

图 7-5-1　大豆异黄酮的结构

[引自：中国营养学会 . 中国居民膳食营养素参考摄入量（2013 版）. 北京：科学出版社，2014.]

（二）理化性质

大豆异黄酮为脂溶性化合物，微溶于水；当与糖苷、葡萄糖醛酸或硫酸盐结合后能增加其水溶性；大豆异黄酮部分甲基化以及葡萄糖结合部分的乙酰化或丙二酰化能使其水溶性亦增加。在酸性条件下，大豆异黄酮糖苷可被水解为苷元。在酸性或碱性条件下，乙酰基或丙二酰基能被去除。丙二酰基也可去羧基化转变为乙酰基。大豆异黄酮在人体肠道和肝酶类作用下，能发生以上代谢反应。在食物加工过程中，不同的环节和加工方法能明显降低食物中大豆异黄酮的含量，以及改变大豆异黄酮的种类。

二、吸收与代谢

（一）吸收

食物中的大豆异黄酮主要以糖苷形式存在。人体摄入大豆异黄酮糖苷后，经肠道内 β-葡萄糖苷酶和微生物菌群水解为游离形式的大豆异黄酮苷元后被机体吸收。大豆异黄酮苷元被吸收后，在肝微粒体内的 UDP- 葡萄糖醛酸转移酶的作用下，经葡萄糖醛酸化、硫酸化及甲基化作用，生成葡萄糖醛酸或硫酸盐结合物，进入体循环。也有研究认为，大豆异黄酮主要与葡萄糖醛酸结合，相对而言，与硫酸形成的结合物含量较少。

（二）转运与分布

在血浆中，大豆异黄酮以结合形式存在，主要是以葡萄糖醛酸结合物，其次是硫酸盐结合物，也有少量的苷元形式。大约有 30% 的染料木黄酮和大豆苷元是混合型结合物，即与一个分子葡萄糖醛酸和一个分子硫酸盐结合。

大豆异黄酮葡萄糖醛酸或硫酸盐结合物可经肝肠循环或结肠内微生物作用重吸收或进一步转化。大部分黄酮类化合物被结肠内微生物通过杂环裂解方式降解和代谢。

人体内的大豆异黄酮广泛分布于体液中，如血浆、尿液、前列腺液、精液、胆汁、唾液、乳汁等。近年来，采用组织活检或手术的方法发现，人体摄入大豆异黄酮后，在乳房脂肪和腺体及前列腺中存在大豆异黄酮。大豆异黄酮还可通过脐血运送到胎儿体内。

（三）代谢与排泄

在小肠内水解产生的大豆异黄酮苷元，也可在结肠微生物菌群的作用下进一步水解。研究表明，染料木黄酮和大豆苷元可在肝或经肠道菌群代谢产生多种中间代谢产物，包括二氢染料木黄酮、6'-OH-O- 去甲基安哥拉紫檀素、二氢和三氢大豆苷元。二氢染料木黄酮经肠道菌群最终代谢为 4- 羟基苯 -2- 丙酸。染料木黄酮在血浆及尿液中的最终代谢物是对乙基苯酚。大豆苷元经结肠微生物菌群代谢后最终产生邻脱甲基安哥拉紫檀素和雌马酚。染料木黄酮、大豆苷元和雌马酚与雌激素受体有较强的亲和力。

肠道中未被吸收的大豆异黄酮通过粪便排泄，被吸收的大豆异黄酮经代谢后由尿液并主要以葡萄糖醛酸结合物形式排泄，尿排出量占吸收量的 7% ～ 30%。另外，亚洲女性的膳食结构中大豆异黄酮含量较高，乳汁中亦能分泌异大豆黄酮。

大豆苷元的吸收和代谢见图 7-5-2，图 7-5-3。

（四）肠道菌群与雌马酚代谢

大豆苷元经肠道菌群代谢后最终产生邻脱甲基安哥拉紫檀素和雌马酚。但并非所有人的肠道菌群都能将大豆苷元代谢为雌马酚，具有这种代谢能力的人群称为雌马酚代谢阳性者，否则为阴性者。亚洲人群中，雌马酚代谢阳性者为 50% ～ 60%，而欧美人群中雌马酚代谢阳性者为 25% ～ 30%。大豆异黄酮有可能在雌马酚代谢阳性者表现出更明显的促进健康的效应。个体对雌马酚的代谢能力在大豆异黄酮干预后有可能发生改变。

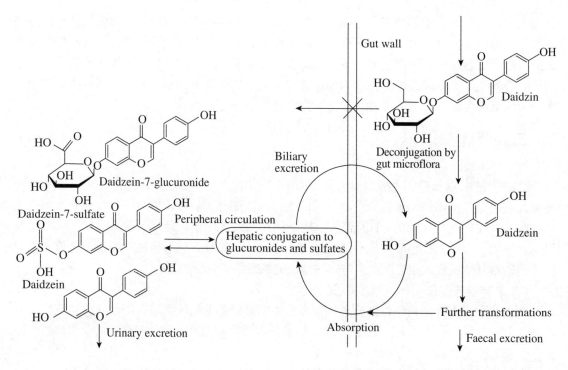

图 7-5-2　大豆苷元的吸收代谢

三、生物学作用

大豆异黄酮的生物学作用可归结为两方面：一方面是雌激素样活性，能预防和控制与雌激素水平降低相关的疾病，如围绝经期综合征、骨质疏松等；另一方面是非雌激素效应，包括多种生物学作用，如抗氧化作用、调节血脂作用、对心血管的作用、诱导癌症细胞凋亡以及对神经细胞的保护作用等。

（一）雌激素样活性

大豆异黄酮的分子结构与 17 β- 雌二醇的结构相似，能与不同组织器官的雌激素受体结合，发挥雌激素样活性，被称为植物雌激素。但植物雌激素与受体的亲和力远低于内源性雌激素，能发挥弱的雌激素效应。植物雌激素具有双向性，既具有弱的雌激素作用，又能与内源性雌激素雌二醇竞争性结合受体，产生雌激素拮抗作用；其作用的结果，取决于其剂量、机体内源性雌激素状态、雌激素受体的数量和类型。因此，认为其具有调控内源性雌激素的作用，被认为是选择性雌激素受体调节剂，在内源性雌激素水平较低时，表现为雌激素样作用；而在体内雌激素水平较高时，表现为抗雌激素作用。另外，不同的植物雌激素的作用强弱不同；同时，植物雌激素与内源性雌激素雌二醇有不同的组织特异性，故发挥不同的作用。

有研究显示，大豆异黄酮还可能影响女性的甲状腺功能。大豆异黄酮干预使绝经前女性的血清甲状腺素水平在卵泡期升高，而在黄体期降低。大豆异黄酮对绝经后女性和妊娠早期女性的甲状腺功能未见不良影响。

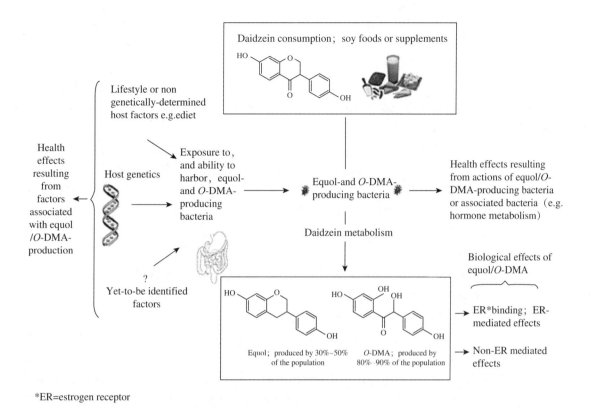

Daidzein consumption；soy foods or supplements

Lifestyle or non genetically-determined host factors e.g.ediet

Health effects resulting from factors associated with equol /O-DMA-production

Host genetics

Exposure to, and ability to harbor, equol- and O-DMA-producing bacteria

？
Yet-to-be identified factors

Equol-and O-DMA-producing bacteria

Daidzein metabolism

Health effects resulting from actions of equol/O-DMA-producing bacteria or associated bacteria（e.g. hormone metabolism）

Biological effects of equol/O-DMA

ER*binding；ER-mediated effects

Non-ER mediated effects

Equol；produced by 30%~50% of the population

O-DMA；produced by 80%~90% of the population

*ER=estrogen receptor

图 7-5-3　大豆苷元在肠道内的水解过程

（二）改善围绝经期综合征

围绝经期综合征（perimenopausal syndrome，PPS）又称更年期综合征（menopausal syndrome，MPS），指女性绝经前后出现性激素波动或减少所致的以自主神经功能紊乱为主，伴有神经心理症状的一组症候群。

膳食补充大豆异黄酮，能有效减少围绝经期妇女潮热的发作频率，使其程度减轻，持续时间缩短，改善围绝经期综合征。但也有研究未能显示其具有该作用。研究表明，大豆异黄酮在改善围绝经期综合征的同时，对子宫内膜和阴道细胞未见有影响。意大利的相关研究显示，围绝经期女性服用大豆异黄酮糖苷或染料木黄酮 3 个月～1 年后，潮热发作频率明显下降，库珀曼指数明显降低，而子宫内膜厚度、子宫和大脑动脉搏动指数没有明显变化。但大豆异黄酮未能减轻绝经期女性的血管症状，也不能降低外源性雌激素对绝经后女性产道、子宫血管腔隙和脑垂体激素的作用。

（三）改善绝经后女性骨质疏松

绝经后骨质疏松症（postmenopausal osteoporosis）是由于妇女绝经后，体内雌激素分泌不足或缺乏导致骨质丢失速度加快、骨量减少及骨组织结构变化，最终导致骨脆性增加，易于骨折等症状。近年来，有关植物雌激素在预防由雌激素缺乏所致骨质疏松症方面的研究显示，大豆异黄酮能通过抑制骨吸收，促进骨形成，改善绝经后女性的骨密度，缓解骨质疏松的发生。Taku 等对 17 项关于大豆异黄酮干预改善骨代谢的临床对照研究进行了 Meta 分析，结果显示，大豆异黄酮（平均为等量苷元 56mg/d）干预 10 周～1 年后，女性（大多数为绝经后女性）骨吸收标志物脱氧吡啶啉（deoxypyridinoline，D-Pyr）降低 18 %，而骨形成标志物血清骨特异性碱性磷酸酶（alkaline phosphatase，ALP）和骨钙素（osteocalcin，OC）的水平未见明显变化。另一项 Meta 分析结果显示，更年期和绝经后女性补充大豆异黄酮后，尿羟脯氨酸（hydroxyproline）水平降低和血清骨特异性碱性磷酸酶水平明显升高，表明其具有抑制骨吸收和促进骨形成的作用，特别在大豆异黄酮干预剂量低于 90mg/d 和干预时间在 1年时效果更加明显。

大豆异黄酮对骨密度和骨质疏松的作用，在不同的种族和地区间存在一定的差异。有研究显示，采用大豆异黄酮 > 80mg/d，连续干预半年以上，能明显增加亚洲女性绝经后骨质疏松患者腰椎骨密度，而对西方女性未见影响。大豆异黄酮类天然植物雌激素增加骨密度的效果不如雌激素强，但对骨密度能起到一定的保护作用。关于其对绝经期女性骨质疏松及骨折等保护作用的效果，尚需进一步的临床研究。

（四）保护心血管

心血管疾病在也是一种与激素有关的疾病，女性在绝经前与男性相比，心血管疾病的发病率较低，而在绝经后其发病率与男性相近，这与绝经后体内雌激素的水平明显减少有关。研究显示，亚洲人群心血管疾病发病率低于西方国家，亦与饮食中富含豆类食品相关。大量食用豆类食物的日本人，患冠心病的概率仅为美国人的 1/6，认为其与大豆异黄酮具有心血管保护作用密切相关。

1. 改善血管内皮细胞　肱动脉内皮依赖性血管舒张功能（flow-mediated dilation，FMD）是评价内皮细胞功能的常用指标，可以预测老年人心血管疾病的发生危险。Li 等对 9 项关于大豆异黄酮干预对 FMD 影响的随机对照研究进行了 Meta 分析，结果表明，440 名绝经后女性补充大豆异黄酮（55 ～ 99 mg/d）2 周～ 1 年，可增加 FMD，该作用在基线 FMD 水平 < 5.2% 时更显著，而在基线 FMD 水平 > 5.2% 时不明显。另外一项由 Beavers 等纳入了 17 项关于大豆异黄酮干预对 FMD 临床研究进行的 Meta 分析，结果表明，大豆异黄酮和含有大豆异黄酮的大豆蛋白干预 4 ～ 52 周，均能够改善健康人、高血压患者、高血脂患者和中风患者的 FMD 水平，大豆异黄酮的作用更加明显。综上所述，认为大豆异黄酮有改善血管内皮细胞的功能。

2. 降低血清三酰甘油　血脂水平是影响血管健康的重要因素之一，长期高脂血症是动脉粥样硬化（atherosclerosis，AS）的重要危险因素，而 AS 是心血管疾病的病理基础。

研究显示，大豆异黄酮能明显降低血脂水平，是血管的保护因素，预防 AS 的发生。Zhan 等对 23 项关于大豆异黄酮与血脂关系的临床对照研究进行的 Meta 分析，结果表明，含大豆异黄酮的大豆分离蛋白能明显改善血脂异常人群的血脂水平，表现在降低血清总胆固醇（total cholesterol，TC）、血清三酰甘油（triglyceride，TG）和低密度脂蛋白胆固醇（low density lipoprotein cholesterol，LDL-C）水平，升高高密度脂蛋白胆固醇（high-density lipoprotein-cholesterol，HDL-C）水平。Taku 等对 11 项关于含大豆异黄酮的大豆分离蛋白干预与血脂关系的临床对照研究进行的 Meta 分析，结果表明，含大豆异黄酮（62 ～ 317.9 mg/d）的大豆分离蛋白短期干预（4 ～ 13 周）能明显降低 TC 和 LDL-C 水平，在高血脂人群更加明显。然而，单独采用大豆异黄酮干预，对高胆固醇血症人群的血清 TC 和 LDL-C 水平未显示明显影响。关于大豆异黄酮与血脂的关系尚需进一步的研究明确。

（五）降低癌症发病风险

目前，关于大豆异黄酮与癌症发病风险的关系尚存在不一致的研究结果。相关研究报道较多的是乳腺癌和前列腺癌。

1. 乳腺癌　研究显示，大豆异黄酮能明显降低绝经后女性乳腺癌的发病率和复发率。大豆异黄酮摄入量与亚洲女性乳腺癌的发病率存在负相关（RR=0.76，95% CI：0.65～0.86），而对西方女性未见明显相关性。大豆异黄酮摄入量与绝经后女性乳腺癌的复发率亦存在负相关（RR = 0.84，95% CI：0.70-0.99），而对绝经前女性乳腺癌的发病率未见明显相关性。如日本于1999年开展的针对40～59岁女性（n=21852）为期10年的前瞻性多用途队列研究，结果表明，豆面酱及大豆异黄酮摄入量可降低乳腺癌的发病风险，大豆异黄酮摄入较高者（25.3±2.2 mg/d）相比摄入较低者（6.9±2.6 mg/d）的乳腺癌发病风险降低（RR=0.46，95%CI：0.25～0.84），在绝经后女性中相关性更加显著（RR=0.32，95%CI：0.14～0.71）。在我国进行的接受辅助内分泌治疗的乳腺癌患者的队列研究（随访期中位数为5.1年），结果表明，高膳食大豆异黄酮摄入量（＞42.3 mg/d）相对于低摄入量（＜15.2 mg/d）能降低绝经后女性乳腺癌的复发率，对死亡率未见影响，而与绝经前女性乳腺癌的复发率和死亡率未见明显关系。

生命早期食用中等剂量的豆类（大豆异黄酮20～38 mg/d）能明显降低女性乳腺癌的发病率和复发率。Hooper等进行的大豆异黄酮与乳腺癌临床干预研究的Meta分析，结果表明，1287名女性服用大豆异黄酮6个月～3年，可能轻度增加绝经前女性的乳房密度（乳腺癌预测因子），而对于绝经后女性未见明显影响。结果提示，大豆异黄酮对乳腺癌的作用可能依然与其雌激素样作用有关，因为在人体内，这种作用十分复杂，对于其干预剂量应采取谨慎态度。

2. 前列腺癌　大豆异黄酮与前列腺癌的发病风险，目前已有多项流行病学研究、病例对照研究以及临床干预研究报道，但结果依然不一致，尚难以定论。

研究表明，大豆异黄酮的摄入量与亚洲男性的前列腺癌发病风险较低相关，而与西方男性前列腺癌的发病风险未见明显关系。我国进行的前列腺癌（50～89岁）病例对照研究，结果显示，大豆食品和大豆异黄酮可能降低前列腺癌的发病风险。日本一项对43 509名男性（45～74岁）随访10年的流行病学队列研究表明，染料木黄酮、大豆苷元和大豆食品的摄入能使60岁以上男性发生局限性前列腺癌的风险降低48%～50%，而与总前列腺癌或者进展性前列腺癌的发病风险增高无关联。在夏威夷和洛杉矶进行的一项82 483名男性多中心队列研究，则未发现大豆异黄酮的摄入与前列腺癌的发病率有关。临床干预研究结果表明，大豆异黄酮摄入对美国老年男性的血清前列腺特异性抗原（prostate specific antigen，PSA）的水平没有明显影响，提示其可能不影响前列腺癌的发病。

综上所述，尽管对大豆异黄酮对前列腺癌发病风险的相关研究报道已经不少，但依然存在分歧，其中对亚洲男性可能有一定的效果，而对西方国家男性未见明显效果。

3. 与其他癌症发病风险的关系　流行病学调查表明，亚洲女性子宫内膜的发病率仅为西方女性的十分之一，可能与其膳食中大豆异黄酮的摄入水平有关。一项纳入6项流行病学调查的Meta分析结果表明，大豆异黄酮摄入能降低卵巢癌的发病风险。但不影响结直肠癌和胃癌的发病率。

（六）其他

1. 糖尿病　Ricci 等对 10 项关于大豆异黄酮干预与糖尿病关系的临床研究进行的 Meta 分析，结果表明，染料木黄酮（54 mg/d）干预 6 个月或 2 年，能明显降低非亚洲地区更年期和绝经后女性的血糖水平，而大豆异黄酮（60～120 mg/d）干预 3～6 个月，对亚洲和非亚洲女性的血糖水平均无明显影响。此外，大豆异黄酮和染料木黄酮干预能明显降低女性胰岛素水平和胰岛素抵抗指数。

2. 改善认知功能　有研究显示，对美国绝经后女性补充大豆异黄酮片（110 mg/d）6 个月后，识别能力明显提高，语言记忆能力提高不明显。而在美国的另一项研究表明，健康绝经后女性补充含高剂量大豆异黄酮（160 mg/d）的大豆蛋白 12 周后，生活质量明显改善，对认知能力未见影响。大豆异黄酮摄入是否能提高绝经后女性的认知功能，尚无定论，尚需进一步研究。

四、食物来源与建议摄入量

（一）食物来源

大豆异黄酮主要存在于大豆及其制品中，大豆制品如豆腐、豆粉、豆浆、豆奶、豆奶酪、豆酱、豆腐乳及豆豉等。另外，在某些植物中如秋葵、红车轴草、根芹、葛根（中药）及三叶草和苜蓿中亦含有大豆异黄酮。在大豆及其制品中大豆异黄酮主要以结合苷的形式存在，大豆经发酵或发芽后，游离型的苷元含量增多

在食物中，比较多见的大豆异黄酮种类是染料木黄酮和大豆苷元，以及少量的黄豆黄素，前二者在大豆异黄酮中具有较强的生理活性。鹰嘴豆芽素 A 和芒柄花黄素则主要存在于红三叶草和苜蓿属芽菜中。

在不同的豆制品中，大豆异黄酮的含量不同。经对大量豆制品中异黄酮含量测定结果表明，一般总异黄酮含量在 100～3000μg /g 之间。常见豆类食品中异黄酮含量（μg/g）：大豆为 579～3812，豆粉 833～1778，组织蛋白 701～1184，豆腐 79～674，豆奶 34～175，豆腐乳 34～47。

大豆本身各部位的异黄酮含量也不同，在大豆的子叶和胚轴中含量较高，而种皮含量极少。在子叶中，所含大豆异黄酮占总量的 80%～90%，浓度约为 0.1%～0.5%。在胚轴中，所含异黄酮的种类较多且浓度最高，达 1%～2%，但由于胚只占大豆总重量的 2% 左右，因此，尽管浓度很高，所占总黄酮百分比却较少（10%～20%）。大豆胚轴部位进行微生物发酵后可以得到含量 > 20mg/g 的异黄酮（苷元）。

（二）膳食参考摄入量

依据《中国居民膳食营养素参考摄入量》（2013 版）中的相关建议，确定绝经前、围绝经期和绝经后女性预防乳腺癌的大豆异黄酮的特定建议值（specific proposed levels，SPL）为 55mg/d。大豆异黄酮改善绝经后骨质疏松的有效剂量为 80 mg/d。我国绝经后女性大豆异黄酮摄入量的 UL 为 120 mg/d。而在成年男性和绝经前女性由于证据不足暂未制定。

五、过量摄入的不良作用与危害

大豆异黄酮并非营养素，对人体生理功能并非必需。但大量研究显示，一定剂量的大豆异黄酮对人体健康有益，尤其是有益于特定人群相关疾病的预防。但相关研究显示，过量摄

入尤其是大豆异黄酮提取物的长期过量摄入，对人体有一定的不良作用或危害。

研究表明，长期过量摄入大豆异黄酮，绝经前女性可能出现乳腺异常，如 14 名绝经前非亚洲女性每天服用 37.4 mg 染料木黄酮 6 个月后，乳头抽吸分泌物体积增加了 2 ~ 6 倍，有 4 人出现上皮细胞增生。还有可能引起绝经后女性胃肠道不适，严重者表现为阴道细胞变化和子宫内膜增生等。一项对意大利绝经后女性的研究显示，大豆异黄酮（150 mg/d）连续干预五年后，显著增加了其子宫内膜增生发生率，虽然没有发现恶性肿瘤，提示长期连续摄入过量大豆异黄酮对于绝经后女性亦存在潜在的危害。

男性过量摄入大豆异黄酮可能导致胃肠道不适、皮疹等不良反应。

大豆异黄酮可通过脐血进入胎儿体内。欧洲婴儿可通过服用大豆配方奶粉摄入大豆异黄酮，摄入量为 3 ~ 20 mg/kg/d，这些婴儿血浆中的大豆异黄酮水平是成人的 6 ~ 11 倍，可能会产生某些生物学效应。膳食大豆异黄酮摄入可能影响儿童的性激素代谢，日本一项针对 3 ~ 6 岁儿童的研究表明，膳食大豆及大豆异黄酮摄入量与男孩尿液中雌二醇的水平呈负相关，与女孩尿液中睾酮的水平呈正相关。大豆异黄酮对胎儿、婴儿和幼儿发育究竟造成何种影响，尚缺乏临床证据，有待进一步的研究。

（糜漫天　秦　玉）

参考文献

[1] Bolanos R，Castillo AD，and Francia J. Soy isoflavones versus placebo in the treatment of climacteric vasomotor symptoms：systematic review and Meta-analysis. Menopause，2010，17（3）：660-666.

[2] Hooper L，Madhavan G，Tice JA，et al. Effects of isoflavones on breast density in pre- and post-menopausal women：a systematic review and Meta-analysis of randomized controlled trials. Hum Reprod Update，2010，16（6）：745-760.

[3] Hooper L，Ryder JJ，Kurzer MS，et al. Effects of soy protein and isoflavones on circulating hormone concentrations in pre- and post-menopausal women：a systematic review and Meta-analysis. Hum Reprod Update，2009，15（4）：423-440.

[4] Hamilton-Reeves JM，Vazquez G，Duval SJ，et al. Clinical studies show no effects of soy protein or isoflavones on reproductive hormones in men：results of a Meta-analysis. Fertil Steril，2010，94（3）：997-1007.

[5] Watanabe S，Terashima K，Sato Y，et al. Effects of isoflavone supplement on healthy women. Biofactors，2000，12（1-4）：233-241.

[6] Steinberg FM，Murray MJ，Lewis RD，et al. Clinical outcomes of a 2-y soy isoflavone supplementation in menopausal women. Am J Clin Nutr，2011，93（2）：356-367.

[7] Bitto A，Polito F，Atteritano M，et al. Genistein aglycone does not affect thyroid function：results from a three-year，randomized，double-blind，placebo-controlled trial. J Clin Endocrinol Metab，2010，95（6）：3067-3072.

[8] Li J，Teng X，Wang W，et al. Effects of dietary soy intake on maternal thyroid functions and serum anti-thyroperoxidase antibody level during early pregnancy. J Med Food，2011，14（5）：543-550.

[9] Penotti M，Fabio E，Modena AB，et al. Effect of soy-derived isoflavones on hot flushes，endometrial thickness，and the pulsatility index of the uterine and cerebral arteries. Fertil Steril，2003，79（5）：1112-1117.

[10] Crisafulli A，Marini H，Bitto A，et al. Effects of genistein on hot flushes in early postmenopausal women：a

randomized, double-blind EPT- and placebo-controlled study. Menopause, 2004, 11 (4): 400-404.

[11] Sammartino A, Di Carlo C, Mandato VD, et al. Effects of genistein on the endometrium: ultrasonographic evaluation. Gynecol Endocrinol, 2003, 17 (1): 45-49.

[12] Sacks FM, Lichtenstein A, Van Horn L, et al. Soy protein, isoflavones, and cardiovascular health: an American Heart Association Science Advisory for professionals from the Nutrition Committee. Circulation, 2006, 113 (7): 1034-1044.

[13] Scambia G, Mango D, Signorile PG, et al. Clinical effects of a standardized soy extract in postmenopausal women: a pilot study. Menopause, 2000, 7 (2): 105-111.

[14] Ricci E, Cipriani S, Chiaffarino F, et al. Soy isoflavones and bone mineral density in perimenopausal and postmenopausal Western women: a systematic review and Meta-analysis of randomized controlled trials. J Womens Health (Larchmt), 2010, 19 (9): 1609-1617.

[15] Taku K, Melby MK, Takebayashi J, et al. Effect of soy isoflavone extract supplements on bone mineral density in menopausal women: Meta-analysis of randomized controlled trials. Asia Pac J Clin Nutr, 2010, 19 (1): 33-42.

[16] Ma DF, Qin LQ, Wang PY, et al. Soy isoflavone intake increases bone mineral density in the spine of menopausal women: meta-analysis of randomized controlled trials. Clin Nutr, 2008, 27 (1): 57-64.

[17] Taku K, Melby MK, Kurzer MS, et al. Effects of soy isoflavone supplements on bone turnover markers in menopausal women: systematic review and Meta-analysis of randomized controlled trials. Bone, 2010, 47 (2): 413-423.

[18] Ma DF, Qin LQ, Wang PY, et al. Soy isoflavone intake inhibits bone resorption and stimulates bone formation in menopausal women: Meta-analysis of randomized controlled trials. Eur J Clin Nutr, 2008, 62 (2): 155-161.

[19] Dong JY and Qin LQ. Soy isoflavones consumption and risk of breast cancer incidence or recurrence: a Meta-analysis of prospective studies. Breast Cancer Res Treat, 2011, 125 (2): 315-323.

[20] Yamamoto S, Sobue T, Kobayashi M, et al. Soy, isoflavones, and breast cancer risk in japan. J Natl Cancer Inst, 2003, 95 (12): 906-913.

[21] Kang X, Zhang Q, Wang S, et al. Effect of soy isoflavones on breast cancer recurrence and death for patients receiving adjuvant endocrine therapy. Cmaj, 2010, 182 (17): 1857-1862.

[22] Hilakivi-Clarke L, Andrade JE, and Helferich W. Is soy consumption good or bad for the breast? J Nutr, 2010, 140 (12): S2326-S2334.

[23] Lee SA, Shu XO, Li H, et al. Adolescent and adult soy food intake and breast cancer risk: results from the Shanghai women's health study. Am J Clin Nutr, 2009, 89 (6): 1920-1926.

[24] Korde LA, Wu AH, Fears T, et al. Childhood soy intake and breast cancer risk in Asian American women. Cancer Epidemiol Biomarkers Prev, 2009, 18 (4): 1050-1059.

[25] Toi M, Hirota S, Tomotaki A, et al. Probiotic beverage with soy isoflavone consumption for breast cancer prevention: A case-control study. Curr Nutr Food Sci, 2013, 9 (3): 194-200.

[26] Yan L and Spitznagel EL. Soy consumption and prostate cancer risk in men: a revisit of a Meta-analysis. Am J Clin Nutr, 2009, 89 (4): 1155-1163.

[27] Hwang YW, Kim SY, Jee SH, et al. Soy food consumption and risk of prostate cancer: a Meta-analysis of observational studies. Nutr Cancer, 2009, 61 (5): 598-606.

[28] Lee MM, Gomez SL, Chang JS, et al. Soy and isoflavone consumption in relation to prostate cancer risk in China. Cancer Epidemiol Biomarkers Prev, 2003, 12 (7): 665-668.

[29] Kurahashi N, Iwasaki M, Sasazuki S, et al. Soy product and isoflavone consumption in relation to prostate cancer in Japanese men. Cancer Epidemiol Biomarkers Prev, 2007, 16 (3): 538-545.

[30] Bosland MC and Gann PH. Soy isoflavone consumption is not associated with increased risk of advanced prostate cancer. Cancer Epidemiol Biomarkers Prev, 2007, 16 (10): 2169; author reply 2169-2170.

[31] Park SY, Murphy SP, Wilkens LR, et al. Legume and isoflavone intake and prostate cancer risk: the multiethnic cohort study. Int J Cancer, 2008, 123 (4): 927-932.

[32] Hamilton-Reeves JM, Rebello SA, Thomas W, et al. Isoflavone-rich soy protein isolate suppresses androgen receptor expression without altering estrogen receptor-beta expression or serum hormonal profiles in men at high risk of prostate cancer. J Nutr, 2007, 137 (7): 1769-1775.

[33] Pendleton JM, Tan WW, Anai S, et al. Phase II trial of isoflavone in prostate-specific antigen recurrent prostate cancer after previous local therapy. BMC Cancer, 2008, 8: 132.

[34] deVere White RW, Tsodikov A, Stapp EC, et al. Effects of a high dose, aglycone-rich soy extract on prostate-specific antigen and serum isoflavone concentrations in men with localized prostate cancer. Nutr Cancer, 2010, 62 (8): 1036-1043.

[35] Fischer L, Mahoney C, Jeffcoat AR, et al. Clinical characteristics and pharmacokinetics of purified soy isoflavones: multiple-dose administration to men with prostate neoplasia. Nutr Cancer, 2004, 48 (2): 160-170.

[36] Miltyk W, Craciunescu CN, Fischer L, et al. Lack of significant genotoxicity of purified soy isoflavones (genistein, daidzein, and glycitein) in 20 patients with prostate cancer. Am J Clin Nutr, 2003, 77 (4): 875-882.

[37] Ahmad IU, Forman JD, Sarkar FH, et al. Soy isoflavones in conjunction with radiation therapy in patients with prostate cancer. Nutr Cancer, 2010, 62 (7): 996-1000.

[38] Sharma P, Wisniewski A, Braga-Basaria M, et al. Lack of an effect of high dose isoflavones in men with prostate cancer undergoing androgen deprivation therapy. J Urol, 2009, 182 (5): 2265-2272.

[39] Ahmad A, Biersack B, Li Y, et al. Perspectives on the role of isoflavones in prostate cancer. AAPS J, 2013, 15 (4): 991-1000.

[40] Hale GE, Hughes CL, and Cline JM. Endometrial cancer: hormonal factors, the perimenopausal "window of risk," and isoflavones. J Clin Endocrinol Metab, 2002, 87 (1): 3-15.

[41] Qu XL, Fang Y, Zhang M, et al. Phytoestrogen intake and risk of ovarian cancer: a Meta- analysis of 10 observational studies. Asian Pac J Cancer Prev, 2014, 15 (21): 9085-9091.

[42] Yang G, Shu XO, Chow WH, et al. Soy food intake and risk of lung cancer: evidence from the Shanghai women's health study and a Meta-analysis. Am J Epidemiol, 2012, 176 (10): 846-855.

[43] Woo HD and Kim J. Dietary flavonoid intake and risk of stomach and colorectal cancer. World J Gastroenterol, 2013, 19 (7): 1011-1019.

[44] Yeboah J, Crouse JR, Hsu FC, et al. Brachial flow-mediated dilation predicts incident cardiovascular events in older adults: the cardiovascular health study. Circulation, 2007, 115 (18): 2390-2397.

[45] Li SH, Liu XX, Bai YY, et al. Effect of oral isoflavone supplementation on vascular endothelial function in postmenopausal women: a Meta-analysis of randomized placebo-controlled trials. Am J Clin Nutr, 2010, 91(2): 480-486.

[46] Beavers DP, Beavers KM, Miller M, et al. Exposure to isoflavone-containing soy products and endothelial function: a Bayesian Meta-analysis of randomized controlled trials. Nutr Metab Cardiovasc Dis, 2012, 22 (3): 182-91.

[47] Zhan S and Ho SC. Meta-analysis of the effects of soy protein containing isoflavones on the lipid profile. Am J Clin Nutr, 2005, 81 (2): 397-408.

[48] Taku K, Umegaki K, Sato Y, et al. Soy isoflavones lower serum total and LDL cholesterol in humans: a Meta-analysis of 11 randomized controlled trials. Am J Clin Nutr, 2007, 85 (4): 1148-1156.

[49] Taku K，Umegaki K，Ishimi Y，et al. Effects of extracted soy isoflavones alone on blood total and LDL cholesterol：Meta-analysis of randomized controlled trials. Ther Clin Risk Manag，2008，4（5）：1097-1103.

[50] Qin Y，Niu K，Zeng Y，et al. Isoflavones for hypercholesterolaemia in adults. Cochrane Database Syst Rev，2013，6：CD009518.

[51] Qin Y，Shu F，Zeng Y，et al. Daidzein supplementation decreases serum triglyceride and uric acid concentrations in hypercholesterolemic adults with the effect on triglycerides being greater in those with the GA compared with the GG genotype of ESR-beta RsaI. J Nutr，2014，144（1）：49-54.

[52] Ricci E，Cipriani S，Chiaffarino F，et al. Effects of soy isoflavones and genistein on glucose metabolism in perimenopausal and postmenopausal non-Asian women：a Meta-analysis of randomized controlled trials. Menopause，2010，17（5）：1080-1086.

[53] Kritz-Silverstein D，Von Muhlen D，Barrett-Connor E，et al. Isoflavones and cognitive function in older women：the SOy and postmenopausal health in aging（SOPHIA）study. Menopause，2003，10（3）：196-202.

[54] Basaria S，Wisniewski A，Dupree K，et al. Effect of high-dose isoflavones on cognition，quality of life，androgens，and lipoprotein in post-menopausal women. J Endocrinol Invest，2009，32（2）：150-155.

[55] Petrakis NL，Barnes S，King EB，et al. Stimulatory influence of soy protein isolate on breast secretion in pre- and postmenopausal women. Cancer Epidemiol Biomarkers Prev，1996，5（10）：785-794.

[56] Duncan AM，Merz BE，Xu X，et al. Soy isoflavones exert modest hormonal effects in premenopausal women. J Clin Endocrinol Metab，1999，84（1）：192-197.

[57] Unfer V，Casini ML，Costabile L，et al. Endometrial effects of long-term treatment with phytoestrogens：a randomized，double-blind，placebo-controlled study. Fertil Steril，2004，82（1）：145-8，quiz 265.

[58] Busby MG，Jeffcoat AR，Bloedon LT，et al. Clinical characteristics and pharmacokinetics of purified soy isoflavones：single-dose administration to healthy men. Am J Clin Nutr，2002，75（1）：126-136.

[59] Setchell KD，Zimmer-Nechemias L，Cai J，et al. Exposure of infants to phytooestrogens from soy-based infant formula. Lancet，1997，350（9070）：23-27.

[60] Wada K，Nakamura K，Masue T，et al. Soy intake and urinary sex hormone levels in preschool Japanese children. Am J Epidemiol，2011，173（9）：998-1003.

[61] 中国营养学会. 中国居民膳食营养素参考摄入量（2013 版）. 北京：科学出版社，2014.

第六节　植物雌激素

植物雌激素（phytoestrogens）是存在于天然植物中的具有弱的雌激素样作用的化合物。早在几千年前，古埃及和古希腊人常使用某些植物用于妇女生育和产后治疗，是早期人类将含有雌激素的植物作为药用的历史。直到 1926 年，人类首次发现并报道了一些植物提取物的雌激素活性。后来因得到了欧美国家政府和大豆工业部门的支持，植物雌激素的相关研究得到快速发展。截至 1975 年，人类已经发现了几百种植物中含有雌激素活性成分，如大豆及其制品中的异黄酮、亚麻籽中的木脂素等。

至今对植物雌激素尚无统一的定义。在传统意义上，植物雌激素指存在于某些天然植物中的具有与雌激素类似结构和作用的化合物，包括异黄酮（isoflavones）、木脂素（lignans）和香豆雌酚（coumestans）三类。这些天然植物中存在的非甾体类化合物都含有与雌二醇类似的酚基团（phenolic motifs）。目前，更多的学者将植物雌激素定义为：所有能与人体雌激素受体（estrogen receptors，ERs）结合，发挥雌激素样作用的化合物，能对 ERs 具有选择性调节作用或影响内源性雌激素的生物学作用。除上述三类外，还包括：苯乙烯类（stibenes）、类黄酮（flavonoids）、萜类（terpenoids）、皂苷类（saponins），甚至包括来自真菌的真菌雌激素（mycoestrogens）。尽管，植物雌激素对人体内ERs的作用不及人体雌激素作用的0.1%，但在尿中植物雌激素的含量可比内源性雌激素高很多倍。因此，植物雌激素对人类内分泌及其他功能的影响不可忽视。

目前，已知植物雌激素不仅对机体有雌激素样作用，且与人类某些癌症、心血管疾病、骨质疏松等多种疾病有关。

一、分类与来源

迄今为止，人类已在数百种植物中发现了雌激素成分，它们分别存在于植物的种子、根、茎、叶和果实中。按照它们的化学结构（图7-6-1），常见的植物雌激素可分为异黄酮、木脂素、二苯乙烯、香豆雌酚及真菌雌激素等。但也有学者认为黄酮和黄烷酮等也应属于植物雌激素。常见植物雌激素的分类与来源如下：

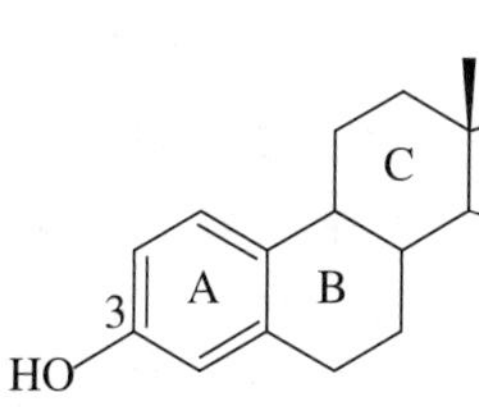

estradiol（E_2）
雌二醇

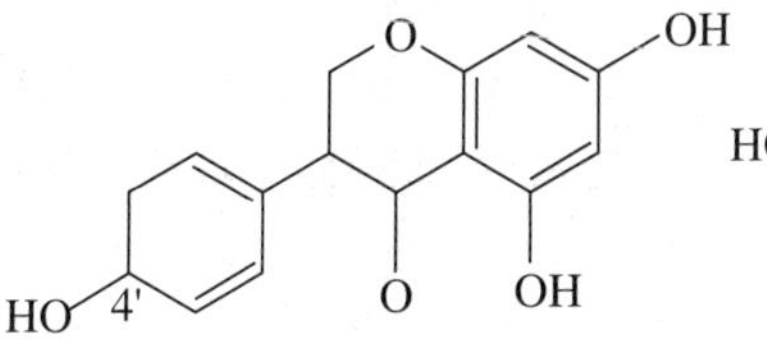

genistein
异黄酮类

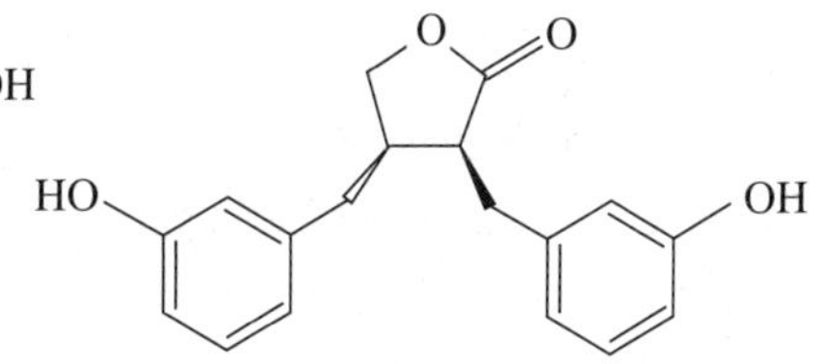

enterolactone
木脂素类

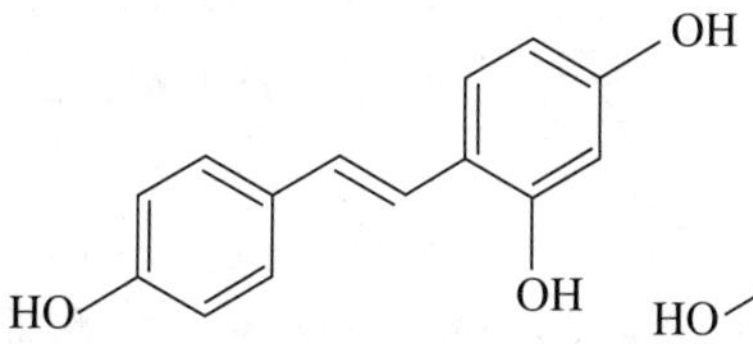

resveratrol
二苯乙烯类

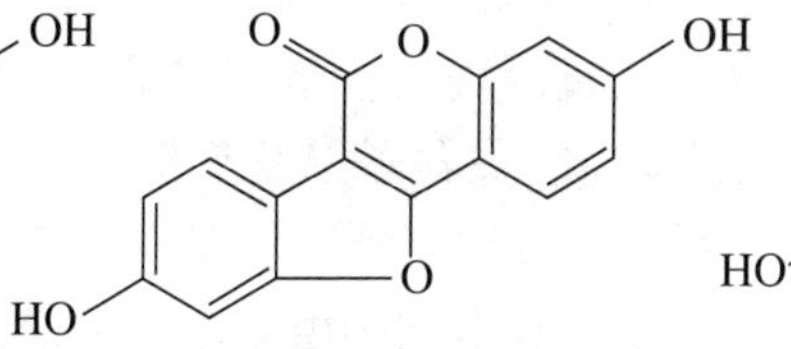

coumestrol
香豆雌酚类

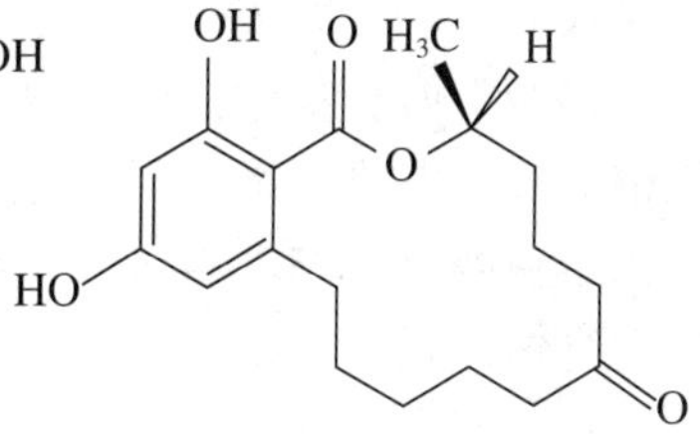

真菌类

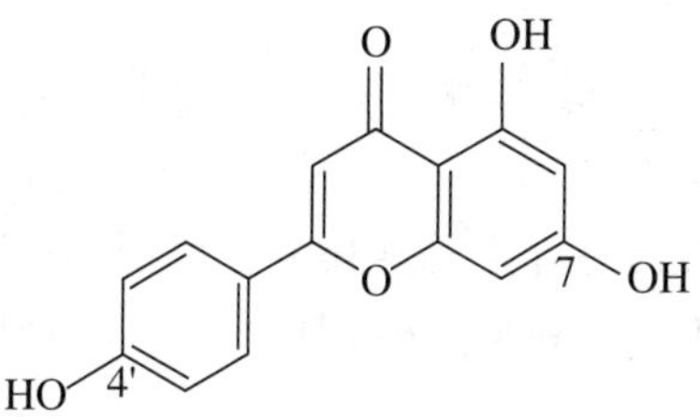

apigenin
黄酮类

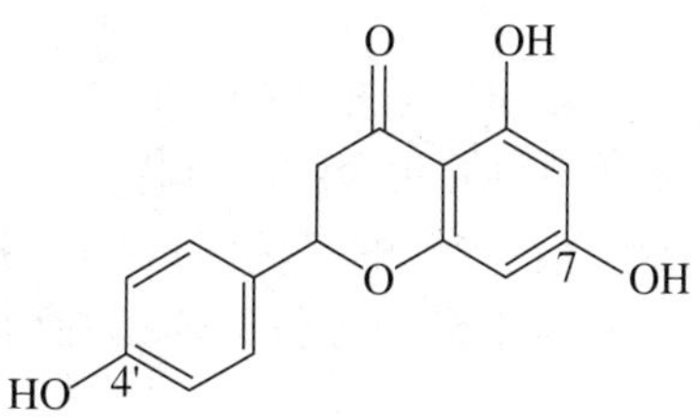

naringenin
黄烷酮类

图7-6-1　常见不同类别植物雌激素的结构

（一）异黄酮类

异黄酮类（isoflavonoids）化合物大多数存在于豆科植物中，并主要分布在大豆种子的子叶和胚轴中，又称大豆异黄酮。目前，大豆中已发现天然存在的大豆异黄酮有 12 种，其基本结构为 3- 苯基苯并二氢吡喃。常见的有染料木素（genistein）、黄豆苷元（daidzein）、黄豆黄素（glycitein）三种苷元，以及染料木苷（genistin）、黄豆苷（daidzin）、黄豆黄苷（glycitin）、鹰嘴豆芽素（biochanin A）等，其中染料木素和黄豆苷元是最主要的异黄酮类化合物。

多种食物中的植物雌激素（包括研究最多的异黄酮）的确切含量尚不明确，其含量受食物的品种、产地和收获季节等因素的影响而难以确定。以染料木素和黄豆苷元为例，每百克大豆种子中分别含 6.8 ~ 100.6 mg 和 1.8 ~ 138.2 mg，而在鹰嘴豆中两种化合物含量均低于 0.2mg，在其他豆类中的含量甚至不到鹰嘴豆的十分之一，它们在一些蔬菜和坚果中的含量也很低。

（二）木脂素类

木脂素类（lignans）是具有 2，3- 双苄基丁烷结构的一类化合物，为多种植物的次级组分，主要构成植物细胞壁成分木质素的原始物质，通过对羟基苯乙烯单体的氧化偶合形成。木脂素类多数呈游离状态，少数与糖结合成苷而存在于植物的木质部和树脂中，故而得名。

木脂素类常与膳食纤维共存，因此，含膳食纤维丰富的食物往往是木脂素类的良好来源，其中以亚麻籽（300 mg/100g）和芝麻（39.5 mg/100g）中的含量最高，在谷类、豆类、水果和蔬菜中也含有。

（三）二苯乙烯类

二苯乙烯类（stilbenes）雌激素多为人工合成的雌激素及其衍生物。但自 1940 年 Takaoka 首次从白藜芦根中分离出白藜芦醇以来，对其化合物的研究表明，在二苯乙烯单体中，反式 - 白藜芦醇为主要活性成分，且其存在于多种高等植物中。已在 70 多种植物中发现天然的白藜芦醇，如中药何首乌、大黄、虎杖、金雀根等，并为中药的主要活性成分之一。食物中的常见来源为葡萄、花生、蓝莓、覆盆子以及桑葚。

白藜芦醇（3，5，4'- 三羟 - 反式 - 二苯乙烯）是部分天然植物对抗损伤和植物病原体侵入的植物保护素（phytoalexin）。分子的基本结构由双苯乙烯键结合两个酚环形成。由于有双键的存在，产生了顺式和反式同分异构体，其中反式构型比较稳定。虽然，发现植物和葡萄酒中两种异构体都存在，但以反式白藜芦醇为主。

（四）香豆雌酚类

香豆雌酚（coumestan）即 6H- 苯并呋喃（3，2-c）苯并吡喃 -6- 酮，是具有四个环的重要天然产物，它构成了香豆雌酚类化合物的母核。香豆雌酚类包括拟雌内酯（coumestrol），存在于多种植物中，食物中含量较高的有豌豆、花腰豆、利马豆等，尤其在紫花苜蓿和三叶草芽中含量丰富。香豆雌酚类化合物还包括蟛蜞菊内酯（wedelolactone），即 7- 甲氧基 -5，11，12- 三羟基香豆素。

香豆雌酚和大豆异黄酮属于植物雌激素中活性最强的两类，拟雌内酯结合 ER_β 受体的能力与 17β- 雌二醇相当，但远低于 17α- 雌二醇，拟雌内酯对两种雌激素受体（ER_α 和 ER_β）的激活能力也远低于 17β- 雌二醇。

（五）真菌雌激素

真菌雌激素（mycoestrogens）虽然不是在植物生长过程中直接产生，而是由真菌产生，但通常存在于玉米等作物中，且作用和效应与植物雌激素颇相似，文献中亦更多将之归于一起，故在此一并阐述。

在真菌雌激素中，α- 玉米赤霉醇（α-zearalanol，ZAL）是研究较多的一种真菌类植物雌激素，是 α- 玉米赤霉烯酮（α-zearalenone，α-ZEN）的还原产物，而 α-ZEN 是由玉米赤霉菌培养液中分离出来。食物中的真菌雌激素常视其为污染物，主要来自存储不当的霉变的谷类粮食，另外，在动物的青储饲料中也可检测到真菌雌激素。

二、吸收与代谢

（一）异黄酮类

食物中的异黄酮类主要以糖苷形式存在，如大豆的主要糖苷是染料木苷、黄豆苷和黄豆黄苷。人体摄入糖苷后，在肠道消化酶和微生物作用下，水解为游离形式的苷元后才能被机体吸收。吸收后的苷元在肠上皮细胞或肝酶的作用下，与葡萄糖醛酸或硫酸盐结合并转变为其结合物的形式进入血循环，其在血浆中主要以结合形式存在。其代谢物主要经尿及胆汁随粪便排出体外。

大豆中的染料木苷、黄豆苷和黄豆黄苷经反刍动物瘤胃中的细菌或体外发酵水解脱掉葡萄糖基，分别形成糖苷配基染料木素、黄豆苷元和大豆黄素。一般认为，结合形式的糖苷是无生物活性的植物雌激素，而非结合形式的糖苷配基是具有生物活性的植物雌激素。

另外，三叶草中的异黄酮前体——鹰嘴豆芽素（染料木素的甲基化衍生物）和刺芒柄花素（formononetin，黄豆苷元的甲基化衍生物）在反刍动物瘤胃中发酵，被菌群糖苷酶分解，分别转变为染料木素和黄豆苷元。黄豆苷元能在人消化道中，被细菌转化为更具雌激素活性的雌马酚（equol）。但并不是每个人的消化道都有这种能力，只有那些消化道中寄居着特殊细菌的人才可以，这样的个体在西方社会大约占30%，而在大豆消费普遍的东亚地区可达到60%的比例。

在食品加工过程中，可导致部分异黄酮损失，并将一部分转化为苷元。

（二）木脂素类

植物中存在的木脂素并无生物活性，当其作为人类食物进入机体后，经肠道菌群代谢为与雌二醇结构相似的肠二醇（enteroldiol）和肠内酯（enterolactone）后才具有生物活性。肠道细菌也能将肠二醇转化为肠内酯，因此，测定血清和尿中的肠内酯水平可一定程度地反映肠道细菌的活性。关于木脂素类在人体内的吸收与代谢的资料很少。一项药代动力学研究结果显示，一次摄入 0.9 mg/（kg bw）的亚麻木脂素（secoisolariciresinol）后，其中40% 以血浆和尿中肠二醇和肠内酯的形式存在，血浆肠二醇浓度在 15 h 后达到峰值（73 nmol/L），血浆肠内酯在 20 h 后达到 56 nmol/L。但其他研究显示，个体间存在很大的差异，可能与肠道菌群的差异相关。

在单胃动物中的研究表明，木脂素的吸收主要在肠道菌群富集的结肠末端和盲肠部，木脂素及其糖苷经肠道细菌去糖苷化和去甲基化后，进入肠肝循环，最后以葡萄糖醛酸和硫酸结合物的形式经胆汁和尿排出，但详细的代谢过程尚不清楚。

（三）二苯乙烯类

白藜芦醇的水溶性较差（< 0.05 mg/ml），影响它在生物体内的吸收，但乙醇和有机溶剂能增加其吸收。白藜芦醇在小肠吸收的形式以被动扩散和经膜转运体实现（如整合素）。血循环中的白藜芦醇主要以与葡萄糖醛酸结合、与硫酸盐结合及游离形式存在。游离形式的白藜芦醇可与白蛋白和脂蛋白（如 LDL）结合，并在含白蛋白和 LDL 受体的细胞膜上与白蛋白和 LDL 解离并进入细胞内。

白藜芦醇还可能通过口腔黏膜吸收，一项人体药代动力学研究显示，口含 50 ml 50% 乙醇溶液（其中含 1 mg 白藜芦醇），1 min 后就能在血液中检测到游离白藜芦醇，2 min 后血浆浓度可达 37 ng/ml，这一水平与口服 250 mg 白藜芦醇制剂的血浆中游离白藜芦醇水平相当。此外，人体口服试验发现，脑脊液中也可检测到白藜芦醇。白藜芦醇与其他多酚类植物化学物有所不同，其吸收率较高（75% 的口服吸收率）。进入血循环的白藜芦醇容易被代谢，肝是其代谢的主要器官，部分白藜芦醇能通过胆汁进入肠道，与葡萄糖醛酸和硫酸盐结合的白藜芦醇代谢产物仍具有部分生物活性，尿液是其主要的排泄途径。

（四）香豆雌酚类

目前，关于香豆雌酚类在体内吸收与代谢的相关内容知之甚少。大鼠代谢研究发现，香豆雌酚类在体内有葡萄糖醛酸化和甲基化两条代谢途径，共发现 17 种代谢物。

（五）真菌雌激素

真菌雌激素（mycoestrogens）ZAL 和 ZEN 吸收进入血循环，在血循环以游离形式或与葡萄糖醛酸和硫酸根结合形式存在，主要经尿和粪便途径排出体外。它们本身和代谢物的毒性均较低（LD_{50} 分别小于 40 g/kg 体重或 10 g/kg 体重），但均有雌激素样效应，ZAL 的生物效应是 ZEN 的 3 倍，ZEN 和雌激素受体的结合能力不到 17β- 雌二醇的二十分之一。

三、生物学作用

植物雌激素的生物学作用主要包括两方面：一方面，是其具有雌激素样作用，能与人体内雌激素受体结合，发挥雌激素样生物活性；另一方面，是非雌激素样作用，或称其为不依赖雌激素受体作用（estrogen receptor-independent activities），是其本身属性所具有的生物活性，如抗氧化作用、抗菌消炎作用及免疫调节作用等。

（一）雌激素样作用

人体内循环着两类雌激素，一类是由胆固醇衍生的甾体类雌激素，是在人体内合成的，这是正常成年女性与生俱有的能力。另一类是由植物衍生的酚类雌激素，即植物雌激素，是经食物摄入人体后转化生成的。

植物雌激素之所以能发挥作用，主要因为它们能与人体内的雌激素受体（estrogen receptors，ERs）结合。ERs 主要分为两类，即：ER_α 和 ER_β，他们属于细胞内受体中的核受体家族成员，已发现多种植物雌激素对 ER_β 有更高的亲和力。2005 年，另一种膜雌激素受体 GPR30 被发现，它是 G 蛋白偶联受体家族成员之一，由于发现它与雌二醇有高亲和力，并在介导快速的雌激素信号中起作用（非基因调控作用），因此，被命名为 G 蛋白雌激素受体（G protein-coupled estrogen receptor，GPER）。

植物雌激素要发挥结合 ERs 的能力，需要具备结构上的条件，首先，含有酚基团是必要条件；其次，其分子量与雌激素的分子量（MW = 272）接近；此外，酚环上的羟基相互位置与雌二醇类似。植物雌激素（包括人工合成）的活性可以用体外和体内方法进行评价，体外评价方法有 ER 亲和力、受体基因激活、相关基因表达和细胞增殖等方法。部分植物雌激素对人雌激素受体 ER_α 和 ER_β 的结合亲和力与反式激活活性（transactivational activities），见表 7-6-1。

表 7-6-1　植物雌激素与人 ER_α 和 ER_β 受体结合亲和力与反式激活活性

compounds	化合物名称	结合亲和力		反式激活活性	
		ER_α	ER_β	ER_α	ER_β
estradiol	雌二醇 [a]	100	100	100	100
genistein	染料木黄酮	0.9 ~ 4	37 ~ 87	198	182
daidzein	大豆黄酮	0.1	0.5	97	80
biochanin A	鹰嘴豆芽素 A	< 0.01	< 0.01	36	53
quercetin	槲皮素	0.01	0.04	3	2
coumestrol	拟雌内酯	11 ~ 20	94 ~ 140	102	98
formononetin	刺芒柄花素	< 0.01	< 0.01	ND	ND
apigenin	芹菜素	0.3	6	50	49
kaempferol	山奈酚	0.1	3	35	53
naringenin	柚皮苷元	0.01	0.11	36	45
phloretin	根皮素	0.2	0.7	49	10
zearalenone	玉米烯酮	7.48	13.4	91	27
resveratrol	白藜芦醇	0.056	0.024		
equol	雌马酚	0.28	3.7		
enterolactone	肠内酯	0.065	0.012		
enterodiol	肠二醇	ND [b]	ND [b]		
diethylstilbestrol	己烯雌酚	236	221	117	69

注：a：雌二醇的值设置为 100；b：未检出
[引自：Kwack SJ, Kim KB, Kim HS, et al. Risk assessment of soybean-based phytoestrogens. J Toxicol Environ Health A, 2009, 72（21-22）：1254-1261.]

　　植物雌激素在人体内能与雌激素受体结合，发挥雌激素/抗雌激素的双向调节作用。例如，大豆异黄酮能刺激试验动物子宫肥大，表现雌激素样作用；但当给予动物模型雌二醇时，大豆异黄酮中的染料木素又会降低子宫对雌二醇的摄取，发挥抗雌激素作用。究其原因认为，植物雌激素具有微弱的雌激素作用，又能与内源性雌激素雌二醇竞争性结合受体，产生雌激素拮抗作用；作用的结果取决于其剂量、机体内源性雌激素状态、雌激素受体的数量和类型。当植物雌激素在低剂量水平时，可与体内的多余雌激素受体结合而发挥雌激素样作用；但在高剂量水平时，过多的植物雌激素可与内源性雌激素竞争雌激素受体，如前所述的植物雌激素的活性低于内源性雌激素，故对内源性雌激素可表现出竞争性抑制作用。

研究发现，植物雌激素除了与雌激素受体结合外，还能通过影响体内的一些内源性雌激素合成酶类，如芳香化酶（aromatase）的基因表达及酶活性，以及抑制或刺激性激素结合球蛋白（sex hormone-binding globulin，SHBG），调节体内雌激素水平和生物利用度。

（二）抗氧化作用

植物雌激素大多具有酚类结构或为多酚类化合物，因此，具有较强的抗氧化活性和清除氧自由基的能力，甚至还表现出与抗氧化营养素维生素 C、维生素 E 的抗氧化协同作用。其作用机制，认为主要是其能够直接清除体内自由基和间接清除体内自由基的作用。

1. 直接清除体内自由基　植物雌激素可阻止自由基的传递过程，阻断多种理化因素引发的自由基连锁反应；此外，植物雌激素可通过阻止不饱和脂肪酸的过氧化反应而减少对生物膜的破坏；亦有研究表明，植物雌激素还可经单电子转移的方式清除氧自由基和淬灭单线态氧。

2. 间接清除体内自由基　植物雌激素可与蛋白质发生沉淀反应而作用于自由基相关酶类，进而抑制体内的脂质过氧化过程。槲皮素对黄嘌呤氧化酶及 P450 的抑制作用是其例证之一；植物雌激素还可络合体内具有诱发氧化反应的金属离子，如槲皮素、芦丁可通过络合 Fe^{2+} 进而阻止其参与氧化过程。此外，体外培养前列腺癌 DU145 细胞以及观察去势大鼠的神经细胞凋亡等试验均表明，金雀异黄酮可依赖 AMP 蛋白激酶途径，增强超氧化物歧化酶（superoxide dismutase，SOD）和过氧化氢酶（catalase）的表达，进而发挥抗氧化作用、降低活性氧的水平。

（三）抗菌消炎作用

慢性炎症性疾病常伴有氧自由基和一氧化氮（NO）的增高，染料木素能抑制酪氨酸激酶（tyrosine kinase）、IL-1、TNF、LPS，从而通过抑制诱导性 NO 合成酶而起到抑制 NO 形成，最终表现出抗菌消炎的效果。有研究者采用染料木素治疗由 2，4，6- 三硝基苯磺酸（TNBS）诱导的豚鼠回肠炎，结果发现染料木素有一定的消炎作用。同时，研究还发现，大豆异黄酮对金黄色葡萄球菌、蜡样芽胞杆菌、短小芽胞杆菌、米曲霉菌等均有明显地抑制作用，而对大肠埃希氏菌和酿酒酵母则无效。

（四）免疫调节作用

雌激素具有调节胸腺发育和免疫功能的作用。动物试验和人体观察均表明，染料木素和其他植物雌激素具有免疫调节作用，染料木素能导致小鼠胸腺萎缩和抑制免疫功能。由于高剂量的染料木素具有酪氨酸激酶抑制剂的作用，因此，其作用机制可能涉及雌激素受体和非受体途径，但详细的机制尚不明确。目前，在植物雌激素与过敏症、结肠炎、自身免疫以及移植后的免疫抑制等方面有一些研究，但尚无明确的结论。

（五）其他作用

有研究报道，植物雌激素具有抗辐射和抗溶血作用。

电离辐射可引起机体组织、细胞代谢、形态和功能学改变，而诱发这种损伤的重要机制是导致体内自由基增加，引起生物大分子的损伤。有研究结果提出，适量的大豆异黄酮对小鼠具有抗辐射作用，但剂量过高或过低其抗辐射能力都会下降。

单纯的植物雌激素抗溶血作用的相关资料较少，但采用过氧化氢诱导法观察大豆异黄酮对羊红细胞抗溶血能力的作用发现，黄豆苷元比公认的抗溶血剂槲皮素的抗溶血潜力更大。

四、植物雌激素与相关疾病

植物雌激素对人体健康有着广泛的影响。多项研究显示，植物雌激素有预防和控制与雌激素相关的疾病和症状的作用，如缓解和减轻更年期症状与预防绝经期相关疾病，舒张血管，阻止骨钙丢失和骨质疏松症的发生，抑制生殖系统肿瘤和乳腺癌的发生等。

（一）更年期症状

更年期综合征（menopausal syndrome）是妇女在更年期因性激素波动或减少所致的一组症状，以月经改变和血管舒缩功能异常为主要表现，后者主要表现为潮热和出汗。在临床上，为治疗和改善更年期症状，常采用激素替代疗法，但需要严格观察其不良反应。多项研究和临床观察显示，植物雌激素能使潮热发生次数减少、程度减轻、持续时间缩短。但也有研究未显示其具有该作用。在 2009 年的一项荟萃分析中，纳入 17 项 RCT 研究，结果显示，其中以染料木素干预的 2 项研究结果，表明其能改善潮热发生频率；以大豆提取物干预的 11 项研究中，有 8 项结果表明其对潮热发生频率（3 项）和潮热发生程度（5 项）有明显的改善作用；而以大豆蛋白粉干预的 4 项研究中，其结果只有一项明显改善了潮热发生的频率；上述研究中除有一项研究报道对胃肠道有显著影响外，其余的研究中未见副作用的报道（包括对子宫内膜、阴道和乳腺组织的影响）。而 2013 年的一项荟萃分析中，纳入 43 项 RCT 研究（4 364 名受试者），结果未见对绝经前后妇女潮热的频率和程度以及夜间出汗有明显的改善。

（二）骨质疏松症

骨质疏松症（osteoporosis，OP）为老年退行性疾病，尤其是绝经后女性最多见。由于女性绝经后体内雌激素水平下降，随着雌激素缺乏时间的延长，骨质丢失加快，患骨质疏松的危险性增加。在临床上，常采用雌激素替代疗法，如使用人工合成的黄酮类药物异丙黄酮能够降低绝经后妇女骨丢失，是异黄酮防治骨质疏松的有力证据。

多项研究显示，大豆异黄酮具有明显地阻止骨钙丢失、减少骨吸收，防治骨质疏松的作用，并且呈现剂量依赖关系。天然植物雌激素增加骨密度的效果不如雌激素药物强，但对骨密度可起到一定的保护作用。采用去卵巢雌性大鼠的试验研究发现，低剂量的大豆异黄酮（0.5 ~ 1.6 mg/d），对骨有剂量依赖性保护作用；而在高剂量（5 mg/d）时，又有加速骨质疏松发生的作用。关于植物雌激素对绝经后女性骨质疏松的保护作用，尚需进一步的临床证实。

（三）心血管疾病

心血管疾病也是一种与激素有关的疾病。女性在绝经前与男性相比，心血管疾病的发病率明显低于男性；而在绝经后其发病率与男性相近，这与绝经后女性体内雌激素水平明显减少相关。

植物雌激素对心血管系统具有保护作用，能明显降低血浆三酰甘油（TG）、血浆总胆固醇（TC）的浓度，有清除自由基、防止脂质过氧化反应与抑制血小板凝集的作用，进而抑制动脉粥样斑块的形成。在大量食用豆类的日本人中，患冠心病的概率仅为美国人的 1/6。美国 FDA 亦公开确认，长期食用豆类食品对心血管系统有保护作用。因为在豆类食品中含有丰富的植物雌激素异黄酮类。体外试验研究证实，来源于大豆食品中的染料木素可抑制酪氨酸激酶的活性，进而阻断与动脉粥样斑块生成相关的血小板源性生长因子、碱性成纤维细胞生长因子和其他生长因子的作用。此外，它还可抑制凝血酶诱导的血小板凝集、减少动脉粥样硬化（atherosclerosis，AS）相关的血栓形成。染料木素能通过抑制多种血管细胞增殖、血管生成并抑制白细胞黏附分子的激活发挥作用。同时，多项研究证实，白藜芦醇对心血管系统亦有相似的保护作用，白藜芦醇主要存在于葡萄皮、花生、红酒以及某些药用植物中。

（四）性激素相关癌症

性激素相关癌症常见的有乳腺癌、卵巢癌和子宫内膜癌等。早期研究发现，植物雌激素能减少乳腺癌的发生。近年研究表明，植物雌激素的非激素活性在抑制癌症的发生中发挥更重要的作用。它能有效地抑制癌组织的血管生成与癌的转移，抑制多种培养的癌细胞的增殖。

流行病学研究显示，雌激素相关癌症的发病率与膳食中含有植物雌激素的食物摄入量呈负相关。大豆异黄酮是研究最多的植物雌激素，多项荟萃分析结果表明，其摄入水平和亚洲人群乳腺癌风险呈负相关，但在西方人群中未发现这种关联。大豆异黄酮通过与雌二醇竞争性结合雌激素受体，从而拮抗体内雌激素的作用，这可能是其抑制乳腺癌等癌症发病的重要机制之一。近年研究表明，大豆异黄酮还存在其他多种抑制癌症作用的机制，如染料木素可抑制调节细胞分化的酪氨酸激酶活性、抑制 DNA 修复的交联异构酶，较高浓度的染料木素还可抑制癌细胞生长所需的癌组织中血管的形成。此外，异黄酮还能通过诱导癌细胞凋亡、抑制癌基因表达以及作为抗氧化剂防止 DNA 氧化损伤等途径发挥作用。

木脂素是西方饮食中主要的植物雌激素，一项包含 21 项研究（11 项前瞻性队列研究和 10 项病例对照研究）的荟萃分析结果表明，虽然木脂素摄入量和整体乳腺癌并未见关联，但在绝经后妇女中，高木脂素摄入量和乳腺癌发病风险的降低存在关联。此外，包括木脂素和大豆异黄酮在内的植物雌激素和前列腺癌和卵巢癌的发生风险呈现负相关。

五、建议摄入量

关于植物雌激素食用量的资料较少，主要见于大豆异黄酮的资料。亚洲国家人群平均膳食大豆异黄酮的摄入量为 25 ~ 50 mg/d，而西方国家中人群的摄入量不到 2 mg/d。

日本允许将大豆异黄酮作为膳食补充剂，在 2006 年日本厚生省制定的大豆异黄酮建议剂量的安全上限为 70 ~ 75 mg/d。美国 FDA、卫生保健研究与质量机构、癌症协会等不推荐在食品或药品中添加大豆异黄酮，不推荐居民补充大豆异黄酮。

依据《中国居民膳食营养素参考摄入量》（2013 版）中的相关建议，确定围绝经期和绝经后女性预防乳腺癌的大豆异黄酮的特定建议值（specific proposed levels，SPL）为 55 mg/d。大豆异黄酮改善绝经后骨质疏松的有效剂量为 80 mg/d。我国绝经后女性大豆异黄酮摄入量的 UL 为 120 mg/d。而在成年男性和绝经前女性由于证据不足暂未制定。

白藜芦醇和其他植物雌激素因人群干预研究和大型观察性研究证据较少，无法提出其建议摄入量。

六、过量摄入的不良作用与危害

目前认为，植物雌激素来源于天然植物，一定剂量范围的植物雌激素有益于特定人群相关疾病的预防。但相关研究显示，过量摄入尤其是大豆异黄酮提取物的长期过量摄入，对人体有一定的不良作用或危害（见本章第 5 节）。

（一）成年人

植物雌激素的不良作用对于成年人主要涉及潜在的致癌性、生殖和发育影响以及潜在的干扰体内激素作用。美国 NTP（the National Toxicology Program）在 2008 年报道，暴露于含 500 ppm 染料木素饲料的 SD 大鼠（雄性约 35 mg/kg bw，雌性约 51mg/kg bw），存在对体重的影响，并在第五代雌鼠中发现生殖系统的某些异常。

一项包含 174 项 RCT 的荟萃分析（涉及被干预者 5 502 名，对照 4 806 名）提示，植物雌激素的补充能相应地增加胃肠道副作用的发生，但未发现与乳腺癌、子宫内膜癌、阴道出血和子宫内膜增生之间存在关联。但亦有研究认为，异黄酮存在增高女性乳腺癌的风险。2010 年，一项以 15 项有安慰剂对照干预研究的荟萃分析，结果表明，大豆食品和大豆异黄酮均不会改变男性睾酮的生物利用度，与此前的相关研究结论相符。上述研究认为补充黄酮不会导致精子浓度、计数或运动以及射精量的改变。

（二）婴幼儿

研究证实，植物雌激素对婴儿的健康表现出双相反应，低剂量的染料木素是弱雌激素，能刺激细胞生长；而在高剂量时，则抑制其增殖和改变细胞周期动力学。以大豆为基础的婴儿配方奶粉代替传统的牛奶配方奶粉进行婴儿喂养，并未发现临床相关问题，如营养、性发育、神经行为、免疫、甲状腺等。美国 FDA 曾接受了基于大豆的婴儿配方奶粉作为婴儿唯一的营养来源。但美国儿科学会则谨慎地认为，虽然基于大豆分离蛋白的配方奶粉也能保证婴儿正常发育，但仅作为婴幼儿半乳糖血症和遗传乳糖酶缺乏症两种情况下的素食饮食首选。

尽管，植物雌激素的不良作用和危害目前尚无一致的结论，有待进一步的研究证实，但其仅适用于特定人群的相关疾病的预防，并应限定摄入量范围。特别对其提取物（如大豆异黄酮提取物）更应采取谨慎的态度，限制每日摄入剂量。对其他非特定人群，无论是成人还是儿童都应审慎斟酌。

（应晨江）

参考文献

[1] Bentley GR，Mascie-Taylor CGN. Infertility in the modern world：present and future prospects. Cambridge，UK：Cambridge University Press，2000：99-100.

[2] Turner JV，Agatonovic-Kustrin S，Glass BD. Molecular aspects of phytoestrogen selective binding at estrogen receptors. J Pharm Sci，2007，96（8）：1879-1885.

[3] Lephart ED. Modulation of aromatase by phytoestrogens. Enzyme Res，2015，2015：594-656.

[4] Spagnuolo C，Russo GL，Orhan IE，et al. Genistein and cancer：current status，challenges，and future directions. Adv Nutr，2015，6（4）：408-419.

[5] Rafii F. The role of colonic bacteria in the metabolism of the natural isoflavone daidzin to equol. Metabolites，2015，5（1）：56-73.

[6] Kuijsten A，Arts IC，Vree TB，Hollman PC. Pharmacokinetics of enterolignans in healthy men and women consuming a single dose of secoisolariciresinol diglucoside. J Nutr，2005，135（4）：795-801.

[7] Delmas D，Aires V，Limagne E，et al. Transport，stability，and biological activity of resveratrol. Ann N Y Acad Sci，2011，1215（1）：48-59.

[8] Gambini J，Inglés M，Olaso G，et al. Properties of resveratrol：In vitro and in vivo studies about metabolism，

bioavailability, and biological effects in animal models and humans. Oxid Med Cell Longev, 2015, 2015: 837042.

[9] Li L, Huang XJ, Peng JL, et al. Wedelolactone metabolism in rats through regioselective glucuronidation catalyzed by uridine diphosphate-glucuronosyltransferases 1As (UGT1As). Phytomedicine, 2016, 23 (4): 340-349.

[10] Buck K, Zaineddin AK, Vrieling A, et al. Meta-analyses of lignans and enterolignans in relation to breast cancer risk. Am J Clin Nutr, 2010, 92 (1): 141-153.

[11] Jacobs A, Wegewitz U, Sommerfeld C, et al. Efficacy of isoflavones in relieving vasomotor menopausal symptoms - A systematic review. Mol Nutr Food Res, 2009, 53 (9): 1084-1097.

[12] Lethaby A, Marjoribanks J, Kronenberg F, et al. Phytoestrogens for menopausal vasomotor symptoms. Cochrane Database Syst Rev, 2013, 12: CD001395.

[13] Kwack SJ, Kim KB, Kim HS, et al. Risk assessment of soybean-based phytoestrogens. J Toxicol Environ Health A, 2009, 72 (21-22): 1254-1261.

[13] Park CE, Yun H, Lee EB, et al. The antioxidant effects of genistein are associated with AMP-activated protein kinase activation and PTEN induction in prostate cancer cells. J Med Food, 2010, 13 (4): 815-820.

[14] Huang YH, Zhang QH. Genistein reduced the neural apoptosis in the brain of ovariectomised rats by modulating mitochondrial oxidative stress. Br J Nutr, 2010, 104 (9): 1297-1303.

[15] Cooke PS, Selvaraj V, Yellayi S. Genistein, estrogen receptors, and the acquired immune response. J Nutr, 2006, 136 (3): 704-708.

[16] Masilamani M, Wei J, Sampson HA. Regulation of the immune response by soybean isoflavones. Immunol Res, 2012, 54 (1-3): 95-110.

[17] Miller PE, Snyder DC. Phytochemicals and cancer risk: a review of the epidemiological evidence. Nutr Clin Pract, 2012, 27 (5): 599-612.

[18] Azorín-Ortuño M, Yañéz-Gascón MJ, Pallarés FJ, et al. A dietary resveratrol-rich grape extract prevents the developing of atherosclerotic lesions in the aorta of pigs fed an atherogenic diet. J Agric Food Chem, 2012, 60 (22): 5609-5620.

[19] Valsecchi AE, Franchi S, Panerai AE, et al. The soy isoflavone genistein reverses oxidative and inflammatory state, neuropathic pain, neurotrophic and vasculature deficits in diabetes mouse model. Eur J Pharmacol, 2011, 650 (2-3): 694-702.

[20] 孙长灏. 营养与食品卫生学. 6 版. 北京: 人民卫生出版社, 2007.

[21] 李勇. 营养与食品卫生学. 北京: 北京大学医学出版社, 2005.

[22] Zhou Y, Mi MT. Genistein stimulates hematopoiesis and increases survival in irradiated mice. J Radiat Res, 2005, 46 (4): 425-433.

[23] Bobrowska-Hägerstrand M, Wróbel A, Rychlik B, et al. Monitoring of MRP-like activity in human erythrocytes: inhibitory effect of isoflavones. Blood Cells Mol Dis, 2001, 27 (5): 894-900.

[24] Giwercman A. Estrogens and phytoestrogens in male infertility. Curr Opin Urol, 2011, 21 (6): 519-526.

[25] Bar-El DS, Reifen R. Soy as an endocrine disruptor: cause for caution? J Pediatr Endocrinol Metab, 2010, 23 (9): 855-861.

[26] National Toxicology Program. 2008. Multigenerational reproductive toxicology study of genistein (CAS NO. 446-72-0) in Sprague-Dawley rats (Feed study). Technical report series no. 539. NIH publication no. 08-4477. Research Triangle Park, NC: National Institutes of Health, Public Health Service, U.S. DHHS.

[27] Tempfer CB, Froese G, Heinze G, et al. Side effects of phytoestrogens: a Meta-analysis of randomized trials. Am J Med, 2009, 122 (10): 939-946.

[28] Li J, Dykman RA, Jing H, et al. Cortical responses to speech sounds in 3- and 6-month-old infants fed breast

milk，milk formula，or soy formula.Dev Neuropsychol，2010，35（6）：762-784.

[29] 杨月欣 李宁 . 营养功能成分应用指南 . 北京：北京大学医学出版社，2011.

[30] 中国营养学会 . 中国居民膳食营养素参考摄入量（2013 版）. 北京：科学出版社，2014.

第七节　植物甾（固）醇

植物甾醇（phytosterol or plant sterol）是存在于植物细胞中的一类甾体组分，它是植物细胞的重要组成成分。在自然界，植物甾醇有百余种，存在最多的是 β- 谷甾醇、谷甾烷醇、豆甾醇等。1951 年，Peterson 研究发现，植物甾醇有降低血脂的作用。后来经多项研究表明，植物甾醇除能降低人血液中胆固醇浓度外，摄入较多的植物甾醇还能降低人群中某些慢性病的发生率，如冠状动脉粥样硬化性心脏病、前列腺增生、某些癌症等。

一、结构与理化性质

（一）结构

甾醇是以环戊烷全氢菲为骨架（又称甾核）的一类化合物。在自然界以游离态和结合态两种形式存在，其中以结合态存在的包括醇酯、甾醇糖苷、甾醇脂肪酯、甾醇咖啡酸酯等。根据其来源甾醇可分为三大类：动物性甾醇、植物性甾醇和真菌性甾醇。动物性甾醇以胆固醇（cholesterol）为主，植物甾醇的种类很多，目前已被报道的植物甾醇达 200 余种。植物甾醇以 C_4 位所连甲基数目及 C_{11} 位上侧链长短、双键数目的多少和位置等的差异而分类。植物甾醇主要包括菜油甾醇（campesterol）、β- 谷甾醇（β-Sitosterol）和豆甾醇（stigmasterol）等（图 7-7-1）。

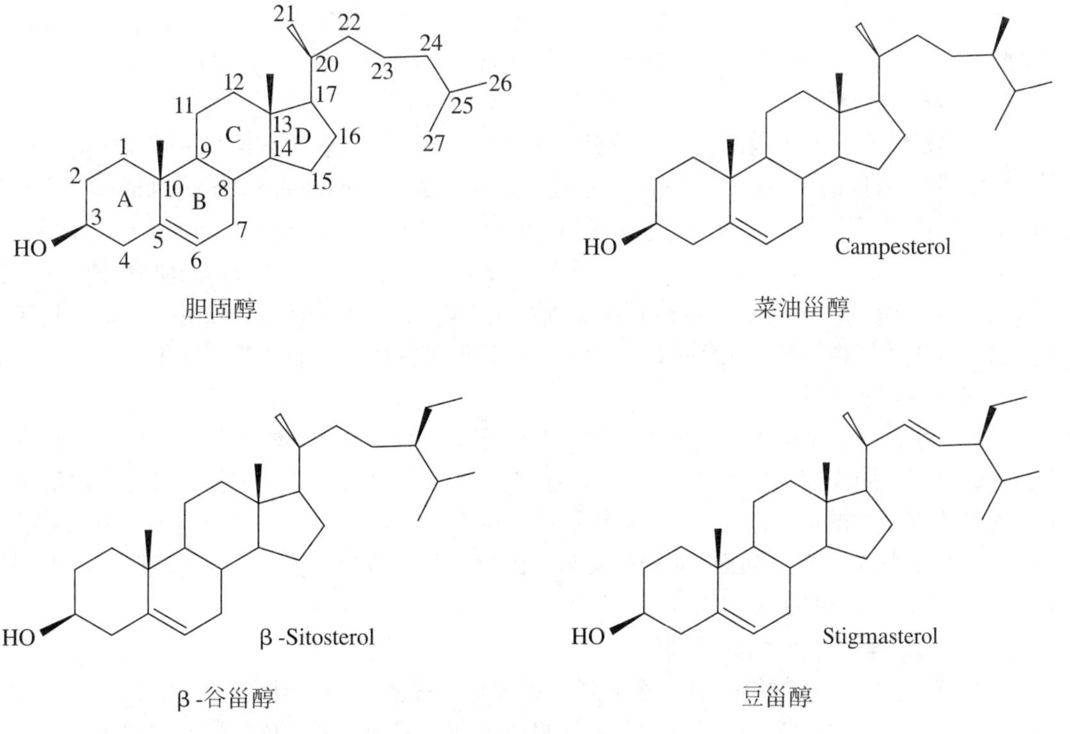

图 7-7-1　胆固醇和三种植物甾醇的分子结构

植物甾醇是一类环状化合物，由 3 个六碳环和一个五碳环形成的杂环化合物。在结构上，植物甾醇与胆固醇十分相似，仅侧链不同。植物甾醇是多种组织和细胞的组成成分，与蛋白质结合形成脂蛋白，构成细胞的各种膜，如细胞膜、核膜、线粒体膜、内质网膜等。

（二）理化性质

纯的植物甾醇在常温下为片状或粉末状白色固体，无臭无味。分子中碳原子数一般为 27 ~ 31，相对分子质量为 386 ~ 456。植物甾醇熔点较高，均在 100℃ 以上，多数熔点为 130 ~ 140℃，最高可达 215℃。甾醇的比重略大于水。不溶于水，多数甾醇可溶于有机溶剂（如氯仿、正己烷、正戊烷和环已酮等），少数甾醇在有机溶剂中也不易完全溶解。

二、吸收与代谢

人和动物体内不能合成植物甾醇，只能通过食物摄入。研究表明，人体对植物甾醇的吸收率极低，健康成人对植物甾醇的吸收率通常小于食物中含量的 5%。动物试验研究表明，不同种类的植物甾醇在肠道中的吸收率不同。其吸收程度依次是：菜油甾醇＞β- 谷甾醇＞豆甾醇。

植物甾醇的吸收部位在肠道，经肠道吸收后进入肠道淋巴，随乳糜颗粒吸收入血。吸收后的植物甾醇与载脂蛋白结合，与脂蛋白一起在血液中运输，然后选择性地分布到身体各部位。正常膳食情况下，血清中植物甾醇的含量为 3 ~ 17mg/L。动物试验表明，菜油甾醇和 β- 谷甾醇在肝、肠、肾、肾上腺、卵巢均有分布，其中肾上腺植物甾醇浓度最高。

植物甾醇的排泄与胆固醇类似，主要经胆汁由粪便排出体外。

三、生物学作用

植物甾醇作为一种重要的天然甾体，具有多种重要的生物学作用。目前，研究证明，植物甾醇有降低血液胆固醇水平、抑制癌症、调节免疫力和防控前列腺肥大等作用。

（一）降低血胆固醇

植物甾醇降低血胆固醇的功能是最引人注目的。多项研究表明，植物甾醇能明显降低血浆中总胆固醇（cholesterol，TC）和低密度脂蛋白胆固醇（Low-density lipoprotein-cholesterol，LDL-C）含量，而不降低高密度脂蛋白胆固醇（high-density lipoprotein-cholesterol，HDL-C）和三酰甘油（triglyceride，TG）的含量。我国学者对较大人群（4 千人）的研究亦表明，膳食植物甾醇的摄入水平，在一定范围内与血清总 TC、LDL-C 呈显著负相关。FDA 于 2000 年指出，饱和性植物甾醇酯能使高胆固醇血症患者低密度脂蛋白胆固醇下降 14%，而不影响人体 HDL-C 和 TG 水平。

研究表明，植物甾醇可通过抑制胆固醇在肠道的吸收以及影响胆固醇的代谢这两种方式达到降低血浆中胆固醇水平的目的。其作用机制主要为二者分子结构相似，通过竞争溶解于小肠内腔的胆汁酸微胶束，减少微胶束中胆固醇的含量，使之不能运送到达小肠微绒毛的吸收部位；并在小肠微绒毛膜吸收胆固醇时与胆固醇相互竞争吸收位点，阻碍其吸收；抑制催化胆固醇代谢转化酶的活性；竞争结合胆固醇受体。

（二）改善前列腺肥大相关症状

多项研究显示，植物甾醇对男性前列腺肥大具有改善作用。研究者采用 β- 谷甾醇对前列腺肥大者连续干预半年，结果显示，能明显改善前列腺肥大者的最大尿速、残余尿量与症状评分，其效果可持续一年半。其作用机制，可能与植物甾醇在分子结构上与胆固醇类似，故在体内能表现出一定激素活性，且无激素副作用。

（三）抑制癌症

多项流行病学研究表明，膳食中植物甾醇的摄入量与某些癌症，如前列腺癌、乳腺癌、卵巢癌、胃癌及结肠癌等的发生率呈负相关。目前已知的植物甾醇抑癌作用的机制，主要包括抑制癌细胞增殖，诱导癌细胞凋亡，影响癌细胞信号转导途径，影响免疫系统和对性激素的调节作用等。

（四）抗氧化

早期，人们发现橄榄油、玉米胚芽油、小麦胚芽油等能使红花籽油在煎炸条件下得到保护并减少其脂肪酸的氧化降解。近些年来，研究发现植物甾醇具有抗氧化功能。认为在所有植物甾醇的分子侧链上均具有亚乙基结构，该结构是植物甾醇具备抗氧化功能的关键。但对于植物甾醇在体内的抗氧化过程与机制仍不明确，尚需进一步研究与探讨。

（五）其他

植物甾醇在化学结构上与胆固醇类似，故植物甾醇在体内能表现出一定的激素活性，且无激素副作用。近年来，陆续可见植物甾醇的抗炎、抗病毒功能，调节免疫和生长、防治认知功能障碍的报道。随着人们对植物甾醇研究的不断深入，越来越多的生物学功能将被发掘。

四、食物来源与建议摄入量

（一）食物来源

各类植物性食物中均含有植物甾醇，以 β- 谷甾醇为主。植物甾醇广泛存在于植物的根、茎、叶、果实和种子中，不同植物种类其含量差异较大。其中含量较高的是植物油类、豆类、谷类食物与坚果类，蔬菜、水果中含量相对较少。蔬菜、水果中植物甾醇的含量虽然相对较低，但由于其日常摄入量较高，故其摄入量仍在总摄入量中占较高的比例。另外，新鲜蔬菜中，总甾醇含量为 5 ~ 37 mg/100g（湿重），25 ~ 40 mg/100g（干重）。水果和浆果中，总甾醇含量为 6 ~ 75 mg/100g（湿重），37 ~ 293 mg/100g（干重）。各类食物中植物甾醇的含量见表 7-7-1。

（二）建议摄入量

植物甾醇在一定剂量范围内其食用安全性已被证实，中国营养学会在《中国居民膳食营养素参考摄入量》（2013 版）中，提出我国成年人植物甾醇的特定建议值（specific proposed levels，SPL）为 0.9g/d，植物甾醇酯为 1.5g/d。并在该版中，建议我国成人植物甾醇的可耐受最高摄入量（tolerable upper intake level，UL）为 2.4g/d，植物甾醇酯的 UL 为 3.9 g/d。

表 7-7-1　中国谷物与豆类中植物甾醇含量（mg/100g）

食品种类	谷甾醇	豆油甾醇	菜甾醇	总甾醇含量
大米	5.01	2.28	1.59	13.62
面粉	34.51	8.28	1.43	59.60
糙米	27.05	12.20	4.52	52.71

续表

食品种类	谷甾醇	豆油甾醇	菜甾醇	总甾醇含量
紫米	12.21	19.08	7.10	73.32
薏仁米	38.42	7.65	5.74	79.50
燕麦粉	36.84	8.32	2.34	65.74
小米	29.90	6.30	1.89	76.14
玉米	22.54	5.19	2.32	60.46
高粱米	14.26	4.64	1.32	23.66
荞麦米	74.52	8.57	0.95	96.22
大麦	5.86	2.20	1.44	15.01
黑豆	53.40	13.06	10.34	83.84
青豆	56.36	14.64	9.48	86.12
绿豆	38.92	7.03	2.55	64.07
红小豆	9.36	4.92	3.74	23.56
大白芸豆	21.93	3.33	3.80	33.01

[引自：韩军花，冯妹元，王国栋，等.常见谷类、豆类食物中植物甾醇含量分析.营养学报，2006，28（5）：375-378.]

（刘烈刚）

参考文献

[1] Nieminen V，Laakso P，Kuusisto P，Niemelä J，Laitinen K. Plant stanol content remains stable during storage of cholesterol-lowering functional foods. Food Chem，2016，196：1325-1330.

[2] Guadalupe García-Llatas，María Teresa Rodríguez-Estrada. Current and new insights on phytosterol oxides in plant sterol-enriched food. Chem Phys Lipids，2011，164：607-624.

[3] National Heart，Lung，and Blood Institute. Third report of the national cholesterol education program expert panel on detection，evaluation，and treatment of high blood cholesterol in adults（Adult Treatment Panel Ⅲ）. Circulation，2002，17，106（25）：3143-3421.

[4] Cheng AY，Leiter LA. Implications of recent clinical trials for the national cholesterol education program adult treatment panel III guidelines. Curr Opin Cardiol，2006，21（4）：400-404.

[5] Menéndez-Carreño M，Knol D，Janssen HG. Development and validation of methodologies for the quantification of phytosterols and phytosterol oxidation products in cooked and baked food products. J Chromatogr A，2015，pii：S0021-9673（15）01393-X.

[6] Lichtenstein A，Deckelbaum R. Stanol/sterol ester containing foods and blood cholesterol levels：a statement for healthcare professionals from the Nutrition Committee of the Council on Nutrition，Physical Activity，and Metabolism of the American Heart Association. Circulation，2001，103：1177-1179.

[7] Li H，Zhao X，Wang J，Dong Y，Meng S，Li R，Niu X，Deng X. β-sitosterol interacts with pneumolysin to prevent Streptococcus pneumoniae infection. Sci Rep，2015，5：17668.

[8] Kietsiriroje N，Kwankaew J，Kitpakornsanti S，Leelawattana R. Effect of phytosterols and inulin-enriched

soymilk on LDL-cholesterol in Thai subjects：a double-blinded randomized controlled trial. Lipids Health Dis，2015，14：146.

[9] 韩军花，冯妹元，王国栋，等 . 常见谷类、豆类食物中植物甾醇含量分析 . 营养学报，2006，28（5）：375-378.

[10] 韩军花，李艳萍，门建华，等 . 我国三城市老年妇女膳食植物甾醇摄入量与血脂含量的关系 . 中华预防医学杂志，2009，43（12）：1060-1063.

[11] 盛漪，华伟，谷文英 . 植物甾醇资源在食品原料中分布 . 粮食与油脂，2002（5）：40-41.

[12] 寇明钰，阚健全，赵国华，等 . 植物甾醇来源、提取、分析技术及其食品开发 . 粮食与油脂，2004（8）：9-13.

[13] 周婷婷 . 植物甾醇对人的保健功能的研究 . 科技与向导，2011，（26）：124.

[14] 贾代汉，周岩民，王恬 . 植物甾醇降胆固醇作用研究进展 . 中国油脂，2005，30（5）：55-58.

[15] 李月，陈锦屏，段玉峰 . 植物甾醇功能及开发前景展望 . 粮食与油脂，2004，（5）：11-13.

[16] 吴时敏，吴谋成 . 植物甾醇的研究进展与趋向 . 中国油脂，2002，27（3）：60-63.

第八章　植物多糖

20 世纪 50 年代，人类发现真菌多糖具有抑制癌症的效果。至此，多糖类引起了学术界的广泛关注，并开始对多糖进行系统的研究。多糖广泛存在于植物、动物和微生物的组织细胞中。目前，已发现天然多糖化合物约 300 余种。植物多糖（plant polysaccharide）是植物细胞在代谢过程中产生的生物大分子，一般由 10 种以上不同的单糖分子通过糖苷键聚合、脱水形成的含酮基或醛基的多羟基聚合物。植物多糖分子可由成百上千个单糖分子构成，无甜味，其性质与单糖有很大不同。

一些植物多糖广泛存在于人类的食物、可食可药类植物及某些植物药类或传统的中药中。有些植物多糖具有很强的生物活性和作用，对人类健康和某些疾病的预防具有重要作用和积极的意义。这些植物多糖具有增强免疫力、降低血糖、降低血脂、抗氧化、抑制肿瘤、抗辐射等生物学作用，以及有些植物多糖能参与细胞识别、物质运输等生命活动。

植物多糖广泛存在于植物的根、茎、叶中，植物中的一些果胶、淀粉、纤维素、半纤维素等均属于植物多糖类，本章主要阐述与人类健康密切相关的可溶性植物活性多糖。

第一节　植物多糖的结构、性质与分类

来源不同的植物多糖，其结构、性质与生物学作用既有相似之处，又有自身的特点。植物多糖除来自植物（如枸杞多糖、人参多糖、海带多糖、黄芪多糖、绞股蓝多糖等）外，还包括真菌类多糖（如香菇多糖、灵芝多糖、木耳多糖、银耳多糖等）。

一、结构与性质

植物多糖的结构单位是单糖，常见的有葡萄糖、果糖、半乳糖、阿拉伯糖、木糖、鼠李糖、岩藻糖、甘露糖、糖醛酸等。不同的植物多糖的构成成分存在差异，它们分别由不同的单糖，以一定的比例聚合生成。如黄芪多糖，由葡萄糖、半乳糖、阿拉伯糖、木糖、甘露糖、鼠李糖组成，这几种单糖物质的量比为：20.52：11.41：4.34：3.92：1.95：1。又如绿茶多糖，由半乳糖、甘露糖、阿拉伯糖、葡萄糖、岩藻糖组成，它们的物质的量比为 2.43：1.04：1.00：0.62：0.23。

植物多糖中的单糖间以糖苷键连接，常见的糖苷键有 α-1，4-、β-1，3-、β-1，4- 和 α-1，6- 苷键。连接方式可以是直链，也可以形成支链。直链一般以 α-1，4- 糖苷键和 β-1，4- 糖苷键连接。支链中链与链的连接点常是 α-1，6- 糖苷键。

植物多糖和其他多糖的结构一样，分为一级、二级、三级和四级结构。

一级结构：指糖基的组成、排列顺序、相邻糖基的连接方式、糖链有无分支、分支的位置与长短等，也包括通过硫酸化、乙酸化、磷酸化、甲基化等衍生形式形成的衍生糖。多糖的一级结构复杂，糖基上可连接一些功能团，如磷酸基团、硫酸基团、甲基化基团等。

二级结构：指多糖骨架链间以氢键结合所形成的各种聚合体，二级结构只关系到多糖分子中主链的构象，不涉及侧链的空间构象。

三级结构：是多糖链一级结构的重复顺序，由于糖单位的烃基、羧基、氨基以及硫酸基之间的非共价相互作用，在二级结构形式的基础上进一步盘曲、折叠而形成具有一定形状和大小的空间构象。

四级结构：是多聚链间非共价键结合形成的聚集体。

多糖是极性大分子，一般不溶于有机溶剂，难溶于冷水，易溶于热水。

二、分类

根据植物多糖中单糖的类别，将其分为均聚多糖（或称同多糖）、杂多糖、糖缀合物三大类。

（一）均聚多糖

均聚多糖（或称同多糖）是多糖分子中由同一种单糖经糖苷键连接形成的多糖。

（二）杂多糖

杂多糖是多糖分子中由二种或二种以上的单糖经糖苷键连接而成的多糖。

（三）糖缀合物

糖缀合物是多糖分子由糖与蛋白质、多肽、脂质、核酸等生物分子以及其他小分子以共价键相互连结而形成的化合物。

植物多糖的种类很多，研究较多的有枸杞多糖、黄芪多糖、人参多糖、甘草多糖、当归多糖、五味子多糖、黄精多糖、龙眼多糖、花粉多糖、苹果多糖、南瓜多糖、枣多糖、茶多糖、芦荟多糖、苜蓿多糖、桑叶多糖、石斛多糖、魔芋多糖、山药多糖等，但对其中更深层次的内容，仍需进一步的研究和完善。

三、植物多糖的提取与纯化

（一）提取

植物多糖提取的方法有多种，传统的提取方法是热水提取法。该法的优点是材料易得，条件简单，干扰物质较少。缺点是在提取过程中需要多次浸提，操作时间长，提取率较低，且费时费料。

近年来，采用微波提取法、酶解提取法、超声波提取法等是在水提法的基础上借助微波、水解酶或超声，加速多糖组分的溶解，提高了植物多糖的提取率。

超临界流体萃取法以其温和的提取条件，在提高多糖提取效率的同时，保持多糖原始结构方面显示出优势，且无有机溶剂残留。近年来，超临界流体萃取法已被广泛应用于多种植物多糖的提取。

（二）纯化

天然植物提取后获得的是粗多糖，难以满足多糖结构和活性研究的需要，且影响其应用效果，需采用适当的方法去除杂质，并将混合多糖分离纯化为化学组成、聚合度和分子形状相同的均一植物多糖。

纯化方法可按纯化机制和过程大致分三类：

1. 物理分离纯化　依多糖分子量大小和溶解度差异的物理分离过程，如膜分离法、分步沉淀和盐析纯化法。

2. 柱层析分离纯化　依分子间的作用力采用的柱层析分离纯化。

3. 化学沉淀法　利用多糖的长链结构中一些特殊取代基或基团与化学物质发生简单的化学反应并从溶剂中沉淀以实现多糖的有效分离，常见的有季铵盐沉淀法和金属络合法。

不同的纯化方法各有优缺点，需要结合多糖的性质选择。

第二节　植物多糖的生物学作用

近年来，大量的研究表明，植物多糖具有多种生物学作用，有些植物多糖对人类健康和某些疾病的预防具有重要的意义。

植物多糖的来源和种类很多，有些广泛分布在人类的食物中，如木耳多糖、银耳多糖、香菇多糖、海带多糖、南瓜多糖、枣多糖、茶多糖、魔芋多糖、山药多糖等。有些存在于可食可药类植物及某些植物药类或传统的中药中，如枸杞多糖、人参多糖、黄芪多糖、灵芝多糖、甘草多糖、当归多糖、五味子多糖、芦荟多糖、桑叶多糖、石斛多糖等。尽管它们的来源不同，其结构、性质与生物学作用有各自的特点，但又存在诸多相似之处。

据相关的文献报道，植物多糖的生物学作用主要集中在以下方面：

一、增强免疫力与抑制肿瘤

植物多糖增强免疫力的研究报道是最多的，某些植物多糖是有效的免疫调节剂。它们不仅能激活巨噬细胞、T 淋巴细胞和 B 淋巴细胞、自然杀伤细胞、细胞毒 T 细胞、淋巴因子激活的杀伤细胞等免疫细胞，还能促进细胞因子生成，活化补体，调节机体抗体和补体的形成等，从而起到增强机体免疫力的作用，并对正常细胞未显示毒副作用。

植物多糖抑制肿瘤作用的研究报道也较多，一般认为，其抑制肿瘤作用是通过增强免疫力而实现的。植物多糖被称为巨噬细胞活化剂，一方面可以通过激活机体内的巨噬细胞，增加巨噬细胞的数量和活性，清除机体内的病原体、肿瘤细胞和有害物质；另一方面，巨噬细胞可以通过特定位点与多糖进行识别，产生抗肿瘤因子和干扰素，特异性杀死肿瘤细胞，而不伤害正常细胞。

二、降低血糖

植物多糖特别是药食两用植物多糖及传统的中草药来源的植物多糖，有较好的降血糖作用，且毒副作用小，原料成本低。

多项研究显示，植物多糖的降血糖作用主要表现在增加肝糖原、促进外周组织器官对多糖的利用；促进降糖激素和抑制升糖激素作用；保护胰岛细胞；调节糖代谢酶活性等。多种来源的植物多糖都有该作用，如茶叶多糖、山药多糖、人参多糖、枸杞多糖、南瓜多糖、黄芪多糖和海带多糖等。

随着对糖尿病肾病防治研究的不断深入，发现植物多糖对于糖尿病肾病的防治具有较好的效果。多种植物多糖用于糖尿病肾病防治，能减少西药的剂量和不良反应，在降糖的同时改善肾功能。关于其作用机制，主要认为是通过影响糖尿病肾病肾转化生长因子 β 及基因表达，控制糖尿病肾病的发生和发展来实现的。

三、降低血脂

植物多糖对血脂异常者有降低血脂、抑制动脉粥样硬化（atherosclerosis，AS）的发生等作用。其降血脂作用的机制主要为：

1．多糖对脂肪酶活性有一定的抑制作用，能减少体内游离脂肪酸的产生。

2．抑制胆酸与脂类物质结合。

3．减少肠道对脂类物质的吸收。

四、抗氧化

植物多糖能通过捕捉、清除脂质过氧化链式反应过程中产生的活性氧自由基（reactive oxygen species，ROS），减少脂质过氧化反应链的长度，减缓或阻断过氧化反应而起到抗氧化作用。植物多糖也能通过与产生的 ROS 所必需的 Fe^{3+}、Cu^{2+} 等金属离子络合，间接清除 ROS。有些植物多糖能通过提高超氧化物歧化酶（superoxide dismutase，SOD）、谷胱甘肽过氧化物酶（glutathione peroxidase，GSH-Px）等抗氧化酶的活性，促进其从细胞表面释放，发挥和增强抗氧化作用。

五、其他

研究显示，植物多糖还具有其他多种作用，如抗病毒、抗炎、抗辐射等。

第三节　常见植物多糖

植物多糖的种类很多，其中研究较多，应用比较广泛的有枸杞多糖、香菇多糖、灵芝多糖、海带多糖、绞股蓝多糖、黄芪多糖、人参多糖、木耳多糖等。它们具有植物多糖某些相似的性质和生物学活性，又有自己的独特之处。

一、枸杞多糖

枸杞多糖（Lycium barbarum polysacharide，LBP）是从传统中药枸杞子中提取的活性成分，是研究时间较长，相关研究报道较多，应用较为广泛的植物多糖之一。

（一）结构

LBP 是以大分子的形式存在，根据气相色谱、液相色谱鉴定其单糖组分主要为阿拉伯糖、半乳糖、鼠李糖、葡萄糖、木糖、甘露糖、半乳糖醛酸。其结构主要包含 α- 和 β- 结构的糖环。

（二）吸收与代谢

LBP 与大部分多糖一样，没有发色基团和光吸收基团，因此，其检测比较困难。目前，尚缺乏特定的标准化方法来定量检测 LBP 在体内的吸收与分布。本章作者曾采用异硫氰酸荧光素作为荧光探针合成荧光标记的 LBP，并证明在体外 24h 内稳定性良好，随后建立了大鼠血浆中异硫氰酸荧光素标记的枸杞多糖（fluorescein isothiocyanate labeled lycium barbarum polysaccharides，LBP-FITC）的荧光定量分析方法，单次灌胃给予大鼠 LBP-FITC 后，以药代动力学 WinNonlin 软件采用非房室模型拟合大鼠单次口服 LBP-FITC 的经时血药质量浓度数据，计算主要的药代动力学参数为最大峰质量浓度（Cmax）为（2.39±0.71）μg/mL、达峰时间（tmax）为（1.17±0.41）h；药时曲线下面积 AUC0-t 为（45.85±7.12）（μg·h）/ml，AUC0-∞ 为（127.31±39.00）（μg·h）/ml；半衰期（$t_{1/2}$）为（80.32±32.70）h；清除率为（1 693.96±492.47）ml/kg；平均滞留时间为（20.64±1.36）h。但 LBP 进入体后的代谢过程尚需进一步研究明确。

（三）生物学作用

（1）降低血糖和血脂 动物试验显示，LBP 具有显著的降低糖尿病模型动物血糖的效果。LBP 能缓解糖尿病大鼠胰岛素抵抗程度，改善胰岛细胞形态和功能，有助于维持胰岛 α、β 细胞数量的正常，并有益于骨骼肌中葡萄糖转运体 4（glucose transporter 4，GLUT4）的表达。并显示，LBP 能降低糖尿病模型动物的血脂水平，包括降低总胆固醇（total cholesterol，TC）、三酰甘油（triglyceride，TG）、低密度脂蛋白-胆固醇（low density lipoprotein-cholesterol，LDL-C），升高高密度脂蛋白-胆固醇（high density lipoprotein-cholesterol，HDL-C）的水平。

近年研究还显示，LBP 对糖尿病大鼠肾的组织学结构有明显改善，能减轻肾小球增大、肾小球系膜增宽、基膜增厚的病变。研究中发现了空泡细胞的减少和肾中 IL-8 水平明显的降低。LBP 能有效延缓糖尿病视网膜病变，改善视网膜各层组织的病理损伤，稳定视网膜微血管内皮的紧密连接，降低血管内皮生长因子（vascular endothelial growth factor，VEGF）表达，阻止视神经细胞凋亡。

人群干预研究结果表明，采用 LBP 连续口服 3 个月，能降低 2 型糖尿病患者的血糖水平，提高血清 HDL。

上述研究结果提示，LBP 有益于控制糖尿病患者的血糖、血脂和缓解其相关并发症症状。

（2）增强免疫力：有关 LBP 增强免疫力的相关研究较多，近年来，注重其作用机制的研究。LBP 蛋白质复合体能作为 toll 样受体 4（Toll-like receptor 4，TLR4）/p38MARK 信号通路的激活剂，上调 TLR4/MD2 在巨噬细胞中的表达，上调 p38 表达，抑制 JNK 和 Erk1/2 的表达。体外研究发现，LBP 能激活巨噬细胞中 NF-κB 和 AP-1 转录因子，诱导 TNF-α、IL-1β 和 IL-12p40 的 mRNA 表达。LBP 通过加强 IFN-γ 的分泌从而促进人 NK 细胞活性，加强 NKp30 受体活化表达。抗体中和反应试验显示，补体受体 CR3 可能作为 NK 细胞活化的受体。

（3）保护肝：LBP 能缓解酒精性脂肪肝的进程、改善抗氧化能力。能调整非酒精性脂肪肝导致的脂质代谢紊乱，降低转化生长因子-β（transforming growth factor-beta，TGF-β）水平，通过 P450 2E1- 依赖型通路改善氧化应激状况，减轻肝促炎介质和趋化因子生成。通过 p53 改善肝细胞凋亡，提高 GSH 和肝抗氧化酶的激活，降低脂质过氧化物产物丙二醛（malondialdehyde，MDA）的生成。此外，LBP 对于四氯化碳诱导的肝损伤亦有保护作用。

（4）抑制癌症：研究发现，LBP 能够抑制多种癌细胞的增殖，促进其凋亡。如能促使 MCF-7 乳腺癌细胞胰岛素样生长因子 -1（IGF-1）减少，p-PI3K 和 PI3K 活性减弱，抑制缺氧诱导因子 -1（HIF-1α）积累和 VEGF 的表达。对人子宫颈癌 Hela 细胞增殖有抑制作用，诱导细胞凋亡。并能抑制结直肠癌、胃癌、人骨髓癌、肝癌、前列腺癌细胞的增殖，诱导其凋亡。

（5）抗氧化：体内和体外研究均表明，LBP 能清除超氧阴离子自由基（O_2^-）、羟自由基（·OH），显著降低心肌乳酸脱氢酶水平，增加 Na^+/K^+-ATP 酶和 Ca^{2+}-ATP 酶活性。其减弱氧化应激的机制与下调 Bax 和上调 Bcl-2 有关。

（6）保护神经：动物试验发现 LBP 能显著改善雄性小鼠大脑中动脉闭塞后神经功能缺失，减少梗死面积和凋亡细胞数，保护血脑屏障。给予创伤后精神障碍的大鼠灌胃 LBP 后，能改善其学习记忆能力，减少海马组织中细胞凋亡，促进神经修复。

（四）应用

枸杞在人群中应用广泛，我国市场主要产品有枸杞茶、枸杞酒、枸杞软糖、枸杞冲剂、枸杞口服液等，枸杞通常和其他药食两用植物一起应用。有人以 LBP、人参粉等成分加工成中成药，用于预防和治疗代谢综合征。也有用枸杞加工成保健酒、保肝健脾茶等。

二、香菇多糖

香菇多糖（lentinan，LNT）是从香菇子实体中提取的活性成分，是香菇的主要有效成分，也是一种宿主免疫增强剂。临床与药理研究表明，LNT 具有抗病毒、抑制肿瘤、调节免疫力和刺激干扰素形成等作用，目前已应用于临床。

（一）结构与理化性质

1. 结构　LNT 具有典型的真菌 β- 葡聚糖的化学结构，其结构是每 5 个线性链接的（1 → 3）-β 呋喃葡聚糖上有一个（1 → 3）-β-D- 葡聚糖和两个（1 → 6）-β- 葡聚糖分支。其一级结构是以（1 → 3）-β-D- 呋喃葡聚糖残基为主链，侧链为（1 → 6）-β-D 呋喃葡萄糖残基的葡聚糖（见图 8-3-1），其二级结构为凝结型的单螺旋构象。

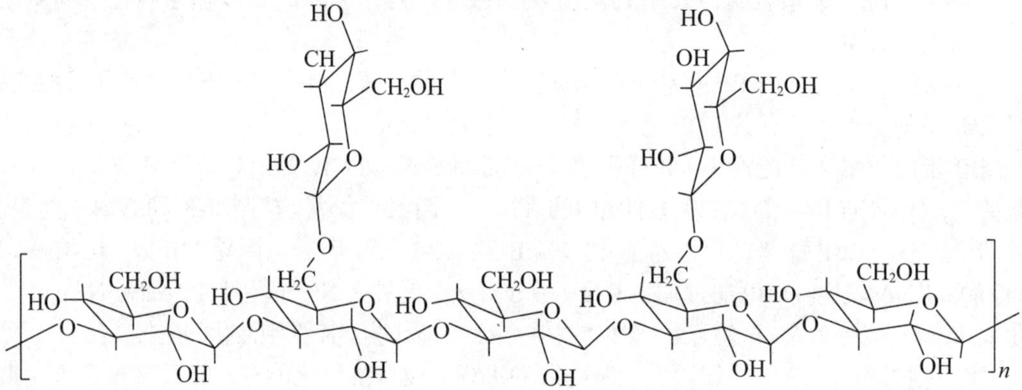

图 8-3-1　香菇多糖的一级结构

2. 理化性质　LNT 为白色或棕黄色粉末，相对分子质量较大，无甜味和还原性，对光和热稳定，具有吸湿性，部分能溶于水，在水中的溶解度随分子质量增大而降低，水溶液为中性，不溶于甲醇、乙醇、丙醇等有机溶剂。

（二）生物学作用

1. 增强免疫力　研究表明，LNT 是天然免疫和获得性免疫的有效调节剂，能增强机体免疫功能，使 T 细胞恢复活性，并提高 NK 细胞活性。此外，LNT 对肠黏膜免疫系统具有一定免疫调节作用。

2. 抑制肿瘤　更多的研究发现，LNT 通过激活免疫系统、增强免疫反应抑制和杀伤肿瘤细胞，包括增强 T、B 淋巴细胞、巨噬细胞、NK 细胞、LAK 等多种免疫细胞的作用，在增强机体免疫力的同时达到抑制肿瘤目的。LNT 亦可改变肿瘤细胞内信号的表达，影响细胞周期，促进其凋亡，发挥抑制肿瘤作用。体外研究表明，LNT 能抑制神经胶质细胞瘤、胃癌、肝癌等细胞株的生长和增殖。

3．抑菌、抗病毒　LNT 的抑菌谱较广，对细菌和病毒的作用明显高于真菌。其抑菌作用由强到弱依次为金黄色葡萄球菌、枯草芽胞杆菌、大肠埃希氏菌、沙门菌。LNT 也可以通过增强特异性抗李斯特菌的 T 细胞 CD8 的表达起到抗李斯特菌的作用。

4．降低血糖和血脂　LNT 有显著的降血糖、改善糖耐量、促进肝糖原合成、减少肝糖原的分解，调节糖代谢，并对糖尿病大鼠的心肌和脑组织有保护作用。LNT 能提高高血脂模型大鼠卵磷脂胆固醇酰基转移酶（lecithin-cholesterol acyltransferase，LCAT）的活性，促进 HDL-C 的合成，将外周组织中游离的胆固醇转移到肝，并促进胆固醇转化为胆固醇酯；能提高血浆脂蛋白脂酶（lipoprotein lipase，LPL）的活性，催化 TG 水解为甘油和脂肪酸，促进胆固醇的逆向转运和代谢，从而降低血清 TC。

5．其他　LNT 可通过修复受损的蛋白，调节膜上的信号转导以抵抗长期低剂量的辐射损伤；能对抗和清除自由基，降低小鼠血清谷草转氨酶和肝 MDA、NO 及肿瘤坏死因子 -α（tumor necrosis factor，TNF-α）含量，对酒精性肝损伤有保护作用。

（三）临床应用

LNT 已用于临床，主要用于肺癌、肝癌、胃癌以及循环系统肿瘤等的辅助治疗，主要结合放疗和化疗，以缓解症状，提高患者的免疫力，纠正微量元素的代谢失调。LNT 作为免疫辅助药物，主要用来抑制肿瘤的发展与转移，提高肿瘤对化疗药物的敏感性，改善患者的身体状况，延长寿命。

另外，LNT 在临床上还用于治疗慢性病毒性肝炎，提高乙肝病毒标志物的转阴率，减少抗病毒药物的副作用，降低转氨酶作用快且稳定。研究表明，糖尿病并发感染的患者在口服降糖药物或注射胰岛素控制血糖的同时，应用 LNT 可改善全身状况，增强机体免疫力，从而使感染得到有效控制，加快疾病的康复。LNT 与抗生素合用，能有效防治反复呼吸道感染的发生。

三、灵芝多糖

灵芝多糖（Ganoderma lucidum polysaccharide，GLP）是多孔菌科灵芝属真菌菌丝体的次生代谢产物，存在于灵芝属真菌的菌丝体和子实体中。灵芝作为传统中药在我国有着悠久的历史，《神农本草》《本草纲目》等多部古代本草著作都对灵芝的药性、治疗做了详尽的论述。现代医学研究表明，灵芝中的 GLP 是灵芝的主要生物活性成分。

（一）结构与理化性质

GLP 的相对分子质量为 $8 \times 10^4 \sim 2 \times 10^5$。构成 GLP 的单糖主要为葡萄糖、甘露糖、半乳糖、海藻糖、木糖和阿拉伯糖。其结构是由三股单糖链构成的三螺旋体构型，GLP 为 β-构型，主要为（1 → 3）糖苷键连接构型，并有少量的（1 → 6）位支链键连接的结构。

GLP 溶于水，不溶于有机溶剂；具有还原性，能清除 ROS，其抗氧化活性可与维生素 C 媲美，是一种天然抗氧化剂。

（二）生物学作用

1．增强免疫力　GLP 最重要的生物活性是提高机体免疫力。体内外研究均表明，GLP 能刺激免疫细胞增殖，抑制免疫细胞凋亡，调节细胞因子分泌，增强细胞免疫和体液免疫功能。GLP 能影响人巨噬细胞的功能，促进其吞噬作用，促进 NO、IL-1α、IL-6、IL-10、TNF-α 的释放。并能明显促进人外周血 T 淋巴细胞增殖和分泌干扰素 -γ（Interferon-γ，

IFN-γ）。

2．抑制肿瘤　研究显示，GLP 能促进荷瘤小鼠脾细胞增殖，显著提高小鼠腹腔巨噬细胞的吞噬能力。多数研究支持 GLP 主要通过激活和增强机体免疫功能达到抑制肿瘤的作用。但近年研究发现，GLP 能直接作用于癌细胞，抑制癌细胞的生长，认为可能与升高细胞内钙离子和氧化水平等途径有关。Kim 等研究表明，GLP 能通过提高细胞内钙离子水平、激活 P38，经 NADPH 氧化酶产生活性氧诱导人胃癌细胞 SUN-1 凋亡。亦有研究表明，GLP 能直接通过调控肝癌基因来抑制肝癌细胞增殖，其能调控 17 种肝癌相关基因，特别是对 miR-3131 有显著上调作用。相关研究提示，GLP 促进癌细胞凋亡的作用可能是通过激活线粒体、MAPK 途径和死亡受体途径实现的。

3．抗氧化　GLP 作为一种天然抗氧化剂，能清除体内过多的自由基，提高机体抗氧化能力，维持机体稳态。研究显示，GLP 对羟自由基（·OH）、超氧阴离子自由基（O_2^-）等均有较好的清除作用，3mg/ml 的 GLP 溶液对自由基的清除率达 70% 以上。动物试验研究可见，GLP 能提高糖尿病小鼠体内 SOD、GSH-Px、CAT 的水平，降低肾 MDA 水平，并能抑制运动后机体的氧化应激状态。

4．降低血糖及改善糖尿病并发症　GLP 能降低糖尿病试验动物的血糖、提高胰岛素的敏感性，并对糖尿病并发症，如糖尿病肾病、糖尿病性心脏病、外周血管病变均有改善作用。形态学检测显示，GLP 能明显减轻鼠胰岛萎缩，增加胰岛 β 细胞的数目。

5．其他　研究显示，GLP 有抗炎作用和神经保护作用。GLP 在激活免疫细胞、提高机体免疫水平的同时还具有抗炎作用，抑制血管炎症与病变。

（三）应用

GLP 的保健作用和药用价值，已得到学术界普遍认可。虽然 GLP 尚未用于临床药用，但随着其免疫调节、抑制肿瘤、调节血糖等作用及其机制逐渐被阐明，将有着广阔的应用前景和临床价值。

目前，关于 GLP 的广泛应用尚存在一些争议：一是，GLP 成分复杂，不同灵芝的种类、不同产地都对 GLP 的成分有影响；二是，目前对 GLP 抑制肿瘤、降低血糖的分子调控机制尚不完全清楚，缺乏深入研究；三是，GLP 功效研究尚处于试验阶段，临床研究较少，如何确定 GLP 的临床价值和有效剂量，尚需研究和探索。

四、海带多糖

海带多糖（Laminaria japonica polysaccharides，LJP）又称"昆布多糖"。广义上是指从海带中提取的多糖，包括海带寡糖、褐藻糖胶、海带淀粉等。海带的生物活性与其主要成分多糖密切相关。近年来，有关 LJP 的化学结构、生物活性、医学和药用价值等方面的研究取得了长足进展。

（一）结构与理化性质

LJP 主要存在于海带的细胞内及细胞外的介质中。其由褐藻胶（又称藻酸盐，褐藻酸钠，海藻酸钠）、褐藻糖胶（又称岩藻聚糖硫酸酯或岩藻多糖）、褐藻淀粉与不同比例的半乳糖、木糖、甘露糖、葡萄糖、鼠李糖、葡萄糖醛酸及少量蛋白质构成，其含量与比例受收获季节、海带品种、产地等的影响而略有差异。

1．褐藻胶　是褐藻共有的一种细胞间多糖，由 α-1，4-L- 古罗糖醛酸（简称 G）和 β-1，

4-D- 甘露糖醛酸（简称 M）为单体构成的直链多糖。分子由 3 种片段构成：聚甘露糖醛酸片段（poly-mannuronate，PM）、聚古罗糖醛酸片段（poly-guluronate，PG）和甘露糖醛酸 - 古罗糖醛酸杂合段（MG block），其化学结构，见图 8-3-2。褐藻胶在天然状态主要以游离酸（褐藻酸）、一价盐（钠盐、钾盐）和二价盐（钙盐等）的形式存在，商品褐藻胶主要以钠盐为主。褐藻胶在海带中的含量丰富，约占 24.5%。

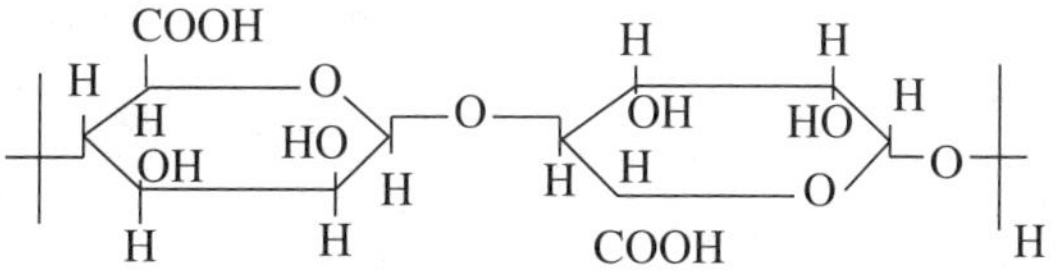

图 8-3-2　褐藻胶的结构式

2．褐藻糖胶　是一种硫酸杂多糖，相对分子质量在（1001 ～ 600）k。可溶于水和酸性溶液中，是褐藻细胞壁外层含有的特殊藻胶，为褐藻利用光和营养所必需，一般认为存在于褐藻细胞分泌产生的黏性物质中，在海带中的含量在 0.3% ～ 1.5%。褐藻糖胶是大分子多糖，结构复杂，主要由 L- 岩藻糖通过 α-（1 → 2），α-（1 → 3）或 α-（1 → 4）链接构成，平均每个单糖上连接一个硫酸酯基团，硫酸基团主要结合在 C2 或 C4 位上。L- 岩藻糖和结合在糖链上的硫酸基团为其主要的功能成分。

不同藻类来源的褐藻糖胶，其 L- 岩藻糖的含量也不同，为 40% ～ 60%，其他单糖包括半乳糖、木糖、甘露糖和糖醛酸等不规则地分布在糖链上。不同的海藻种类，同种海藻不同部位提取的岩藻聚糖硫酸酯，其结构和含量都有一定的差异，同时与海藻的生长环境有关，如水域越深其岩藻多糖含量越高。

3．褐藻淀粉　主要由葡萄糖单体通过 β-1，3- 糖苷键相连接，少量通过 β-1，6- 糖苷键连接，根据其还原末端的不同可以分为两种，一种为葡聚糖还原末端联结有一分子甘露醇，称为 M- 链，另一种为全由葡聚糖组成的 G- 链，根据其聚合度可以判断褐藻淀粉的相对分子质量约为 5 000。

褐藻糖胶和褐藻淀粉的结构式见图 8-3-3。

（二）生物学作用

1．降低血脂　动物实验研究显示 LJP 能降低高脂血症大鼠的血脂，并能降低小鼠血脂及血清瘦素水平，下丘脑瘦素受体（OBR）及 OBR mRNA 表达水平显著升高，提示 LJP 可通过提高下丘脑 OBR 的水平，改善瘦素抵抗，从而发挥降脂作用。

2．阻遏 AS 的发生　LJP 对高脂饲料诱导的 AS 的发生具有明显的阻遏作用，主要通过降低血清 TG、TC、LDL-C 水平，且明显抑制主动脉细胞黏附分子 -1（ICAM-1）、血管细胞黏附分子 -1（VCAM-1）的表达，从而降低炎症细胞对血管内皮的黏附，阻止 AS 的发生。将不同浓度的 LJP 给予 LDL 受体缺陷（LDLr$^{-/-}$）小鼠 30 天后，结果显示，LJP 可抑制高脂饲料诱导的 AS 斑块形成和血脂水平的上升，且呈现剂量效应关系。同时，LJP 通过抑制 NF-κB /MAPKs 介导的炎症反应来抑制高脂膳食引起的全身及斑块局部的炎症反应。

3．降低血糖　多项研究表明，LJP 有降血糖作用，但机制尚未明确。LJP 能明显降低糖尿病动物模型空腹血糖浓度，升高血胰岛素水平，表明其降糖作用可能与促进胰岛细胞分泌有关。LJP 也可提高肝和胰岛细胞降钙素样受体（CRL R）的表达，减轻胰岛素抵抗，增加胰

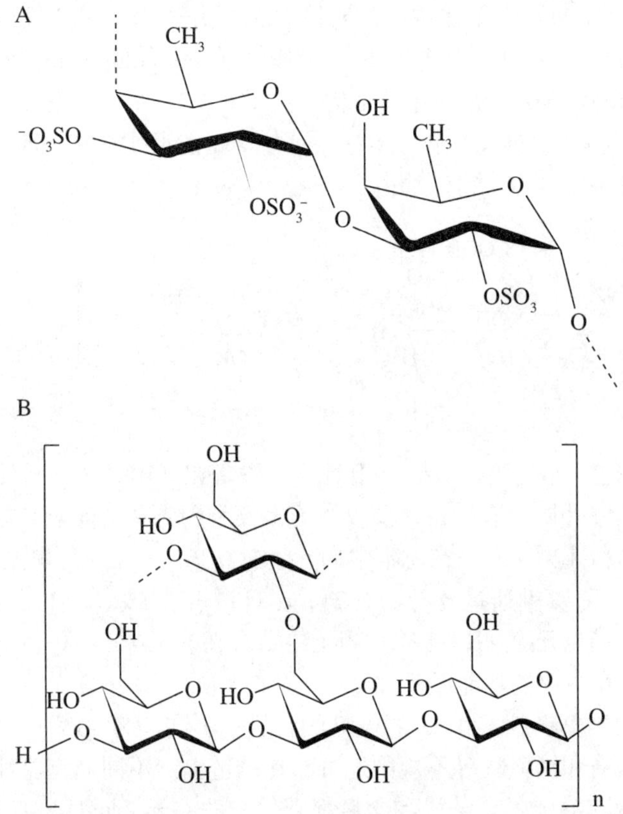

图 8-3-3　褐藻糖胶（A）和褐藻淀粉（B）的结构式

腺胰岛素受体（Ins R），提示 LJP 可能通过提高肝和胰腺组织细胞 Ins R 表达，减轻胰岛素抵抗，发挥降糖作用。

4．增强免疫力　近年研究显示，低分子量的 LJP 具有更高的免疫活性。采用低、中分子量的褐藻糖胶，能增强氢化可的松致免疫低下小鼠的体液免疫和细胞免疫功能。有学者从海带中提取 LJP，并进一步将其水解为低聚糖，分别用 LJP 及其低聚糖干预小鼠胸腺细胞后发现，LJP 及其低聚糖能抑制胸腺细胞凋亡，延长细胞存活时间，抑制率分别为对照组的 2 倍和 3 倍，并发现低聚糖能激活编码免疫反应蛋白的基因。从海带中提取出一种水溶性均一多糖 LJP-31，相对分子质量为 2.24×10^6，能显著地刺激巨噬细胞、增强机体产生 NO、TNF-α、IL-1β、IL-6 和 IL-10 的能力。

5．抗氧化　LJP 能清除超氧阴离子自由基（O_2^-）和羟自由基（·OH），清除率与多糖浓度呈正相关，表明 LJP 具有一定的抗氧化能力。LJP 能通过调节基质金属蛋白酶活性来调节光老化皮肤胶原蛋白的代谢来达到抗氧化衰老，且高剂量 LJP 的效果与维生素 E 相似。LJP 能增强体内抗氧化酶（SOD、CAT）活性，进一步显示 LJP 具有抗氧化损伤的作用。

6．抑制肿瘤　低分子量的褐藻淀粉能诱导 TNF-α 水平提高，抑制白血病细胞的增殖扩散，但传统的高分子量褐藻淀粉的效果甚微。将不同浓度 LJP 分别作用于 bel-7402 肝癌细胞 48h 后发现，LJP 能抑制 bel-7402 细胞存活，促进该细胞凋亡及坏死，并与多糖的浓度密切相关。LJP 对宫颈癌细胞株 U14 具有很高的抑制作用，LJP 不仅抑制宫颈癌小鼠体内肿瘤的生长，还能提高小鼠的脾和胸腺指数及其体重。从海带中提取的水溶性多糖 WPS-2-1 对人类黑色素瘤细胞株 A375 细胞具有很高的抑制作用，且呈剂量效应关系。进一步研究发现，WPS-2-1 能诱导 A375 细胞凋亡，这与改变 Bcl-2 家族蛋白的表达有关，也与线粒体凋亡通路有关，包括线粒体膜的损失和 caspase-3/9 的活化。

7. 保护肝　LJP 对四氯化碳致小鼠急性肝损伤具有良好的保护作用，能降低肝损伤小鼠血清 ALT、AST 活力，显著提高肝组织中 SOD 的活性，降低 MDA 含量。褐藻糖胶对肝保护作用的可能机制，与其提高机体的抗氧化损伤的能力有关。

8. 抑菌抗炎　LJP 对大肠埃希氏菌、金黄色葡萄球菌有明显的抑制作用，能显著降低支气管肺泡灌洗液中嗜酸性粒细胞的含量，减轻肺部炎症。并能降低血 IgE 水平，提高了 IL-12 的表达，降低了 IL-13 和 TGF-β1 的表达，从而有效抑制小鼠的呼吸道炎症，改善肺部的组织病理学状况，并对过敏性哮喘有较好的防治效果。

（三）应用

LJP 具有多种生物学作用，且安全性好，故具有广泛的应用价值。LJP 有应用于食品的报道，如将 LJP 加入鹅肉中制作红肠，可以得到特殊风味，并且改善了乳化效果，延长了货架期。将含有褐藻淀粉和褐藻糖胶的喷雾干燥的海带提取物，加入猪肉糜中，具有降低脂质氧化的作用。但关于 LJP 的人体研究和临床应用未见相关报道。

五、绞股蓝多糖

绞股蓝多糖（Gynostemma pentaphyllum polysaccharides，GPP）是从绞股蓝中提取的具有多种生物学活性的成分。

（一）结构与理化性质

关于 GPP 的结构研究报道很少，研究较多的是其单糖组成，且结果尚不一致。有报道认为，GPP 组分主要有鼠李糖、阿拉伯糖、木糖、甘露糖、葡萄糖、半乳糖，其物质的量比为 3.23：7.71：1.00：2.29：2.88：14.84，其中半乳糖的含量最高。亦有报道认为，GPP 组分主要有甘露糖、鼠李糖、半乳糖醛酸、葡萄糖、半乳糖、木糖、阿拉伯糖，物质的量比为 6.81：7.19：13.19：33.86：6.77：8.13：3.46。这种差异可能与其提取分离的方法不一致有关。

绞股蓝粗多糖干品呈土黄色，无味，易溶于热水，但不溶于无水乙醇、苯、甲醇乙醚、乙酸乙酯等有机溶剂。

（二）生物学作用

1. 抗氧化　研究发现，GPP 是一种潜在的抗氧化剂，且在一定浓度范围内随着 GPP 浓度的增加其抗氧化能力逐渐增强。与维生素 C 相比，显示出更强的清除自由基的能力。动物试验研究结果表明，GPP 低剂量组（5mg/d）能降低正常小鼠脂质过氧化物水平，提高正常小鼠 SOD 活性；高剂量组（50mg/d）能显著降低亚急性衰老模型小鼠脂质过氧化物水平，提高亚急性衰老模型小鼠 SOD 活性。

2. 增强免疫力和抑制肿瘤　GPP 能增强小鼠的细胞免疫和体液免疫功能，显著抑制荷瘤小鼠体内肿瘤的生长，并呈剂量效应关系。GPP 能增强巨噬细胞吞噬能力，并刺激巨噬细胞分泌 TNF-α 和 IL-1β，这对早期肿瘤细胞具有一定的杀伤力。因此，GPP 能激活吞噬细胞的吞噬功能，刺激多种细胞因子的分泌可能是其抑制肿瘤作用的重要机制之一。

研究发现，从绞股蓝中提取的酸性多糖 GP-B1 能抑制黑色素瘤 B16 细胞增殖，可能与 GP-B1 提高小鼠血清中 TNF-α、IFN-γ、IL-12 水平，降低血清中 IL-10 水平有关。还有研究者，从绞股蓝中提取出一种中性多糖组分 CGPP，能使 H22 肝癌小鼠免疫力增强，脾淋巴细胞增殖，体重、脾 / 胸腺指数增加，生存时间延长，进而对体内肿瘤的生长产生抑制作用。经口给予 CGPP 的荷瘤小鼠，体内细胞因子（如 IL-2、TNF-α、IFN-γ）水平，NK 细胞、细胞毒性 T 淋巴细胞水平均显著增高，所以 CGPP 提高小鼠免疫功能可能是其抑制肿瘤作用的机制之一。

3. 降低血糖　GPP 能降低糖尿病模型大鼠的血糖水平，并能改善糖耐量异常和血脂紊乱，抑制 α- 淀粉酶，延缓糖在小肠的吸收。同时，试验还发现，GPP 可增加血清胰岛素水平、SOD 和肝 CAT 活性，降低 MDA 含量，达到增强机体抗氧化能力作用。

4. 保护肝　GPP 对 CCl_4 导致的肝细胞损伤具有显著的保护作用。研究显示，GPP 能明显降低 CCl_4 致肝损伤小鼠血清 ALT、AST 及肝 MDA 水平，提高肝 GSH 水平，并对小鼠肝的病理学损伤也有明显的改善。GPP 对 CCl_4 肝损伤保护作用的机制可能与其抗脂质过氧化、清除自由基的作用有关。

5. 保护神经　谷氨酸是中枢神经系统含量最高的一种神经递质，急性细胞损伤时，如缺糖、缺氧、创伤、缺血、昏厥等，都会引起谷氨酸大量释放，从而损伤神经元。研究显示，GPP 在细胞水平能显著改善谷氨酸导致的神经细胞氧化性损伤。并发现，GPP 分离的组分 GPP1 能明显保护 PC12 细胞，阻止乳酸脱氢酶和细胞色素 C 的释放、DNA 的损伤、线粒体功能障碍和细胞内钙离子内流，同时减少 PC12 细胞 ROS、MDA 水平，提高 GSH、SOD 水平，并提高 Bax/Bcl-2 蛋白表达率，激活半胱氨酸蛋白酶 -3 活性。其神经保护作用机制可能与其抗脂质过氧化、阻碍线粒体凋亡有关。

（三）应用现状

绞股蓝是一类具有药用价值的纯天然植物，在食品、保健和药用方面具有广阔的应用前景。目前，我国对 GPP 的利用仅是粗产品，对其研究也仅限于实验室。对研究较为成熟的绞股蓝多糖的生物学作用，尚需进一步地深入研究。

六、黄芪多糖

黄芪多糖（Astragalus polysacharin，APS）是中药黄芪的主要活性成分之一。黄芪性甘温，归肺经，补气升阳、益卫固表，敛疮生肌、利水退肿，用药历史已有 2000 多年。APS 是其作用的主要成分之一，在临床上可用作免疫调节剂或抑制剂。近些年来，多项研究认为，APS 具有增强免疫力、抑制肿瘤、降低高血糖、抗疲劳及对心血管系统具有保护作用等。

（一）结构与理化性质

APS 的相对分子质量为 $6×10^3 \sim 4.77×10^6$。其结构复杂，主要是葡聚糖和杂多糖，细分有己糖醛酸、葡萄糖、果糖、鼠李糖、阿拉伯糖、半乳糖醛酸和葡萄糖醛酸等。APS 可纯化出 APS-1，APS-2 两个组分。

APS-1 为白色絮状固体，易溶于水，不溶于乙醇、丙酮等有机溶剂；APS-2 同为白色絮状固体，水溶解度较差，需加热才能全溶，不溶于甲醇、丙酮等有机溶剂。结构鉴定表明，两种多糖含有较多的 α- 糖苷键，但均不含糖醛酸、核酸和蛋白质。

（二）生物学作用

1. 增强免疫力　APS 不仅能增强机体特异性免疫功能，而且对非特异性免疫功能亦有增强作用。研究表明，APS 能增加体内 B 淋巴细胞和 T 淋巴细胞的增殖分化、提高浆细胞的分泌、增加血清抗体浓度、调节 T 淋巴细胞亚群的平衡等。APS 还有激活巨噬细胞的作用，表现在增加巨噬细胞的数目，增强其吞噬能力和清除抗原的能力，促进细胞分化以及调节腹腔巨噬细胞分泌 IL-2 等。并可增加树突细胞的免疫功能，促进造血干细胞的增殖和成熟，延缓记忆淋巴细胞凋亡。

2. 保护心血管　研究表明，APS 能改善异丙肾上腺诱导大鼠的心肌肥厚和心肌缺血再灌注损伤；提高心力衰竭时心肌组织的抗氧化能力，减少心肌细胞的凋亡，改善血流动力学异常，进而减缓心肌重构的过程。其可明显降低血清中 TC、TG、MDA 和内皮缩血管肽的含量，从而减轻内皮缩血管肽对血管的损伤；同时，升高 NO、SOD 及总抗氧化活力，具有抗氧化损伤和保护血管内皮细胞的作用；并能明显减少粥样斑块的面积，抑制泡沫细胞，促使泡沫细胞凋亡。因而，能保护心血管，预防和控制 AS 的发生。

3. 降低血糖　APS 对 1 型和 2 型糖尿病均有一定作用。可抑制 1 型糖尿病心肌中 chymanse 依赖性心脏局部血管紧张素 II 的生成，抑制心肌局部生物活性因子（Ang II、TNF-α、TGF-β 等）异常升高。能有效增加 2 型糖尿病 KKAy 小鼠肾组织 InsR、IRS-1、PI3K 的水平，增加组织对胰岛素的敏感性，改善胰岛素受体和受体信号转导，从而控制 2 型糖尿病。

4. 抗疲劳　APS 能延长小鼠负重游泳时间，降低机体血乳酸的积累，增加肝糖原的储备，起到延缓疲劳发生、提高运动能力的作用。且 APS 能增加负重游泳小鼠肝中抗氧化酶 SOD 的活性、减少乳酸的产生以及增加肌糖原能量储存等作用。

5. 抑制肿瘤　APS 能直接抑制、杀伤肿瘤细胞，也能与其他抗癌药物协同作用间接抑制肿瘤细胞。在一定剂量范围内，APS 对多种实验型肿瘤有抑制作用。注射用 APS 可作为减轻晚期胃癌化疗后反应的常规药物，减轻食管癌放疗的毒副作用，增强机体免疫力。

（三）应用现状

至今，APS 在禽、畜饲料上的应用比较广泛，具有提高营养物质的利用、促进动物生长的功能。APS 在人体的应用，主要是防治心血管疾病。可以肯定，随着 APS 复杂组分和作用机制研究的不断深入，其在人类相关疾病的防治方面将有广阔的应用前景。

七、人参多糖

人参多糖（Ginseng polysaccharide，GSP）是从人参根中提取的水溶性多糖混合物。其具有多种生物活性，如抑制肿瘤、增强免疫力、抗辐射、降血糖等。

（一）结构与理化性质

GSP 的结构比较复杂，根据单糖组成不同，可将人参多糖分为人参中性糖和人参酸性果胶两大类。

人参中性糖主要由淀粉样葡聚糖和阿拉伯半乳聚糖构成。淀粉样葡聚糖中，既有 $1 \rightarrow 4$ 主链、$1 \rightarrow 6$ 分支的支链淀粉样结构，也有 $1 \rightarrow 6$ 主链、$1 \rightarrow 3$ 分支的结构。

果胶是富含半乳糖醛酸（GalA）的多糖类物质，根据其中鼠李糖（Rha）和 GalA 的比例，是否具有稀有糖苷以及 GalA 的含量百分比等，将果胶分为 I 型聚鼠李半乳糖醛酸

（RG-Ⅰ）、Ⅱ型聚鼠李半乳糖醛酸（RG-Ⅱ）和聚半乳糖醛酸（HG）等类型。人参果胶结构非常复杂，主要富含 RG-Ⅰ、HG、AG 等结构域。富含 RG-Ⅰ 结构域的果胶常含有少量或不含 HG 结构域，由Ⅰ型阿拉伯半乳聚糖（AG-Ⅰ）或Ⅱ型阿拉伯半乳聚糖（AG-Ⅱ）单独或共同组成侧链。富含 HG 结构域的果胶含有 1，4-GalA 主链结构，侧链常含少量的阿拉伯半乳聚糖或葡聚糖，甲酯化度从 0～30% 不等。富含 AG 结构域的人参果胶阿拉伯糖和半乳糖的总含量超过 50%，常含有少量的 RG-Ⅰ 结构域，可能作为分子的核心结构域存在。人参果胶中阿拉伯糖常见的连接方式为 α-1，5 和 α-1，3，5；半乳糖大多以 β-1，3、β-1，6、β-1，3，6 和 β-1，4 键连接；半乳糖醛酸以 α-1，4 键连接，并伴有不同的甲酯化和乙酰化度；鼠李糖常以 α-1，2 和 α-1，2，4 键连接。

人参多糖为淡黄色至黄褐色粉末，可溶于热水，相对分子质量大多为 $1.0 \times 10^5 \sim 4.0 \times 10^5$。

（二）生物学作用

1. **抑制肿瘤** 多项研究表明，GSP 具有抑制肿瘤的作用。酸性人参总多糖 ginsan 能抑制苯并芘诱导的小鼠原发性肺癌，抑制黑素瘤 B16-F10 在肺部的转移。Ginsan 主要通过增加脾细胞以组织相容性复合体非限制途径杀伤多种肿瘤细胞，并刺激巨噬细胞和淋巴细胞分泌肿瘤坏死因子，促进巨噬细胞对 YAC-1 的细胞毒性。研究证实，红参提取物总多糖 FO、酸性组分 FA 及中性组分 FN 能抑制小鼠体内 S180 的生长。红参酸性糖（RGAP）能抑制小鼠体内实体移植瘤 B16、S180、3LL、JC 的生长，抑制肺转移型 B16-F10 在小鼠肺内的转移，延长移植腹水瘤 S180 小鼠的存活时间，并且通过口服和腹腔注射 2 种途径均有效。RGAP 与紫杉醇联用还有协同抑制肿瘤作用，并上调 IL-6 的表达量，修复了紫杉醇对 NK 细胞活性的抑制，促进巨噬细胞对肿瘤细胞 P815 的毒性。当 RGAP 与 rIFNl 联用时能够增强巨噬细胞对 B16 细胞的毒性作用，其机制可能是通过激活 NF-κB 途径来实现的。

相关研究显示，酸性 GSP 比中性 GSP 作用更强，酸性 GSP 能有效地提高脾细胞数量，促进巨噬细胞活性，激活 T、B 淋巴细胞和巨噬细胞，而中性糖只能激活 B 细胞和巨噬细胞。且发现人参酸性果胶比人参淀粉样葡聚糖具有更好地抑制肿瘤细胞迁移的活性，并且果胶中的 RG-I 和 HG 结构域具有一定的协同作用。

人参中性糖 WGPN 能抑制 S180 荷瘤小鼠肿瘤的生长，促进淋巴细胞增殖，增强自然杀伤细胞活性，促进巨噬细胞吞噬作用和释放 NO 的能力。与 5-Fu 共同作用时能降低 5-Fu 的副作用，具有潜在的化疗辅助药物的效果。人参多糖已经用于非小细胞肺癌病人的治疗中，对改善病人的免疫功能有较好的效果。

2. **调节免疫力与抑制肿瘤** GSP 对免疫系统的调节作用是多环节多方位的，GSP 能增加小鼠脾和胸腺重量。人参中性糖和人参果胶均能促进 T，B 淋巴细胞增殖；促进巨噬细胞的吞噬作用，增加溶酶体磷酸酶的活力，与 IFN-γ 协同活化 NF-κB 转录因子，增加 NF-κB-p65 的表达，促进巨噬细胞对 B16 肿瘤细胞的杀伤；诱导 IL，IFN，NO 等细胞因子的产生。人参果胶 WGPA-2-RG 能够促进淋巴细胞增殖，增强巨噬细胞释放 NO 的能力和吞噬作用。GSP 能促进 ConA 或 LPS 诱导的脾淋巴细胞增殖，提高 NK 细胞的活性及 IL-2、IFN-γ 的浓度以及 $CD4^+/CD8^+$ 的比值。

3. **降低血糖** GSP 能降低正常鼠和高血糖鼠的空腹血糖和肝糖原的含量。经口给予人参果胶，降血糖效果优于人参中性糖；而腹腔注射途径人参中性糖的降血糖效果更好，说明不同结构的人参多糖降血糖途径和机制不同。酸性人参多糖能降低链脲佐菌素诱导的糖尿病小鼠的空腹血糖，其机制可能与抗氧化活性有关。

4. 抗辐射 GSP能够通过促进小鼠体内SOD和GSH-Px的表达，使血红素加氧酶和非蛋白巯基化合物恢复正常，降低辐射对小鼠机体的损伤；能够增加小鼠骨髓细胞和微核多染性红细胞的数量，促进辐射小鼠造血功能的恢复；还可通过增加免疫细胞和血小板的数量，促进骨髓细胞向树突细胞的转化，促进CD_4 T细胞的增殖，诱导内源性造血因子的生成，增加Th1功能，修复辐射引起的免疫系统的损伤。

5. 抗氧化 人参多糖GP Ⅱ能通过抑制活性氧自由基和羟自由基以及苯三醇的自氧化，发挥抗氧化作用。人参多糖ginsan能够提高血红素氧化酶的活性，降低细胞色素P450水平，延长氯苯噁唑胺诱导引起的麻痹时间，且不损伤肝，有潜在的抗氧化活性。从美国人参中分离出的多糖片段AEP-1、AEP-2，有显著的抗氧化活性，且AEP-2能提高巨噬细胞的活性，诱导IL、IFN、NO等细胞因子的产生。

（三）应用

GSP的应用主要包括GSP注射液及GSP发酵乳饮料。GSP注射液主要应用于临床肿瘤的辅助治疗，减轻多种肿瘤放疗、化疗引起的副作用，并作为免疫调节剂，提高机体免疫功能。还可用于治疗急慢性肝炎及各种肝损伤，以及各种慢性感染、糖尿病及各种免疫性疾病。

八、木耳多糖

木耳多糖（auricularia auricular polysaccharide，AAP）是从木耳中提取的多糖成分。木耳又名黑木耳，为木耳科植物木耳的子实体，是我国传统的保健佳品。随着对木耳药理作用研究的不断深入，木耳中的多糖成分受到广泛关注。AAP具有降血脂、抗凝血、抗氧化、抗辐射、抑制肿瘤等生物活性。

（一）结构与理化性质

构成AAP的组分主要有：D-木糖、D-甘露糖、D-葡萄糖、D-葡萄糖醛酸。其酸性杂多糖的相对分子质量为$(30 \sim 50) \times 10^4$。此外，还含有L-岩藻糖、L-阿拉伯糖、D-木糖、D-半乳糖、D-葡萄糖、肌醇。摩尔百分含量分别为：18.6%、12.8%、5.6%、25.7%、15.7%、9.4%、12.2%。

将AAP进一步分级、分离纯化能得到FIA、FIB、FII和FIII 4种多糖组分。组分FIA、FII为酸性杂多糖，由D-木糖、D-甘露糖、D-葡萄糖、D-葡糖醛酸组成（还有少量的L-岩藻糖、L-阿拉伯糖）。FIA组成的物质的量的比为1.0：4.1：1.3：1.3；FII依次为1.0：2.1：1.0：0.6，其主链为甘露聚糖，在部分甘露糖2，6位上被D-木糖、D-甘露糖或D-葡萄糖醛酸取代。

另外2种多糖组分FIB和FIII分别为水溶性β-D-葡聚糖（葡聚糖Ⅰ）、水不溶性β-D-葡聚糖（葡聚糖Ⅱ），水溶性葡聚糖Ⅰ的主链由葡萄糖经β-（1，3）糖苷键连接而成，在主链上有2/3的葡萄糖残基在0～6位上被单个葡萄糖基取代，这种多羟基基团的存在使葡聚糖Ⅰ在水中的溶解度较高；而水不溶性葡聚糖Ⅱ由一条β-（1，3）糖苷键的主链构成，其主链上3/4的葡萄糖残基有短链葡聚糖分支结构，葡聚糖Ⅱ的这种复杂的多分支结构使其在水中的溶解性较差。

黑木耳多糖的主要组分 APP Ⅰ-a、APP Ⅱ-a、和 APP Ⅲ-a、均为淡黄色絮状固体，它们的相对分子质量分别为 1.37×10^4、1.55×10^4、8.68×10^5。

（二）生物学作用

1. 降低血糖 AAP 能明显降低糖尿病模型小鼠空腹血糖和饮水量，但对正常小鼠的血糖值未见影响。并发现，木耳酸性杂多糖对糖尿病小鼠的降血糖作用是通过抑制葡萄糖转运体活性和提高机体糖代谢酶的活性，促进葡萄糖的摄取和利用，从而达到调节糖代谢、降低血糖水平、改善糖尿病症状的作用。

2. 降低血脂 动物试验研究结果显示，AAP 能降低高脂血症大鼠血清 TC、TG 和 LDL-C 浓度，提高 HDL- 浓度。AAP 能使进食高脂肪和高胆固醇饲料小鼠的 TC、TG、游离胆固醇（FVCC）、胆固醇酯和 β- 脂蛋白（β-LP）含量明显降低。采用家兔实验发现，AAP 能有效降低血脂指标，防止 AS 斑块的扩大，并能增加机体自由基的清除效果，表明其对 AS 的预防作用。AAP 降血脂的机制是通过提高参与酶的活性，促进肝胆的正常循环作用，维持人体内各器官的正常运作，从而降低血脂在血液中的聚积量，维持人体健康。

3. 抗凝血 / 抑制血小板聚集和抑制血栓形成 研究发现 AAP 在体内、体外均可显著延长血凝时间，并延长凝血活酶时间，但不影响凝血酶原活动时间。可能是通过影响内源性凝血系统而发挥其抗凝血作用。国外相关研究亦显示，AAP 有抑制血小板凝集的作用，其机制主要是抑制凝血酶的活性。通过对家兔的研究发现，AAP 能明显延长特异性血栓及纤维蛋白血栓的形成时间，缩短血栓长度，减轻血栓湿重和干重，降低血小板黏附率和血液黏度，降低血浆纤维蛋白原含量，升高纤溶酶活性。

4. 增强机体免疫力 AAP 是一种免疫活性多糖，能增强机体免疫力（包括增加脾淋巴细胞指数、淋巴细胞转化率、半数溶血值及巨噬细胞吞噬功能），并对组织细胞损伤有保护作用，如抗辐射、抗白细胞降低和抗炎症等。AAP 能提高荷瘤小鼠的细胞免疫力，提高 IL-2 的产生和淋巴细胞内 Ca^{2+} 的浓度，促进受辐射小鼠的白细胞数目的恢复，保护造血组织，减少了细胞及染色体的损伤，明显提高受辐射小鼠的存活率和存活时间，认为与其具有提高机体免疫力，增强免疫调节作用有关。研究发现，AAP 可通过促进人体外周血单核细胞的增殖，并诱导与机体免疫功能相关的 TNF-α 和 IFN-γ 的表达，从而增强机体免疫力，提高抗病毒能力。

5. 抗氧化及延缓衰老 研究表明，AAP 有较强的抗氧化和延缓衰老的作用。AAP 能显著增强血清、心脏和肝的抗氧化酶活性，降低过氧化物产量，使小鼠心肌组织脂褐质含量明显下降；并能使小鼠脑中 SOD、胸腺和脾的 SOD、GSH-Px 活性增加，提高老年小鼠对有害刺激的非特异性抵抗力。有研究显示，AAP 能明显增强果蝇飞翔能力、小鼠游泳耐力，以及左心室射血分数和缩短分数值，表明 AAP 对延缓机体衰老有一定作用。

6. 对组织损伤的保护 AAP 对组织损伤的保护作用主要与其抗氧化作用相关。研究表明，AAP 对缺氧缺血后的新生大鼠的脑损伤有保护作用，可能的机制与减少氧化应激、降低 NO 含量有关。AAP 能明显减轻大鼠慢性脑缺血损伤，增加海马神经元的存活数量，并且能够使脑组织中动脉栓塞诱导的 MDA 含量减少，使 SOD 活性显著升高。AAP 对体外高糖环境培养的心肌细胞具有保护作用，通过降低 caspase-3 基因 mRNA 表达、上调 bcl-2 基因 mRNA 表达实现抑制心肌细胞凋亡的作用，提高心肌细胞存活率。此外，AAP 的干预能使经 H_2O_2 处理后的心肌细胞中 MDA 含量明显降低，SOD 活性明显升高，其通过提高心肌细胞抗氧化损伤能力，而对抗 H_2O_2 氧化应激对心肌细胞的损伤。

7. 抑制肿瘤 有研究显示，AAP 对转移性癌细胞具有直接杀伤作用，杀伤效率为 85%～90%；能诱发机体产生干扰素，抑制病毒的繁殖；能增强 C3 补体数量和活力，加强机体的防御能力。AAP 能显著抑制胶质瘤的生长，显著抑制增殖细胞核抗原的表达，使胶质瘤显著减小。AAP 以腹腔注射或经口灌胃给药均能抑制实体瘤 S180 的生长，腹腔注射给药对 Lewis 肺癌，B16 黑素瘤和 H22 肝癌亦有效，最适有效剂量为 20μg/kg。AAP 的抑瘤作用是通过机体防御系统而间接产生的，其重要机理在于增强机体的细胞免疫功能。

（三）应用现状

目前，关于 AAP 的实际应用尚不多，其相关研究还主要集中在功能的验证上，缺少相关机制研究，尚需更深入地阐明其生物学作用与相关机制，以使 AAP 最大程度地发挥保健功效。随着 AAP 研究的不断深入，AAP 的应用有着广泛的前景。

植物多糖种类繁多，除上述的多糖外，近年来研究较多的还有银耳多糖、芦荟多糖、云芝多糖、虫草多糖等。虽然它们的来源不同，但都是植物多糖类，在结构上有相似之处，因而在生物学活性、作用及对人体健康的影响有诸多相似之处。

（孙桂菊）

参考文献

[1] 何余堂，潘孝明. 植物多糖的结构与活性研究进展. 食品科学，2010，31（17）：493-496.

[2] 刘欣，刘彩芬，程海瑞. 多糖理化性质及其生物活性研究现状. 饲料广角，2014，（14）：26-29.

[3] Tang HL，Chen C，Wang SK，et al. Biochemical analysis and hypoglycemic activity of a polysaccharide isolated from the fruit of Lycium barbarum L. Int J Biol Macromol，2015，77：235-242.

[4] 陈忱，蔡慧珍，唐华丽，等. 大鼠血浆中枸杞多糖荧光标记物定量分析方法的建立. 食品科学，2015，36（2）：90-95.

[5] 孙桂菊，张勇，黄杰，等. 枸杞多糖对 2 型糖尿病大鼠肾保护作用及其机制研究. 营养学报，2006，28（01）：47-50.

[6] 李小璐，陈男雄，马雅玲. 枸杞多糖对糖尿病大鼠视网膜病理改变及其 VEGF 表达的影响. 中华实验眼科杂志，2014，32（4）：334-339.

[7] Cai H，Liu F，Zuo P，et al. Practical application of antidiabetic efficacy of Lycium barbarum polysaccharide in patients with type 2 diabetes. J Med chemi，2015，11（4）：383-390.

[8] Zhang X-r，Qi C-h，Cheng J-p，et al. Lycium barbarum polysaccharide LSPF4-OL may be a new Toll-like receptor 4/MD2-MAPK signaling pathway activator and inducer. Int Immunopharmacol，2014，19（1）：132-141.

[9] Huyan T，Li Q，Yang H，et al. Protective effect of polysaccharides on simulated microgravity-induced functional inhibition of human NK cells. Carbohydr Polym，2014，101：819-827.

[10] Xiao J，Zhu Y，Liu Y，et al. Lycium barbarum polysaccharide attenuates alcoholic cellular injury through TXNIP-NLRP3 inflammasome pathway. Int J Biol Macromol，2014，69：73-78.

[11] Xiao J，Xing F，Huo J，et al. Lycium barbarum polysaccharides therapeutically improve hepatic functions in non-alcoholic steatohepatitis rats and cellular steatosis model. Sci Rep，2014，4：5587.

[12] Cheng J，Zhou ZW，Sheng HP，et al. An evidence-based update on the pharmacological activities and possible molecular targets of Lycium barbarum polysaccharides. Drug Des Dev Ther，2015，9：33-78.

[13] Wang T，Li Y，Wang Y，et al. Lycium barbarum polysaccharide prevents focal cerebral ischemic injury by inhibiting neuronal apoptosis in mice. PloS One，2014，9（3）：e90780.

[14] Gao J，Chen C，Liu Y，et al. Lycium barbarum polysaccharide improves traumatic cognition via reversing imbalance of apoptosis/regeneration in hippocampal neurons after stress. Life Sci，2015，121：124-134.

[15] Chen W，Cheng X，Chen J，et al. Lycium barbarum polysaccharides prevent memory and neurogenesis impairments in scopolamine-treated rats. PloS One，2014，9（2）：e88076.

[16] Lam CS，Tipoe GL，So KF，et al. Neuroprotective mechanism of Lycium barbarum polysaccharides against hippocampal-dependent spatial memory deficits in a rat model of obstructive sleep apnea. PloS One，2015，10（2）：e0117990.

[17] Luo Q，Li J，Cui X，et al. The effect of Lycium barbarum polysaccharides on the male rats' reproductive system and spermatogenic cell apoptosis exposed to low-dose ionizing irradiation. Ethnopharmacol，2014，154（1）：249-258.

[18] Zhang YY，Li S，Wang XH，et al. Advances in lentinan：Isolation，structure，chain conformation and bioactivities. Food Hydrocolloid，2011，25（2）：196-206.

[19] 岳磊，汲晨锋. 香菇多糖免疫调节和抗肿瘤活性研究进展. 亚太传统医药，2015，（18）：23-26.

[20] Liu W，Gu J，Qi J，et al. Lentinan exerts synergistic apoptotic effects with paclitaxel in A549 cells via activating ROS-TXNIP-NLRP3 inflammasome. J Cell Mol Med. 2015，19（8）：1949-1955.

[21] 侯爱萍，张树梅. 香菇多糖抗菌抗病毒普适性研究. 药学研究. 2015，（4）：199-201.

[22] Liu YH，Ma SD，Fu QJ，et al. Effect of lentinan on membrane-bound protein expression in splenic lymphocytes under chronic low-dose radiation. Int Immunopharmacol，2014，22（2）：505-514.

[23] 钟萍，孙延鹏，李萍，等. 香菇多糖对酒精性肝损伤小鼠自由基及 TNF-α 含量的影响. 山西医科大学学报，2012（6）：401-404.

[24] Li DG，Li JL，Sun DQ，et al. Lentinan depresses 3T3-L1 fat cell formation by inhibiting PPARgamma/AKT signaling pathway. Genet Mol Res，2015，14（3）：8084-8090.

[25] Ferreira IC，Heleno SA，Reis FS，et al. Chemical features of Ganoderma polysaccharides with antioxidant，antitumor and antimicrobial activities. Phytochemistry，2015，114：38-55.

[26] Meng LZ，Xie J，Lv GP，et al. A comparative study on immunomodulatory activity of polysaccharides from two official species of Ganoderma（Lingzhi）. Nutr Cancer，2014，66（7）：1124-1131.

[27] Habijanic J，Berovic M，Boh B，et al. Submerged cultivation of Ganoderma lucidum and the effects of its polysaccharides on the production of human cytokines TNF-alpha，IL-12，IFN-gamma，IL-2，IL-4，IL-10 and IL-17. N Biotechnol，2015，32（1）：85-95.

[28] Liu Z，Ma X，Deng B，et al. Development of liposomal Ganoderma lucidum polysaccharide：formulation optimization and evaluation of its immunological activity. Carbohydr Polym，2015，117：510-517.

[29] Li A，Shuai X，Jia Z，et al. Ganoderma lucidum polysaccharide extract inhibits hepatocellular carcinoma growth by downregulating regulatory T cells accumulation and function by inducing microRNA-125b. J Transl Med，2015，13：100.

[30] Liang Z，Yi Y，Guo Y，et al. Chemical characterization and antitumor activities of polysaccharide extracted from Ganoderma lucidum. Intl J Molecular Sciences，2014，15（5）：9103-9116.

[31] Liang Z，Guo YT，Yi YJ，et al. Ganoderma lucidum polysaccharides target a Fas/caspase dependent pathway to induce apoptosis in human colon cancer cells. Asian Pac J Cancer Prev，2014，15（9）：3981-3986.

[32] Pan D，Zhang D，Wu J，et al. A novel proteoglycan from Ganoderma lucidum fruiting bodies protects kidney function and ameliorates diabetic nephropathy via its antioxidant activity in C57BL/6 db/db mice. Food Chem Toxicol，2014，63：111-118.

[33] 乔进，窦志华，吴锋，等．灵芝多糖联合二甲双胍对 2 型糖尿病大鼠心肌 AGEs 及 CTGF 的影响及其机制．中国药理学通报，2014（4）：536-541.

[34] Cheng PG，Phan CW，Sabaratnam V，et al. Polysaccharides-rich extract of Ganoderma lucidum（M.A. Curtis：Fr.）P. Karst Accelerates wound healing in streptozotocin-induced diabetic rats. Evid Based Complement Alternat Med，2013：671252.

[35] Wang J，Yuan Y，Yue T. Immunostimulatory activities of beta-d-glucan from Ganoderma lucidum. Carbohydr Polym，2014，102：47-54.

[36] Wang SQ，Li XJ，Qiu HB，et al. Anti-epileptic effect of Ganoderma lucidum polysaccharides by inhibition of intracellular calcium accumulation and stimulation of expression of CaMKII alpha in epileptic hippocampal neurons. PloS one，2014，9（7）：e102161.

[37] Jiang Y，He A，Liu Y，et al. Development of Lingzhi or Reishi medicinal mushroom，Ganoderma lucidum（Higher Basidiomycetes）polysaccharides injection formulation. Int J Med Mushrooms，2014，16（5）：411-419.

[38] 王春霞，尹宗美，范素琴，等．褐藻中岩藻聚糖硫酸酯的研究进展．食品与发酵科技．2015，51（5）：57-61.

[39] Gupta S，Abu-Ghannam N. Bioactive potential and possible health effects of edible brown seaweeds. Trends Food Sci Technol，2011，22：315-326.

[40] 张进松，辛辉，李晓丹，等．海带多糖对高脂血症小鼠血清瘦素水平及瘦素受体表达的影响．天然产物研究与开发．2014（5）：778-781.

[41] Peng FH，Zha XQ，Cui SH，et al. Purification，structure features and anti-atherosclerosis activity of a Laminaria japonica polysaccharide. Int J Biol Macromol，2015，81：926-935.

[42] 姜文，王亚男，于竹芹，等．海带多糖对在 2 型糖尿病小鼠血糖水平的影响．临床医学工程，2012，12（9）：1465-1466.

[43] 于竹芹，帅莉，李晓丹，等．海带多糖对糖尿病小鼠胰岛素受体表达的影响．青岛大学医学院学报，2015（2）：141-145.

[44] 姜艳霞，纪朋艳，王莹．海带多糖对人肝癌 bel-7402 细胞存活和凋亡的影响．上海中医药杂志，2015，（03）：85-87.

[45] Zhai Q，Li X，Yang Y，et al. Antitumor activity of a polysaccharide fraction from Laminaria japonica on U14 cervical carcinoma-bearing mice. Tumour Biol，2014;35（1）：117-122.

[46] Peng Z，Liu M，Fang Z，et al. In vitro antiproliferative effect of a water-soluble Laminaria japonica polysaccharide on human melanoma cell line A375. Food Chem Toxicol，2013，58：56-60.

[47] Lin R，Liu X，Meng Y，et al. Effects of Laminaria japonica polysaccharides on airway inflammation of lungs in an asthma mouse model. Multidiscip Respir Med，2015;10（1）：20.

[48] 周宝珍，肖娅萍，牛俊峰．绞股蓝多糖的提纯、结构分析及其抗氧化活性研究．中华中医药杂志，2012，27：97-100.

[49] Liu J，Zhang L，Ren Y，et al. Anticancer and immunoregulatory activity of Gynostemma pentaphyllum polysaccharides in H22 tumor-bearing mice. Int J Biol Macromol，2014，69：1-4.

[50] Li XL，Wang ZH，Zhao YX，et al. Isolation and antitumor activities of acidic polysaccharide from Gynostemma pentaphyllum Makino. Carbohydr Polymers，2012，89（3）：942-947.

[51] Jia D，Rao C，Xue S，et al. Purification，characterization and neuroprotective effects of a polysaccharide from Gynostemma pentaphyllum. Carbohydr Polym，2015，122：93-100.

[52] Ma J，Liu H，Wang X. Effect of ginseng polysaccharides and dendritic cells on the balance of Th1/Th2 T helper cells in patients with non-small cell lung cancer. J Tradit Chin Med，2014，34（6）：641-645.

[53] Wang Y，Huang M，Sun R，et al. Extraction，characterization of a Ginseng fruits polysaccharide and its

immune modulating activities in rats with Lewis lung carcinoma. Carbohydr Polym, 2015, 127: 215-221.

[54] Sun C, Chen Y, Li X, et al. Anti-hyperglycemic and anti-oxidative activities of ginseng polysaccharides in STZ-induced diabetic mice. Food Funct, 2014, 5 (5): 845-848.

[55] Yu X, Yang X, Cui B, et al. Antioxidant and immunoregulatory activity of alkali-extractable polysaccharides from North American ginseng. Int J Biol Macromol, 2014, 65: 357-361.

[56] Wang L, Yu X, Yang X, et al. Structural and anti-inflammatory characterization of a novel neutral polysaccharide from North American ginseng (Panax quinquefolius). Int J Biol Macromol, 2015, 74: 12-17.

[57] 蔡清河, 林健雄, 黄松武, 等. 人参多糖辅助治疗糖尿病合并肺结核患者的近期临床观察. 中国防痨杂志, 2013, (7): 533-537.

[58] 尹红力, 赵鑫, 佟丽丽, 等. 黑木耳多糖体外和体内降血糖功能. 食品科学, 2015, (21): 221-226.

[59] Reza A, Choi MJ, Damte D, et al. Comparative antitumor activity of different solvent fractions from an auricularia auricula-judae ethanol extract in P388D1 and sarcoma 180 cells. Toxicological research, 2011, 27 (2): 77-83.

[60] 孙湛, 姚雪萍, 于文燕, 等. 黑木耳多糖对大鼠心肌细胞过氧化损伤的保护作用. 时珍国医国药, 2015, (2): 265-266.

[61] Chen B. Optimization of extraction of Tremella fuciformis polysaccharides and its antioxidant and antitumour activities in vitro. Carbohydrate Polymers. 2010, 81 (2): 420-424.

[62] Bhat G, Kudva P, Dodwad V. Aloe vera: nature's soothing healer to periodontal disease. J Indian Soc Periodontol, 2011, 15 (3): 205-209.

[63] Mariita RM, Orodho JA, Okemo PO, et al. Methanolic extracts of Aloe secundiflora Engl. inhibits in vitro growth of tuberculosis and diarrhea-causing bacteria. Pharmacognosy Res, 2011, 3 (2): 95-99.

第九章　营养与抗氧化

人类离开氧无法生存。氧参与新陈代谢、线粒体呼吸链的氧化磷酸化，产生能量 ATP，几乎是一切生命活动的基础物质之一。但是，氧在参与生命活动的同时，也产生活性氧自由基（reactive oxygen species，ROS），引起细胞损伤，导致疾病的发生。就目前所知，ROS 在体内作用的靶器官和靶分子很广泛，包括具有重要生理功能的脂肪、蛋白质和核酸等。

正常情况下，体内氧自由基的产生和清除处于平衡状态，机体在利用氧的过程中产生氧自由基，但机体同时存在着清除自由基的物质和酶反应系统。在清除自由基的物质中，一部分来自膳食，另一部分是体内产生的抗自由基物质。一旦体内氧自由基产生过多或抗自由基系统发生障碍时，体内氧自由基的产生和清除出现失衡，或称氧化应激，从而引起损伤，导致疾病。"机体自由基损伤学说"已经涉及基础医学与临床医学的各个领域。目前，已认为自由基是衰老、心脑血管疾病、缺血再灌注损伤、白内障、肿瘤等疾病的病理基础之一。

流行病学研究显示，随着膳食中抗氧化营养素含量的增高，心血管疾病和某些肿瘤的发生率会逐渐降低。研究也显示，多种营养素如维生素 E、维生素 C、β- 胡萝卜素、硒和锌等能抵御自由基对机体的损伤，起到抗氧化作用。

第一节　自由基、活性氧和活性氧自由基

一、基本概念

（一）自由基

自由基（free radicals 或 radicals）的概念不断修正，目前，对自由基的定义为"任何能够独立存在的，包含一个或多个未成对电子的原子或原子团都称为自由基"。所谓未成对电子，是指那些在原子或分子轨道中未与其他电子配对而独占一个轨道的电子。例如，A、B 两个原子，各提供一个电子，通过共价键形成一个分子 A:B，这两个电子是配对的，如在化学反应中发生了均裂，$A:B \rightarrow A \cdot + B \cdot$，A 和 B 各带一个电子，它们就是未成对电子，那么 $A \cdot$ 和 $B \cdot$ 就称为自由基。为了表示这一特征，常在带有不成对电子的原子符号旁边注上一个圆点"·"，如：$\cdot CH_3$，$H^+ \cdot$，$O_2 \cdot$ 等。

自由基的基本特征是有一个未成对电子。在化学反应过程中，电子都是倾向配对的，自由基中的未成对电子也具有配对倾向，因此大多数自由基都很活泼，反应性极强，容易产生反应生成独立分子，如羟基自由基，可以进攻细胞成分如蛋白质、脂肪和核酸等。

（二）活性氧

活性氧（reactive oxygen）：氧气几乎是一切生命活动的基础，但是机体内氧的某些代谢产物（如 O_2^-、$\cdot OH$、H_2O_2）及其衍生的含氧活性物质（如过氧化脂质）与单线态氧（$^1O_2$）都含有氧自由基，而且具有较高的反应性，遂统称为活性氧。

（三）活性氧自由基

活性氧自由基（reactive oxygen species，ROS）：在上述活性氧中带不成对电子者，又

213

称为活性氧自由基，或简称氧自由基。因此，氧气也是氧自由基的来源。体内 ROS 是正常氧代谢的副产物，并且在细胞信号传导和保持机体正常功能中起很大作用。但是，在时间以及外界环境的影响下（比如暴露于吸烟、辐射、农药、抗生素或者高度紧张的精神压力等），机体产生较多的活性氧自由基而不能及时清除，过量的 ROS 就会导致细胞和组织的损伤。

二、人体内重要的氧自由基

（一）超氧阴离子自由基

超氧阴离子自由基（superoxide anion radical，O_2^-）是生物体多种生理反应中自然生成的中间产物。它是活性氧的一种，具有极强的氧化能力，是生物氧毒害的重要因素之一。

超氧阴离子是基态氧接受一个电子的第一个氧自由基，它可以接受一个 H^+ 形成原子化的超氧阴离子 $HOO\cdot$，它可以再分解为超氧阴离子和 H^+：$HOO\cdot \longleftrightarrow O_2^- + H^+$。超氧阴离子自由基在水溶性介质中的存活时间约为 1 s，在脂溶性介质中存活时间约为 1 h。和其他活性氧相比，超氧阴离子自由基不是很活泼，寿命较长，可以从其生成部位扩散到较远的距离，到达靶组织。此外，它是所有氧自由基的前身，可以转化为其他自由基，因此它的危害性相当大。超氧阴离子可以接受一个电子氧化其他物质而自身被还原，又可以提供一个电子还原其他物质而自身被氧化。超氧阴离子自由基可以作用于超氧化物歧化酶、过氧化氢酶和过氧化物酶等具有防御作用的酶类。

（二）过氧化氢

过氧化氢（hydrogen peroxide，H_2O_2）本身不是自由基，仅是一种活性氧。过氧化氢在体内的重要来源可能是超氧阴离子的歧化反应：$2O_2^- + 2H^+ \rightarrow H_2O_2 + O_2$。过氧化氢是氧气二电子的还原产物，具有较强的氧化性，它不仅可以直接氧化一些酶的巯基使酶失去活性，还可以穿透细胞膜与细胞内铁反应，产生羟自由基，大大增加了该物质的细胞毒性。

（三）羟自由基

羟自由基（hydroxyl radical，$\cdot OH$）是已知的化学性质最活泼的活性氧，也是最强的氧化剂，它比高锰酸钾的氧化性还强，寿命极短。它几乎可以与所有细胞成分发生反应，对机体危害极大，例如与磷脂反应导致细胞膜损伤；与遗传物质反应生成各种产物，引起细胞突变等。

（四）单线态氧

单线态氧（singlet molecular oxygen，$^1O_2$）是氧气的激发状态，有两种激发单线态氧 $^1\Delta gO_2$ 和 $^1\Sigma gO_2$。单线态氧分子中没有不成对电子，所以它不是自由基，仅是一种活性氧。但是其解除了自旋限制，所以，反应性极强。$^1O_2$ 在体内不断生成和淬灭，在多种生理及病理过程中发挥作用。

（1）淬灭：$^1O_2$ 将激发能转移给其他分子，使它们进入激发状态，而 $^1O_2$ 本身却转变为基态氧分子（O_2），这种现象称为淬灭。重要的淬灭剂有 β- 胡萝卜素和维生素 E。

（2）化合：$^1O_2$ 可与具有 >C=C< 结构的一些化合物结合，如各种氨基酸，因此，它对蛋白质有损伤作用。

（五）过氧化脂质

过氧化脂质（lipid peroxides，LPO）是脂质过氧化反应过程中产生的脂质自由基，如脂自由基（L·）、脂氧自由基（LO·）、脂过氧化自由基（LOO·）以及LOOH（脂氢过氧化物）等统称为LPO。正常情况下，体内可以由氧族的反应效应少量产生，也可由吞噬细胞产生。可能具有致癌和诱变性，在动脉粥样硬化、炎性肠病、哮喘和肾损伤的病理学过程中发挥着重要作用。

（六）氮氧自由基

氮氧自由基（nitroxyl radicals）由氮氧化物形成的自由基。一氧化氮（nitric oxide，NO）是氮氧自由基的一种，自从被 *Nature* 杂志选为1992年的明星分子后声名大震。NO分子中，氮原子外层有5个电子，氧原子外层有6个电子，形成共价键后，在分子轨道上有一个未成对的电子。NO不稳定，半衰期短，易与氧反应，生成NO_2自由基。N_2还可以与超氧阴离子自由基以极快的速率反应生成过氧亚硝基，质子化后生成NO_2和羟自由基。

$$O_2^- + NO \rightarrow ONOO^- + H^+ \rightarrow ONOOH \rightarrow \cdot OH + NO_2$$

上述反应非常有意义，O_2^-和NO都是自由基，但二者的氧化性都不是很强。它们在体内都有一定的生物功能，二者结合生成过氧亚硝基阴离子，在高于生理pH条件下，过氧亚硝基相当稳定，允许它由生成位置扩散到较远的距离。一旦周围pH稍低于生理条件，立即分解生成羟基和NO_2自由基，这两种自由基具有很强的氧化性和细胞毒性，对微生物防御和预防肿瘤具有重要的意义。

作为自由基，NO起着杀伤外来入侵微生物和肿瘤细胞毒性分子的作用，但NO又可损伤正常细胞。例如，NO自由基在组织缺血再灌注损伤过程中起着双重作用：NO可以减少脑组织中的梗死面积，增加皮质血液供应，减少心肌坏死范围；另一方面，NO可以和缺血再灌注产生的氧自由基协同作用，对神经细胞和心肌造成损伤。此外，NO在机体内还有许多作用，例如松弛血管平滑肌，防止血小板聚积，作为神经传导的信号，在学习和记忆过程中发挥重要作用。

三、活性氧自由基的生理功能和毒性作用

在生理状态下，生物体内的自由基不断产生，同时又不断地被清除，在体内处于平衡状态并且浓度较低。它们不仅不会损伤机体，而且还可显示其独特的生理作用，如吞噬细胞产生活性氧自由基以杀灭外来微生物；参与前列腺素、凝血酶原和胶原蛋白的合成；在内皮细胞、平滑肌细胞、心肌细胞等非吞噬细胞中信号传导的调控也有赖于自由基。

在病理情况下，环境因素或外源性化学物质直接或间接诱导产生的自由基得不到及时清除，或者内源性自由基的产生和清除失去平衡，常会造成自由基对机体的损伤，如图9-1-1所示。

（一）核酸的氧化损伤

DNA成分均可与·OH反应，而单态氧（$^1\Delta gO_2$）则主要作用于碱基鸟嘌呤。DNA损伤的类型主要有：①碱基损伤，氧自由基可直接作用于双键部位而改变其结构，·OH可以自动从胸腺嘧啶的甲基中除去H原子，氧自由基使DNA链上出现无嘌呤和无嘧啶，目前已知的DNA氧化损伤产物有20余种，其中8-羟基脱氧鸟嘌呤（8-OHdG）最受关注；②DNA-蛋白交联物形成；③·OH可引起DNA链结构的改变，但其敏感性低于碱基，这种变化可导致整个碱基脱离，也可使DNA链断裂。

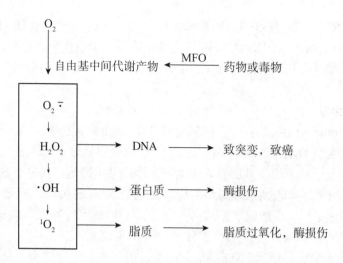

图 9-1-1　自由基的生成及其毒性作用

（二）氨基酸和蛋白质的氧化损伤

对脂肪族氨基酸氧化损伤最常见的途径是：在 α 位置上去除一个氢原子，形成 C- 中心自由基，再加上氧，生成氧基衍生物，后者分解成 NH_3 及 α- 酮酸，或生成 NH_4^+、O_2 和醛类。这种损伤可出现氨基酸的交联产物，但芳香族氨基酸则很少出现。

蛋白质内的氨基酸残基是氧化损伤的重要靶点，所有氨基酸的残基都可被羟自由基作用，其中以芳香族氨基酸与含硫氨基酸最为敏感，·OH 可将 α- 氢原子去除，产生过氧化物，在分解时，通过 α- 酰氨化作用（α-amidation），使肽键断裂。

（三）脂质过氧化损伤

不饱和脂肪酸对于氧化十分敏感，脂质过氧化是由一些从脂链上除去一个氢而启动的。去氢的 C 原子形成中心自由基（L·），L· 有多种去路，在有氧环境的细胞内，很快出现分子重排，随之，与氧反应生成过氧基（peroxyl radical），可相互结合而中止自由基反应，或攻击膜结构中的膜蛋白，过氧基亦可对邻近部位产生除氢反应，于是出现链式反应，即除氢反应的连续。

·OH 等均可促进脂质过氧化物生成，脂质过氧化后果是：破坏膜的功能，降低其流动性，使膜上的受体和酶失活，离子的通透性增高，细胞内外的离子稳态破坏。脂质过氧化物的分解产物具有细胞毒性，尤其是一些不饱和醛类。

第二节　氧自由基与人类疾病

已有的研究结果显示，氧自由基几乎可以影响机体各个器官，当人体细胞长久遭受到自由基攻击时，细胞的正常功能受到影响。当自身抗氧化能力不良时，机体的免疫功能将下降。当细胞损伤到无法修复的程度，机体将出现明显的老化或引发慢性疾病。从目前研究结果揭示的证据表明，自由基几乎和人类常见的主要疾病都密切相关。

一、衰老

人类机体的衰老是一个极其复杂的过程，关于衰老的原因目前有免疫学说、中毒学说、遗传学说、自由基学说等。衰老的自由基学说是 1955 年由 Danhan Harman 提出的，该学说主要认为，随着年龄的增大，抗氧化酶的活性降低，清除自由基的能力减弱，使自由基产生与清除失去平衡。过量的自由基，主要是活性氧能损伤机体。自由基攻击蛋白质，使之发生交联、沉积；攻击脂质，使之过氧化。这些受攻击的蛋白质或脂质转变成脂褐素，形成老年斑。结缔组织胶原的交联使胶原僵硬、失去弹性、皮肤出现皱褶等。由于自由基造成的损伤不断加重和积累，导致机体一系列的衰老表现，经过近 50 年的研究，积累了大量的试验证据。目前认为，自由基学说是经得起试验考验的一个衰老理论。

二、动脉粥样硬化和心血管疾病

大量研究显示，动脉粥样硬化（atherosclerosis，AS）与氧化应激有直接关系。氧化应激损伤贯穿于动脉粥样硬化的整个病理过程，包括早期的动脉血管内膜的功能紊乱、脂质条纹的形成、典型斑块期和后期的斑块破裂等。自由基可引起血管内皮细胞损伤，黏附分子、炎性分子的分泌，血管平滑肌细胞的增生和凋亡，并可引起斑块趋向不稳定，斑块破裂后导致血栓形成堵塞血管，造成各种心血管事件，如心肌梗死、脑卒中等。

在动脉粥样硬化病灶中，可直接检测出脂质过氧化产物丙二醛，而且动脉粥样硬化的严重程度与动脉壁中脂质过氧化产物含量呈正相关。脂蛋白是细胞膜与细胞器膜（线粒体膜、内质网膜等）的重要结构成分，脂蛋白中的脂质过氧化产物可促使蛋白质变性，从而使动脉血管内壁的弹性蛋白和胶原蛋白发生变性、断裂，导致动脉粥样硬化的发生。血浆脂蛋白与体内脂肪的运输和代谢有密切关系，血浆脂蛋白的氧化，如低密度脂蛋白（low-density lipoprotein，LDL）进入血管壁后，被氧自由基攻击而氧化，生成氧化态低密度脂蛋白 ox-LDL，使巨噬细胞转变为泡沫细胞，后者进而堆积于动脉血管内壁。

自由基也参与高血压的病理变化，主要是自由基引起血管平滑肌细胞增殖，血管壁增厚，外周阻力增加，血压升高。

服用抗氧化剂，可降低动脉粥样硬化的发生率，减轻相关的心血管病的症状。因此，目前认为自由基氧化损伤是心血管疾病的重要病因。

三、癌症

癌症的发生是一个复杂的过程，多种内源性和外源性刺激因素可导致细胞和分子改变从而引起癌症的发生。癌症的发生发展可分为三个阶段：启动阶段（initiation）、促癌阶段（promotion）和形成与发展阶段（development）。研究认为，癌症的启动阶段和促癌阶段与自由基导致的染色体变异和原癌基因活化密切相关。许多化学致癌剂，无论是天然的，还是人工合成的，在致癌作用前必须经过一个活化阶段，从分子状态变成自由基状态。活化后的致癌物一般都是极其活泼的亲电子化合物或自由基。只有这些活化后的物质才能与细胞中的靶分子相互作用，并使靶分子损伤。如图 9-2-1，抗氧化营养素在各个阶段可起阻断作用。

四、糖尿病

氧自由基通过损伤生物大分子物质，如 DNA、蛋白质、脂肪等参与糖尿病的发生。由于胰腺 β 细胞对于氧自由基的清除能力弱，持续产生的氧自由基能损伤 β 细胞而使胰岛素分泌减少或不足，导致血液中葡萄糖量（血糖）的增加。而糖尿病患者体内又可以产生大量的

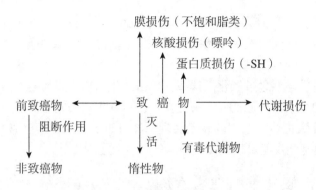

图 9-2-1　前致癌物的活化及灭活

氧自由基，加快了糖尿病的发展，形成一个恶性循环。长期高血糖可使蛋白质糖基化，而糖基化又可以伴随氧化，产生大量的自由基，增加了脂质过氧化的发生。因此，糖尿病患者的血糖若控制不好会引起动脉粥样硬化和肾疾病等多种病变，导致这些病变的原因，来自于血液中葡萄糖引发的各种自由基的氧化压力。

五、神经系统病变

脑组织含有大量易被氧化的多不饱和脂肪酸（polyunsaturated fatty acid，PUFA），同时又缺乏抗氧化防御系统，而神经元发挥正常的生理功能需要消耗大量的氧，这就导致脑组织更容易受到自由基的攻击。研究证实阿尔茨海默病、帕金森症、多发性硬化、记忆力减退、抑郁等神经系统疾病的发生与自由基密切相关。在阿尔茨海默病患者中，氧化损伤伴随着神经元的丢失与痴呆的进展，且脑组织中的 β-淀粉样蛋白（amyloid β，Aβ）的过量生成和沉积也与氧化应激相关。在这些神经系统退行性病变中，过量的氧自由基损害了神经元的相关蛋白，如破坏酶活性中心和结构蛋白的构象是其中原因之一。

六、炎症

在炎症反应中，吞噬细胞起着重要的作用，其在吞噬反应过程中，被刺激活化产生呼吸爆发，释放大量 ROS 和多种酶，这些产物在杀伤入侵者的同时也导致机体正常组织的损伤。炎症发生的初级反应是吞噬细胞进入炎症部位，继而吞噬细胞释放蛋白酶至细胞外介质中，攻击各种靶位置，如细胞间隙物质、透明质酸和不溶性蛋白。活化中的粒细胞蛋白酶能分解这些物质。超氧阴离子自由基对透明质酸有解聚作用，氧自由基使蛋白变性，使各酶失活，氧化 PUFA。中性粒细胞和巨噬细胞产生的氧自由基可以直接损伤真核细胞，如内皮细胞、红细胞，成纤维细胞，血小板和精子。白细胞本身也被自己产生的氧自由基损伤。

而在非免疫细胞中，ROS 是线粒体氧化磷酸化过程中由于氧分子的不完全还原而微量产生的，其对细胞的损害作用被体内的抗氧化物质如谷胱甘肽、胡萝卜素和抗氧化酶如谷胱甘肽过氧化物酶所中和。然而，当线粒体 ROS 超量产生时，将刺激机体产生前炎症因子，引发炎症瀑布反应。此过程中，ROS 被认为是细胞内的关键信号分子，对不同的炎症因子，ROS 将会在不同的水平调节其生成，这增加了氧自由基与炎症关系的复杂性。并且氧自由基能引发前炎症因子的产生已被确定。

七、缺血－再灌注损伤

缺血－再灌注（ischemia-reperfusion）指机体组织器官缺血后，重新恢复供血的过程。这个过程常导致组织损伤，在临床，心血管疾病、中风、血栓、外科手术、烧伤、冻伤等都会发生缺血，通常采用多种治疗方法和手段，如动脉搭桥术、溶栓疗法、导管技术、心脏外科体外循环等，使组织器官重新得到血液再灌注，以改善病变。但缺血－再灌注具有双重性，多数情况下，能使缺血的组织和器官功能结构得到修复，患者病情得到控制。但是，部分患者缺血－再灌注后，组织器官的损伤反而加重，甚至造成死亡，被称为缺血－再灌注损伤（也称缺氧－复氧损伤）。目前认为，缺血－重灌注损伤与 ROS 密切相关，过量的 ROS 被认为是缺血－再灌注损伤发生的机制之一。在小鼠的缺血再灌注损伤试验中发现，NAD（P）H氧化酶在 ROS 产生过程中发挥重要的作用。

八、其他相关疾病

氧自由基可通过损伤大分子蛋白而引起机体免疫功能的改变，从而导致免疫性疾病的发生。白内障是老年人致盲的首位原因，近年来的研究显示，自由基及其脂质过氧化损伤致使晶体蛋白交联和聚集，导致了白内障的形成。此外，大量研究发现，多个系统的相关疾病，例如呼吸系统、免疫系统、泌尿系统等都与氧自由基损伤有密切关系，如图 9-2-2 所示。

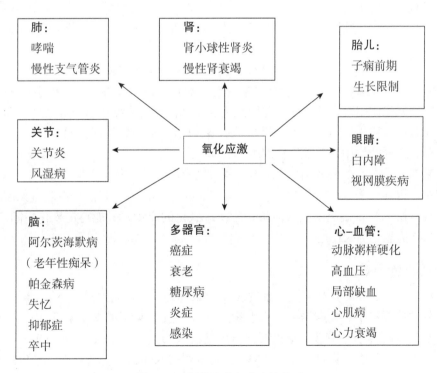

图 9-2-2　氧化应激与疾病的关系

（引　自：Phamhuy LA，He H，Phamhuy C. Free radicals，antioxidants in disease and health. International Journal of Biomedical Science，2008，4：89-96.）

第三节　重要的抗氧化营养素

机体在进化过程中发展了利用氧的功能，对于随之而来的氧化损伤，又及时发展了抗氧化损伤的系统。当损伤与抗损伤之间取得相对平衡时，损伤的后果就可以被减轻或延缓出现。氧化损伤带来的伤害亦得到减缓。体内的抗氧化系统主要由两方面组成：一类是抗氧化作用的酶系统，主要包括超氧化物歧化酶（SOD），含硒的谷胱甘肽过氧化物酶（Se-Gpx），过氧化氢酶（CAT），心肌黄酶（DPR），谷胱甘肽 - 硫基转移酶（GST）等；另一类是抗氧化非酶系统，主要是一类小分子的 ROS 捕捉剂（scavengers），包括膳食中的生育酚、β- 胡萝卜素、维生素 C、微量元素硒以及某些蛋白质等。食物中的抗氧化营养素是指一些具有抑制自由基产生、清除自由基功能或抑制自由基对大分子的氧化损伤，从而在体内起到抗氧化的作用。除了上述的营养素外，目前还发现了在食物中存在的多种非营养素的抗氧化物质，例如各种植物化学物，同样具有良好的抗氧化作用。本节将主要描述抗氧化非酶系统中的各种抗氧化营养素和非营养素。

一、维生素 E

维生素 E（vitamin E）是公认的抗氧化营养素，它广泛分布在机体内，主要集中存在于肾上腺及血浆脂蛋白内，是血浆中主要的脂溶性抗氧化剂。由于维生素 E 是疏水的，在细胞内的维生素 E 主要存在于生物膜的内部（深层疏水区）。它极易与分子氧和自由基起反应，防止磷脂中不饱和脂肪酸被氧化，是细胞膜及亚细胞结构的膜中磷脂对抗过氧化损伤的第一道防线。

维生素 E 的主要抗氧化作用是与 LO·（脂氧自由基）或 LOO·（脂过氧化自由基）反应生成 LOOH（脂氢过氧化物），使脂质过氧化链式反应中断（图 9-3-1）。维生素 E 在细胞膜中起抗脂质过氧化作用时，被消耗掉并转化为自由基。此时，维生素 C 和谷胱甘肽协同作用可使维生素 E 还原再生。但由于维生素 C 是水溶性的，不容易进入细胞膜内部，所以维生素 C 使维生素 E 还原的作用只能发生在细胞膜表面。

维生素 E 也是 $^1O_2$ 的有效清除剂，维生素 E 不仅可以直接淬灭 $^1O_2$，还可与 $^1O_2$ 反应成为中间产物，再转变为 α- 妊娠醌及其他产物。维生素 E 也能与其他自由基（如超氧阴离子自由基和羟自由基）直接起反应从而防止脂质过氧化的启动，又能与过氧化中间产物反应，从而起到断链抗氧化剂的作用。

二、维生素 C

维生素 C（vitamin C）又称抗坏血酸（ascorbic acid），是一种分布广泛的水溶性维生素，被认为是一种重要的抗氧化营养素。维生素 C 不仅可使氧化了的维生素 E 再生（图 9-3-1），还能快速与超氧阴离子自由基、脂过氧化自由基（LOO·）、羟自由基（·OH）等反应生成半脱氢维生素 C，并能清除单线态氧（$^1O_2$），是重要的水相自由基清除剂。维生素 C 主要的抗氧化作用机制有：

（1）使氧化了的维生素 E 再生，产生间接性抗氧化作用。当这两种维生素结合作用时能增强它们的抗氧化效果，起协同作用（图 9-3-1）。

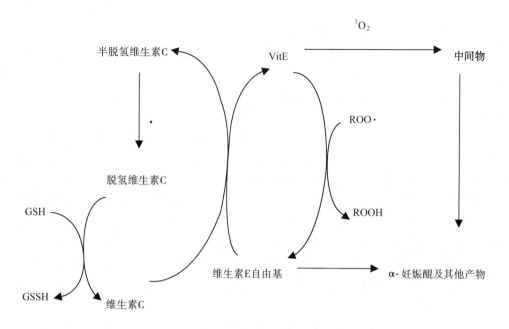

图 9-3-1 维生素 E 和维生素 C 的抗氧化作用

（2）直接清除 O_2^-，L· 与 ·OH

维生素 $C + O_2^- + H^+ \longrightarrow H_2O_2 +$ 半脱氢维生素 C 自由基

维生素 $C + LOO· \longrightarrow LOOH +$ 半脱氢维生素 C 自由基

维生素 $C + ·OH \longrightarrow H_2O +$ 半脱氢维生素 C 自由基

（3）参加叶绿体中维生素 C、GSH 循环以清除 H_2O_2（图 9-3-2）

但在离体试验条件下，低浓度的维生素 C 可使 Fe^{2+} 还原为 Fe^{3+}。后者与 H_2O_2 反应生成 ·OH，引发脂质过氧化。此外，金属离子能催化 VitC 产生 H_2O_2 和羟自由基，显示有害作用。有研究报导，高剂量维生素 C（$\geq 2000mg/d$）摄入显示出促氧化和致癌效应。为此，大剂量服用维生素 C 对身体健康的利弊值得注意。

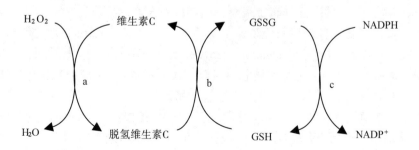

图 9-3-2 叶绿体中维生素 C、GSH 循环

（a：维生素 C 过氧化物酶；b：脱氢维生素 C 还原酶；c：GSH 还原酶）

221

三、β- 胡萝卜素和其他类胡萝卜素

自然界大约有 600 余种类胡萝卜素（carotenoids），然而，已知只有 α- 胡萝卜素、β- 胡萝卜素（β-carotene）和 β- 隐黄素（β-caypoxanthin）可以转化生成维生素 A。其他类胡萝卜素，如番茄红素（lycopene）、叶黄素（lutein）、玉米黄质（zeaxanthin）、虾青素（astaxanthin）等，并不能转变成维生素 A。

研究显示，β- 胡萝卜素被视为最重要的类胡萝卜素之一，不仅因为它是维生素 A 最重要的前体，也因为它是一种有效的抗氧化剂。流行病学研究结果显示，摄入富含 β- 胡萝卜素的蔬菜和水果与多种慢性病的发病率呈负相关，特别是肺部、胃肠道、胰腺的肿瘤，心血管疾病，白内障以及与年龄相关性黄斑变性。然而，这些研究结果很难排除其他营养素的作用，例如维生素 C。研究也显示，补充 β- 胡萝卜素可以显著降低心血管疾病和癌症的发生率。目前认为，β- 胡萝卜素是通过以下三种机制对人类发挥有益效应：①通过转化生成类维生素 A（retinoids），而类维生素 A 为已知的化学预防剂（chemopreventives）；② β- 胡萝卜素分子的共轭双键系统使它成为有效的抗氧化剂，能清除自由基，并起断链抗氧化剂的作用；③作为免疫系统刺激剂。

近期研究也显示，其他类胡萝卜素也具有抗氧化性能，从食物中摄入大量番茄红素者比不摄入者心脏病发病率低一半，富含 β- 隐黄素的橘子预防皮肤癌、大肠癌也有明显效果。

然而，一些干预研究也向我们展示了不同的结果。美国一项有 22 071 个男性医生参与的为期 12 年的干预性研究显示，隔日供给 50mg β- 胡萝卜素对肿瘤、心血管疾病的发生没有显著性影响。芬兰对 29 133 名年龄为 50 ~ 69 岁的男性吸烟者进行的干预性研究结果显示，每日给予 50mg 的维生素 E 或 20mgβ- 胡萝卜素（5 ~ 8 年）并没有降低肺癌的发生率。在吸烟人群中给予 20 ~ 30mg/d 的 β- 胡萝卜素，反而使心血管病的死亡率增加了 12% ~ 26%。Greenberg ER 等人（1994）对 751 名患者进行为期 4 年的干预研究也显示，每日给予 25mgβ- 胡萝卜素、25mgβ- 胡萝卜素 +1g 维生素 C、或 400mg 维生素 E+1g 维生素 C，对大肠癌未见明显的抑制作用。在芬兰和美国对吸烟者和石棉厂的工人补充大剂量抗氧化维生素，出现相反的现象，即在高危人群给予高剂量单个抗氧化维生素未能达到预期效果。为此，学者认为，为抵抗自由基对机体的损伤，应主要从膳食中补充复合的平衡的抗氧化营养素。

四、硒

硒（selenium）是一种广泛分布于蔬菜、肉类以及海产品等食物中的微量元素。低剂量的硒在体内发挥抗氧化、抑癌以及免疫调节等功能。1973 年，Rotruck 等发现硒是体内重要抗氧化酶谷胱甘肽过氧化物酶（glutathione peroxidase，GSH-Px）的活性成分。

GSH-Px 是一种含硒酶，也称谷胱甘肽 -H_2O_2 氧化还原酶，于 1957 年被 Mills 从牛红细胞中发现。主要生物学作用是清除脂类氢过氧化物，具有广泛地清除有机氢过氧化物的能力。除了有些有机氢过氧化物，如胆固醇 -25- 氢过氧化物中氢过氧基团受空间阻遏的影响不能被酶催化外，几乎所有的有机氢过氧化物都可在 GSH-Px 的作用下还原，如核酸氢过氧化物、胸腺嘧啶氢过氧化物等（后两者为致突变剂）。无论体内或体外试验，清除脂类氢过氧化物的能力均取决于 GSH-Px 的浓度。GSH-Px 也可在过氧化氢酶含量很少或过氧化氢产量很低的组织中，代替过氧化氢酶清除过氧化氢。脑和精子几乎不含有过氧化氢酶而含有较多

的 GSH-Px，GSH-Px 则代替过氧化氢酶清除在代谢过程中产生的过氧化氢。此外，即使某些组织含有较多的过氧化氢酶，它们仍需利用 GSH-Px 清除过氧化氢。因为，在细胞中过氧化氢酶多存在于过氧化物酶体内，而在胞质与线粒体基质腔中却很少，所以，它们必须利用含量较多的 GSH-Px，以避免受到过氧化氢的损伤。

必须指出的是，在 GSH-Px 的催化过程中，GSH 还原酶，葡萄糖 -6- 磷酸脱氢酶（G-6-PD）起着协同作用。如果这两种酶之一受到损害或生物合成受到抑制，则 GSH-Px 的生物学作用也会相应受到影响。三者的关系见图 9-3-3：

$$H_2O_2+2GSH \xrightarrow{\text{GSH-Px}} H_2O+GSSG$$

$$GSSG+NADPH \xrightarrow{\text{GSH还原酶}} GSH+NADP$$

$$\text{葡萄糖}-6-\text{磷酸}+NADP \xrightarrow{\text{G-6-PD}} \text{核酮糖}-5-\text{磷酸}+NADPH$$

图 9-3-3 GSH-Px 的催化过程及与 GSH 还原酶，G-6-PD 的关系

五、锌、铜、锰和铁

超氧化物歧化酶（superoxide dismutase，SOD）属于金属酶，其性质不仅取决于蛋白质部分，而且还取决于结合到活性部位的金属离子。目前已知道，有 5 种 SOD，即 CuZn-SOD，Mn-SOD，Fe-SOD，FeZn-SOD 和 EC-SOD（excellular-SOD）等。虽然它们性质有所不同，但都能催化超氧阴离子自由基歧化为 H_2O_2 和 O_2。由于 ROS 均由超氧阴离子自由基衍生而来，所以 SOD 的作用就显得尤其重要。可以说它是机体内清除氧自由基的第一道，也是非常重要的一道防线。目前，临床上已将 SOD 用于延缓衰老，治疗炎症、急性肺水肿、器官组织缺血 – 再灌注损伤和白内障等疾病。

六、谷胱甘肽（GSH）和其他巯基类化合物

在生物体内，含有巯基（ – SH）的化合物有蛋白质与非蛋白质。在含有 – SH 的非蛋白质中，以 GSH 的含量最高。因此，其在防护自由基损伤方面比其他巯基化合物显得特别重要。其他巯基类化合物，如半胱氨酸、胱氨酸等，对机体抗氧化和自由基消除功能十分重要。巯基类化合物抗氧化的主要机制如下：

（1）直接清除 H_2O_2：$H_2O_2 + 2GSH \longrightarrow GSSG + 2H_2O$；

（2）参加叶绿体中维生素 C、GSH 循环以清除 H_2O_2（图 9-3-2）；

（3）防护脂类过氧化物造成的损伤：$LOOH + 2GSH \longrightarrow GSSG + LOH + H_2O$。

七、金属硫蛋白

金属硫蛋白（metallothionein）是一类富含半胱氨酸残基及金属离子的非酶蛋白，在生物体内广泛存在。它除了与一些金属的吸收、代谢有关外，自身所含的大量巯基赋予它强大的

自由基清除能力。研究显示，金属硫蛋白有清除羟自由基的作用，能有效地抵抗羟自由基引起的膜脂质过氧化作用，是一种良好的生物膜保护剂。另外，金属硫蛋白对辐射、抗癌药物等氧化应激带来的各种氧化损伤都有保护作用。

八、铜蓝蛋白

铜蓝蛋白（coeruloplasmin，CP）是一种在肝合成的 α- 糖蛋白，其功能是将肝内铜转运到肝外组织，用于合成含铜酶。在正常成人血浆中，铜蓝蛋白含量约为 300mg/100ml。近来研究发现血浆铜蓝蛋白具有抗氧化特性，是重要的细胞外液抗氧化物质：①具有铁氧化酶（ferroxidase）活性，通过转变 Fe^{3+} 为 Fe^{2+} 以消除 Fenton 反应；②抑制脂质过氧化反应；③直接清除超氧阴离子自由基，尤其当细胞外液超氧阴离子自由基浓度较高时，血浆铜蓝蛋白表现出类似 SOD 的作用以清除超氧阴离子自由基。虽然铜蓝蛋白清除超氧阴离子自由基的能力仅为 SOD 的 1/30000，但由于血浆中该蛋白含量较高，实际上相当于 100ml 血浆中含 30μg SOD，故清除超氧阴离子自由基的作用不可忽视。

九、植物化学物

近些年研究发现，某些植物中含有多种可能有预防慢性病作用的微量成分，但这些成分目前尚未认定为必需营养素，故统称为"生物活性化合物（bioactive compounds）"或"植物化学物（phytochemicals）"。包括多酚类（polyphenols）、多糖类（polysaccharides）、葱属化合物（allium）、异黄酮类（isoflavons）或植物雌激素类物质（phytoestrogens）、类黄酮类（flavonoins）、植物甾醇（phytosterol）、皂苷类（saponins）、叶绿素（chorophylls）和姜黄素（curcumin）等。研究显示，这些物质也具有不同程度的抗氧化作用。本部分仅就茶多酚和多糖类为例，阐述植物化学物的抗氧化效应。其他植物化学物，如花色苷、叶黄素、番茄红素、植物固醇等的抗氧化性能参加第七章的相关章节。

（一）茶多酚

茶叶在中国已有数千年的栽种和饮用历史，是世界上最受欢迎的饮料之一。一般认为，茶叶中含有维生素和微量元素，长期饮用可以预防疾病。近年研究显示，茶叶中对健康最有益的物质可能是茶多酚（green tea polyphenols），一种存在于茶叶中的多酚类化合物。茶多酚是儿茶素、花色素、黄酮与黄酮醇类以及酚酸类等集中于茶叶中的多酚复合物的总称。儿茶素是茶叶中主要的多酚类，约占茶多酚总量的 60% ~ 80%。常见的儿茶素单体包括儿茶素、表没食子儿茶素、表没食子儿茶素没食子酸酯等。茶多酚的结构共性—2- 苯基苯并吡喃和多羟基取代基，是其抗氧化的结构基础。研究显示，茶多酚具有很强的抗氧化能力，其抗氧化效果是维生素 E 的 9.6 倍，可清除各种氧自由基和脂氧自由基，有效预防脂质过氧化。

另外，茶多酚的抗氧化作用也可能通过间接的途径产生：①抑制氧化还原敏感的转录因子，如 NF-κB；②抑制促氧化酶类的生成，如一氧化氮合成酶、脂肪氧合酶等；③刺激超氧化物歧化酶等抗氧化酶的产生。此外，茶多酚也能防治一氧化氮（NO）和过氧亚硝基阴离子（ONOO⁻）对细胞的毒性作用。茶多酚作为一种天然的高效抗氧化剂已广泛应用于食品、医药、化妆品、环境保护等领域，其作用还在不断研究中。

其他酚类化合物如白藜芦醇、花色苷、姜黄素、香豆素、咖啡酸等也具有不同程度的抗氧化性能。

（二）多糖类

多糖类（polysaccharides）是近年来研究的热点，如香菇多糖、银耳多糖、枸杞多糖、云芝多糖、灵芝多糖、海藻多糖和螺旋藻多糖等获得广泛的研究。研究显示，多糖具有多种功效，如抗肿瘤、抗病毒、抗 AS、增强免疫力等，其作用机制尚不完全清楚，清除氧自由基和阻止脂质过氧化是多糖发挥作用的机制之一。

十、食物和中草药

抗氧化营养素含量高的食物具有较强的抗氧化能力。然而，抗氧化营养素之间的相互关系（如协同作用、互补作用、代偿作用、依赖作用或拮抗作用）对维持机体健康也是十分重要的，因此，营养学家提出应补充复合的、平衡的抗氧化营养素。研究表明，多种食物如猕猴桃、刺梨、鱼油、沙棘汁、银耳、香菇、枸杞子、苦瓜、蜂花粉以及蜂王精都具有较强的抗氧化性能。通过合理、均衡的膳食摄入这些抗氧化食物，是机体补充抗氧化营养素安全而有效的途径。

此外，祖国传统的中医中药在长达几千年的实践中，积累了丰富的延缓衰老的经验和方法，是一个巨大的天然抗氧化剂的宝库。学者们用现代科学方法对中草药的抗氧化效应进行了大量研究，认为许多中草药复方、单味药提取物或一些单体成分可直接或间接清除自由基，抑制脂质过氧化反应，提高机体抗氧化能力，如人参、党参、丹参、甘草、灵芝、黄芪黄酮类中草药等。抗氧化治疗（antioxidant therapy）也已应用于临床医学，除抗氧化营养素外，已有多种抗氧化药物投放临床，如丹参酮、茶多酚等，用于防治肿瘤、动脉粥样硬化、糖尿病、炎症、放射病等。

（凌文华）

参考文献

[1] Riccioni G，D'Orazio N，Salvatore C，et al. Carotenoids and vitamins C and E in the prevention of cardiovascular disease. Int J Vitam Nutr Res，2012，82：15-26.

[2] Sun Y，Ma A，Li Y，et al. Vitamin E supplementation protects erythrocyte membranes from oxidative stress in healthy Chinese middle-aged and elderly people. Nutr Res，2012，32：328-334.

[3] Andersen JK. Oxidative stress in neurodegeneration：cause or consequence? Nat Med，2004，10 Suppl：S18-S25.

[4] Naik E，Dixit VM. Mitochondrial reactive oxygen species drive proinflammatory cytokine production. J Exp Med，2011，208：417-420.

[5] Phamhuy LA，He H，Phamhuy C. Free radicals，antioxidants in disease and health. Int J Biom Sci，2008，4：89-96.

[6] Traber MG，Atkinson J. Vitamin E，antioxidant and nothing more. Free Radical Bio Med，2007，43：4-15.

[7] Padayatty SJ，Katz A，Wang YH，et al. Vitamin C as an antioxidant：evaluation of its role in disease prevention. J Am Colle Nutr，2003，22：18-35.

[8] Halliwell B. Vitamin C：antioxidant or pro-oxidant in vivo? Free Radic Res，1996，25：439-454.

[9] Rao AV，Rao LG. Carotenoids and human health. Pharmacol Res，2007，55：207-216.

[10] Hennekens CH，Buring J E，Manson J E，et al. Lack of effect of long-term supplementation with beta carotene on the incidence of malignant neoplasms and cardiovascular disease. New Engl J Med，1996，334：

1145-1149.

[11] Anonymous. The alpha-tocopherol，beta-carotene lung cancer prevention study：design，methods，participant characteristics，and compliance. The ATBC Cancer Prevention Study Group. Ann Epidemiol，1994，4：1-10.

[12] Greenberg ER，Baron JA，Tosteson TD，et al. A clinical trial of antioxidant vitamins to prevent colorectal adenoma. New Engl J Med，1994，331：141-147.

[13] Battin EE，Brumaghim JL. Antioxidant activity of sulfur and selenium：a review of reactive oxygen species scavenging，glutathione peroxidase，and metal-binding antioxidant mechanisms. Cell Biochem Biophys，2009，55：1-23.

[14] Zelko IN，Mariani TJ，Folz RJ. Superoxide dismutase multigene family：A comparison of the CuZn-SOD（SOD1），Mn-SOD（SOD2），and EC-SOD（SOD3）gene structures，evolution，and expression. Free Radical Bio Med，2002，33：337-349.

[15] Sato M，Kondoh M. Recent studies on metallothionein：Protection against toxicity of heavy metals and oxygen free radicals. Tohoku J Exp Med，2002，196：9-22.

[16] 高平章，吴洪，黄俊来，等. 黄芩中黄酮类成分在组织损伤中抗氧化作用的研究进展. 海峡药学，2009，21（6）：1-4.

第十章 营养与免疫

免疫系统是机体抵御有害因子（包括外来和自身产生的）侵袭的重要屏障，能使人体抵抗各种疾病（传染性疾病、非传染性疾病、肿瘤等）而维持健康。

营养是机体赖以生存的重要环境因素之一，是维持人体正常免疫功能的物质基础。早在1810年Menkel就发现营养不良能导致免疫器官——胸腺的萎缩，人体营养状况对免疫功能的影响主要表现在：机体营养不良将导致免疫系统及其功能受损，使机体对病原和外来有害因素的抵抗力下降，易于感染和导致疾病的发生、发展，从而又进一步加重免疫系统损伤，形成恶性循环。

营养与免疫之间的密切关系，促进了新的分支学科——营养免疫学的产生。营养免疫学是营养学与免疫学交叉的一门边缘学科，主要研究营养物质对免疫系统发育和免疫功能调节的作用及其机制。20世纪70年代后，是营养免疫学繁荣发展的时期。1981年Chandra提出免疫功能是反映机体营养状况的敏感指标。一些营养素在边缘缺乏（亚临床缺乏）时，机体免疫功能即发生相应的改变。但在临床上，单一营养素缺乏很少见，通常是多种营养素缺乏同时并存。因此，确定单一营养素与免疫的关系非常困难，但现代营养学通过某些特殊条件，如完全胃肠外营养分析、体外试验、动物模型、人群干预等研究，已能对单一营养素与免疫的关系进行深入的研究，并获得了显著进展。

目前，研究比较多且大多数研究报道较一致的是蛋白质和氨基酸、某些维生素与微量元素、脂肪酸以及某些植物化学物与免疫功能的关系。

第一节 蛋白质、氨基酸及脂肪酸与免疫

近几十年来，在蛋白质领域发生的三次革命（分子生物学、基因组学及蛋白质组学）使人们对蛋白质的功能有了更深刻的认识。蛋白质、氨基酸是构成机体免疫防御功能的物质基础，与免疫系统的组织发生、器官发育直接相关。正常情况下，当抗原进入机体后，刺激机体产生不同水平的免疫反应——细胞免疫和体液免疫，各种免疫细胞的生成以及抗体的合成过程都需要以蛋白质和氨基酸为原料或直接参与，如上皮、黏膜、胸腺、肝、脾、白细胞以及血清中的抗体和补体等。因此，蛋白质在免疫功能的调节中起重要作用。当蛋白质营养不良时，这些组织器官的结构和功能均不同程度受损，当蛋白质营养状况改善后，免疫功能亦可逐渐恢复。蛋白质营养不良往往与能量不足同时存在，并常伴有多种维生素、矿物质及微量元素缺乏。因此，关于蛋白质－能量营养不良（protein energy malnutrition，PEM）对免疫的影响研究较多。

氨基酸是蛋白质的组成成分，机体对蛋白质的需求实际上就是对氨基酸的需求。但氨基酸对免疫功能的影响因不同的氨基酸种类而不同。

一、蛋白质

（一）免疫器官发育

蛋白质缺乏与 PEM 明显影响胸腺及外周淋巴器官（脾、淋巴结）的正常结构。PEM 患儿淋巴组织表现明显萎缩，胸腺的体积和重量明显减小，组织学表现为生发中心缩小，T 细胞生成减少，组织纤维化，皮质与髓质界限模糊，Hassal 体扩大、退化与钙化；脾重量减轻，脾生发中心缩小，小血管周围淋巴细胞丢失，以髓区细胞减少最为显著，巨核细胞内色素减少；淋巴结亦呈现髓质细胞减少，生发中心活性低于正常，集合淋巴结几乎完全消失。动物试验表明，当营养不良状况改善后，除胸腺外，各免疫器官重量开始增长和恢复正常。但 PEM 对胸腺的损伤是不可逆的，一旦受损，其结构和功能恢复极为缓慢。

（二）细胞免疫

细胞免疫即 T 淋巴细胞介导的免疫。蛋白质能促进淋巴细胞的增殖、分化和迟发型超敏反应。此外，蛋白质能抑制肿瘤生长和脾的增大。蛋白质不足可能使免疫器官（如胸腺）萎缩，T 淋巴细胞尤其是辅助性淋巴细胞数量减少，吞噬细胞发生功能障碍，自然杀伤（natural killer cell，NK）细胞对靶细胞的杀伤力下降。有研究表明，混合植物蛋白质可帮助处于免疫抑制状态的动物恢复免疫功能，促进胸腺发育，提高体液免疫与细胞免疫功能。

PEM 主要影响 T 淋巴细胞的数量和功能，外周血中 T 淋巴细胞总数显著减少，T 淋巴细胞对植物血凝素（phytohemagglutinin，PHA）、刀豆蛋白（concanawalin A，ConA）等抗原诱导的增殖反应降低；T 细胞分泌的具有各种免疫功能的淋巴因子的数量减少；中性粒细胞趋化性移动缓慢，杀菌活力降低。皮肤对 2,4-二硝基氯苯（2,4-dinitrochlorobenzene，DNCB）所致的迟发型超敏反应下降。PEM 被纠正后，以上变化可很快逆转。

（三）体液免疫

体液免疫是通过 B 淋巴细胞发育并产生抗体而实现的，免疫球蛋白（immunoglobulin，Ig）以及参与其合成过程的酶均为具有生物学活性的蛋白质。因此，在体液免疫方面，蛋白质可以提高抗体的合成、活性及抗体对抗原的应答反应。机体蛋白质水平低，细胞内酶的含量不足将导致合成抗体的速度减慢从而影响体液免疫的效果。从分子水平来讲，蛋白质不足将影响到基因生成速度，若蛋白质含量低则 DNA 融合速度减慢，mRNA 合成速度减慢，从而影响到 mRNA 的加工、修饰和转移，进而表现为影响到抗体的合成及其装配与修饰等。已有研究证实大鼠在蛋白质不足时，脱氧核苷酸激酶活性及 DNA 合成数量下降。但是，由于氨基酸组成不同，不同的蛋白质所起的作用也是不同的，这说明蛋白质、氨基酸与体液免疫的关系不仅涉及量，也与质有密切关系。如喂饲含 20% 乳白蛋白饲料的小鼠对 T 细胞依赖抗原（SRBC、HRBC）和非 T 细胞依赖抗原（TNP-ficoll）的空斑形成细胞（plaque forming cell，PFC）反应显著高于喂饲含等量的酪蛋白、大豆蛋白、小麦蛋白饲料的小鼠，这种作用可能是由于食物蛋白质直接影响 B 细胞对免疫抗原刺激的内源性反应能力所致。而食物蛋白质的种类对细胞免疫反应未见明显影响。

PEM 时，机体合成免疫球蛋白的能力受影响不大，但如果 PEM 发生在婴幼儿期，则免疫球蛋白的合成能力可受到损害，在营养状况改善后可恢复。PEM 时，上皮及黏膜组织分泌液中分泌型免疫球蛋白 A（sIgA）显著减少，溶菌酶水平下降，皮肤和黏膜的局部抵抗力降低，排除抗原能力减弱，病原体生长繁殖机会增加，甚至可导致感染扩散。血清补体除 C_4

外其他补体成分都有所降低，以 C_3 最为明显，可能是由于肝合成减少和体内补体激活减弱所致。PEM 病儿常有血清多种补体（$C_1 \sim C_9$）成分水平和活性（CH_{50}）的降低，约 25% 的病儿血清中存在抗补体活性成分。

二、氨基酸

（一）免疫器官发育

氨基酸在免疫器官的发育中起着关键作用，但氨基酸的种类不同其作用亦不同。缬氨酸（valine，Val）是免疫球蛋白中所占比例最高的氨基酸，当缺乏时，能明显妨碍胸腺和外周淋巴组织的生长，抑制中性和酸性白细胞增生。精氨酸（arginine，Arg）对免疫器官发育有重要影响，静脉输入高浓度的 Arg 可促进胸腺发育，增强大鼠肺泡吞噬细胞能力。此外，一些其他氨基酸也在免疫器官生长发育中起重要作用，如天冬氨酸、谷氨酸、胱氨酸、丝氨酸、苏氨酸、色氨酸、丙氨酸及缬氨酸有促进骨髓 T 淋巴细胞前体分化发育成为成熟 T 淋巴细胞的作用，其中天冬氨酸作用最为显著。当大鼠缺乏赖氨酸时，胸腺和脾萎缩，单核 - 巨噬细胞系统功能下降，表现为对细菌、病毒、放射性物质和肿瘤等致病因子的防卫和特异性免疫反应能力减弱。

（二）细胞免疫

近年来关于氨基酸与细胞免疫的研究较多，特别是谷氨酰胺（glutamine，Gln）与 Arg。

1. Gln　Gln 是人体组织和血液中含量最丰富的游离氨基酸，是一种被广泛认可的免疫相关营养素。Gln 是肠道黏膜的特殊能源，对维护肠屏障功能、防止细菌移位具有重要作用。Gln 还是氮在各种组织中转运的载体，是合成核苷酸、蛋白质的前体，是热休克蛋白（heat shock proteins，HSP）表达的重要调控因素，也是淋巴细胞、巨噬细胞及纤维母细胞氧化代谢的主要能源。Gln 为肾的氨生成提供氨基，参与肾对酸碱平衡的调节，也是谷胱甘肽介导的抗氧化机制的重要组成部分，同时 Gln 还参与糖异生作用。

Gln 对免疫系统的各组成部分均有作用，比较显著的是单核 - 巨噬细胞。虽然单核 - 巨噬细胞是终末细胞，不再具有增殖、分化能力，但它是高代谢活性细胞，能源底物的提供是维持其高代谢活性的基本条件。单核 - 巨噬细胞对 Gln 有很高的利用率和代谢率，即使在静息状态下，对其利用率也高于对葡萄糖的利用率。巨噬细胞不含 Gln 合成酶，细胞内 Gln 主要来源于骨骼肌的合成、释放，从血循环中摄取，经跨膜转运进入细胞内，Gln 对巨噬细胞的作用主要表现为：①通过 Gln 酵解途径，为巨噬细胞提供 ATP，维持其高代谢活性；②为细胞合成 DNA 和 mRNA 提供嘌呤、嘧啶、核苷酸的前体物质；③提供氨基葡萄糖、GTP 或 NAD^+ 合成所需的氮。作为人体的一种条件必需氨基酸，Gln 在创伤、烧伤、感染及酸中毒等情况下，对机体免疫功能的维持和恢复具有重要作用。一些研究表明，Gln 刺激了由急性或慢性炎症反应诱导的 HSP 生成。Gln 激活细胞内诸如长寿蛋白"sirtuins"在内的胞内营养感应器，特别是葡萄糖胺激活的 sirtuin 1。

试验证明，补充 Gln 还能增强中性粒细胞和淋巴细胞的活性和功能，如生成 NADPH，刺激中间代谢，维持线粒体功能，阻止细胞凋亡。体外试验表明，Gln 能促进淋巴细胞的增殖和转化。动物整体试验发现，机体 Gln 水平下降会伴随有淋巴细胞转化率和 NK 细胞活性降低。添加 Gln 能增强烧伤病人中性粒细胞的杀菌能力，并对由淋巴因子激活的杀伤细胞（lymphokine-activated killer cell，LAK）有增强细胞增殖能力的作用，同时能增强这些细胞溶解靶细胞的能力，Gln 缺乏限制了 LAK 细胞增殖数量从而影响其杀伤能力。

2. Arg Arg 不是人体必需的氨基酸，正常成年人自身可合成 Arg，但不足以满足机体需要，特别是在饥饿、创伤等应激条件下，也被认为是一种"条件必需氨基酸"。Arg 在机体的生长、繁殖和氮平衡中起重要影响。Arg 以其独特的生理与药理作用而引人关注。强化 Arg 可有效地促进细胞免疫功能，使胸腺增大和细胞计数增多；显著提高 T 淋巴细胞对有丝分裂原的反应性，从而刺激 T 淋巴细胞的增殖；增强巨噬细胞的吞噬能力和自然杀伤细胞对肿瘤靶细胞的溶解作用；增加脾单核细胞分泌 IL-2 的能力以及 IL-2 受体的活性；降低前列腺素 E2（prostaglandin E2，PGE2）的水平，进一步促进 IL-2 合成，最终发挥以提高 T 淋巴细胞间接反应为中介的免疫防御与免疫调节作用。Arg 免疫调节作用还可能通过一氧化氮（NO）机制来实现。Arg 是体内合成 NO 的唯一底物。NO 是近年来新发现的重要的免疫调节物质，既是肿瘤免疫、微生物免疫的效应分子，又是多种免疫细胞的调节因子。

NO 的免疫调节作用包括：① NO 抑制抗体应答反应、抑制肥大细胞的反应性；②促进刀豆蛋白、植物凝集素等有丝分裂原的产生，促进 NK 细胞活性，激活外周血中的单核细胞；③调节 T 淋巴细胞分裂，低浓度 NO 可以刺激 T 细胞有丝分裂，高浓度表现为抑制作用；④调节 T 细胞和巨噬细胞分泌细胞因子；⑤介导巨噬细胞的细胞凋亡；⑥ Arg-NO 途径被认为是杀死细胞内微生物的主要机制，也是巨噬细胞对靶细胞毒性的主要机制。

此外，Arg 还对多种内分泌腺有促分泌作用，如可促进垂体生长激素和催乳激素的分泌，促进胰腺分泌胰岛素、胰高血糖素等，这对于其发挥间接的免疫调节作用也非常重要。

（三）体液免疫

氨基酸对体液免疫功能有显著影响，尤其是支链氨基酸、芳香族氨基酸更为明显。支链氨基酸包括亮氨酸、异亮氨酸及缬氨酸，芳香族氨基酸包括苯丙氨酸和酪氨酸。研究发现，支链氨基酸具有改善创伤后机体的营养及代谢状况，增强免疫功能，促进小肠黏膜细胞增殖的作用；并发现支链氨基酸能改善骨骼肌线粒体功能，消除运动性疲劳，提高大鼠运动耐力。

支链氨基酸的比例失衡会导致免疫损伤的发生。缬氨酸缺乏会导致树突状细胞的分化和成熟异常，过量的苯丙氨酸可抑制抗体合成。其他氨基酸，如苏氨酸是禽类免疫球蛋白分子合成的第一限制性氨基酸，苏氨酸缺乏会抑制免疫球蛋白、T 淋巴细胞、B 淋巴细胞的产生从而影响免疫功能。

Gln 也具有改善机体体液免疫功能的作用。手术等创伤后由于全身应激反应，Gln 在肠道、淋巴组织、肾及肝消耗明显增加，此时骨骼肌的支链氨基酸分解加速，分解后的氨基团与谷氨酸盐结合生成内源性 Gln 以满足机体对 Gln 的需求。尽管如此，在无外源性 Gln 供应的情况下，Gln 仍相对不足，进而导致负氮平衡、血浆蛋白水平下降以及免疫功能降低。研究表明，补充外源性 Gln 能迅速改善机体氮平衡、提高 IgG、IgM、IgA、C_3、C_4 水平。

Arg 可以促进机体内免疫球蛋白合成，并可通过促进胰岛素样生长因子（IGF-1）的生成，进而刺激淋巴细胞 DNA 的合成，提高体液免疫功能。

三、脂肪酸

近年研究发现，脂肪酸有重要的免疫调节作用，主要表现在以下几个方面：①促进抗体的产生和抗体对抗原的应答反应；②增强淋巴细胞的增殖和分化，使体内淋巴细胞的数量和 T-辅助性细胞 /T-抑制性细胞的比例升高；③提高免疫细胞介导的细胞毒作用，即免疫细胞释放细胞毒素，溶解并致死靶细胞（如病毒感染细胞、肿瘤细胞）的作用；④促进细胞因子的产生。

脂肪酸特别是不饱和脂肪酸对疾病的发生和肿瘤的生长有明显的抑制作用。例如，鱼油能降低心血管疾病和肾小球性肾炎的发生率，抑制人乳腺癌细胞的生长，而且乳腺癌细胞生长受抑制的程度随鱼油浓度的升高而增大。但不同的脂肪酸所起的作用不同，研究表明，鱼油对免疫功能的调节和对疾病的抑制作用明显高于玉米油和饱和脂肪酸。这很可能是鱼油通过减少 PGE2 的合成，或通过改变细胞膜的结构和流动性，而影响了免疫细胞的功能。脂肪酸特别是多不饱和脂肪酸含量过高，也能抑制机体免疫功能，增加对传染病和癌症的易感性。

创伤、感染等应激反应可损害机体的体液免疫和细胞免疫系统，如中性粒细胞的杀菌功能和吞噬作用受损，巨噬细胞功能改变，IgG、IgA、IgM 水平下降，T 淋巴细胞丝裂原反应及淋巴因子介导的反应均显著减弱。研究表明，膳食鱼油或静脉营养中添加 n-3 多不饱和脂肪酸（poly-unsaturated fatty acid，PUFA）可避免免疫功能的损伤，增加机体抗应激和抗感染能力。n-3 PUFA 产生这些作用的可能机制，主要与其影响花生四烯酸（arachidonic acid，AA）的代谢及改变免疫细胞膜的磷脂结构有关。n-3 PUFA 可能以竞争方式对 AA 的代谢产生影响（图 10-1-1），改变与休克、感染、器官功能衰竭有关的炎性介质的类型，生成一些效能不高的"3 系列"的前列腺素（prostaglandin E3，PGE3）及"5 系列"的白三烯（leukotriene B5，LTB5），进而减轻机体的炎性反应，保护免疫系统不受损害。研究发现，喂食鱼油的小鼠同喂食玉米油及椰子油的小鼠相比，腹腔巨噬细胞释放 PGE2、TXA2 的数量明显减少。在另外一些感染模型中，同样发现肝内 Kupffer 细胞、肺巨噬细胞、脾细胞产生 PGE2 的水平也明显降低。

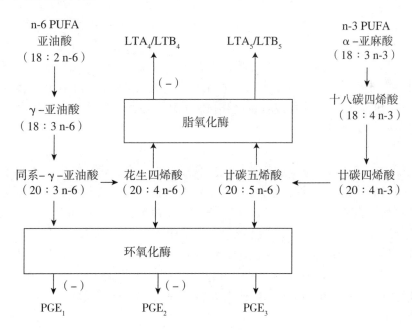

图 10-1-1 n-3 PUFA 抑制 AA 代谢的示意图

［引自：张斌，黎介寿．n-3 脂肪酸的免疫及代谢调理作用．肠内与肠外营养，1999，6（2）：109-112.］

体外试验发现，在细菌刺激时，n-3 PUFA 可导致外周血单核细胞除 PGE2 释放减少外，TNF（α 和 β）及 IL-1 分泌也显著减少；Meydani 也从类似试验中证实了 IL-6 及 IL-2 的分泌也发生同样变化。这可能与 n-3 PUFA 改变白细胞、巨噬细胞膜的流动性有关，膜流动性的改变使其由受体及信号传导途径介导的对外部刺激的感应性及反应能力下降，从而导致整个细胞免疫活性的降低。n-3 PUFA 对细胞因子产生能力的抑制可能导致全身性的细胞因子释放减少，但是在动物模型及临床创伤感染的病人身上，尚缺乏介导这一改变的直接证据。

第二节　维生素与免疫

维生素缺乏可使机体的免疫功能降低，防御能力减弱，降低对感染性疾病的抵抗力。补充维生素能提高机体的免疫功能，抵抗感染性疾病的发生。研究证实，在各种维生素中，与免疫的关系较密切的是维生素 A、维生素 E、维生素 D、维生素 C、维生素 B_2 及维生素 B_6，其中维生素 A、维生素 E、维生素 C 与免疫的关系比较明确和肯定。

一、维生素 A

维生素 A 及其衍生物从多个方面影响免疫功能，缺乏时使机体的免疫功能受损。维生素 A 缺乏在发展中国家的儿童中很普遍，特别是在婴幼儿、新生儿与早产儿中。大量研究表明，维生素 A 缺乏易导致儿童反复呼吸道感染和腹泻，而定期给予维生素 A 补充，能降低儿童感染的发病率与死亡率。但应用过量的维生素 A 制剂能导致中毒反应。

（一）免疫器官

维生素 A 缺乏可导致胸腺和淋巴器官萎缩，脾重量减轻，循环淋巴细胞数目和抗体产生减少。母鼠孕期、哺乳期维生素 A 缺乏或补充过量时，仔鼠的胸腺指数和脾指数明显降低，表明其胸腺和脾发育不良，其机制可能是维生素 A 通过其代谢产物与特异性的维甲酸受体结合，影响到 bcl-2、fas 等与凋亡有关的基因的表达，从而起到调节胸腺细胞增殖分化及抑制凋亡的作用。有研究证明，孕期母体维生素 A 缺乏对后代免疫缺陷有不可逆的影响，换言之，子代诞生后即使采用正常饮食或者骨髓移植的方法，也无法修补母体维生素 A 缺乏所造成的淋巴结变小等免疫缺陷。

（二）黏膜免疫反应

在人体免疫中，呼吸道和肠黏膜构成了人体免疫的第一道屏障。维生素 A 对上皮细胞的正常分化及维持表面的完整性具有重要作用。维生素 A 能影响上皮组织的分化与健全以及局部分泌腺分泌细胞的功能。维生素 A 缺乏时，黏膜屏障遭到破坏，肠道和上呼吸道黏膜的杯状细胞及黏液分泌减少。感染可导致维生素 A 缺乏动物严重的局部损伤，使其对病原微生物的易感性增高，特别是维生素 A 缺乏会破坏局部特异性免疫反应。维生素 A 缺乏的大鼠消化液中 IgA 水平明显降低，肠系膜淋巴结中 B 淋巴细胞数目明显减少，消化道上皮内淋巴细胞及辅助性 T 细胞（Th 细胞）减少，当补充维生素 A 后，消化道及肠系膜淋巴结中 IgA 分泌细胞数目恢复正常。

（三）细胞免疫

维生素 A 对细胞免疫功能的影响是近年来十分活跃的基础研究领域。维生素 A 缺乏时，能从多个环节影响细胞免疫功能。

1. T淋巴细胞 维生素A虽然不能单独激活、诱导T细胞再生，但它是T细胞生长、分化、激活过程中不可缺少的因子，一定浓度的维生素A对PHA诱导T细胞增殖有促进作用。T细胞在活化早期G0～G1期，必须依赖维生素A的参与，维生素A缺乏使T细胞从G0期向G1期转化受阻，产生T细胞活化障碍。母鼠孕期、哺乳期维生素A缺乏或过量，仔鼠足跖肿胀厚度较低，足跖迟发型超敏反应减弱，说明大鼠孕期和哺乳期的维生素A水平对仔鼠的细胞免疫功能产生影响。研究发现，维生素A缺乏使小鼠外周血T淋巴细胞α-ANAE阳性率及Con A诱导的脾淋巴细胞增殖反应明显降低。并发现早产儿的总T细胞、Th细胞比例明显高于足月儿，CD8⁺T细胞比例与足月儿无差别，服用维生素A后总T细胞、Th细胞比例降低，CD8⁺T细胞比例仍维持不变，提示维生素A对早产儿的免疫平衡有促进作用。Dawson等研究发现，低维生素A水平可造成老龄大鼠CD8⁺T细胞百分比上升、CD4/CD8T细胞比率下降，从而使其感染或患肿瘤的危险性上升。视黄醇是CD3诱导的人类T淋巴细胞激活的辅助因子，有助于恢复维生素A缺乏儿童的CD4和CD8 T细胞亚群。但Benn等研究发现，对6月龄和9月龄婴儿在接种脊髓灰质炎疫苗和麻疹疫苗时给予维生素A，3个月和9个月后观察，CD4和CD8 T细胞亚群并无明显改变，维生素A与麻疹疫苗也并无交互作用，故认为对没有维生素A缺乏临床症状的婴儿补充维生素A，对其CD4和CD8 T细胞亚群并无明显的长期作用。

2. 自然杀伤细胞（NK细胞） NK细胞能溶解杀灭肿瘤细胞、病毒感染的细胞及细菌。维生素A是维持NK细胞数目和活性所必需的物质，但不参与NK细胞激活。低维生素A水平可造成老龄鼠NK细胞的数目和百分比下降，使其活性降低，而补充维生素A可使NK细胞活性恢复到正常水平。早产儿服用维生素A两周后，血中NK细胞比例明显增加，提示维生素A能促进NK细胞增殖。补充β-胡萝卜素也可提高NK细胞的功能（如对肿瘤细胞的杀伤力），而视黄醇则有助于激活维生素A缺乏儿童的NK细胞。

3. 单核吞噬细胞 维生素A对巨噬细胞的功能有调节作用，能促进巨噬细胞活化，增强大鼠肺泡巨噬细胞功能和杀肿瘤活性。维生素A缺乏的动物白细胞明显减少，外周血中性粒细胞数升高。维生素A对非特异性免疫功能的影响可能与其改变细胞产生淋巴因子有关。补充β-胡萝卜素可使单核细胞分泌的肿瘤坏死因子增多，β-胡萝卜素还可抑制组织内的巨噬细胞氧化修饰LDL的能力，但该抑制作用随β-胡萝卜素剂量增大而减弱。

（四）体液免疫

维生素A为活化B淋巴细胞过程所必需，可能是B淋巴细胞转化过程中的载体物质。维生素A缺乏时，受T细胞调控的抗原抗体应答明显减弱，提示维生素A能通过促进和调节T细胞产生某些细胞因子，从而促进B细胞产生抗体。

维生素A缺乏可影响B细胞系统，使分泌型IgA减少。反复呼吸道感染患儿血清维生素A含量与IgA呈正相关，腹泻患儿血清维生素A水平与IgA含量亦明显低于正常儿童。早产儿服用维生素A后，外周血中总B细胞比例明显增高，提示维生素A能促进B细胞增殖，进而促进体液免疫功能。

Bahl R等采用随机、双盲、安慰剂对照研究方法，观察了618名月9月龄婴儿进行麻疹疫苗接种时给予维生素A对抗体反应的影响，结果发现给予30mg维生素A组与安慰剂组的血清转化率和抗体效价并无差别，说明30mg维生素A并没有降低疫苗的免疫原性，认为可将之安全地应用于公共卫生项目中。

（五）细胞因子

维生素 A 缺乏使 Th 细胞活化途径受损，造成 T 细胞在受体水平上下降，或使 IL-4、IL-5 与受体结合位点减少，影响 IL-1、IL-4、IL-5 的分泌释放。

IL-2 是负责 T 细胞由 G1 期向 S 期过渡的主要细胞因子。维生素 A 缺乏，可使老龄大鼠脾细胞中 IL-2 生成减少。当母鼠孕期、哺乳期维生素 A 缺乏时，仔鼠脾淋巴细胞增殖反应明显受到抑制，IL-2 的活性下降。给母鼠补充适量的维生素 A，能促进仔鼠的脾淋巴细胞增殖反应及 IL-2 的活性。

低维生素 A 儿童的血清中 IL-2 水平亦低于正常儿童，当补充维生素 A 后 IL-2 水平明显上升。研究发现，视黄酸、视黄醇、维生素 A 醋酸酯能不同程度地增加正常成年人外周血单个核细胞中 IL-1、IL-2 分泌及高亲和力 IL-2R（IL-2 受体）表达。类视黄醇刺激后，使反复呼吸道感染患儿外周血单核细胞分泌 IL-1、IL-2 增高至正常水平。生理浓度的视黄酸能使体外培养的人脐血淋巴细胞 IGF-1、IGF-1R、IGF-2R 基因表达增加。IGFs 是蛋白合成和细胞增殖分化的重要促进因子，视黄酸使被 SAC（含 A 蛋白的金黄色葡萄球菌 Cowan I 菌株）活化的人脐血淋巴细胞 IGF-1 和 IGF 受体的基因表达水平进一步升高，并与细胞增殖周期有关。提示对 IGFs 的调节可能是视黄酸作用于免疫细胞的重要途径之一。

二、维生素 E

维生素 E 是人体内重要的脂溶性维生素，同时又是一种有效的免疫调节剂，在维持人类免疫系统的正常功能中发挥关键性作用。维生素 E 可改善免疫状况和提高抗感染能力，调节免疫细胞的信号传导和基因表达。维生素 E 对机体免疫的作用，可能是通过降低前列腺素的合成和（或）减少自由基的形成而实现的。

（一）免疫器官

维生素 E 在一定范围内能促进免疫器官的发育，但剂量过高反而有抑制作用。维生素 E 能明显提高小鼠脾系数（脾重 / 体重）、胸腺和脾中 T 细胞、Th 细胞的百分比，降低 T 抑制性细胞（Ts）的百分比，从而使 Th/Ts 升高。维生素 E 促进免疫器官发育可能与其在淋巴器官中大量聚集后所产生的刺激增生效应有关，它可能是通过增强胸腺上皮细胞的功能促进了T 细胞的分化和增殖，从而使 T 细胞、Th 细胞亚群增加。脾 T 细胞、Th 细胞亚群的增加，可能与维生素 E 促进胸腺 T 细胞增生、分化，并发育成熟而离开胸腺，经血流到脾有关，也可能是维生素 E 直接刺激了脾 T 细胞增生、分化的结果。

（二）细胞免疫

1. T 细胞　维生素 E 使脾 T 细胞百分比上升，幼龄小鼠和老年人脾 T 细胞对 ConA 诱导的体外有丝分裂反应增加，提示维生素 E 可能具有促进 T 细胞成熟的功能。

Lee 等为研究维生素 E 对亚洲健康的少数民族人群的免疫和抗氧化作用，用 233mg/d 的剂量对 26 名 35 岁以下的志愿者补充 α- 生育酚 28 天，结果表明，维生素 E 促进了总 T 细胞和 Th 细胞的增殖，表明对健康人群补充维生素 E 可提高细胞介导的免疫反应。Mohsen 的研究也证实，补充维生素 E 可改善鼠和人的细胞介导的免疫反应，维生素 E 可调节免疫 / 内皮细胞交互作用，从而降低心血管疾病发病的危险性。随年龄增长，环氧化酶 -2（cyclooxygenase-2，COX-2）介导的前列腺素 E2 产生增多，这会降低 T 细胞的介导功能，维生素 E 可明显减少与年龄有关的巨噬细胞 PGE2 产生的增多，通过减少过氧化亚硝酸盐

（NO 和过氧化物的产物）的形成来抑制 COX 的活性，但并不影响 COX 的表达。临床发现，反复呼吸道感染患儿血清维生素 E 含量降低，CD3、CD4、CD4/CD8 比值降低，CD8 明显升高，经用左旋咪唑、维生素 E 和维生素 C 治疗六周后，CD3、CD4、CD4/CD8 比值明显升高，CD8 明显下降。

2. 单核吞噬细胞　维生素 E 可影响血中中性粒细胞、肺巨噬细胞、腹腔巨噬细胞功能，进而影响吞噬细胞的吞噬、杀菌能力。

采用环磷酰胺（cyclophosphamide，CTX）诱导制备出白细胞减少症小鼠模型，应用维生素 E 治疗，结果发现维生素 E 可使 CTX 诱导的小鼠降低的外周血白细胞计数升高。另一些研究也发现，维生素 E 可刺激豚鼠腹腔巨噬细胞的吞噬作用，摄入高水平维生素 E 可增强巨噬细胞和淋巴细胞的趋化作用、迁移和促进超氧阴离子产生。

（三）体液免疫

补充维生素 E 的量略高于膳食供给量，能增加特异抗体应答、脾 PFC 的形成和 IgG 与 IgM 的血液滴度。维生素 E 可使由 CTX 诱导而降低的小鼠血清 IgG 升高。当饲料中维生素 E 的添加量为正常的 15 倍时，可明显降低因反转录病毒感染所升高的 IgA 和 IgM 产生，但对正常小鼠的 IgA 和 IgM 的产生未见影响。

（四）细胞因子

维生素 E 可有效预防逆转录病毒引起的小鼠 IL-2 分泌抑制和 IL-6 生成增加，使小鼠 IL-2 和 IFN-γ 生成增多，也使经 CTX 诱导而产生的免疫功能低下小鼠血中 IFN-γ 的含量升高。

三、维生素 D

近年来，维生素 D 与免疫功能的关系日益得到重视。维生素 D 缺乏可导致小儿易患佝偻病，佝偻病患儿往往伴有免疫功能低下，容易引起反复呼吸道感染性疾病。过去认为，是因维生素 D 缺乏导致钙、磷代谢紊乱，使得巨噬细胞的吞噬作用、血小板的激活、淋巴细胞表面大分子的活性和酶的反应以及肥大细胞中组胺的释放等过程异常变化所致。但新近研究表明，维生素 D 缺乏导致免疫功能损伤进而导致反复呼吸道感染，要比导致维生素 D 缺乏性佝偻病发生得早，而且后果更严重。

研究表明，维生素 D 是一种新的神经内分泌——免疫调节激素，维生素 D 具有介导单核细胞进一步分化、成熟为吞噬细胞的免疫调节作用。并能促进单核/吞噬细胞或调节被激活的 T 细胞产生白细胞介素 1、2、3、6 和肿瘤坏死因子（TNF）α、γ，增加 γ- 干扰素的合成，γ- 干扰素又刺激巨噬细胞产生羟化酶，生成 25-（OH）D_3 的正反馈效应。25-(OH)-D_3 还能抑制 CD4 的表达和人体单核细胞相关病毒的感染。

有研究表明，维生素 D_3 主要影响细胞免疫功能，而对体液免疫功能影响不明显。由于维生素 D 对免疫功能的影响是一种调控机制，即使轻微缺乏就足能损伤正常的免疫功能，这种免疫损伤具有可逆性和暂时性，及时补充或纠正维生素 D 不足，免疫功能可恢复正常。

1，25-$(OH)_2$-D_3 是维生素 D 在体内的主要活性形式，最近的体外研究表明，T 淋巴细胞中维生素 D 受体（vitamin D receptor，VDR）的激活与 T 细胞受体和丝裂原活化蛋白激酶 p38 信号通路相关，并诱导淋巴细胞增殖。辅助型 T 细胞（Th 细胞）是 1，25-$(OH)_2$-D_3 的主要靶细胞，其中 $CD4^+$T 细胞是 1，25-$(OH)_2$-D_3 作用的直接靶点，1，25-$(OH)_2$-D_3 能抑制 Th 细胞的增殖，调节细胞因子的产生。从功能上，可将 $CD4^+$T 细胞分为 Th1 和 Th2 两个细胞亚群，Th1 细胞主要分泌 IL-2、IFN-γ 和 TNF-α，介导细胞免疫，诱导免疫排斥；Th2 细胞主要分泌 IL-3、IL-4、IL-5 和 IL-10，介导体液免疫，诱导免疫耐受。Th1 和 Th2 从活性方面讲可互为抑制性 T 细胞。体外研究发现，1，25-$(OH)_2$-D_3 可以上调 Th2 细胞和调节 T 细胞的活性，同时抑制 Th1 细胞。1，25-$(OH)_2$-D_3 可直接作用于 Th1 分泌的细胞因子，如 IL-2 和 IFN-γ（图 10-2-1）。

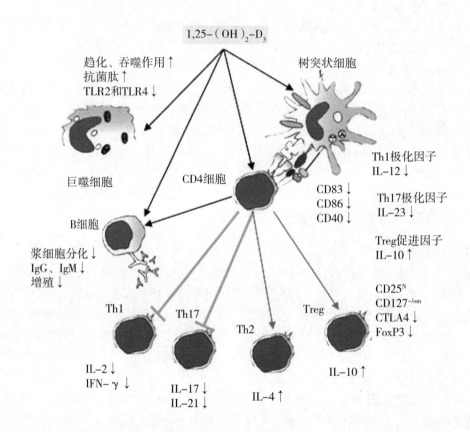

图 10-2-1　维生素 D 对免疫功能的影响

（引自：Baeke F，Takiishi T，Korf H，et al. Vitamin D：modulator of the immune system. Current Opinion in Pharmacology，2010，10：482-496）

四、维生素 C

　　维生素 C 参与组织正常代谢，是细胞内、外化学反应的一个电子供体（或还原剂），为人体内天然的抗氧化剂。同时，维生素 C 又是人体免疫系统所必需的维生素，维生素 C 缺乏可影响机体的免疫功能。

（一）细胞免疫

维生素 C 可促进淋巴母细胞生成，刺激淋巴细胞的增殖反应，提高机体对外来或恶变细胞的识别和吞噬，还可提高吞噬细胞的活性。健康人服用维生素 C 能增强循环血中性粒细胞的趋化性。维生素 C 还能改善免疫功能异常者中性粒细胞的移动和杀菌功能。

饮食中缺乏维生素 C，使血清中白细胞水平明显下降，低维生素 C 摄入可明显抑制迟发型超敏反应。研究表明，维生素 C 有增强巨噬细胞的黏附、迁移、趋化作用，刺激鼠腹膜巨噬细胞的吞噬过程。同时，有研究发现，维生素 C 与 Th2 细胞反应，从而激活经过尼古丁处理过的巨噬细胞内 Th1 细胞因子表达下调，发挥保护小鼠腹腔内巨噬细胞的作用，进而增强免疫功能。维生素 C 可通过影响吞噬细胞的运动性而影响外周吞噬细胞的吞噬作用，但其在吞噬作用中的精确机制尚不清楚。

在临床上也观察到，反复呼吸道感染患儿血清维生素 C 的含量亦较低，细胞免疫功能降低，经用左旋咪唑、维生素 E 和维生素 C 治疗 6 周后，CD3、CD4、CD4/CD8 比值明显升高，细胞免疫功能得到增强，同时预防其复发。有研究显示，维生素 C 上调转化生长因子 β_2 的表达，它也是一种前凋亡多功能蛋白，具有抑制 IL-2 依赖的 T 细胞生长活性。临床观察维生素 C 对体外循环患者红细胞免疫功能的影响，将 40 例心内直视手术患者随机分为两组，麻醉后静脉注射生理盐水和维生素 C，结果显示，在体外循环术前给予维生素 C 能明显降低丙二醛含量，降低红细胞内过氧化脂质反应，减轻红细胞免疫功能下降幅度，提高体外循环患者术后的免疫能力。

（二）体液免疫

脱氢维生素 C 能使免疫球蛋白合成过程中肽键分子中两个半胱氨酸残基的巯基（-SH）氧化形成二硫键，从而促进免疫球蛋白的合成，摄入适宜剂量的维生素 C 能增加抗体产生。Amakye 等研究饲料中补充维生素 C 对鸡接种传染性法氏囊病（infectious bursal disease，IBD）的效果，结果显示，接种后 14 天，饲料中补充维生素 C 的接种鸡的抗体效价明显高于饲料中未补充维生素 C 的接种鸡，饲料中补充维生素 C 的鸡在接受传染性法氏囊病病毒（infectious bursal disease virus，IBDV）冲击后并未表现出临床症状或死亡，表明在饲料中以 1000 ppm 补充维生素 C 有利于 IBD 接种的抗体应答。

维生素 C 通过自身的抗氧化作用来调节 B 细胞产生抗体，其机制可能为：①促进 T 细胞增殖，进而促进 B 细胞产生抗体；②调节 B 细胞内活性氧自由基（reactive oxygen species，ROS），进而影响 B 细胞活性；③维生素 C 作用于其他免疫细胞（如树突状细胞），影响体液免疫；④维生素 C 抑制 NF-κB 活性而影响抗体生成。

（三）细胞因子

维生素 C 可提高 C_1 补体酯酶活性，增加补体 C_3 产生，还能促进干扰素产生。Jeongmin 等研究发现，补充复合抗氧化剂可显著预防逆转录病毒引起的鼠 IL-2 分泌抑制和 IL-6 生成增加。IL-2 是重要的 T 细胞生长因子，其分泌增加可恢复 T 细胞增殖，IL-6 水平升高可刺激巨噬细胞和 T 细胞中的人类免疫缺陷病毒（human immunodeficiency virus，HIV）复制，因此，复合抗氧化剂能够预防 Th1 和 Th2 细胞因子产生的不平衡，使整个免疫反应正常化，阻止鼠获得性免疫缺陷综合征（acquired immune deficiency syndrome，AIDS）的进展。

五、维生素 B_6

维生素 B_6 对动物和人的免疫系统均有影响。给老年人补充吡哆醇或供应充足的吡哆醛，对淋巴细胞增殖产生有利的作用。维生素 B_6 缺乏使 CD4 细胞数目减少，加速疾病进展。另外，吡哆醛（pyridoxal 5'-phosphate，PLP）可抑制胸苷酸合成酶，维生素 B_6 的缺乏时能损害 DNA 的合成，而 DNA 的合成过程对维持免疫功能十分重要。

研究发现，试验家兔长期饲喂高胆固醇饲料使细胞免疫反应下降，而补充维生素 B_6 能使细胞免疫反应维持原有水平，表明补充较大剂量的维生素 B_6 可改善家兔细胞的免疫状态。

维生素 B_6 缺乏可明显抑制鼠血清蛋白质依赖抗体（IgE、IgG1、IgG2a）的产生，肝中丙氨酸转氨酶活性也被抑制。采用 70% 酪蛋白饲料导致的维生素 B_6 过量鼠中，血清蛋白依赖抗体的产生也被抑制，低剂量或正常剂量酪蛋白则可减轻这种抑制。可能饲料中过量的维生素 B_6 引起肝中组织蛋白酶 B 的活性受到抑制，引致血清蛋白依赖抗体（IgG1、IgE）产生减少。

研究中，对维生素 B_6 缺乏动物模型，注射 100 条旋毛形线虫，以 ELISA 法检测血清中特异性抗寄生虫抗体 IgM 和 IgG，结果发现，用维生素 B_6 拮抗剂 4- 脱氧吡哆醇（4-DPD）处理组比未处理组的 IgG 和 IgG1 水平低，IgM 水平也被 4-DPD 抑制。维生素 B_6 缺乏鼠比正常饲料喂饲鼠的 IgG 水平低，表明感染旋毛形线虫、喂饲维生素 B_6 缺乏或含有维生素 B_6 拮抗剂 4-DPD 的饲料均可影响 IgG、IgG1 和 IgM 产生。

第三节 微量元素与免疫

经研究证实，在各种微量元素中，与免疫功能关系比较明确和肯定的有铁、锌和硒。

一、铁

铁是人体的必需微量元素，又是较易缺乏的营养素。铁缺乏尤其多见于儿童与育龄妇女，特别是婴幼儿与儿童的免疫系统发育尚不完善，容易感染疾病，预防铁缺乏对这个人群有着重要意义。

铁与免疫关系的研究已有半个多世纪。以往的研究发现，铁缺乏者迟发型皮肤超敏反应和嗜中性粒细胞、巨噬细胞杀菌活性减弱，T 细胞数目减少，淋巴细胞增殖功能低下，但血清免疫球蛋白和 sIgA 正常。近年来，对亚临床铁缺乏的研究证实，铁缺乏主要影响 T 细胞，包括迟发性皮肤超敏反应和淋巴细胞增殖功能低下，IL-6 和 IL-4 活性及中性粒细胞杀菌能力下降。补铁治疗 1 ～ 2 周后受损的免疫功能开始恢复正常。

值得注意的是，对并发感染的铁缺乏者，补铁时有加重病情的风险。因为，补充的铁可能大量地被感染的病原体摄取，从而刺激它们的生长。同时，铁过多在一定程度上，也损伤机体的免疫应答。

铁缺乏对免疫功能的影响主要表现在：

（一）免疫器官

铁缺乏时，胸腺萎缩，胸腺的重量减轻，体积变小，胸腺内淋巴组织分化不良，不成熟的 T 淋巴细胞增多。

（二）细胞免疫

铁缺乏时，外周血中的 T 淋巴细胞明显减少，T 细胞对有丝分裂原或抗原诱导的增殖反应降低，降低程度与铁缺乏程度有关。同时，T 淋巴细胞产生的淋巴因子减少，对肿瘤细胞的杀伤能力明显下降。

铁缺乏时，组织内的吞噬细胞、巨噬细胞的趋向细菌、吞噬和杀灭细菌的能力均降低。虽然，中性粒细胞的吞噬能力未受影响，但杀菌能力下降。当铁缺乏状况纠正后，T 淋巴细胞和巨噬细胞移动抑制因子及对病原菌的杀菌活性恢复正常。

铁作为人体必需的微量元素，除参与血红蛋白的合成外，还是体内多种酶类的组成部分，具有多种生物活性。研究表明，三羧酸循环中 50% 以上的酶和因子含有铁元素或有铁元素存在时才能发挥作用，铁缺乏时，使各类含铁酶或铁依赖酶的功能受到影响，细胞色素含量减少，核糖核酸酶活性降低，抑制 DNA 和蛋白质合成，能量代谢障碍，进而影响 T 细胞的增殖。核糖核苷酸还原酶是一种含铁酶，铁缺乏可导致该酶活性减弱，致使 DNA 前体合成减少，是导致细胞免疫功能减弱的原因之一。此外，铁还是体内许多重要酶类的激活剂，如 cGMP 的合成过程中需要的鸟苷酸环化酶，该酶激活时首先需要一氧化氮（NO）与铁离子结合才能启动，NO 是体内重要的气体自由基分子，可激活鸟苷酸环化酶而导致环磷酸鸟苷（cGMP）聚集，而 cGMP 作为细胞活性启动的重要信使分子，可引发细胞的多种生物效应，参与巨噬细胞及 T 细胞的信号传递、抗感染免疫以及非特异性免疫反应。

（三）体液免疫

多数报道认为，铁缺乏对人类体液免疫无明显影响。B 淋巴细胞数量、免疫球蛋白水平和补体成分均正常。但动物试验研究发现，铁缺乏的大鼠和小鼠抗绵羊红细胞（SRBC）的 IgG 和 IgM 产生明显减少，其机制可能因在铁缺乏时，肝内线粒体异常，细胞色素 C 含量降低，能量产生减少，而导致免疫球蛋白合成障碍，使抗体产生量减少。

二、锌

人体内，锌依赖酶有百余种，这些金属酶需要锌的存在才能发挥其生物活性。其中胸腺激酶、DNA 转移酶和 DNA 依赖性 RNA 合成酶与免疫活性细胞的代谢密切相关。因此，锌对维持免疫系统的正常发育和功能有重要作用。锌缺乏对免疫系统的影响十分迅速而且明显，包括对免疫器官、细胞免疫、体液免疫及免疫网络的相互作用。

（一）免疫器官

锌缺乏影响胸腺的发育，并使胸腺萎缩和皮质区 T 淋巴细胞稀少，胸腺素水平降低。有研究认为，锌缺乏时，糖皮质类固醇水平发生改变使胸腺萎缩。补锌后可使萎缩的胸腺逆转。

（二）细胞免疫

锌缺乏时，细胞免疫功能下降，即使轻度锌缺乏，也对细胞介导的免疫和细胞功能有较大影响。淋巴细胞凋亡增多，脾和周围血中的淋巴细胞数目减少几乎近一半，但脾 T 淋巴细胞和 B 淋巴细胞的主群和亚群的表型分布或其比例仍维持正常。T 淋巴细胞杀伤肿瘤细胞的能力降低，T 淋巴细胞辅细胞功能缺陷，同时 NK 细胞活性降低。在人体，补充锌后可增强淋巴细胞对 PHA 和 ConA 诱导的增殖反应。补锌 2 ～ 3 周后儿童受损免疫功能即可恢复正常。

动物试验研究发现，锌缺乏小鼠对同种肿瘤细胞的体内细胞毒性 T 杀伤细胞活力下降，故认为，锌缺乏也可能损伤机体对肿瘤的免疫监视作用。

与铁过量同样，锌过量亦可损害免疫功能，使淋巴细胞对 PHA 诱导的增殖反应降低，影响中性粒细胞及巨噬细胞的活力，抑制其趋化活性、吞噬功能及细胞的杀伤活力。这种抑制作用可能与血清和细胞膜相关的低密度脂蛋白升高有关。

（三）体液免疫

锌缺乏小鼠体内抗 SRBC 的 IgG 减少，经补锌后可增加对 SRBC 的抗体滴度。

关于锌影响免疫功能的机制，尚未完全阐明。一般认为，锌是多种金属酶的关键成分，这些酶在核酸代谢和机体蛋白质合成方面发挥作用，锌对淋巴细胞增殖的影响可能与这些酶在核酸合成中的作用有关。另外，锌是胸腺激素的基本成分，在激发 T 淋巴细胞活性中发挥作用。

三、硒

硒是谷胱甘肽过氧化物酶的活性成分，当机体硒缺乏时，谷胱甘肽过氧化物酶活性下降，清除氧化自由基的能力减弱，过氧化氢等活性氧和自由基增多，导致细胞免疫和体液免疫功能受损。

硒对细胞免疫具有明显影响。促进淋巴细胞的增殖，使参与免疫应答的淋巴细胞数目增多，从而增强了机体对感染的抵抗力。硒还能提高 NK 细胞对肿瘤的杀伤力。在多项啮齿类动物的试验研究中已证明，增加硒的摄入量，能预防试验动物癌症的发生。硒缺乏可以影响 T 细胞在免疫反应中的克隆放大作用，补充一定剂量的硒，能使人和动物的 Tc 细胞和 NK 细胞活性明显增强，并影响体内 Tc 细胞产生的数量。此外，硒能促进淋巴细胞分泌细胞因子，提高体外培养小鼠淋巴细胞分泌 IL-2 的能力。

硒对体液免疫有一定的激活作用，促进免疫球蛋白的形成和分泌，提高机体合成 IgG 和 IgM 等抗体的能力，并增强抗体对抗原的应答反应。硒缺乏时，试验动物体内抗体水平下降，而在体外培养的人外周血白细胞中加入一定剂量的硒，能使 IgG 水平提高。

硒对非特异性免疫功能的作用表现为对巨噬细胞趋化、吞噬和杀灭能力的影响。硒缺乏动物可出现中性粒细胞和多形核白细胞游走能力和趋化能力下降，吞噬能力降低等。

其他膳食成分与免疫

除人体必需的营养素外，膳食中的其他成分，如多糖类、植物化学物（β- 胡萝卜素、叶黄素、番茄红素）及核苷酸等，均对人体免疫功能具有一定作用。该部分内容详见相应章节。

（王军波）

参考文献

[1] Dawson HD, Collins G, Pyle R, et al. Direct and indirect effects of retinoic acid on human Th2 cytokine and chemokine expression by human T lymphocytes. BMC Immunol, 2006, 7: 27.

[2] Lin YH, Shiau SY. Dietary vitamin E requirement of grouper, Epinephelus malabaricus, at two lipid levels, and their effects on immune responses. Aquaculture, 2005, 248 (1-4): 235-244.

[3] Beharka AA, Wu DY, Serafini M, et al. Mechanism of vitamin E inhibition of cyclooxygenase activity in macrophages from old mice: role of peroxynitrite. Free Radic Biol Med, 2002, 32 (6): 503-511.

[4] Bassit RA, Sawada LA, Bacurau RF, et al. Branched-chain amino acid supplementation and the immune response of long-distance athletes. Nutrition, 2002, 18 (5): 376-379.

[5] Zhou XQ, Niu CJ, Sun RY, et al. The effect of vitamin C on the non-specific immune response of the juvenile soft-shelled turtule.Comp Biochem Phys, 2002, 131 (part A): 917-922.

[6] Siberrya GK, Ruff AJ, Black R. Zinc and human immunodeficiency virus infection. Nutr Res, 2002, 22: 527-538.

[7] Muhling J, Fuchs M, Sablotzki A, et al. Methohexital affects neutrophil (PMN) dynamic free amino acid pool and immune functions in vitro. Eur J Anaesthesiol, 2001, 18 (6): 366-376.

[8] Houdijk JG, Kyriazakis I, Coop RL, et al. The expression of immunity to Teladorsagia circumcincta in ewes and its relationship to protein nutrition depend on body protein reserves. Parasitology, 2001, 122 (Pt 6): 661-672.

[9] Chakrabarti L, Bandyopadhyay BC, Poddar MK. Is age-induced decline in immune response associated with hypothalamic glutamate receptor density and dietary protein? Nutr Neurosci, 2001, 4 (5): 375-387.

[10] Ford JT, Wong CW, Colditz IG. Effects of dietary protein types on immune responses and levels of infection with Eimeria vermiformis in mice.Immunol Cell Biol, 2001, 79 (1): 23-28.

[11] Horváth ME, González-Cabello R, Blázovics A, et al. Effect of silibinin and vitamin E on restoration of cellular immune response after partial hepatectomy.J Ethnopharmacol, 2001, 77: 227-232.

[12] Bendich A. Micronutrients in women's health and immune function. Nutrition, 2001, 17 (10): 858-867.

[13] Strickland FM. Immune regulation by polysaccharides: implications for skin cancer. J Photochem Photobiol B, 2001, 63 (1-3): 132-140.

[14] Molano A, Meydani SN.Vitamin E, signalosomes and gene expression in T cells. Molr Aspects Med, 2012, 33 (1): 55-62.

[15] Sabat R, Kolleck I, Witt W, et al. Immunological dysregulation of lung cells in response to vitamin E dificiency. Free Radic Biol Med, 2001, 30 (10): 1145-1153.

[16] Lu J, Field CJ, Basu TK. The immune response to diabetes in BB rats supplemented with vitamin A. J Nutr Biochem, 2000, 11: 515-520.

[17] Gersgwin ME, German JB, Keen CL. Nutrition and Immunology: principles and practice. Totowa, New Jersey: Humana Press, 2000.

[18] Cuervo AM, Macian F. Autophagy, nutrition and immunology. Mol Aspects Med, 2012, 33 (1): 2-13.

[19] Amakye AJ, Lin TL, Hester PY, et al. Ascorbic acid supplementation improved antibody response to infectious bursal disease vaccination in chickens. Poult Sci, 2000, 79 (5): 680-688.

[20] Benn CS, Lisse IM, Bale C, et al. No strong long-term of vitamin A supplementation in infancy on CD4 and CD8 T-cell subsets. A community study from Guinea-Bissau, West Africa. Ann Trop Paediater, 2000, 20 (4): 259-264.

[21] Mitchell BL, Ulrich CM, McTiernan A. Supplementation with vitamins or minerals and immune function: can the elderly benefit? Nutr Res, 2003, 23 (8): 1117-1139.

[22] De La Fuente M, Carazo M, Correa R, et al. Change in macrophage and lymphocyte function in guinea-pig after different amounts of vitamin E ingestion. Br J Nutr, 2000, 84 (1): 25-29.

[23] Zhao W, Han Y. Suppressive effect carotenoids on the luminol dependent chemiluminescence of the stimulated rat macrophages. Chin Med Sci J, 1999, 14 (2): 121-124.

[24] Chew BP, Park JS. Carotenoid action on the immune response. J Nutr, 2004, 134 (1): S257-S261.

[25] Inubushi T, Okada M, Matsui A, et al. Effect of dietary vitamin B_6 contents on antibody production. Biofactors, 2000, 11 (1-2): 93-96.

[26] Moriguchi S, Muraga M. Vitamin E and immunity. Vitam Horm, 2000, 59: 305-336.

[27] Serafini M. Dietary vitamin E and T cell-mediated function in the elderly：effectiveness and mechanism of action. Int J Devel Neuroscience，2000，18：401-410.

[28] Pekmezci D. Vitamin E and immunity. Vitam Horm，2011，86：179-215.

[29] Calder PC. Fat chance of immunomodulation. Immunol Today，1998，19（6）：244-247.

[30] Chen S，Sims GP，Chen XX，et al． Modulatory effects of 1，25- dihydroxy vitamin D_3 on human B cell differentiation. J Immunol，2007，179（3）：1634-1647.

[31] Sheikh A，Shamsuzzaman S，Ahmad SM，et al. Zinc influences innate immune responses in children with enterotoxigenic Escherichia coli. induced diarrhea. J Nutr，2010，140（5）：1049-1056.

[32] Heck TG，Scholer CM，de Bittencourt PI. HSP70 expression：does it a novel fatigue signalling factor from immune system to the brain? Cell Biochem Funct，2011，29：215-226.

[33] Cruzat VF，Pantaleao LC；Donato J Jr，de Bittencourt PI Jr，Tirapegui J. Oral supplementations with free and dipeptide forms of L-glutamine in endotoxemic mice：effects on muscle glutamine-glutathione axis and heat shock proteins. J Nutr Biochem，2014，25：345-352.

[34] van de Pavert SA，Ferreira M，Domingues RG． Maternal retinoids control type 3 innate lymphoid cells and set the offspring immunity.Nature，2014，508（7494）：123-127

[35] Kakagu E. Kanno N，Ueno Y. et al． Extracellular branched—chain arhino acids，especially valine，regulate maturation and function of monocyte. derived dendritic cells. J Iminunol，2007，179（10）：7137-7146.

[36] Zajac A，Poprzecki S，Zebrowska A，Chalimoniuk M，Langfort J. Arginine and ornithine supplementation increases growth hormone and insulin-like growth factor-1 serum levels after heavy-resistance exercise in strength-trained athletes. J Strength Cond Res，2010，24：1082-1090.

[37] Pithon-Curi TC，Trezena AG，Tavares-Lima W，Curi R． Evidence that glutamine is involved in neutrophil function. Cell Biochem Funct，2002，20：81-86.

[38] Cury-Boaventura MF，Peres FP，Levada-Pires AC，Silva PRS，Curi R，Pithon-Curi TC． Effect of supplementation with hydrolyzed whey protein enriched with glutamine dipeptide on performance of triathletes. Med Sci Sport Exer，2008，40：S102-S103.

[39] Alvares TS，Conte CA，Paschoalin VM，Silva JT，Meirelles Cde M，Bhambhani YN，Gomes PS． Acute l-arginine supplementation increases muscle blood volume but not strength performance. Appl Physiol Nutr Metab，2012，37：115-126.

[40] Yongji Wang，Jinge zhu，Hector F. DeLuca. where is the vitaminD receptor？Arch Biochem Biophys，2012，523（1）：123-133.

[41] Martin Hewison. An update on Vitamin D and human immunity . Clin Endocdnol（Oxf），2012，76（3）：315-325

[42] Pawel Pludowski，Michael F. Holick，Stefan Pilz，et al． Vitamin D effects on musculoskeletal heal，immunity，autoimmunity，cardiovascular disease，cancer，fertility，pregnancy，dementia and mortality—A review of recent evidence.Autoimmun Rev，2013，12（10）：976-989.

[43] Ardizzone S，Cassinotti A，Trabattoni D，et al． Immunomodulatory effects of 1，25 -dihydmxyvitamin D3 on THl/TH2 cytokines in inflammatory bowel disease：an in vitro study. Int J Immunopathol Pharmnacol，2009，22（1）：63-71.

[44] Mahapatra SK，Chakraborty SP，Roy S .Immunomodulatory role of ascorbic acid against nicotine - induced murine peritoneal macrophages in vitro .Oxid med cell longev，2011，734：319 .

[45] Woo A，Kim J，Jeong YJ，et al. Vitamin C acts indirectly to modulate isotype switching in mouse B cells . Anat Cell Biol，2010，43（1）：25 -35.

242

[46] Baeke F，Takiishi T，Korf H，et al. Vitamin D：modulator of the immune system. Curr Opin Pharmacol，2010，10：482-496.

第十一章　能量代谢失调与肥胖

　　肥胖（obesity）是由多因素引起的慢性代谢性疾病。早在 1948 年，世界卫生组织（World Health Organization，WHO）就将肥胖列入疾病分类名单。据 WHO 估计，自 1980—2008 年间，全球肥胖人群增长了 1 倍；2014 年，18 岁及以上成年人中有超过 19 亿人（39%）超重，其中 6 亿多（13%）为肥胖。在我国，随着经济发展的加速，传统的生活方式发生了很大的变化：身体活动减少，静坐式工作模式与生活方式，以及高能量、高脂肪膳食摄入，导致能量代谢失衡，超重和肥胖者日益增多。中国居民健康与营养调查（China Health and Nutrition Surveys，CHNS）显示，1993—2004 年间，我国 20 ~ 65 岁居民的腰围呈逐年增长趋势；男性腹型肥胖率从 17.7% 增加至 40.6%，女性从 28.5% 增加至 45.7%。中国居民营养与慢性病状况报告（2015 年）显示，中国 18 岁及以上居民超重率和肥胖率分别为 30.1% 和 11.9%，6 ~ 17 岁、6 岁以下儿童超重 / 肥胖率分别为 16.0%、11.5%。大中城市儿童肥胖问题尤为突出，并呈持续上升趋势。研究显示，肥胖导致相关疾病（冠心病、高血压、血脂异常、骨关节炎、痛风、睡眠呼吸暂停综合征等）的发生。肥胖及其并发症占各国疾病谱和死亡谱的绝大部分，每年至少有 280 万成人死于超重或肥胖引致的疾病或并发症；有 44% 的糖尿病、23% 的缺血性心脏病和 7% ~ 41% 的某些癌症的负担，可归因于超重和肥胖。目前，预防和控制超重与肥胖，是公共卫生和预防医学领域的重要工作之一。

第一节　人体能量平衡与失调

　　肥胖主要是因机体能量平衡失调，摄入的能量多于消耗的能量，致使体内能量过剩，转化为脂肪组织，过多堆积在皮下和脏器周围，导致体重超过正常。

一、人体能量平衡

　　在自然界，能量既不能自生也不能消失，只能从一种形式转换为另一种形式，始终遵循着能量守恒定律，在人体内亦是如此。人体需要的能量主要来源于食物，即食物中的产能营养素脂肪、糖和蛋白质。植物吸收太阳能，用以合成自身的营养物质，并将太阳能转变为化学能储存起来。动物经食物及饲料从植物中获取能量，满足自身的需要，最终食用植物（如蔬菜、水果、坚果等）与食用动物（如猪、牛、羊等）均成为人类的食物，被摄入人体，成为人体的主要能量来源。

　　人体的能量消耗主要用于维持基础代谢（basal metabolism）、身体活动（physical activity）以及食物特殊动力作用（specific dynamic action）。对于儿童、孕妇和乳母，能量消耗还包括满足机体生长发育、组织和胎儿的生长以及分泌乳汁的需要。正常情况下，人体对能量的摄取与消耗处于平衡状态，以维持正常体重和机体生理功能的正常。

二、人体能量失调

　　在某些情况下，当人体摄入的能量不足（energy deficiency）时，机体将消耗自身的能量储备，以满足生命活动的需要。如果人体长期处于能量摄入不足或饥饿状态，则会导致消瘦、生长发育迟缓。如不及时纠正，将会加重缺乏状态，进一步导致多器官功能受损甚至衰竭，严重者最终威胁生命或导致死亡。相反，如果长期能量摄入过多或过剩（energy surplus），则会在体内不断储存。人体内能量主要以三酰甘油形式储存在脂肪组织的脂肪细胞内，长期能量摄入过多而消耗减少，将导致机体脂肪组织异常增多，包括脂肪细胞体积的增大和数目增多，从而导致超重和肥胖的发生。

三、人体能量平衡的维持

维持人体能量摄入与消耗之间的平衡，是防止体内脂肪过量和控制肥胖的基本原则。能量需要量是指长期保持良好的健康状态，具有良好的体形、机体构成和活动水平的个体，达到能量平衡并能满足维持从事生产劳动和社会活动所必需的能量摄入。因此，准确估计人体能量的消耗对确定合理的能量摄入十分关键和重要。

决定人体能量消耗不同和差别的主要是体力活动，而且体力活动量是能够人为控制和调整的。因此，增加体力活动是维持能量平衡，甚至负平衡的重要方式之一，也是控制体脂的有效措施。体力活动消耗的能量主要用于骨骼肌的活动即骨骼肌的收缩和舒张，尤其是大肌群的活动（如腓肠肌、肱二头肌、肱三头肌、股四头肌等）是影响能量消耗的重要因素。因此，控制体脂所提倡的有氧运动主要是指大肌群有规律的活动，常见的有打球、做操、跑步、骑自行车、游泳等。

第二节 肥胖的分型、评价指标和标准

肥胖（obesity）是指体内脂肪量过多的状态，是由多因素引起的慢性代谢性疾病。

依据不同的分类方法，肥胖分为多种类型，不同类型的肥胖有其不同的特点。对各型肥胖的界定比较复杂，首先，是评价指标的选择；其次，是评价标准的界定。在世界范围内，不同的种族、民族有各自的特点，之间有很大的差别，很难有统一的肥胖评价标准。早在20世纪30年代，德国的儿科医生首先用体成分定量分析作为判定儿童营养状况的指标。20世纪40年代初，美国学者Behnke在此基础上提出了"瘦体重"的概念，使体成分的研究重点发生了根本转变，即由原来直接分析人体的各种化学成分，过渡到整体分析体脂肪（body fat，BF）和瘦体重（lean body mass，LBM）。至20世纪80年代，体质指数（body mass index，BMI）被广泛应用于成人超重与肥胖的评估。1997年，国际肥胖工作组（International Obesity Task Force，IOTF）确立将BMI作为成年人及儿童肥胖的评估指标，并制定了BMI的评价标准。因WHO的标准是基于欧洲人群制订，并不一定适用于各种族人群。中国肥胖工作组（The Working Group on Obesity in China，WGOC）汇总了1990年以来我国13项大规模肥胖及其相关疾病的研究数据，涉及研究对象达24万余人，于2002年发布了适合中国成年人的BMI界值，用于中国人群肥胖的评价标准。

一、肥胖的分型

肥胖依据不同的分类方法而分为多种类型，不同类型的肥胖有其不同的特点。

（一）依据肥胖发生的原因分型

依据肥胖发生的原因，分为单纯性肥胖与继发性肥胖两类。

1．单纯性肥胖（simple obesity）　指无内分泌疾病或未发现可能引起肥胖的特殊病因。该型肥胖占肥胖总数的95%以上。该类病人全身脂肪分布比较均匀，其肥胖的发生可能是遗传因素和环境因素共同作用的结果，特别是生活方式对其发生具有重要影响。

2．继发性肥胖（secondary obesity）　由于疾病或药物作用引起的肥胖症，包括内分泌疾病、代谢障碍性疾病或脑部疾病等，约占肥胖的2%～5%。肥胖只是该类患者的症状之一，同时还有其他原发疾病的临床表现，如下丘脑疾病、腺垂体功能低下（垂体瘤）、皮质醇增多症（Cushing's　syndrome）、甲状腺功能减退症、肾上腺皮质功能亢进（肾上腺皮质增生或腺瘤）、糖尿病前期及胰岛β细胞瘤、性腺功能减退、多囊卵巢综合征以及服用抗精神病药物、糖皮质激素等。治疗时主要治疗原发疾病，才能有效控制继发性肥胖。一旦原发疾病痊愈或停止服用药物，肥胖即可改善。

（二）依据机体脂肪分布特征分型

依据人体脂肪分布的特征，分为中心性肥胖和周围性肥胖。

1．中心性肥胖（abdominal obesity）　即腹型肥胖，脂肪主要积聚于腹部及腹腔内脏器官的周围。腹型肥胖是导致代谢综合征和心血管疾病的重要危险因素。

2．周围性肥胖（peripheral obesity）　即外周性肥胖，脂肪主要积聚于四肢及皮下，均匀分布在躯干和四肢部位。

（三）依据肥胖发生的年龄分型

依据肥胖发生的年龄，分为早期肥胖和晚期肥胖。目前，确定肥胖发生早或晚的年龄标准不一。一般认为，胎儿后期至4岁左右，脂肪组织的发育以脂肪细胞数目增多为主；4岁以后，脂肪组织的发育以脂肪细胞体积增大为主，故常以4岁为界划分早期和晚期肥胖。

1．早期肥胖　4岁及以前发生的肥胖，表现在脂肪细胞数目增多和体积肥大，肥胖程度较重，且不易控制，可能与遗传因素有关。

2．晚期肥胖　4岁以后发生的肥胖，表现在脂肪细胞体积肥大，脂肪主要分布在躯干，肥胖程度相对较轻，容易通过饮食控制。

成人期肥胖多数开始于儿童期，且儿童期肥胖者有60%～80%至成人期仍维持肥胖，因此，肥胖的预防应从儿童期开始。

二、评价指标和标准

目前，我国成年人肥胖的评价指标主要为体脂百分比、体质指数及体脂分布类型等。

（一）体脂百分比

肥胖主要表现为体内脂肪量过多，体脂百分比（percent of body fat，%BF）是评价肥胖直接而客观的指标之一。

1．基本概念　体脂肪（fat mass，FM）　又称脂肪重，能用乙醚提取的机体纯脂肪，是代谢不活跃组织。

瘦体重（fat free mass，FFM）　又称去脂体重，除脂肪外，其余的机体成分，包括肌肉、骨骼、脏器、体液等，是代谢活跃组织。

2．影响因素　瘦体重和体脂肪的绝对含量及相对比例，均随年龄和性别而不同。其绝对含量随着年龄的增长而增加，相对比例在性别间差异较显著，尤其青春期之后，女性的体脂含量明显高于男性。

出生时人体脂肪约占体重的 12%；新生儿期体脂迅速增加，在 6 月龄时达高峰，约为体重的 25%；青春期前下降到 15% ～ 18%；青春期女性的体脂百分比显著增加，而男性则显著下降，18 岁时男性脂肪占体重的 15% ～ 18%，女性占体重的 20% ～ 25%；青春期后，男、女性的脂肪量均增加。

3. 评价标准　成年男性体脂百分比为体重的 15% ～ 20%，女性体脂百分比为体重的 20% ～ 25%，超过这一标准即为超重或肥胖。评价标准见表 11-2-1。

表 11-2-1　成年人超重或肥胖的评价标准

性别	超重	轻度肥胖	中度肥胖	重度肥胖
男性	20% ～ 25%	25% ～ 30%	30% ～ 35%	35% ～
女性	25% ～ 30%	30% ～ 35%	35% ～ 40%	40% ～

（引自：葛可佑主编．中国营养科学全书。北京：人民卫生出版社，2004）

（二）体质指数

体质指数（body mass index，BMI）是评价超重与肥胖最常用的指标，近年来已被广泛应用。

1. 基本概念　BMI 是在准确测量体重和身高后，采用公式计算，然后将计算的结果与参考值比较，确定其正常、超重还是肥胖以及肥胖的程度。计算公式为：

$$BMI = 体重（kg）/ [身高（m）]^2。$$

该指标考虑了体重和身高两个因素，且与脂肪含量密切相关，能较好地反映机体的肥胖程度，特别是全身性超重和肥胖。在实际应用中，可操作性强，准确度较高，无损伤性，且不受性别的影响。研究表明，大多数个体的 BMI 与体脂百分比有明显的相关性。

2. 影响因素与局限性　在应用中，BMI 亦存在一定的局限性，有时也可能会错误估计脂肪的含量，如运动员 BMI 较高，则主要由于肌肉组织发达，非脂肪组织所占比例增加；BMI 尚不能很好地区别肥胖与水肿；老年人的肌肉组织与其脂肪组织相比，肌肉组织减少较多，计算的 BMI 值可能过低估计其肥胖程度。因此，准确地说 BMI 是评价超重的指标，只有在超重确系脂肪组织增多时，BMI 才是评价肥胖的有效指标。这也是所有身高体重指数共同的问题。

3. 评价标准　WHO、亚洲及中国成年人 BMI 的参考范围，见表 11-2-2。

（三）体脂分布类型

研究证实，脂肪分布类型与健康的关系比脂肪含量更密切。腹型肥胖与代谢综合征、2 型糖尿病、高血压以及血脂异常等密切相关。因此，检测体脂分布对预防肥胖相关疾病的发生具有重要的意义。较精确地评价体脂分布的方法，如磁共振成像（MRI）、CT 扫描或双能 X 线吸收测量体脂分布，计算内脏脂肪面积。一般认为，内脏脂肪面积大于 $130cm^2$ 与代谢综合征相关；小于 $110cm^2$ 则危险性较低。但在实际应用中，这些方法不仅需要一定设备，成本昂贵，方法复杂，可行性受到一定限制。

表 11-2-2　成人 BMI 参考范围

分类	BMI（kg/m²）			相关疾病的危险性
	WHO	亚洲	中国	
体重过低	< 18.5	< 18.5	< 18.5	低（但其他疾病危险性增加）
正常范围	18.5 ~ 24.9	18.5 ~ 22.9	18.5 ~ 23.9	平均水平
超重	≥ 25	≥ 23	≥ 24	
肥胖前期	25 ~ 29.9	23 ~ 24.9	24 ~ 27.9	增加
Ⅰ度肥胖	30 ~ 34.9	25 ~ 29.9	≥ 28	中度增加
Ⅱ度肥胖	35 ~ 39.9	≥ 30		严重增加
Ⅲ度肥胖	≥ 40			极严重增加

（引自：中华人民共和国卫生部疾病控制司编著．中国成人超重和肥胖症预防控制指南．北京：人民卫生出版社，2006．）

WHO 推荐采用腰臀比（waist-to-hip ratio，WHR）来评价脂肪分布类型，具有广泛的应用价值。

1．WHR 的基本概念　WHR 是腰围和臀围的比值，也被作为测量腹型肥胖的方法。用皮尺准确测量人体腰围（waist circumstance，WC）和臀围，然后计算腰围和臀围的比值，与参考值比较后进行评价。

2．评价标准　在白种人中，WHR 男性大于 1.0 和女性大于 0.85 的被定义为腹部脂肪堆积。

WHO（1998 年）提出，腰围是反映脂肪总量和脂肪分布的综合指标，BMI 升高和腹型肥胖都会导致腰围增大；而当腰围减小时，即使体重无改变也可显著降低肥胖相关疾病危险性。认为单纯测量腰围比 WHR 更适于评价腹型肥胖，且简单可靠，并建议判定腹型肥胖的标准为：男性腰围 ≥ 102cm，女性腰围 ≥ 88cm。该标准被认为是欧洲人群适宜的标准，并不适用于亚洲人群。目前建议，亚洲人腹型肥胖的判定标准为：男性腰围 ≥ 90cm，女性腰围 ≥ 80cm。

中国肥胖工作组（2001 年），依据大量中国人群的研究数据，提出了适合于中国人群的腹型肥胖的标准：男性腰围 ≥ 85cm，女性腰围 ≥ 80cm。多项研究表明，控制腰围在该范围值内，将有益于肥胖相关疾病的预防，如对于男性人群可能防止约 60% 的危险因素聚集、54% 的高三酰甘油血症、41% 的高血压、30% 的空腹血糖升高；对于女性人群可能防止 47% 的危险因素聚集、50% 的高三酰甘油、42% 的高血压和 37% 的糖尿病。

此外，躯干（脐旁）与四肢（肱二头肌、肱三头肌）皮褶厚度之比也可用于评价脂肪分布类型。

第三节　临床表现、发病机制与危险因素

目前认为，肥胖不仅是一种体脂过量的状态，而且是一种疾病。肥胖对躯体及心理均有明显影响，常伴有不良身体结局。其临床表现主要包括肥胖自身症状和因肥胖而导致的并发

症，如心脑血管疾病、糖尿病、生殖系统疾病和内分泌疾病等。

一、临床表现

肥胖的医学危害可分为机械性和代谢性，但很多并发症同时包括这两种因素。

（一）自身症状

1. 躯体症状　肥胖常见的躯体症状有气喘、疲劳、睡眠困难、下腰痛、髋关节和膝关节疼痛等。肥胖女性易发生月经失调，甚至不孕症等。肥胖本身的症状多为非特异性，并与肥胖的严重程度和年龄有关，严重地影响着他们的生活质量。

下腰痛和关节痛是肥胖患者最多见的机械性损伤，但也有代谢方面的原因，其症状与超重与肥胖程度度明显相关。其他的机械性损害还包括压迫性尿失禁（常见于老年女性）、裂孔疝所引起的消化不良、呼吸道机械性压迫引致的气喘等。

2. 心理影响　肥胖对心理的影响十分复杂。由于肥胖及其相关症状，时有周围人对肥胖者抱有特殊看法，使患者缺乏自信，常伴有自卑、抑郁等情绪。肥胖者行动迟缓以及肥胖的相关症状和对健康的危害，使其生活质量明显降低，焦虑、紧张和抑郁情绪加重。甚至生活质量的降低进一步导致其对前程感觉暗淡、绝望。此外，肥胖患者经常受到疾病的困扰，生活充满痛苦，影响潜能的发挥和家庭的和谐，从而使社会适应能力出现障碍。

（二）并发症与相关疾病

肥胖的最大危害是其并发症与相关疾病，如代谢综合征、心血管疾病、2 型糖尿病、睡眠呼吸暂停综合征、下肢水肿、蜂窝织炎、静脉血栓及其他代谢性疾病，是肥胖者生活质量下降和病死率高的主要原因。肥胖患者往往有高血压、高血脂和葡萄糖耐量异常；肥胖是影响冠心病发病和死亡的一个独立危险因素；腹型肥胖患者要比周围性肥胖者具有更高的疾病危险性。肥胖相关疾病的相对危险度，见表 11-3-1。

表 11-3-1　肥胖相关疾病的相对危险度 *

危险性显著增高 （相对危险度大于 3）	危险性中等增高 （相对危险度 2～3）	危险性稍增高 （相对危险度 1～2）
2 型糖尿病	冠心病	女性绝经后乳腺癌、子宫内膜癌
胆囊疾病	高血压	男性前列腺癌、结肠直肠癌
血脂异常	骨关节病	生殖激素异常
胰岛素抵抗	高尿酸血症和痛风	多囊卵巢综合征
气喘	脂肪肝	生育功能受损
睡眠中阻塞性呼吸暂停		背下部疼痛
		麻醉并发症

* 相对危险度是指肥胖者发生上述肥胖相关疾病的患病率是正常体重者对该病患率的倍数
[引自：中华人民共和国卫生部疾病控制司编著. 中国成人超重和肥胖症预防控制指南. 北京：人民卫生出版社，2006.]

肥胖常见并发症与相关疾病

1. 代谢综合征（metabolic syndrome，MS）是因胰岛素抵抗引起的高胰岛素血症进而导致的一组可致 AS 的代谢性疾病的总称，包括肥胖、高血压、糖代谢异常、血脂紊乱、高胰岛素血症、高尿酸血症、血液高凝状态和微量白蛋白尿等（详见第13章营养与代谢综合征）。肥胖尤其是腹型肥胖是 MS 的始动因素。研究显示，中国腹型肥胖中年男性人群代谢综合征患病率为 19.3%，女性为 13.9%。

2．心血管疾病　多项研究证实，超重和肥胖是心血管疾病发生的独立危险因素，而且和其他危险因素，如高血压、血脂异常和糖尿病之间有明确的关联。BMI ≥ 24 和 BMI ≥ 28 的个体，有 2 个及以上危险因素聚集者 AS 的患病率分别为 BMI < 24 者的 2.2 和 2.8 倍。腰围超标危险因素聚集者的患病率为腰围正常者的 2.1 倍。

肥胖增加心血管疾病的危险性可能通过几个相互关联的机制。首先，肥胖可引起心脏结构和功能的改变。因肥胖者基础代谢率增加，使心输出量增加：①高心排血量状态可导致左心室肥大和舒张功能障碍；②血容量增加可使血压升高，加剧左心室结构和功能障碍。其次，肥胖通过胰岛素抵抗对心脏产生间接影响。与之相佐的是减轻体重可明显降低血压、改善血脂成分和胰岛素抵抗，从而降低心血管病危险因素。减轻体重除改善个体的心血管疾病危险因素以外，在群体水平上也可以降低心血管疾病的发病率和病死率。

3．高血压　肥胖是高血压的重要危险因素之一。随着 BMI、腰围及皮褶厚度的增加，血压呈现进行性增高。有研究显示，BMI ≥ 24 者，高血压患病率是 BMI < 24 者的 2.5 倍；BMI ≥ 28 者，高血压患病率是 BMI < 24 者的 3.3 倍。男性腰围 ≥ 85cm，女性腰围 ≥ 80cm，其高血压患病率是腰围正常者的 2.3 倍。

肥胖和高血压的关联随着年龄和种族的变化而变化。年龄越小，关联越强。虽然儿童期血压仅与成人期血压弱相关，但儿童期与成人期的肥胖有强相关性。

4．2 型糖尿病　肥胖是 2 型糖尿病的主要危险因素之一。研究显示，BMI ≥ 24 者，2 型糖尿病的患病率为 BMI < 24 者的 2.0 倍；BMI ≥ 28 者，2 型糖尿病患病率为 BMI < 24 者的 3.0 倍。男性和女性腰围分别 ≥ 85cm 和 ≥ 80cm 时，糖尿病的患病率分别为腰围正常者的 2 ~ 2.5 倍。且肥胖持续时间越长，发生 2 型糖尿病的危险性越大。肥胖并发 2 型糖尿病的患者，其预期寿命比体重正常的糖尿病患者缩短 35%；糖尿病的病死率随体重增加而升高；控制体重则可使糖尿病的发病率降低一半以上。胰岛素抵抗和高胰岛素血症也是儿童期肥胖的一个特征表现，纵向研究表明，儿童期肥胖能够预测成人期糖尿病发生的危险性。

肥胖导致糖尿病的机制包括遗传因素和环境因素。肥胖和糖尿病具有共同的基因背景。肥胖者，尤其腹型肥胖者常有明显的胰岛素抵抗，胰岛细胞只能分泌更多的胰岛素以使血糖维持在接近正常的水平。长期的胰岛素抵抗，使分泌的胰岛素不足以对抗时，血糖水平会逐渐升高，高血糖毒性进一步加重胰岛素抵抗，如此恶性循环使血糖水平持续升高而出现糖尿病。同时，在胰岛素抵抗状态下，胰岛素抗脂肪分解作用被削弱，脂肪（尤其腹部脂肪）分解加剧，过多的游离脂肪酸与葡萄糖竞争进入骨骼肌细胞进行代谢而减少了机体对糖的利用，进一步加重胰岛素负荷。

肥胖和糖尿病的关系提示，对肥胖者，早期干预可能是预防糖尿病发生的关键。减轻体重能改善糖耐量、提高胰岛素敏感性，预防和延缓肥胖者的糖尿病进展。

5．其他　肥胖还与身体多个系统、器官疾病的发生相关，如骨关节病、痛风、与内分泌有关的癌症（如女性绝经后的乳腺癌、子宫内膜癌、卵巢癌、宫颈癌，男性的前列腺癌等）及某些消化系统癌症（如结肠直肠癌、胆囊癌、胰腺癌和肝癌等），这些疾病的发病率与超重和肥胖存在正相关。肥胖还与一些妇科疾病有关，包括卵巢多发囊肿、不育和月经失调。此外，肝胆疾病，尤其脂肪肝、胆石病、胆囊息肉在肥胖者中常见。特别需要警惕的是，腹型肥胖发生并发症的可能性更大。

肥胖者的总病死率升高。体重死亡率曲线为 U 形，该曲线最低点的体重接近于男、女性正常平均值。据报道，BMI ≥ 30，或男性腰围 ≥ 102cm，女性腰围 ≥ 88cm 的肥胖者，过早死亡的危险是正常体重者的 2 倍。理论上推算，BMI 从 40 降到 38 的男性患者，其过早死亡的危险将减少 12%；BMI 从 30 降到 28.5 的男性患者，其死亡危险下降 7.5%。

二、发病机制

肥胖的发病机制十分复杂，迄今尚未形成一致定论。肥胖涉及多种机制，主要见于以下方面：

（一）过多摄食

已知在下丘脑外侧区是摄食中枢，腹内侧核是饱中枢，正常情况下，二者协调控制人体的摄食行为。肥胖者能量摄入过多的原因是食欲旺盛与亢进，导致食欲亢进的原因是下丘脑外侧区摄食中枢兴奋性增强，其神经化学基础是单胺类物质（包括 5- 羟色胺、多巴胺、去甲肾上腺素和肾上腺素）释放与增加。人群研究表明，单胺类物质异常亦与肥胖发生相关。曾用的中枢作用减重药，如芬氟拉明、西布曲明等即主要通过抑制单胺类物质再摄取、并刺激其释放，以达到控制食欲、减少能量摄入过多的目的。

此外，精神、心理因素与食欲亦有一定关系。某些原因致精神抑郁或失意者，有时会以进食获得满足感，即自我报酬机制（self-reward mechanism）来进行补偿。研究认为，内源性阿片系统参与这种自我报酬机制，多食可作为某种精神满足刺激 β- 内啡肽（β-endorphin，β-Ep）分泌，由于内源性阿片物质可导致自身成瘾，长期反复增高的 β-Ep 加重肥胖者的过食，如此恶性循环，导致肥胖加重，并出现高 β-Ep 血症，并造成治疗困难。

（二）遗传与基因

近年来，随着人类基因工程的发展，对肥胖相关基因的研究取得了突破性进展。研究人员通过定位克隆已分离出人和动物的肥胖基因（ob 基因），该基因的突变可导致小鼠重度遗传性肥胖和糖尿病，并证实人类 ob 基因 cDNA 编码区与小鼠和大鼠 ob 基因 cDNA 编码区 83% 同源。通过对小鼠的研究还发现，ob 基因的产物——瘦素（leptin）可能作为来自于脂肪组织的信号传导通路的一部分而发挥作用，调节体脂储存量的多少。瘦素（leptin）是 ob 基因编码的一种脂源性激素，它与位于下丘脑和脂肪组织的瘦素受体（leptin receptor，LR）结合后，方能发挥调节能量代谢和体脂平衡的作用。

人类肥胖基因图谱（the human obesity gene map）表明，截止 2005 年 10 月，已报道至少 50 个基因位点突变导致以肥胖为主要临床表现之一的孟德尔遗传病，如 Bardet-Biedl 综合征与 Prader-Willi 综合征等。此外，应用分子生物学技术，已陆续确认了 11 种单基因突变肥胖，分别是瘦素基因、瘦素受体基因、阿片黑色素皮质素原（POMC）基因、激素原转换酶 - 1 基因、黑皮素受体 4 基因及过氧化物酶体增殖物激活的 γ 受体（PPAR-γ）基因突变肥胖等。

绝大多数肥胖的发生并不简单地服从孟德尔定律，而是受多基因调控，即多个基因位点的变异决定个体罹患肥胖的易感性，其遗传度为 20% ～ 40%。随着人类基因组图谱的完成及功能基因组计划的实施，找出肥胖候选基因，并确定其关键基因成为一项迫切且可行的任务。The Human Obesity Gene Map（2005）分析表明，244 个基因位点和 408 个数量性状位点（QTLs）与试验动物体重和体脂异常有关；全基因组扫描定位人类肥胖易感 253 个 QTLs 位点，除 Y 染色体外，所有染色体上均有肥胖相关基因位点；关联分析显示，至少 127 个候选基因与人群肥胖发生有关。目前，对肥胖相关基因的研究很多，如脂蛋白酯酶基因、解偶联蛋白基因、β_3- 肾上腺素受体基因、多巴胺 D_2 受体基因、黑素细胞皮质激素受体基因、载脂蛋白 A1、载脂蛋白 B、载脂蛋白 E 基因、低密度脂蛋白受体基因、胰岛素抵抗基因、糖皮质激素受体基因、胆固醇酯转运蛋白基因、解偶联蛋白基因、神经肽 Y 受体基因等，这些基因位点的变异从不同角度解释肥胖及其相关疾病的遗传基础。

三、危险因素

肥胖发生的危险因素，包括遗传因素与环境因素。目前认为，遗传因素是肥胖发生的内在基础，环境因素是肥胖发生的外部条件。单纯性肥胖发生的环境因素中，最主要是为生活方式，包括膳食因素、体力活动、行为习惯以及社会与家庭等因素的影响。

（一）遗传因素

肥胖者通常有家族史，表现为家庭聚集性。多项配对病例对照研究表明，父母 BMI 值过高是子代发生肥胖的危险因素，并且子代与亲代 BMI 的相关系数为 0.233 ~ 0.297。双生子研究表明，同卵双生子之间体重的相关系数为 0.90，而异卵双生子之间体重的相关系数为 0.55；体重的遗传度为 0.78，身高、皮褶厚度、身高体重指数等体格发育指标的遗传度均超过 0.70，其中 BMI 的遗传度为 0.72 ~ 0.80。表明遗传因素在这些指标在生长发育过程中（详见本节发病机制）作用较大。当然，肥胖的家庭聚集性可能与遗传有关，也可能是家庭中共同的行为方式和家庭环境因素所致。

（二）膳食因素

肥胖发生的危险因素中，膳食因素是首要的环境因素，包括不均衡的膳食、缺乏良好的饮食习惯及合理的膳食制度等。

1. 能量摄入过多 肥胖人群，尤其在肥胖发生初期多表现为食欲旺盛，进食量较大，致使能量摄入过多。导致肥胖者饮食亢进的因素是下丘脑外侧部系统兴奋性增强，而其神经化学基础是单胺类物质，包括 5- 羟色胺、多巴胺、去甲肾上腺素和肾上腺素（详见本节发病机制）。此外，心理因素亦与食欲有一定关系，某些原因而致精神抑郁或失意者，有时会以进食获得的满足感，即自我报酬机制（self-reward mechanism）来进行补偿（详见本节发病机制）。再有，食欲还受社交、生活方式、饮食习惯等因素影响。

2. 高脂、高碳水化合物膳食 肥胖相关的膳食因素中最主要的是高脂膳食。多项研究表明，高脂膳食可引起过度摄食，而且即使所提供的总能量相等，进食高脂膳食导致的体重增长仍高于高糖膳食。高脂膳食致使过度摄食涉及多种机制，首先，高脂肪食物更可口，不需要更多咀嚼，且进食速度快；其次，胃的膨胀是抑制食物摄入量的重要因素，由于脂肪的能量密度高（9 千卡 / 克），高脂肪餐具有较低的胃膨胀作用，且能增加胃排空的速度，从而造成过度摄食；此外，肥胖者对脂肪的饱足反应降低。调查显示，肥胖者对高脂食物有着过分的偏好，肉是肥胖男性喜好的食物，而女性则倾向于既甜又含高脂肪的食物。

近年来，膳食脂肪 / 碳水化合物比值作为肥胖预测手段的重要性备受关注。发达国家肥胖率的上升不仅与脂肪供能比升高有关，而且还与碳水化合物供能比降低有关。流行病学调查发现，碳水化合物摄入量与肥胖呈现很强的负相关性。首先，碳水化合物在体内以糖原的形式贮存是有限的，当贮存量达到饱和时，机体会作出快速反应来氧化超过需求量的糖；其次，人体将碳水化合物转化为脂肪的能力很弱。由于碳水化合物与脂肪的摄入量间也表现为一种负相关性，因此，对肥胖者来说，摄入高脂肪可能更易于使体重增加，这种作用要超过碳水化合物的"保护作用"。

但由于碳水化合物，尤其简单糖和精制糖过量摄入与龋齿等疾病的发生相关，而且，碳水化合物是廉价的能量来源，因此，我们不能确定低脂高碳水化合物膳食一定就是低能量膳食或更加"健康的"膳食。

3. 微量营养素摄入不足　与肥胖相关的膳食因素不仅包括产能营养素摄入过量，某些微量营养素摄入不足也与肥胖的发生相关，此外，脂肪在分解过程中需要维生素 B_6、B_{12}、尼克酸等营养素的参与，如果这些营养素摄入不足，将不同程度地影响体内脂肪的分解，使脂肪积聚，从而发生肥胖。对该种原因所致的肥胖，在增加摄入或补充这些微量营养素后才会减轻。

4. 膳食制度不合理　三餐能量的合理分配为早、中、晚各占 30%、40% 和 30%，肥胖者晚餐不宜超过 20%。但实际上，肥胖人群三餐能量分配不合理，晚餐所占比例较大，多有夜食综合征（night-eating syndrome，NES），即夜餐至次晨之间能量摄入占总能量 25% 以上，常可达 50%，多见于明显肥胖者，可能与睡眠障碍有关。另外，纵食症（binge-eating disorder，BED）也是肥胖人群常见的表现，BED 是一种发作性心因性疾患，表现为不能自制地放纵进食，每周至少两次，常见于夜间。在国外，减重门诊中 1/4 ～ 1/3 符合 BED 的诊断。

进食次数与肥胖的关系尚不明确，但进食次数确能影响血糖和血脂代谢。正常体重者，进食相同总能量，少量多餐要比多量少餐血清胆固醇水平与平均血糖水平要低。

进食速度太快亦是肥胖的危险因素之一，主要由于摄入食物的"排头兵"不能及时刺激"饱信号"（十二指肠分泌的肠抑胃肽）传导给下丘脑饱中枢，而导致过度摄食。

（三）身体活动

身体活动消耗的能量约占总能量消耗的 15% ～ 30%，个体间能量消耗的差别主要在于身体活动。因此，长期缺乏身体活动，能量消耗减少，呈现能量正平衡，导致能量以脂肪的形式在体内贮存增多，体重增加。身体活动减少是现代社会导致肥胖率增加的重要原因。

身体活动一般分为职业活动、交通活动、家务活动和休闲活动，其中以职业活动消耗的能量差别最大。静坐式工作和生活方式的人群，如脑力劳动者往往是肥胖的高发人群。肥胖人群普遍活动较少，因肥胖使心肺功能下降，有氧活动能力减弱，运动时极易出现疲劳感，形成恶性循环。此外，随年龄增加，身体活动逐渐减少也是中老年人肥胖率较高的原因之一。

身体活动除直接消耗能量外，还影响进食量。研究表明，正常体重者，逐渐增加身体活动时，其食物摄入量也随之增加；而肥胖者，增加身体活动水平时，对食物摄入量的影响较小。因此，肥胖者加强身体活动更易使能量负平衡。

在《2007 年中国城乡居民参加体育锻炼现状调查公报》中，将每周参加体育锻炼频度 3 次及以上，每次体育锻炼持续时间 30min 及以上，每次体育锻炼的运动强度达到中等及以上的人，称为"经常参加体育锻炼"的人（简称"经常锻炼"）。按此标准统计，2007 年全国"经常锻炼"的人数仅为 28.2%（含在校学生）。其中，16 周岁及以上的城乡居民中达到"经常锻炼"标准的人数百分比是8.3%。身体活动的严重缺失与肥胖的流行及快速增长密切相关。

（四）行为习惯

1. 看电视时间　调查显示，看电视时间与肥胖率显著相关，看电视时间每增加1h，肥胖率增加2%，控制种族、社会经济地位以及其他家庭变量后，这种关联依然存在。看电视有明显降低代谢率的效应，这可能是肥胖与看电视时间相关联的内部机制。此外，看电视长时间静坐和爱吃零食也是肥胖发生的重要因素。

2. 吸烟者戒烟后体重增加　长期吸烟者戒烟后体重增加与尼古丁撤停有关。尼古丁通过兴奋交感神经而抑制食欲并促进脂肪分解供能。另外，也与有些戒烟者用高脂、高能量零食替代烟草有关。研究显示，戒烟后，最初数周体重一般增加1～2kg，随后4～6个月增加2～3kg，平均增重可达4～5kg以上。男性戒烟后发生肥胖的危险性较吸烟者高2.4倍，女性高2.0倍。在已戒烟者中，肥胖较吸烟者较为多见。因此，准备戒烟者应制定控制体重计划，包括增加体力活动及减少能量摄入。

3. 饮酒　饮酒后乙醇在体内只能完全氧化，而不能转化为其他物质。因此，饮酒同时所进食的能量物质较多地贮存在体内，故长期非大量饮酒者常伴体脂积累。但是习惯性大量饮酒者的体重多正常或消瘦，可能与其摄入能量的大部分来源于乙醇，其他食物摄入量减少有关。

美国人是世界上最胖的人群之一。一是，美国居民拥有汽车者的比例高，较少步行，并用大量时间坐在屏幕前，体力活动消耗能量较少；二是，以高脂、高能量膳食为特征的典型"西方"膳食模式。因此，良好的生活方式和行为习惯对于维持正常体重和控制肥胖具有重要的意义。

（五）社会与家庭影响

社会经济发展与城市化是肥胖的社会特征。发达国家或经济迅速增长的发展中国家，肥胖率均明显增高，前者多见于社会低层人群，尤其是女性更为明显。该群体受教育水平低及缺乏营养指导，经常购买和摄入廉价食物，而许多廉价食物为高脂肪食物。在经济迅速增长的发展中国家，如我国，肥胖率剧增的重要原因之一是缺乏营养教育。人们在收入明显增加后，仍以原来低收入时的传统饮食、生活、文化价值观指导自己的能量摄入与消耗。

儿童期单纯性肥胖症的危险因素中，双亲的动机因素是主要的驱动力。过度喂养、高能量喂养、过早添加固体食物、过食西式快餐、运动不足是主要生活模式。这种模式是由双亲导致的，父母不正确的营养知识、态度、行为等对儿童的影响很大。

第四节　肥胖的控制与预防

肥胖是多因素综合作用的结果，其危险因素大部分是可预防、可改变的。肥胖者个体间差异较大，故控制肥胖的措施应多样，制定个体化干预策略。

体重控制包括减轻体重和维持减轻后体重两个阶段。减轻体重即主动采取能量负平衡，使体重较快减轻；维持体重是使失去后的体重不再反弹。伴随减重，首先，得到改善的症状是多汗、气喘、疲劳和糖尿病症状等；其次，代谢危险因素如高血压、高血脂、高血糖均会得到明显改善。对肥胖者本人而言，减重后患者能感觉自身体形更健美，行动更敏捷，与超重有关的症状减轻或消失。这些都明显改善了肥胖者的生活质量。

一、体重控制的目标

从机体脂肪代谢特点和安全性考虑，肥胖者体重控制的目标应循序渐进、个体化拟定。

（一）控制目标

一级目标：维持体重，使体重不再增加。使肥胖相关疾病的风险不再持续上升。

二级目标：减轻体重至原来的 5% ～ 10% 以上。在此基础上，很多疾病如高血压、血脂异常等能得到明显改善，尤其对于轻度高血压患者，一定程度的体重减轻即可使血压恢复到正常。

三级目标：体重减至正常，BMI 下降至 18.5 ～ 23.9 之间。肥胖相关疾病的防治效果会更加突出。

（二）减重速度

建议一般每周减重 0.5 ～ 1 kg，既可接受又安全。短时间快速减重方案，一方面，可行性较差、不能长时间维持、减掉的是体液，且容易导致反弹；另一方面，可能导致减重者微量营养素摄入不足，以及体内脂肪代谢异常。

二、体重控制的方法与措施

单纯性肥胖的控制重点在一级预防。控制的目标应是已知的危险因素，并需同时进行多项干预：一方面，通过社会各种组织机构和新闻媒介在人群中开展普遍的健康教育，使人们对肥胖有正确的认识，改变不良的生活方式、饮食行为和不合理的膳食结构等，极大地降低人群中该病的危险因素，从而预防该病的发生；另一方面，提高对危险因素易感人群的识别，预防其发生肥胖以及与肥胖相关的并发症。

对超重和肥胖者以及有肥胖相关疾病的高危个体，控制措施应为防止其体重进一步增长，使其体重能有效降低，并对已出现并发症的患者进行疾病管理，如自我监测体重，制定减轻体重目标，采用控制体重的策略与方法，包括合理膳食、增加体力活动、行为矫正、服用减重药物及手术治疗等。并根据 BMI、腰围及超重和肥胖的分类及其相关疾病的危险度，对肥胖个体制定不同的干预方案。《中国成人超重和肥胖症预防控制指南》建议的肥胖预防控制流程图，见图 11-4-1。

（一）膳食控制

肥胖发生的根本原因是能量正平衡，因此，减重膳食最重要的是达到并维持能量负平衡。

1. 基本原则　减重膳食构成应采用低能量、低脂肪、适量优质蛋白质及复杂糖（如谷类）；增加新鲜蔬菜和水果在膳食中的比重。合理的减重膳食应在膳食营养素平衡的基础上减少每日总能量的摄入量；既满足人体对营养素的需要，又使能量的摄入低于机体的能量消耗，使体内部分贮存脂肪被消耗。

2. 方法与措施

1）使每日膳食能量的摄入比原能量摄入水平减少约 1/3，这是达到每周能降低体重 0.5kg 目标的重要步骤。低能量减重膳食一般建议比原每日摄入的能量低 300 ～ 500kcal，即女性 1000 ～ 1200kcal/d，男性 1200 ～ 1600kcal/d。避免用极低能量膳食（低于 800 kcal/d），如有需要，应在医护人员的严密观察下进行。摄入低能量饮食时，应注意微量营养素的

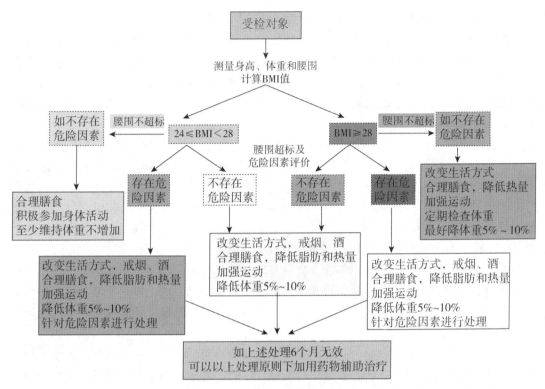

图 11-4-1　成人肥胖预防控制流程图

（引自：中华人民共和国卫生部疾病控制司编著. 中国成人超重和肥胖症预防控制指南. 北京：人民卫生出版社，2006.）

补充。

2）计算每日应摄入的能量后，再按《中国居民平衡膳食宝塔》选择各类食物的比例，具体食物的数量及所含能量也可按中国食物成分表准确计算。限制和减少能量摄入应以减少脂肪为主。血脂异常者应限制摄入富含饱和脂肪酸的食物（如动物脂肪）。注意选择富含优质蛋白质（如鱼、瘦肉、奶、蛋和豆类）的食物。减少总的食物摄取量时，也应适当减少谷类主食量，但不宜减少谷类食物所占食物总量的百分比。

3）在控制能量摄入量的同时，合理膳食制度也是保证减重成功的重要因素。首先，三餐能量搭配要合理，晚餐能量分配低于20%；增加进食蔬菜和水果等富含膳食纤维的食物，尤其餐前水果，可以避免用餐时能量摄入过多。

（二）增加身体活动

单纯性肥胖者增加身体活动是减重的根本途径。

1．身体活动的目标　增加能量消耗、减轻体重；改变体成分分布、减少腹部脂肪，保持和增加瘦体重；改善循环、呼吸、代谢调节功能。

2．运动处方　以有氧运动为主。

有氧运动：指躯干、四肢等大肌肉群参与为主的、有节律、时间较长、能够维持在一个稳定状态的身体活动（如长跑、步行、骑车、游泳等）。

有氧运动的方式：有很多，如步行、长跑、骑自行车、游泳、有氧健身操、爬山等均为较佳的运动项目，肥胖者可根据自身年龄、身体状况及兴趣选择运动方式。

运动处方设计原则：①运动处方安全，肥胖本身就是心血管疾病的危险因素，因而对缺乏运动者，开始锻炼时需采取保护措施，如经过必要的医学检查，判定心肺及运动系统功能状况，以保证运动处方实施过程的安全性；②循序渐进，避免快速减重，体重减轻以每周不超过 0.5kg 为宜；③运动方式能被接受并长期坚持；④运动处方能有效减重；⑤费用低廉，强度适宜。

身体活动原则：有益健康的身体活动是动则有益、贵在坚持、多动更好、适度量力。

有氧运动的效果取决于负荷强度、持续的时间及每周锻炼的次数。《中国成人身体活动指南（试行）》（2011）既适用于正常人，也适用于肥胖人群的体力活动建议。其中建议健康成人每日 6 ～ 10 千步当量（至少 4 ～ 6 个中等强度），每周 5 ～ 7 天中等强度有氧运动（高强度每周至少 3 天），每天 30 分钟，每次 10 分钟以上（每周累计 150min）。中等强度活动是指心率达到个人最大心率（220 － 年龄）的 60% ～ 75% 即可。

对肥胖人群，提倡进行任何形式和强度的身体活动，并充分利用日常生活、工作、出行和家务劳动等机会增加运动。在减重过程中，应强调肌肉力量锻炼，避免或减少肌肉和骨骼重量。单纯性肥胖患者活动量至少要达到上述一般成年人的推荐量，控制体重则每天要达到 10 个千步当量。

研究表明，适量控制饮食结合运动的减重措施最为理想的，优于单纯的饮食控制或单纯的体力活动，如表 11-4-1。对于需要亏空的能量，一般多考虑采用增加体力活动量和控制饮食相结合的方法，其中 50%（40% ～ 60%）应该由增加体力活动的能量消耗来解决，其他 50% 可由减少饮食总能量和减少脂肪的摄入量以达到需要亏空的总能量。设定减重目标后，按每公斤体重减轻需要亏空 7000kcal ～ 8000kcal 能量，就可以估算出每天需减少摄入的能量以及额外增加的体力活动。

表 11-4-1　不同减轻体重措施对健康指标的影响比较

指标	单独控制饮食（极低热量饮食）	适量控制饮食结合运动（适当限制总能量）
最大氧吸取量（VO₂max）	降低	改善
瘦体重（FFM）	损失	增加或保持
体脂肪 %	丢失少	丢失多
营养缺乏	容易发生	一般不会发生
胰岛素敏感度	？	改善
肌肉和韧带力量	降低	肌肉张力和韧带力量改善
体力下降	改善	耐久力提高
静息代谢率（RMR）	下降	保持或增加
精神状态	压力大	改善，对减体重有自信心
血清 HDL-C 水平	下降	提高
减体重计划	不易坚持	容易执行和坚持
减体重后反弹	容易发生	一般不会发生

（引自：中华人民共和国卫生部疾病控制司编著.中国成人超重和肥胖症预防控制指南.北京：人民卫生出版社，2006.）

（三）认知 - 行为干预

决定个体行为方式的因素很多，包括遗传、环境以及认知等，故行为的改变是一个漫长而艰难的过程。1967 年，Stuart 首先应用行为矫正法治疗肥胖，之后该法逐渐被接受和改进。行为矫正法的理论依据是从行为和社会学习的角度，饮食和运动受周围环境因素影响，这些环境因素包括广告、聚会、食品展览、提供食品的人、挫折感、看电视等。行为矫正法旨在通过改变这些环境因素，以矫正个人不良饮食习惯和行为方式。在行为矫正过程，肥胖者进行自我监督、自我控制；同时指导肥胖者掌握解决各种压力的方法并帮助其改善不良心理状态。

实际操作中包括记录进食量、食物种类和进食环境；改变饮食习惯（如减慢吃饭速度，吃体积大的食物等）；排除与进食有关的环境影响（尽量不贮存食物）；设置奖励机制等。

健康教育和健康促进对行为矫正具有重要的意义。健康教育和健康促进计划应从幼儿园开始，贯穿生命全过程，循序渐进。

（四）减重药物

有些肥胖患者，上述方式不能有效控制体重时，应考虑在医生指导下合并使用药物治疗。

药物治疗的适应证：①食欲旺盛，餐前饥饿难忍，每餐进食量较多；②合并高血糖、高血压、血脂异常和脂肪肝；③合并负重关节疼痛；④肥胖引起呼吸困难或有阻塞性睡眠呼吸暂停综合征；⑤ BMI ≥ 24 有上述合并症；⑥ BMI ≥ 28 不论是否有合并症，经过 3 ~ 6 个月单纯控制饮食和增加体力活动量处理仍不能减重 5%，甚至体重仍有上升趋势者；可考虑用药物辅助治疗。

减重药物可分为两大类：中枢作用减重药和非中枢作用减重药。

（1）中枢作用减重药　根据作用机制分为三类：

1）通过 5- 羟色胺通路起效的药物。这类药物可抑制 5- 羟色胺的再摄取，从而抑制食欲，减轻体重，如安非他命类（芬氟拉明、芬特明、安非拉酮）、氟西汀、舍曲林等。这些减重药副作用较大，常出现精神状态改变，并有成瘾性，与心脏瓣膜病变有关。

2）通过去甲肾上腺素能通路起效的药物。这类药物可激活 α_1 和 β_2 肾上腺素受体，降低食物摄入，如苯丙醇胺、克仑特罗等。

3）通过 5- 羟色胺和去甲肾上腺素能双通路起效的药物。该类药物是 5- 羟色胺和去甲肾上腺素再摄取抑制剂，通过抑制 5- 羟色胺的再摄取，提高饱食感，减少能量摄入，同时产热增加以消耗更多能量，如西布曲明。该药的副作用为拟交感作用，包括失眠、口干、便秘、易急躁等，并具有成瘾性。

中枢作用减重药由于副作用大，目前，已被我国和世界上绝大多数国家禁用。

（2）非中枢作用减重药　主要通过作用于非中枢系统以达到减重目的。奥利司他是一种强效的选择性胃肠道脂肪酶抑制剂，该脂肪酶是食物中脂肪水解的关键酶，因此，奥利司他通过减少肠道脂肪的吸收（30%）以达到减重目的。相对于中枢作用减重药物而言，非中枢作用减重药的副作用较小，主要与肠道脂肪吸收不良有关，潜在的不良反应是影响脂溶性维生素的吸收。近期报道该药也会导致肝损伤。

所有减重药物都应该在医生指导下使用。

（五）手术治疗

1. 适应证　极度肥胖或有严重肥胖并发症的病人。对 BMI > 40 的极度肥胖症患者；因肥胖症引起心肺功能不全，而使用其他减重治疗方法长期无效的患者。经过慎重选择的病例才能考虑以外科手术作为辅助治疗的方法。

2．方法　常用方法为胃肠道手术和局部去脂术。

胃肠道手术：包括小肠旁路术、胃成形术、胃旁路术、胃内气囊放置术等。这些手术后容易出现各种并发症，包括外科手术常见并发症、小肠吸收障碍、消化不良、脂肪泻、肝胆疾病、水与电解质平衡紊乱、低血钾、低血钙、微量营养素缺乏和泌尿系结石等。

局部去脂术：只能去除皮下脂肪，去脂效率低，对腹腔内和脏器周围的脂肪组织无能为力，但对肥胖者导致的健康危害作用较小；而且局部脂肪还容易复原；操作不当易引起脂肪栓塞并发症的危险。

三、肥胖预防指南

控制肥胖发生的根本途径在于预防。《中国成人超重和肥胖者预防控制指南》中提出了肥胖预防的原则。

1．坚持预防为主，从儿童、青少年开始，从预防超重入手，并需终生坚持。

2．采取综合措施预防和控制肥胖症，积极改变不良的生活方式。包括改变膳食、增加体力活动、矫正引起过度进食或活动不足的行为与习惯。

3．鼓励摄入低能量、低脂肪、适量蛋白质和糖，富含微量元素和维生素的膳食。

4．控制膳食与增加运动相结合，以克服因单纯减少膳食能量所产生的不利作用。二者相结合可使基础代谢率不致因摄入能量过低而下降，达到更好的减重效果。

5．积极运动可防止体重反弹，还可改善心肺功能，产生更多、更全面的健康效益。应长期坚持减体重计划，速度不宜过快，不可急于求成。

6．必需同时防治与肥胖相关的疾病，将防治肥胖作为防治相关慢性病的重要环节。

7．树立健康体重的概念，防止为美容而减重的误区。

（朱文丽）

参考文献

[1] http：//www.who.int/topics/obesity/en/

[2] World Health Organization. Obesity：preventing and managing the global epidemic. Report of a WHO consultation. World Health Organ Tech Rep Ser，2000，894：i-xii，1-253.

[3] World Health Organization. Population-based prevention strategies for childhood obesity：report of a WHO forum and technical meeting，Geneva，15-17 December 2009.

[4] World Health Organization. Global status report on noncommunicable diseases 2014.

[5] 国家卫生计生委疾病预防控制局. 中国居民营养与慢性病状况报告（2015）. 北京：人民卫生出版社，2015.

[6] Choo V. WHO reassesses appropriate body mass index for Asian populations. Lancet，2002，360：235.

[7] WHO Expert Consultation. Appropriate body-mass index for Asian populations and its implications for policy and intervention strategies. Lancet，2004 ，363（9403）：157-163.

[8] 中国肥胖问题工作组数据汇总分析协作组. 我国成人体重指数和腰围对相关疾病危险因素异常的预测价值：适宜体重指数和腰围切点的研究. 中华流行病学杂志，2002，23（1）：5-10.

[9] WHO Child Growth Standards：Methods and development. Length/height-for-age，weight-for -age，weight-for-length，weight-for-height and body mass index-for-age. http：//www.who.int/ childgrowth/publications/

technical_report_pub/en/index.html，2006.

[10] Cole TJ，Bellizzl MC，Flegal KM，et al. Establishing a standard definition for child overweight and obesity worldwide：international survey . BMJ，2000，320（7244）：1240- 1243.

[11] Ogden CL，Kuczmarski RJ，Flegal KM，et al. Centers for disease control and prevention 2000 growth charts for the United States：improvements to the 1977 National Center for Health Statistics version . Pediatrics，2002，109（1）：45 - 60.

[12] Ogden CL, Carroll MD, Kit BK, et al. Prevalence of obesity and trends in body mass index among US children and adolescents，1999-2010 .JAMA，2012，307（5）：483-490.

[13] Flegal KM, Carroll MD, Kit BK, et al. Prevalence of obesity and trends in the distribution of body mass index among US adults，1999-2010. JAMA，2012，307（5）：491-497.

[14] Xi B, Liang Y, He T, et al. Secular trends in the prevalence of general and abdominal obesity among Chinese adults，1993-2009 . Obes Rev, 2012, 13（3）：287-296.

[15] 武阳丰，马冠生，胡永华，等 . 中国居民的超重和肥胖流行现状 . 中华预防医学杂志，2005，39（5）：316-320.

[16] 王醴湘，吕筠，郭彧，等 . 中国慢性病前瞻性研究：10 个项目地区成年人超重 / 肥胖现况分析 . 中华流行病学杂志，2015，36（11）：1190-1194.

[17] Moore CJ, Cunningham SA. Social position，psychological stress，and obesity：a systematic review . J Acad Nutr Diet，2012，112（4）：518-526.

[18] Hemmingsson E, Johansson K, Reynisdottir S. Effects of childhood abuse on adult obesity：a systematic review and Meta-analysis. Obes Rev，2014，15（11）：882-893.

[19] Day FR, Loos RJ. Developments in obesity genetics in the era of genome-wide association studies . J Nutrigenet Nutrigenomics, 2011，4（4）：222-238.

[20] López-Cepero AA，Palacios C. Association of the Intestinal Microbiota and Obesity. P R Health Sci J, 2015，34（2）：60-64.

[21] Kushner RF，Ryan DH. Assessment and lifestyle management of patients with obesity：clinical recommendations from systematic reviews . JAMA, 2014，312（9）：943-952.

[22] 赵文华，翟屹，胡建平，等 . 中国超重和肥胖造成相关慢性疾病的经济负担研究 . 中华流行病学杂志，2006，27（7）：555-559.

[23] 马军，蔡赐河，王海俊，等 . 1985—2010 年中国学生超重与肥胖流行趋势 . 中华预防医学杂志，2012，46（9）：776-780.

[24] Albuquerque D，Stice E，Rodríguez-López R，et al. Current review of genetics of human obesity：from molecular mechanisms to an evolutionary perspective . Mol Genet Genomics, 2015，290（4）：1191-1221.

[25] Bray MS，Loos RJ，McCaffery JM，et al. NIH working group report-using genomic information to guide weight management：from universal to precision treatment. Obesity（Silver Spring），2016，24（1）：14-22.

[26] Jensen MD，Ryan DH，Apovian CM，et al. 2013 AHA/ACC/TOS guideline for the management of overweight and obesity in adults：a report of the American College of Cardiology/American Heart Association Task Force on Practice Guidelines and The Obesity Society . Circulation，2014，129（25 Suppl 2）：S102-138.

[27] 中华人民共和国卫生部疾病控制司编著 . 中国成人超重和肥胖症预防控制指南 . 北京：人民卫生出版社，2006.

[28] 中华人民共和国卫生部疾病预防控制局编著 . 中国成人身体活动指南（试行）. 北京：人民卫生出版社，2011.

[29] 中国医师协会外科医师分会肥胖和糖尿病外科医师委员会 . 中国肥胖和 2 型糖尿病外科治疗指南

（2014）. 糖尿病临床，2014，8（11）：499-504.

[30] 葛可佑主编. 中国营养科学全书. 北京：人民卫生出版社，2004.

[31] World Health Organization. Diet，nutrition and the prevention of chronic diseases. World Health Organ Tech Rep Ser，2003，916：i-viii，1-149，backcover.

[32] 中华医学会内泌学分会肥胖学组. 中国成人肥胖症专家共识. 中华内分泌代谢杂志，2011，27（9）：711-717.

[33] 中国超重／肥胖医学营养治疗专家共识编写委员会. 中国超重／肥胖医学营养治疗专家共识（2016年版）. 中华糖尿病杂志，2016，8（9）：525-540.

第十二章　血脂异常与动脉粥样硬化

动脉粥样硬化（atherosclerosis，AS）是心脑血管疾病的病理基础，在临床上主要危害结局为心肌梗死和脑卒中。AS已成为心脑血管疾病发病和死亡的首要原因。2010年，全球有1290万人死于心肌梗死和脑卒中，占总死亡原因的1/4，而1990年仅占1/5。在对我国60岁以上人群的调查研究结果显示，60～69岁、70～79岁、80岁以上人群AS的患病率分别为30.4%、51.8%、65.2%。队列研究结果显示，血清总胆固醇（total cholesterol，TC）或低密度脂蛋白胆固醇（low-density lipoprotein cholesterol，LDL-C）浓度升高是冠心病和缺血性脑卒中的独立危险因素之一。病理学研究亦发现，血浆脂质在动脉内膜沉积是AS进展中的一个重要病变特征。因此，对血脂异常进行早期有效干预，可能对预防AS的发生和发展具有重要意义。

第一节　血脂与血脂异常

一、血脂与脂蛋白

（一）血脂

血脂是血浆中脂类的总称，主要包括三酰甘油（triglyceride，TG）、磷脂（phospholipid，PL）、游离脂肪酸（free fatty acid，FFA）和胆固醇（cholesterol）等。胆固醇包括游离胆固醇和胆固醇酯。TG是甘油分子中的羟基分别被脂肪酸酯化生成。除游离脂肪酸直接与血浆白蛋白结合运输外，其余的脂类均与载脂蛋白结合，形成水溶性的脂蛋白转运。

（二）脂蛋白

脂蛋白由脂类与蛋白质构成，是脂类在血浆中的存在形式。血浆脂蛋白呈球形颗粒，其内部是由非极性脂质组成的核，成分绝大多数为TG和胆固醇酯；外部被一层由蛋白质和脂质构成的膜所包围，外膜主要成分为载脂蛋白、极性脂质、PL以及游离胆固醇。

采用超高速离心可将脂蛋白按密度不同分为：乳糜微粒（chylomicron，CM）、极低密度脂蛋白（very low density lipoprotein，VLDL）、中间密度脂蛋白（intermediate density lipoprotein，IDL）、低密度脂蛋白（low density lipoprotein，LDL）、高密度脂蛋白（high density lipoprotein，HDL）、脂蛋白（a）[lipoprotein，LP（a）]等几类。人体各类脂蛋白的特性、来源和功能，见表12-1-1。

1. 乳糜微粒　CM是血液中颗粒最大而密度最低的脂蛋白，含TG近90%，其密度最低。正常人CM分解时间快，在血液中停留的时间为5～10min。因此，正常情况下，空腹12h后血清中无CM。餐后及某些病理状态下血清中含有大量CM时，因其颗粒大能使光发生散射，血液外观浑浊。4℃静置过夜后在血清上层出现白色液体，状如奶油，此为检查有无CM的简便方法。

2. 极低密度脂蛋白　VLDL所含脂质主要为TG，故其和CM均称为富含TG的脂蛋白。其中，TG含量约占55%，胆固醇含量约为20%，磷脂含量约为15%，蛋白质含量约为

10%。在没有 CM 存在的血浆中，TG 水平主要反映 VLDL 的量。随着 VLDL 中 TG 逐渐被水解，而转变为中间密度脂蛋白（IDL），进一步转化成为 LDL。因此，VLDL 的功能是转运内源性脂肪。VLDL 由肝合成及分泌，即在肝以葡萄糖为原料自身合成和部分来自 CM 残粒及脂肪动员产生的 FFA 酯化的 TG。VLDL 合成与降解率的不平衡将导致血中 TG 升高。

3. 低密度脂蛋白　LDL 由 VLDL 转化而来，LDL 颗粒中约含胆固醇酯 40%、游离胆固醇 10%、TG 6%、磷脂 20%、蛋白质 24%，是血液中含胆固醇最多的脂蛋白。血液中 60% 的胆固醇是在 LDL 内，单纯性高胆固醇血症时，血浆胆固醇浓度的升高与血浆 LDL-C 水平呈正相关。由于 LDL 颗粒小，即使 LDL-C 浓度很高，血清也不会浑浊。LDL 中载脂蛋白 95% 以上为 apo B_{100}。根据颗粒大小和密度高低不同，LDL 存在不同的亚组分。LDL 将机体内源性胆固醇转运到外周组织，是有致 AS 作用的脂蛋白。大多数 LDL 是由肝细胞和肝细胞外的 LDL 受体进行分解，LDL 经氧化或其他化学修饰不能被 LDL 受体识别，而由清道夫受体（scavenger receptor，SR）摄取进入巨噬细胞，引起细胞内脂质沉积、泡沫样变，后者是 AS 早期最明显的病理特征。

4. 高密度脂蛋白 HDL　是颗粒最小、密度最高的脂蛋白，蛋白质含量最多，蛋白质和脂质几乎各占一半。HDL 中的载脂蛋白以 apoA-Ⅰ 和 apoA-Ⅱ 为主。是一类异质性的脂蛋白。由于 HDL 颗粒中所含的脂质、载脂蛋白、酶和脂质转运的蛋白质的量和质不同，采用不同分离方法，可将 HDL 分为不同的亚组分。这些 HDL 亚组分在性状、密度、颗粒大小、电荷和抗 AS 特性等方面均不相同。HDL 主要由肝和小肠合成，HDL 将外周组织包括细胞壁中的胆固醇转运到肝进行再循环或以胆酸形式排泄，此过程称为胆固醇的逆转运。HDL 这一特性可减少脂质在血管壁的沉积，另外，可通过 HDL 所含的对氧磷酶抑制 LDL 氧化，共同起到拮抗 AS 的作用。研究显示，HDL 中对 AS 有保护作用的是较大颗粒的 HDL_2，而小颗粒 HDL_3 则无保护作用。

5. 脂蛋白（a）[LP（a）]　LP（a）是利用免疫方法发现的一类特殊脂蛋白，是由一个具有多态性的糖蛋白 apo（a）和 apoB-100 经二硫键相连而成，与纤溶酶原的结构极为相似。LP（a）的脂质成分类似于 LDL，但其载脂蛋白部分除含有一分子 apo B_{100} 外，还含有一分子 apo（a）。有关 LP（a）合成和分解代谢的机制目前了解不多。LP（a）可增加 LDL 的氧化易感性，促进泡沫细胞形成，以及能够抑制纤溶酶原激活、促凝血，因此，LP（a）被认为是 AS 独立的危险因素。

（三）载脂蛋白

脂蛋白颗粒中的蛋白质称为载脂蛋白。迄今为止，已报道的载脂蛋白有 20 余种。按 ABC 顺序编码命名不同种类的载脂蛋白，如 apoA、apoB、apoC、apoD、apoE、apoH、apoI、apoJ、apoK、apoM 等，每一类又分若干亚类。载脂蛋白具有多个脂水双亲的螺旋结构，这些螺旋结构允许非极性氨基酸残基与脂蛋白的脂质成分相互作用，极性氨基酸残基则与血浆中的水性环境相互作用。

各类载脂蛋白主要合成部位是肝，小肠也可合成少量。近年发现，除肝外，脑组织、肾、肾上腺、脾、巨噬细胞也能合成 apoE。除了完成血脂在血浆中的运输外，载脂蛋白还具有一些其他功能，如从细胞中释放脂蛋白、促进细胞摄取完整脂蛋白或选择性摄取其中的脂质、调节脂蛋白代谢的其他方面，如血管内的脂蛋白重塑和脂质转移等。人类血浆主要载脂蛋白的分类和特点见表 12-1-2。

表 12-1-1　人体主要血浆脂蛋白的分类与特性

	水合密度 (g/ml)	颗粒大小 (mm)	主要脂质	主要载脂蛋白	来源	功能
CM	< 0.95	80 ~ 500	TG	apoB-48, apoA-Ⅰ, apoA-Ⅳ	小肠合成	将食物中的 TG 和胆固醇从小肠转运至其他组织
VLDL	0.950 ~ 1.006	10 ~ 80	TG	apoB-100, apoE, apoCs	肝合成	转运 TG 至外周组织，经脂酶水解后释放 FFA
IDL	1.006 ~ 1.019	27 ~ 30	TG, 胆固醇	apoB-100, apo E	VLDL 中 TG 经脂酶水解后形成	属 LDL 前体，部分经肝摄取
LDL	1.019 ~ 1.063	20 ~ 27	TG, 胆固醇	apoB-100	VLDL 中 TG 经多次脂酶水解后合成	胆固醇的主要载体，经 LDL 受体介导摄取而被外周组织利用，与冠心病直接相关
HDL	1.063 ~ 1.21	5 ~ 17	PL, 胆固醇	apoA-Ⅰ, apoA-Ⅱ	肝和小肠合成	转运胆固醇至肝或其他组织再分布，HDL-C 与冠心病负负相关
LP(a)	1.05 ~ 1.12	26	胆固醇	apoB-100, LP (a)	肝合成后与 LDL 形成复合物	可能与冠心病相关

（引自：Peter O. Kwiterovch, Jr. 血脂异常.李建军，蒋立新主译.北京：科学出版社，2012.）

（四）脂蛋白代谢关键酶、相关蛋白和受体

调节脂质代谢的酶包括脂蛋白脂酶（lipoprotein lipase，LPL），肝脂酶（hepatic lipase，HL），卵磷脂胆固醇酰基转移酶（lecithin cholesterol acyl transferase，LCAT）、内皮脂酶（endothelial lipase，EL）等，上述 4 种酶是同源的脂肪分解酶。在血管内皮表面的 LDL 被 HL 水解为三酰甘油和磷脂，LCAT 主要作用于血浆 HDL 中的胆固醇酯化。一些载脂蛋白是这些酶的激活或抑制剂。血循环中还存在着能将脂质在脂蛋白间转移的蛋白质，包括脂类转运蛋白，如胆固醇酯转运蛋白（cholesterol ester transfer protein，CETP）、磷脂转运蛋白（phospholipid transfer protein，PLTP）。另外，脂蛋白与 LDL 受体、SR 受体、VLDL 受体等结合而被细胞摄取和代谢。这些酶、相关蛋白和受体的缺乏或活性降低均可能影响血脂代谢，导致血脂异常。

表 12-1-2　人类血浆主要载脂蛋白的分类和特点

载脂蛋白	相对分子质量	染色体定位	功能
apoA-Ⅰ	29016	11q23	LCAT 的辅助因子；促进细胞胆固醇通过 ABCA1 向新生 HDL 转移，促进 HDL 的胆固醇酯和 FC 通过 SR-BI 运送至肝
apoA-Ⅱ	17414	1q21-q23	抑制 TG 被 HL 水解
apoA-Ⅳ	44465	11q23	激活 LCAT；促进 CM 形成
apoA-Ⅴ	39000	11q23	激活蛋白聚糖结合的 LPL
apoB-100	512723	2q24-p23	从肝分泌 VLDL；是 LDLR 的结合配体
apoB-48	240800	2q24-p23	从肠道分泌 CM
apoC-Ⅰ	6630	19q13.2	抑制 apoE 与 LDLR 结合；激活 LCAT；抑制 CETP 和 SR-BI
apoC-Ⅱ	8900	19q13.2	LPL 的辅助因子
apoC-Ⅲ	8800	11q23	LPL 的非竞争性抑制剂；抑制富 TG 脂蛋白上的 apoE 与 LDLR 结合
apoD	19000	3q26.2	促进胆固醇逆向转运
apoE	34145	19q13.2	是 CM 残粒上的 LRP 结合配体，是 VLDL 和 IDL 上的 LDLR 结合配体
apoH	54000	17q23	激活 LPL
apoL	42000	22q13.1	仅在胰腺生成，影响 TG 和葡萄糖代谢，机制未明

注：LCAT：卵磷脂胆固醇酰基转移酶；ABCA1：ATP 结合盒转运蛋白 A1；CE：胆固醇酯；FC：游离胆固醇；SR-BI：BI 型清道夫受体；LDLR：低密度脂蛋白受体；LRP：低密度脂蛋白受体相关蛋白；IDL：中间密度蛋白。

（引自：Peter O. Kwiterovich, Jr. 血脂异常. 李建军，蒋立新主译. 北京：科学出版社. 2012.）

（五）常用血脂指标的影响因素与临床意义

临床上检测血脂的指标较多，基本检测项目中最常用的是 TC、TG、HDL-C 和 LDL-C。

其他血脂指标如 apoA-Ⅰ、apoB、LP（a）等常用于科学研究，很少用于基本检测指标之列。

1. TC　是血浆中各脂蛋白所含胆固醇之总和。影响 TC 水平的主要因素有：①年龄与性别：TC 水平常随年龄而上升，但到 70 岁后不再上升或有所下降；中青年女性低于男性，女性绝经后 TC 水平较同年龄男性高。②饮食行为：长期高胆固醇、高饱和脂肪酸摄入可引起 TC 升高。③遗传因素：与脂蛋白代谢相关酶或受体基因发生突变，是引起 TC 显著升高的主要原因。

2. TG　临床上所测定的 TG 是血浆中各脂蛋白所含 TG 的总和。TG 水平也受遗传和环境因素的双重影响。与 TC 不同，同一个体的 TG 水平受饮食和不同时间等因素的影响较大，所以同一个体在多次测定时，TG 值可能有较大差异。

3. LDL-C　LDL 代谢相对较简单，且胆固醇占 LDL 的 50% 左右，故目前认为，LDL-C 浓度基本能反映血液 LDL 总量。LDL-C 增高是动脉粥样硬化发生、发展的主要脂质危险因素。一般情况下，LDL-C 与 TC 相平行，但 TC 水平也受 HDL-C 水平的影响，故最好采用 LDL-C 取代 TC 作为对冠心病及其他动脉粥样硬化性疾病的危险性评估。上述影响 TC 的因素均可同样影响 LDL-C 的水平。

4. HDL-C　基础研究证实，HDL 能将外周组织如血管壁内胆固醇转运至肝进行分解代谢，提示 HDL 具有抑制 AS 发生的作用。由于 HDL 所含成分较多，目前，临床上尚难以全面地检测 HDL 的量和功能，故通过检测其所含胆固醇的量，间接了解血浆中 HDL 的多少。

二、血脂异常

（一）血脂异常定义

病理状态下，各种脂蛋白的变化包括其增多或减少、组成改变及载脂蛋白的分子变异等，种类繁多，统称为异常脂蛋白血症（dyslipoproteinemia），临床上简称为血脂异常（dyslipidemia）。通常高脂血症是指总胆固醇（TC）和（或）三酰甘油 TG 升高。实际上 LDL-C 升高和 HDL-C 降低也属于血脂异常，因此，血脂异常比高脂血症更能准确概括人们对血脂变化的关注。

（二）血脂异常分类

（1）原发性血脂异常　通常指由载脂蛋白、脂蛋白代谢酶及有关受体的结构和功能缺陷所致的血脂异常，原因不明的血脂异常多为原发性。

（2）继发性血脂异常　由某些疾病引起的血脂异常，称为继发性血脂异常。当原发的疾病缓解或治愈后，继发的血脂异常就会消失。常见能引起血脂异常的疾病有糖尿病、甲状腺疾病、阻塞性胆道疾病、肾病综合征、严重肝病、癌症、急性感染、炎症、大手术等。

此外，某些药物如调脂药、降压药、利尿药、性激素、口服避孕药、糖皮质激素、免疫抑制剂等亦可能引起血脂的升高或降低。

（三）常见血脂水平分层标准

常见血脂水平分层标准，见表 12-1-3。

表 12-1-3　我国血脂水平分层标准

分层	血脂项目 mmol/L（mg/dl）			
	TC	TG	LDL-C	HDL-C
合适范围	< 5.18	< 1.70	< 3.37	≥ 1.04
	（200）	（150）	（130）	（40）
边缘升高	5.18 ~ 6.19	1.70 ~ 2.25	3.37 ~ 4.12	
	（200）	（150 ~ 199）	（130 ~ 159）	
升高	≥ 6.22	≥ 2.26	≥ 4.14	≥ 1.55
	（240）	（150）	（130）	（60）
降低				< 1.04
				（40）

（引自：中国成人血脂异常防治指南制定联合委员会编著. 中国成人血脂异常防治指南. 北京：人民卫生出版社，2007）

当 TC 长期升高时，可引起 AS，增加患冠心病的危险性。TG 长期升高，导致患冠心病的危险性增加，也可见于糖尿病和肾病综合征等。LDL-C 持续升高，是 AS 和冠心病的主要危险因子。HDL-C 长期减低，是增加患冠心病危险的一个重要指标。

三、血脂异常的预防与控制

血脂异常是 AS 的独立危险因素，控制血脂异常是预防 AS 与相关心脑血管疾病（如冠心病、心肌梗死及脑卒中等）的关键性措施。血脂异常与膳食和生活方式密切相关，故膳食控制和改善生活方式是血脂异常防治的基础和首要措施。近年研究表明，膳食与生活方式改变对多数血脂异常的患者起到与降脂药物相似的治疗效果，并在控制血脂的同时能有效减少心脑血管事件的发生。血脂监测是及时发现血脂异常人群的重要手段。

（一）膳食控制

1．控制膳食总能量的摄入　依年龄、性别及身体活动将每日总能量的摄入量调节到保持理想体重的水平，或能够预防体重增加的水平。

2．减少膳食中饱和脂肪酸的摄入　每日饱和脂肪酸的摄入量<总能量摄入的 7%。

2007 年《中国成人血脂异常防治指南》中提到"应减少膳食中饱和脂肪酸与胆固醇的摄入，每日胆固醇的摄入量低于 200mg"，但 2015—2020 年美国膳食指南和中国居民膳食指南（2016 版）均取消了对膳食胆固醇的限制，仍然保留减少膳食中饱和脂肪酸的摄入。中国营养学界针对调整膳食胆固醇的限制早已达成共识，在 2000 年版《中国居民膳食营养素推荐摄入量》中膳食胆固醇摄入量的推荐值是 < 300mg/d，而在 2013 年版《中国居民膳食营养素推荐摄入量》中提出，每天从膳食中摄入的胆固醇为 300 ~ 500mg，对胆固醇的限制有所降低。2016 年中国居民膳食指南取消膳食胆固醇的摄入量限制，其主要理由是：

（1）膳食胆固醇的摄入量无法直接反映血胆固醇水平。最新的医学研究表明，血液中的胆固醇含量远比之前的理解要复杂得多。人体胆固醇主要靠自身合成，约占 80%，膳食胆固醇的吸收率不足 30%。且膳食胆固醇的吸收，因遗传和代谢状态不同，存在较大个体差异。

（2）胆固醇摄入量与心脑血管疾病之间没有证据表明有"可预见的相关性"。日本的一项研究显示，胆固醇摄入量与脑中风并无关联，即使胆固醇摄入量达到 768 mg/d，也未发现与心血管疾病的发病率或死亡率有关联。一项长达 16 年的研究结果发现，低胆固醇水平（每天 150 ～ 200 mg）的人群心脏病死亡人数是高胆固醇水平（＞ 300mg）的两倍。这些研究结果提示，不应过分限制或降低胆固醇的摄入量。

（3）胆固醇不仅是人体的组成成分，而且还起着很重要的作用，包括参与细胞膜和神经纤维的组成，促进脂肪的消化，合成激素和维生素 D 等。过低的胆固醇和过高的胆固醇一样不利于健康。研究证实，血液中胆固醇水平偏低，会影响免疫力水平和性激素的正常分泌，导致性激素分泌不足。

3．经常摄入能降低 LDL-C 的食物　如富含植物固醇、可溶性膳食纤维类食物。保证植物固醇摄入量 2g/d，可溶性膳食纤维摄入量 10 ～ 25g/d。因此，每日充足的蔬菜、水果以及豆类、谷类和粗粮的摄入，对降低 LDL-C 具有十分重要的作用。

4．限制食盐的摄入量　每日食盐摄入量＜ 6g。

（二）生活方式改变

1．控制体重　通过饮食和身体活动的方式控制和减轻体重，保持理想 BMI，并防止体重的反弹和增加。

2．持之以恒的、有规律的身体活动　包括足够的中等强度的体育锻炼，每天至少消耗 936.8kJ（200kcal）能量。根据自身情况选择适宜的有氧运动，如体操、慢跑、快步走、球类活动、跳舞、骑自行车及游泳等。

3．改变静坐式生活方式　减少久坐、久卧的习惯（如长时间坐或卧位看电视、操作电脑、看手机），适当增加一定量的身体活动。

4．戒烟、限酒　吸烟是多种心血管疾病的独立危险因素，尽可能戒烟；酒精在肝代谢，过量饮酒损伤肝诱发脂肪肝、肝硬化，影响肝正常的代谢功能，进而影响人体脂肪和多种营养素的代谢，引发血脂异常。预防和控制血脂异常，应限制饮酒，严禁酗酒。

5．控制血压　高血压者应积极采用综合治疗和医学干预途径，将血压控制在适宜范围。

（三）血脂异常的监测

按照中国成人血脂异常防治指南，对人群进行血脂监测。

1．监测指标　检测空腹血脂，包括 TC、TG、LDL-C 和 HDL-C，发现血脂异常人群。

2．监测时间间隔　20 岁以上的成年人至少每 1 次 /5 年；≥ 40 岁以上的男性和绝经期后女性 1 次 / 每年；对缺血性心血管疾病及其高危人群，应 1 次 /3 ～ 6 个月。

3．重点监测对象　①已有冠心病、脑血管病或周围 AS 病者；②有高血压、糖尿病、肥胖、吸烟者；③有冠心病或 AS 家族史者，尤其是直系亲属中有早发冠心病或其他 AS 疾病者；④有皮肤黄色瘤者；⑤有家族性高脂血症者。

第二节　动脉粥样硬化

自从 1904 年德国病理学家 Marchand 首次提出 atherosclerosis（AS）以来，近一百多年来，经科学研究和临床工作者的辛勤工作，对 AS 的认识逐步深入。动脉硬化泛指动脉的硬化性疾病，包括 AS、细动脉硬化（arterioloslcerosis）和动脉中层钙化（medial calcification）。1961 年，William Kannel 在 Framingham 研究中首次提出危险因素的概念，以描述与 AS 发生有关的因素，危险因素概念的提出及危险因素的评估为降低 AS 发病率作出了重要贡献。

一、定义

AS 是动脉的病理改变，病变主要累及大动脉（又称弹性动脉，如主动脉及其一级分支）和中等管径的动脉（又称为弹力肌性动脉，如冠状动脉和脑动脉等）。受累动脉的内膜先后有多种病理改变且合并存在，包括局部有脂质和复合糖类积聚，出血和血栓形成，纤维组织增生和钙沉着，并有动脉中层的病变。在动脉内膜积聚的脂质，外观呈黄色粥样，故称为粥样硬化。

AS 使动脉弹性降低、管腔变窄。当进展至阻塞动脉腔时，将导致该动脉所供应的组织或器官缺血或坏死，如心脏、脑等多个器官组织供血不足，进而导致缺血或梗死。临床上最常见的并发症是冠心病、心肌梗死和脑卒中。

AS 的病程较长，最早可始于儿童期，在成年期进展，在中老年期出现明显的临床症状，自然病程在有些人中可超过 40 年。其并发症导致的致残率和死亡率居高不下，是危害人类健康的重大疾病。

二、临床表现

AS 的临床症状主要取决于血管病变及受累器官的缺血程度。按照累及动脉血管的部位不同分为主动脉 AS、冠状动脉 AS、脑动脉 AS、肾动脉 AS、下肢动脉 AS 等，不同部位具有不同的病理生理改变和临床表现。

病变最常发生在腹主动脉，其次为冠状动脉，然后是颈动脉和脑动脉。

（一）主动脉粥样硬化

主动脉是 AS 的好发部位，且比其他动脉出现早。以腹主动脉最重，其次为降主动脉、主动脉弓，而升主动脉则较轻。严重时可见主动脉广泛受累，内膜满布粥样斑块和脂质条纹，并常发生钙化和溃疡，致使整个主动脉内膜凹凸不平，管壁僵硬，失去弹性。由于主动脉管径大，血流急，不致引起血流障碍，也很少形成血栓。在极少情况下，由于动脉中膜严重破坏，管壁薄弱，可使局部向外膨出而形成主动脉瘤；或者因中膜滋养血管破裂出血，使中膜分裂形成夹层动脉瘤。

（二）冠状动脉粥样硬化

冠状动脉粥样硬化好发部位是左冠状动脉的前降支，尤其第一段最严重；其次，是右冠状动脉；再次，是左冠状动脉的回旋支。由于冠状动脉管腔较小，一旦发生 AS，特别是有继发性血栓形成或斑块内出血时，常造成管径狭窄。若管径狭窄达 75%，则可发生心绞痛、心肌梗死、心律失常，甚至猝死。伴有高血压或糖尿病者，则病变范围广，可累及冠状动脉小分支。

20 ~ 50 岁时，病变检出率男性显著高于女性，60 岁之后男女无明显差异。AS 病变导致的冠状动脉狭窄，如仅局限于冠状动脉一个分支，且发展过程缓慢，则病变血管与邻近冠状动脉之间的交通支显著扩张，可建立有效的侧支循环，受累区域的心肌仍得到足够的血液供应。病变累及多根血管，或狭窄病变进展过程较快，侧支循环未充分建立或并发出血、血肿、血栓形成、血管病痉挛等，可导致严重心肌缺血甚至心肌梗死。

根据斑块引起管腔狭窄的程度可分为 4 级：Ⅰ级，管腔狭窄在 25% 以下；Ⅱ级，狭窄在 26% ~ 50%；Ⅲ级，狭窄 51% ~ 75%；Ⅳ级，管腔狭窄在 76% 以上。狭窄程度达到 Ⅲ级，可诊断为冠心病。

（三）脑动脉硬化与粥样硬化

脑动脉硬化有三种类型，即脑大、中动脉的粥样硬化（脑动脉 AS），小动脉硬化和微小动脉的玻璃样变。脑动脉 AS 好发部位为颈动脉分叉、椎动脉起于锁骨下动脉处、颈动脉和无名动脉始端、颈内动脉虹吸部和大脑前动脉发出处、基底动脉直接发出分支部位等。

病变以大脑中动脉和 Wills 环最显著，动脉内膜呈现不规则增厚，管腔狭窄，血管伸长、弯曲。正常情况下，脑主要动脉占整个脑血管阻力 20% ~ 30%，慢性高血压时可达 50%，长期高血压会导致脑部主要动脉 AS 损害。长期脑小动脉硬化可引起皮质下白质局灶性缺血软化，CT 或 MRI 表现白质疏松。我国人群高血压患者已超过 3.3 亿，导致颅外动脉 AS 轻而脑内小动脉硬化、脑底动脉 AS 严重。因此，我国人群脑内小动脉硬化引起的脑出血和腔隙性梗死，与脑底主要动脉 AS 形成血栓导致的缺血性脑卒中比较常见，颅外颈动脉如出现严重 AS 也会引起缺血性脑卒中。

（四）肾动脉粥样硬化

AS 逐渐进展累及肾动脉及其分支，肾内小动脉主要是小叶间动脉、弓状动脉及入球动脉玻璃样变和中层增厚、管腔狭窄、动脉栓塞，如血栓形成则使管腔完全闭塞。肾动脉 AS 狭窄主要累及肾动脉开口处或近端 1 ~ 2cm 处，有不同程度的动脉 AS 形成及钙化，使肾动脉出现锥形或偏心性狭窄，部分患者狭窄后方可有动脉的扩张。患者早期临床上多无典型的症状，可因动脉造影等被发现。也可引起夜尿、顽固性高血压，严重者可出现肾功能不全。

（五）周围动脉粥样硬化

周围 AS 可引起血管腔狭窄，严重狭窄者可出现间歇性跛行，足背动脉搏动消失，严重者甚至可发生坏疽。在临床上，下肢动脉 AS 的发病率远超过上肢，下肢动脉狭窄病变位于主-髂动脉者约占 30%；病变累及股-腘动脉者为 80% ~ 90%；更远端的胫、腓动脉受累者为 40% ~ 50%。

三、病理特征

AS 病变特点是从内膜开始，一般先有脂质和复合糖类积聚、出血及血栓形成、纤维组织增生及钙质沉着，并有动脉中层的逐渐蜕变和钙化。动脉管壁增厚失去弹性形成斑块导致狭窄，一旦斑块破裂、血栓阻塞动脉管腔，可引起组织或器官的缺血坏死，最终导致脑卒中和心肌梗死。

（一）脂纹

脂纹（fatty streak）是 AS 的早期病变，肉眼见黄色帽针头大小的斑点或长短不一的条纹，条纹宽为 1 ~ 2mm，长为 1 ~ 5cm，平坦或微隆起。脂纹最早可出现于儿童和青少年时期，甚至有些人在 10 岁之前就逐步形成。脂纹是一种可逆性变化，并非所有脂纹都发展为纤维斑块。

（二）纤维斑块

脂纹如进一步发展可形成纤维斑块（fibrous plaque）。肉眼可见血管内膜散在不规则隆起的斑块，初始为灰黄色斑块，后因斑块表层胶原纤维的增多及玻璃样变而呈瓷白色，状如凝固的蜡烛油，斑块可融合。纤维斑块可起于 15～30 岁，并在人的一生中持续发展。

（三）粥样斑块

粥样斑块（atheromatous plaque）也称为粥瘤（atheroma），是 AS 的典型病变。肉眼可见动脉内膜面有灰黄色斑块，既向内膜表面隆起，又向深部压迫中膜。斑块上薄壁纤维帽形成，并容易破裂，纤维帽下方有多量黄色粥糜样物。一般在 55 岁以上人群中开始出现进展性 AS 斑块。

（四）继发病变

常见继发病变有斑块内出血、斑块破裂、血栓形成、钙化及动脉瘤形成。

1．斑块内出血　在粥样斑块边缘可出现量多、壁薄的新生血管，在血流动力的作用下，常出现破裂，导致壁内或斑块内出血。出血可形成血肿，使斑块更加隆起，血肿经肉芽组织机化。出血处常可见到含铁血黄素沉积。

2．斑块破裂　斑块纤维帽破裂，粥样物自裂口进入血液，遗留粥样斑块溃疡。

3．血栓形成　病灶处的内皮损伤和粥样斑块溃疡，使动脉壁内胶原纤维暴露，血小板在局部聚集形成血栓，加重血管阻塞。如斑块脱落，可形成栓子，导致栓塞。

4．钙化　钙盐沉着于纤维帽及粥样斑块溃疡病灶内，严重者，其硬如石。

5．动脉瘤形成　严重的粥样斑块处可引起相应局部中膜的萎缩和弹性下降，在血管内压力作用下，动脉管壁局限性扩张，形成动脉瘤。动脉瘤主要见于腹主动脉，可于腹部触及搏动性的肿块，听到杂音，并可因其破裂发生致命性大出血。

关于 AS 病变的发生机制尚不明确，学界相继提出了多种学说，近年来损伤应答学说和炎症学说得到学术界的普遍认可。

四、动脉粥样硬化的判定标准

（一）颈总动脉内 - 中膜增厚的判定标准

参照中国血管病变早期检测技术应用指南，取颈总动脉分叉处近端后壁 1.5cm 处测量颈总动脉内 - 中膜厚度，若该处存在粥样硬化斑块病变则取病变近端 1.5cm 处测量，判定标准见表 12-2-1。

表 12-2-1　颈总动脉内 - 中膜厚度正常值及增厚判定标准

年龄	颈总动脉内 - 中膜厚度正常值	内 - 中膜厚度增厚判定标准
20～39 周岁	< 0.65 mm	大于该年龄段正常值即为内 - 中膜厚度增厚
40～59 周岁	< 0.75 mm	同上
> 60 周岁	< 0.85 mm	同上

［引自：中国血管病变早期检测技术应用指南工作委员会.中国血管病变早期检测技术应用指南（2011 第二次报告）.心血管病学进展，2011，32（3）：318-323.］

（二）动脉粥样硬化斑块的判定标准

AS 斑块的判定：对血管纵行扫描及横断面扫描时，均可见该位置存在突入管腔的回声结构，或突入管腔的血流异常缺损，或局部颈总动脉内中膜厚度 > 1.3mm。

斑块分类：

1．扁平斑　为早期少量类脂质积聚，局部隆起或弥漫性增厚 > 1.3mm，超声显示动脉管壁偏心性增厚，内膜不光滑，呈较为均匀的低回声。

2．软斑　斑块突出于管腔内，局部显示不同强度的混合性回声或均匀的弱回声，表面有连续的回声轮廓及光滑的纤维帽。

3．硬斑　斑块内钙化或纤维化，局部回声增强，后方伴声影或较为明显的声衰减。

4．溃疡斑　斑块表面不规则，溃疡边缘回声较低。

五、病因与发病机制

AS 的病因与发生机制至今尚未明确，学者们相继提出了多种学说，近年来损伤应答学说和炎症学说得到学术界的普遍认可。

（一）血管内皮细胞受损

血管内皮细胞受损是 AS 首先发生的病变，多种因素如机械性、血流动力学、低氧和吸烟等均可引起内皮细胞损伤。随着内皮细胞通透性的增加，血循环中的白细胞穿过内皮并在组织内聚集，这是机体炎症条件下出现的重要改变。一些炎症因子，如肿瘤坏死因子 -α（TNF-α）、干扰素 - γ（IFN- γ）等能改变细胞表面黏附分子的分布，阻止 F- 肌动蛋白应激纤维的形成。炎症细胞黏附和炎症介质的相互影响，改变细胞的连接结构，进一步增加血管内皮的通透性。

（二）血管内皮细胞表面黏附分子的激活和趋化因子的表达

炎性因子如白介素 -1（IL-1）、TNF-α、IFN- γ，能诱导内皮细胞表达内皮细胞 - 白细胞黏附分子（ELAM）和血管细胞黏附分子 1（VCAM-1）。IL-1 和 TNF-α 刺激血管内皮细胞表达细胞黏附分子（ICAM-1、ICAM-2、VCAM-1）、E 选择素（E-Selectin）和 P 选择素（P-Selectin）。炎症条件下，血管细胞表面能表达趋化因子，特别是白介素 -8（IL-8）、巨噬细胞趋化因子 1（MCP-1）、趋化单核细胞黏附和迁移到受损血管壁内膜下，增进 AS 的进展。

（三）巨噬细胞趋化和泡沫细胞形成

单核细胞在内皮细胞黏附分子的作用下，黏附于内皮细胞表面进入内皮下，转变成巨噬细胞，吞噬脂质尤其是 Ox-LDL 后转变为泡沫细胞，成为 AS 早期病变的脂纹、脂斑的主要成分，该过程是 AS 过程中的重要步骤。

（四）细胞外基质重塑

AS 形成期间产生的炎性细胞因子和抗炎性细胞因子与其他细胞因子、生长因子和氧化型胶质作用，诱导细胞外基质发生重塑。IL-1 和 TNF-α 能够较弱地促进平滑肌细胞产生Ⅰ型和Ⅲ型胶原蛋白，TGF-β 是胶质蛋白合成的潜在诱导物。而 IFN-γ 能抑制胶原蛋白的合成。

AS 形成过程中，基质金属蛋白酶家族（MMPs）在细胞外基质的重塑过程中起主导作用。

（五）斑块内新生血管形成

AS 斑块形成后，组织内细胞缺血缺氧，诱导新生血管的形成，导致斑块变脆，容易破裂出血。炎症反应的正向和负向调节因子对新生血管的形成作用很大。一方面，多数促炎症因子和促粥样硬化介质抑制新生血管的形成。另外，eNOS 是一个潜在的抗血管形成介质，能够抑制 AS 的发展。但在病理条件下，eNOS 促进超氧化的产生，可能会加速 AS。

（六）细胞凋亡和粥样物质形成

AS 的形成与发展过程一直伴随着细胞凋亡，斑块脂核中主要为凋亡的巨噬细胞。巨噬细胞的凋亡会导致脂核的增大，而斑块平滑肌细胞凋亡会导致纤维帽变薄，促进其破裂。凋亡过程同样受炎症的控制，在炎性细胞和细胞因子丰富的区域凋亡比较严重，而在抗炎性因子为主的区域凋亡则较轻。

（七）斑块破裂和血栓形成

炎症影响斑块破裂和血栓形成过程。血管内皮细胞的抗血栓成分受 IL-1、TNF-α 以及内毒素的影响。它们通过降低凝血因子和蛋白 C 受体的基因转录，增加组织凝血活性并抑制血栓蛋白 C 系统诱导的抗凝血活性。此外，炎症介质，如 IL-6 能增加血小板的产生和血栓形成。

六、危险因素

诱发 AS 发生的因素较多，有些因素相互关联和作用，如血脂异常是 AS 的独立危险因素，而膳食营养因素不仅与 AS 发生密切相关，同时也直接影响和控制血脂异常的发生。AS 发生的危险因素可分为不可控性危险因素和可控性危险因素。不可控性危险因素，如遗传因素、年龄、性别，是在预防 AS 发生过程中无法改变的。可控性危险因素主要包括两方面，一方面，是膳食营养因素与生活方式；另一方面，是能引发 AS 发生的相关疾病因素，如血脂异常、高血压、糖尿病、高胰岛素血症、高同型半胱氨酸血症等。

（一）不可控危险因素

1．遗传因素　家族性高胆固醇血症、高脂血症等人群 AS 的发病率显著高于无家族史者。目前，已知约有 200 余种基因可能与脂质的吸收和代谢相关。

2．年龄　冠状 AS 性心脏病多在 40 岁以上的中老年人群中发病，但 AS 早期的动脉壁脂纹改变可发生在 10 岁前，并随着年龄增长，AS 的发病率呈快速上升趋势。

3．性别　女性在绝经期前，冠状 AS 的发病率低于同年龄的男性。但在绝经期后，性别差异消失，且女性 AS 患病率迅速上升，可能与女性体内的雌激素影响脂类代谢有关。

（二）可控性危险因素

包括膳食营养因素、生活方式和相关疾病因素，为了便于理解，一并陈述。

1．血脂异常　血脂异常（dyslipidemia）是 AS 的独立危险因素。血浆总胆固醇、三酰甘油、LDL-C、VLDL-C 水平与 AS 的发病率呈正相关。此外，血浆胆固醇降低的程度与冠心病发生率之间存在着量 - 效关系，血总胆固醇每下降 1%，冠心病发生率约降低 2%。HDL 则可通过逆向转运机制将体内多余的胆固醇转运至肝进行代谢，因而，对 AS 和冠心病具有较好的抑制作用。HDL-C 降低是 AS 的危险因素。

此外，不同脂蛋白其载脂蛋白不同。乳糜微粒、VLDL 和 LDL 的主要载脂蛋白分别为 apoB-48 和 apoB-100；HDL 的主要载脂蛋白为 apoA-I。研究者认为，apoB 的异常升高和 apoA-I 的降低同时存在，可能对 AS 的发生、发展具有重要意义。

2．膳食营养不均衡

不均衡的膳食营养不仅能诱发 AS，也是血脂异常和肥胖的直接诱因，而后二者又进一步诱发和加重 AS。膳食中高能量、高脂肪特别是较高的饱和脂肪酸，以及较低的膳食纤维及维生素摄入，是 AS 发生的重要膳食危险因素。

另外，在我国膳食结构中主食仍多以糖为主，高糖膳食易发生高三酰甘油血症，是 AS 发生的重要危险因素之一。

3．不良生活方式

吸烟：吸烟是心血管疾病独立的危险因素，其危险度随吸烟量而增加。吸烟者血液中 CO 浓度升高，易引起血管内皮缺氧性损伤，并刺激内皮细胞释放生长因子如血小板源性生长因子，诱导中膜平滑肌细胞向内膜迁移增生，进而引发 AS 的发生。研究显示，平均每天吸烟 10 支，能使男性心血管病死亡率增加 18%，女性心血管病死亡率增加 31%。

饮酒：饮酒尤其是过量饮酒，是高血压及心脑血管疾病的重要危险因素。严重者可导致脑出血的发生。

缺乏身体活动：经常性的身体活动（physical activity），能预防心脑血管疾病。运动能加速体内氧化产能，促进脂肪分解，消耗体内储存的糖原，抑制糖原转化为脂肪，降低血三酰甘油和总胆固醇水平，预防 AS 的发生。当缺乏身体活动时，易诱发 AS。

4．高血压　高血压（hypertension）能促进 AS 的发生和发展，是出血性脑卒中和缺血性脑卒中最重要的危险因素，也是冠心病的独立的危险因素。据统计，高血压者患冠状 AS 的风险比血压正常者高 4 倍；与同年龄、同性别的非高血压人群相比，高血压患者 AS 发病更早，病变更重。高血压和 AS 常相伴而生，互相影响。

5．糖尿病与高胰岛素血症　糖尿病（diabetes）是 AS、冠心病、脑卒中和外周血管疾病的独立危险因素，糖尿病患者患 AS 远高于非糖尿病患者。糖尿病所致脂质代谢异常是血管病变的主要原因之一。

2 型糖尿病的特征性血脂谱为富含三酰甘油的血浆脂蛋白增加，如 VLDL、LDL 增加，而血浆 HDL 水平降低，同时糖基化的 LDL 易被氧化，可促进血液中单核细胞迁入内膜及转变为泡沫细胞。2001 年公布的美国冠心病防治指南第三次报告，也将糖尿病提高到冠心病等危症的高度，所谓冠心病等危症是指糖尿病无冠心病者 10 年发生主要冠心病事件的绝对风险与已有冠心病者等同的状态。这种新的理念解释了糖尿病在冠心病发生、发展中的重要地位。

高胰岛素血症（hyperinsulinemia）是血液中胰岛素浓度超过正常水平，常与胰岛素抵抗共存。高胰岛素血症与 AS 的发生密切相关。血浆胰岛素水平越高，冠心病的发病率及死亡率越高，高胰岛素血症和胰岛素抵抗引起 AS 的可能机制是：①引起血脂紊乱，主要表现为 LDL-C 升高，HDL-C 降低和 TG 升高；②引起血管舒张功能不良，钠水潴留以及交感神经兴奋，导致血压升高；③高胰岛素血症刺激动脉壁平滑肌细胞增生迁移；④导致血管内皮细胞障碍等。

6．高同型半胱氨酸血症　高同型半胱氨酸血症可引起血管内皮损伤，促进 AS 的发生。高同型半胱氨酸的升高可能与遗传基因有关。

7．肥胖　肥胖尤其是男性腹型肥胖与心脑血管疾病的发生密切相关，是冠心病独立的危险因素。因肥胖者体内脂肪组织增加，三酰甘油和胆固醇水平明显增高，促进了 AS 的发生和发展。

其他：除上述疾病外，痛风、肝病、肾病综合征及其他有关的内分泌病，亦对 AS 的发生有一定影响。

第三节 动脉粥样硬化的预防与控制

血脂异常是 AS 发生的重要危险因素，调节和控制血脂异常是预防 AS 发生的首要举措。同时，血脂异常与膳食营养因素和生活方式密切相关，故合理膳食和良好的生活方式是防止血脂异常、预防与控制 AS 的重要手段。某些疾病易诱发 AS，是 AS 发生的重要危险因素，积极治疗相关疾病对防控 AS 具有举足轻重的作用。尽管遗传因素亦能诱发 AS 的发生，但是作为个体是难以改变的。因此，AS 的综合预防与控制原则是调节和控制血脂异常、合理膳食，保持良好的生活方式，积极治疗与 AS 发生相关的疾病，如高血压、糖尿病、高胰岛素血症及高同型半胱氨酸血症等。

一、调节和控制血脂异常

详见本章第一节中血脂异常的预防与控制相关内容。

二、合理膳食

合理膳食是在平衡膳食的基础上，控制总能量摄入，限制膳食脂肪总量与饱和脂肪酸，摄入丰富的膳食纤维、维生素和矿物质，并适当增加抗氧化膳食成分。

（一）控制总能量摄入，保持理想体重

控制总能量的摄入，将每日总能量的摄入量调整到保持理想体重的水平，或能够预防体重增加的水平。尤其对 40 岁以上人群，需要控制体重的过快增长。

（二）限制脂肪总量和饱和脂肪酸的摄入

膳食中脂肪摄入量以占总能量的 20% ~ 25% 为宜，适当增加单不饱和脂肪酸和多不饱和脂肪酸的摄入。鱼类尤其是海鱼富含 n-3 系列多不饱和脂肪酸，对心血管有保护作用，可适当增加。

血脂异常者应减少和限制动物性脂肪和含饱和脂肪酸较多的食物，如肥肉、猪油、骨髓、奶油及其制品、椰子油、可可油等；在可能条件下，食用油尽量采用豆油、菜油、麻油、玉米油、茶油、米糠油等。已确诊的冠状 AS 者，严禁饱食或暴饮暴食，以免诱发心绞痛或心肌梗死。

（三）丰富的膳食纤维、维生素与矿物质

摄入充足的新鲜蔬菜、瓜果和豆类。新鲜蔬菜和瓜果富含膳食纤维、维生素和矿物质，膳食纤维能明显降低胆固醇，维生素 E 和水溶性维生素以及某些微量元素具有改善心血管功能。此外，大豆蛋白是人体植物性优质蛋白的主要来源，具有降低血脂的作用，应适量增加大豆及其制品的摄入。

（四）饮食清淡、少盐

保持饮食清淡，少食甜食，减少食用油的摄入，每日盐和含钠食物限制在 6g 以下。

（五）适当摄入抗氧化膳食成分

植物化合物中的类胡萝卜素、黄酮类、异黄酮类、花青素、多酚类和皂苷类化合物具有抗氧化损伤、保护心血管的作用，适当摄入富含这些抗氧化膳食成分的食物，将有助于抑制 AS 的形成。因此，应鼓励进食富含植物化合物的食物，尤其是深色食物，如胡萝卜、菠菜、

大豆，葡萄、番茄、草莓、香菇、大蒜、洋葱和茶等。本章作者研究发现，这些深色食物中富含的叶黄素和番茄红素，对早期 AS 的发生具有保护作用，其可能的机制是叶黄素可抑制 LDL 的氧化修饰，减少 Ox-LDL 与单核 / 巨噬细胞的清道夫受体结合形成泡沫细胞，改善细胞炎症因子和脂质代谢。

三、良好的生活方式

培养和保持良好的生活方式，对预防和控制 AS 的发生具有举足轻重的作用。其中，最为重要的是适量的身体活动、戒烟限酒、充足的睡眠和积极乐观的心态。

（一）适量的身体活动

适量的身体活动（包括锻炼和劳动）对维持能量平衡、预防肥胖、改善心血管功能和降低血脂具有极大的益处，是预防 AS 的重要措施。锻炼应根据自身情况和活动习惯，坚持规律地有氧运动，以不过多增加心脏负担和不引起不适为原则。锻炼可循序渐进，不宜勉强剧烈运动。老年人提倡每日健步走或散步 1 小时（可分次进行）、作保健体操、打太极拳等。

（二）戒烟限酒

吸烟是多种心血管疾病的独立危险因素，因此，应尽可能戒烟。酒精亦不利于心血管疾病的预防，应限制饮酒，可少量饮酒，严禁酗酒。

（三）充足睡眠

无论是长期还是短暂的睡眠不足，都会引发不良的情绪，包括疲倦、烦躁、易怒。长期睡眠不足，会刺激人体释放更多的肾上腺皮质激素，这种激素过多会促进脂肪在腹部堆积。另外，睡眠不足也是引起高血压和心律不齐的原因之一。

（四）积极乐观的情绪和心态

积极乐观的情绪和良好的心态，对 AS 等心血管疾病的预防具有良好的效果。人体在良好的情绪中，在神经内分泌作用下血管紧张度降低，血压下降，有益于心血管健康。

已有客观证据表明，AS 经过有效预防和治疗可以控制，病变可能部分消退，患者能够维持一定的生活和工作能力。因此，保持乐观的情绪和良好的心态，十分重要。

四、积极治疗与动脉粥样硬化发生相关的疾病

某些疾病易诱发 AS，除血脂异常外，AS 发生的危险因素常见于高血压、糖尿病、高胰岛素血症、高同型半胱氨酸血症以及其他相关的内分泌疾病等，积极治疗与 AS 发生的相关的疾病，对预防和控制 AS 及相关的心脑血管疾病十分重要。除上述疾病外，积极治疗痛风、肝病、肾病综合征及其他相关的内分泌疾病，亦十分必要。

（邹志勇　张乾勇）

参考文献

[1] Lozano R，Naghavi M，Foreman K，et al. Global and regional mortality from 235 causes of death for 20 age groups in 1990 and 2010：a systematic analysis for the global burden of disease study 2010. Lancet，2012，380，2095-2128.

[2] Martinez-Gonzalez MA，de la Fuente-Arrillaga C，Lopez-Del-Burgo C，et al. Low consumption of fruit and vegetables and risk of chronic disease：a review of the epidemiological evidence and temporal trends among

Spanish graduates. Public Health Nutr，2011，14：2309-2315.

[3] 刘丽，赵玉生，王士雯，等．北京地区部分军队老年人群中颈动脉粥样硬化的现况调查．中华流行病学杂志，2007，28：358-361.

[4] Libby P，Ridker PM，Maseri A. Inflammation and atherosclerosis. Circulation，2002，105（9）：1135-1143.

[5] Peter O．Kwiterovich，Jr．血脂异常．李建军，蒋立新主译．北京：科学出版社，2012.

[6] 中国成人血脂异常防治指南制定联合委员会编著．中国成人血脂异常防治指南．北京：人民卫生出版社，2007.

[7] 迟家敏．实用血脂学．北京：人民卫生出版社，2010.

[8] Ross R. Atherosclerosis-an inflammatory disease. N Engl J Med，1999，340（2）：115-126.

[9] Herder C，Illig T，Baumert J，et al. Macrophage migration inhibitory factor（MIF）and risk for coronary heart disease：results from the MONICA/KORA Augsburg case-cohort study，1984-2002. Atherosclerosis，2008，200（2）：380-388.

[10] Lusis AJ. Atherosclerosis. Nature，2000，407（6801）：233-241.

[11] 林晓明主编．叶黄素基础与生物学效应．北京：北京大学医学出版社，2015.

[12] 孟晓萍，布艾加尔哈斯木主编．动脉粥样硬化．北京：人民卫生出版社，2011.

[13] 杨永宗主编．动脉粥样硬化性心血管病基础与临床．2 版．北京：科学出版社，2009.

[14] 李甘地，来茂德主编．病理学．北京：人民卫生出版社，2001.

[15] 中国血管病变早期检测技术应用指南工作委员会．中国血管病变早期检测技术应用指南（2011 第二次报告）．心血管病学进展，2011，32（3）：318-323.

[16] 王宏宇．血管病学．北京：人民军医出版社，2006.

[17] Pestana IA，Vazquez-Padron RI，Aitouche A，et al. Nicotinic and PDGF-receptor function are essential for nicotine-stimulated mitogenesis in human vascular smooth muscle cells. J Cell Biochem，2005，96（5）：986-995.

[18] Cheruvu PK，Finn AV，Gardner C，et al. Frequency and distribution of thin-cap fibroatheroma and ruptured plaques in human coronary arteries：a pathologic study. J Am Coll Cardiol，2007，50（10）：940-949.

[19] Bazzoni G，Dejana E. Endothelial cell- to-cell junctions：molecular organization and role in vascular homeostasis. Physiol Rev，2004，84（3）：869-901.

[20] Cain RJ，Vanhaesebroeck B，Ridley AJ. The PI3k p110alpha isoform regulates endothelial adherens junctions via Pyk2 and Rac1. J Cell Biol，2010，188（6）：863-876.

[21] Huang L，Garcia G，Lou Y，et al. Anti-inflammatory and renal protective actions of stanniocalcin-1 in a model of anti-glomerular basement membrane glomerulonephritis. Am J Pathol，2009，174（4）：1368-1378.

[22] Rotondi M，Lazzeri E，Romagnani P，et al. Role for interferon-gamma inducible chemokines in endocrine autoimmunity：an expanding field. J Endocrinol Invest，2003. 26（2）：177-180.

[23] Wuttge DM，Zhou X，Sheikine Y，et al. CXCL16/SR-PSOX is an interferon-gamma-regulated chemokine and scavenger receptor expressed in atherosclerotic lesions. Arterioscler Thromb Vasc Biol，2004，24（4）：750-755.

[24] Gieseg SP，Crone EM，Flavall EA，et al. Potential to inhibit growth of atherosclerotic plaques development through modulation of macrophage neopterin/7, 8-dihydroneopterin synthesis. Br J Pharmacol，2008，153（4）：627-635.

[25] Mozaffarian D，Pischon T，Hankinson SE，et al. Dietary intake of trans fatty acids and systemic inflammation in women. Am J Clin Nutr，2004，79（4）：606-612.

[26] Newby AC，Dual role of matrix metalloproteinases（matrixins）in intimal thickening and atherosclerotic plaque rupture. Physiol Rev，2005，85（1）：1-31.

[27] Epstein SE，Stabile E，Kinnaird T，et al. Janus phenomenon：the interrelated tradeoffs inherent in therapies designed to enhance collateral formation and those designed to inhibit atherogenesis . Circulation，2004，109（23）：2826-2831.

[28] Aicher A，Heeschen C，Mildner-Rihm C，et al. Essential role of endotherlial nitric oxide synthase for mobilization of stem and progenitor cells. Nat Med，2003，9（11）：1370-6.

[29] Kuhlencordt PJ，Chen J，Han F，et al. Genetic deficiency of inducible nitric oxide synthase reduces atherosclerosis and lowers plasma lipid peroxides in apolipoprotein E-knockout mice. Circulation，2001，103（25）：3099-3104.

[30] Klodgie FD，Gold HK，Burke AP，et al. Intraplaque hemorrhage and progression of coronary atheroma.Eng J Med，2003，349：2316-2325.

[31] Virmani R，Kolodgie FD，Burke AP，et al. Atherosclerotic plaque progression and vulnerability to rupture；angiogenesisi as a source of intraplaque hemorrhage. Arterioscler Thromb Vasc Biol，2005，25（10）：2054-2061.

[32] Littlewood TD，Bennett M. Apoptotic cell death in atherosclerosis. Curr Opin Lipidol，2003，14：469-475.

[33] Walsh JG，Logue SE，Luthi AU，et al. Caspase-1 promiscuity is counterbalanced by rapid inactivation of processed enzyme. J Biol Chem，2011，286（37）：32513-32524.

[34] Starr ME，Ueda J，Takahashi H，etal. Age-dependent vulnerability to endotoxemia is associated with reduction of anticoagulant factors activated protein C and thrombomodulin. Blood，2010，115（213）：4886-4893

[35] Sovershaev MA，Egorina EM，Haansen JB，et al. Soluble guanylate cyclase agonists inhibit expression and procoagulant activity of tissue factor. Arterioscler Thromb Vasc Biol，2009，29（10）：1578-1586.

[36] Smadja DM，Bura A，Szymezak J，et al. Effect of clopidogrel on circulating biomarkers of angiogenesis and endothelial activation. J Cardiol，2012，59（1）：30-35.

[37] Zou Z，Xu X，Huang Y，et al. High serum level of lutein may be protective against early atherosclerosis：the Beijing atherosclerosis study. Atherosclerosis，2011，219：789-793.

[38] Xu XR，Zou ZY，Xiao X，et al. Effects of lutein supplement on serum inflammatory cytokines，apoE and lipid profiles in early atherosclerosis population. J Atheroscler Thromb，2013，20：170-177.

[39] Dwyer JH，Navab M，Dwyer KM，et al. Oxygenated carotenoid lutein and progression of early atherosclerosis：the Los Angeles atherosclerosis study. Circulation，2001，103，2922-2927.

[40] 中华人民共和国卫生部主编 . 2013 中国卫生统计年鉴 . 北京：中国协和医科大学出版社，2014.

[41] Lopez AD，Mathers CD，Ezzati M，et al. Global and regional burden of disease and risk factor，2001：system analysis of population health data. Lancet，2006，367（9524）：1747-1757.

[42] U.S. Department of Health and Human Services and U.S. Department of Agriculture. 2015-2020 Dietary Guidelines for Americans. 8th Edition. December 2015. Available at https：//health.gov/dietary guidelines/.

[43] 中国营养学会著 . 中国居民膳食指南（2016）. 北京：人民卫生出版社，2016.

[44] Yamagishi K，Iso H，Yatsuya H，et al. Dietary intake of saturated fatty acids and mortality from cardiovascular disease in Japanese：the Japan Collaborative Cohort Study for Evaluation of Cancer Risk（JACC）Study. Am J Clin Nutr，2010，92（4）：759-765.

第十三章　营养与代谢综合征

代谢综合征（metabolic syndrome，MS）是一组营养代谢异常性病症在同一个体聚集存在的临床综合征。随着人们生活水平的提高和生活方式的改变，MS 的发病率逐年增高。据国际糖尿病联盟（International Diabetes Federation，IDF）估计，2005 年全球约有 1/4 的人有 MS。我国的相关研究显示，MS 从本世纪初的 14% ～ 16 %，至 2010 年前后升至 20% ～ 30 %，在糖尿病患者中竟达 60% ～ 80%。尤其在中老年人群，MS 成为慢性非传染性疾病增长速度最快的疾病。据北京的一项对中老年人的调查显示，按中华糖尿病学会的诊断标准，2009 年该人群 MS 的检出率为 40.69%。MS 不仅在老年人群中高发，在超重、肥胖的儿童青少年中也有很高的检出率，如加拿大青少年（12 ～ 19 岁）MS 的检出率 9.6%，该国 < 18 岁的高危土著青少年则达到了 40.5%。MS 是导致心脑血管疾病致残率和致死率增高的主要危险因素，是世界各国卫生部门和社会保障系统高度重视的重大卫生问题。

第一节　代谢综合征的定义与评估标准

MS 理论体系的形成并被医学界公认，虽然仅二十几年。但对其初始认识可追溯至 20 世纪。早在 20 世纪 20 年代，瑞典医生 Kylin 已观察到某些成年人患者常同时患有高血压、高血糖及痛风。胰岛素的发现，为糖尿病的研究奠定了基础。血清胰岛素的测定、靶器官胰岛素受体的确认以及相关功能的研究，明确了大多数糖尿病患者存在胰岛素抵抗，并发现这种现象也存在于中心性肥胖、高血压、血脂异常和原发高尿酸血症等患者中。而上述病症都与动脉粥样硬化（atherosclerosis，AS）的发生有关，是导致缺血性冠状 AS、脑 AS 及全身性 AS 样病变、甚至死亡的重要危险因素。鉴于这些疾病的患者常会兼有多种代谢异常（发生的先后顺序有所不同），学界认为可能存在共同的致病基础（胰岛素抵抗），因此，研究者致力于探讨这组疾病是否需要共同评价、防治和管理。

1988 年，斯坦福大学的 Reaven GM 教授在美国糖尿病学会（American Diabetes Association，ADA）学术年会的演讲中提出著名的 X 综合征概念，并将其系统化，即 X 综合征包括以下内容：胰岛素抵抗（insulin resistance，IR），糖耐量受损（impaired glucose tolerance，IGT），高胰岛素血症，脂代谢异常（TG、TC、LDL-C 增高，HDL-C 降低）和高血压。后来，有学者将中心性肥胖、IGT、TG 增高及高血压称为"致命四重奏"（deadly quartet）。亦有学者将肥胖、高血压、高血糖、血脂异常、AS 及促血栓状态 6 种危险因素的集结称为"无声六重奏"（silent sextet）。由此，开启了对这组病症的系统研究。

一、定义

1999 年，世界卫生组织（World Health Organization，WHO）将这组代谢异常共存的状况称为 MS，首次提出了 MS 的工作定义。

（一）工作定义

工作定义（1999 年 WHO 提出）：MS 是一组代谢异常共存的疾病状态，除具备糖代谢

异常 ［糖调节受损或糖尿病及（或）胰岛素抵抗］外，尚需具备其他代谢异常（中心性肥胖、脂代谢异常、高血压及微量白蛋白尿）中 2 项或更多成分异常。

（二）组分

MS 的主要代谢异常和疾病组成成分包括以下内容：

1．糖代谢异常 ［糖调节受损或糖尿病及（或）胰岛素抵抗］。

2．脂代谢异常（TG↑，HDL-C↓）。

3．肥胖（中心性）常是最先出现的体征。

4．高血压。

5．微量白蛋白尿。

6．嘌呤代谢异常（高尿酸血症或痛风）。

7．非酒精性脂肪性肝病。

8．多囊卵巢综合征。

9．凝血机制异常（PA-1↑）。

早先比较明确的是前 5 种组分，相关研究亦支持一些其他与 MS 相关的代谢异常，也列为 MS 的组分，包括高尿酸血症、非酒精性脂肪性肝病（non-alcoholic fatty liver disease，NAFLD）和多囊卵巢综合征（poly-purse ovary syndrome，PPOS）。这三种疾病的患者大多数存在胰岛素抵抗和肥胖，但发展趋势不尽相同。

研究证实，高尿酸血症是血管病变的独立危险因素，作为心血管疾病危险因素的评估，检查项目中应该加入血尿酸测定。嘌呤代谢也是影响治疗饮食品种选择的重要依据，MS 的饮食管理需要明确是否存在高尿酸血症，以便确定食物品种。

NAFLD 与 MS 关系密切。一般认为，NAFLD 的检出率在肥胖人群可达 60% ~ 90%，在中心性肥胖人群几乎达 100%。糖代谢异常可引发肝内脂肪沉积，肥胖和 NAFLD 存在明显的胰岛素抵抗，能增加糖尿病的患病风险，两种代谢异常可独立发生，其后又互为因果。

多囊卵巢综合征患者多较年轻，存在胰岛素抵抗和肥胖者发展为糖尿病的机会非常高。但如能及时控制体重，采取相应的措施，多数患者可以治愈。

二、代谢综合征的评估标准

WHO 及国内外相关学术组织相继提出了代谢综合征的评估标准。

（一）WHO 的评估标准

1999 年，WHO 首次提出 MS 工作定义（见前），并提出了各组分的评估标准。

肥胖（中心性肥胖）：采用指标为腰臀比（waist to hip ratio，WHR），男性 ≥ 0.90，女性 ≥ 0.85 及 / 或 BMI ≥ 30 kg/m² 为肥胖。

糖代谢异常

糖尿病：空腹血糖 ≥ 7.0mmol/L 和（或）口服葡糖糖耐量试验（oral glucose tolerance test，OGTT）-2h ≥ 11.1mmol/L。

糖耐量（impaired glucose tolerance，IGT）减低：空腹血糖 < 7.0mmol/L，OGTT-2h ≥ 7.8，< 11.1mmol/L。

高血压：BP ≥ 140/90 mmHg。

脂代谢异常：TG ≥ 1.70 mmol/L，及（或）HDL-C：男性 < 0.9 mmol/L，女性 < 1.0

mmol/ L。

其他：微量白蛋白尿：尿白蛋白排泄率 ≥ 20 μg/ min 或 白蛋白 / 肌酐 ≥ 30mg/ g。

（二）相关学术组织对评估标准的修订

自 1999 年，WHO 制订了 MS 的工作定义和评估标准后，国际上先后有多个学术组织提出了临床诊断建议。其中，最主要的有美国国家成年人胆固醇教育计划Ⅲ（National Cholesterol Education Program- Adult Treatment Panel Ⅲ，NCEP-ATP Ⅲ，2001 年）、国际糖尿病联盟（International Diabetes Federation，IDF，2005 年）和中国的中华医学会糖尿病学分会（Chinese Diabetes Society，CDS，2004 年），对评估标准进行了修订，提出临床诊断建议。

WHO、NCEP-ATP Ⅲ、CDS 及 IDF 对代谢综合征的组分和评估标准与比较，见表 13-1-1。

经各组织修订后的评估标准，存在一定的差别，主要见于以下方面：

1. 判定标准不同　虽然涉及的代谢异常组分均为 4 项，但每项界定的标准却存在差异（见表 13-1-1）。其中差异最大的是中心性肥胖的判定标准。

鉴于不同种族的形体特征对血管病变危险度的影响有所不同，在标准中分别选用腰围、腰臀比值和体质指数（BMI），并按不同性别和人群分布设定了不同的定义。

2. 血压和血糖　为了尽早对高血压和糖尿病的高危人群进行干预，选择临界高血压（≥ 130/ 85 mmHg，高血压前期）界值，比标准高血压（≥ 140/ 90 mmHg）诊断界值多涉及了一部分相对危险度低的人群。血糖界值选择也一样，选择空腹血糖 ≥ 5. 6 mmol/ L 的标准将比选择空腹血糖 ≥ 6.1 mmol/ L 的标准，扩大纳入一部分相对危险度低的人群，有利于早期警示并预防发病。

3. 血脂　对血脂紊乱的评定标准相差较小，仅美国的 ATP Ⅲ 对 HDL-C 的标准值高、涉及面宽。IDF 则将异常高密度脂蛋白胆固醇（HDL-C）和三酰甘油（TG）各计为 1 项，进一步降低了筛选入组的标准。

在总评估中，WHO 和 IDF 将糖代谢异常和中心性肥胖作为必备条件，再增加其他组分。

2007 年，IDF 鉴于儿童、青少年的特殊性，提出了针对儿童和青少年的全球统一评估标准，将同龄儿童腰围 ≥ 90 的百分位数作为判定肥胖的标准，并不再强调腰围作为必要条件。

美国 ATP Ⅲ 和 CDS 标准是任选其中 3 项以上作为最近期代谢综合征的全球统一定义，IDF 标准所涉及的人群最大，可操作性强。

（三）临床评估的意义

1. 不同评估标准在应用中对结果的影响　采用不同的 MS 评估标准，比较同一群体的患病率及与之相关的心血管病变危险度，其结果亦不一致。在 MS 的评估中，肥胖是胰岛素抵抗的形体标志，不同的评估标准中选择了不同的评估指标，如腰围、WHR 和 BMI，这些指标依身高、种族特性有所区别。人体脂肪的分布受生理特征、年龄和性别的影响，如青少年皮下脂肪丰富，老年人腹部脂肪集聚较多，年轻女性臀部皮下脂肪丰满。相比之下，腰围比 BMI 更能反映腹部脂肪蓄积状况，评估老年人群的肥胖，IDF 标准（腰围）检出率较高，预测糖代谢异常更敏感。但按 IDF 标准设定腰围为先决条件，就会遗漏那些 BMI 值超标、腰围未达标者。按 CDS 肥胖标准，也会遗漏 BMI 正常但存在腹部脂肪蓄积的心血管病高危患者。本章作者的临床研究资料显示，腰围、BMI 和血清胰岛素检测均正常的人群，糖耐量正常者占 95 %，联合这三项指标筛查 MS 和糖代谢异常者可使漏检率降低。只用腰围做判定

表 13-1-1　不同代谢综合征评估标准一览表

	WHO MS 工作定义 (1999)	NCEP-ATP Ⅲ MS 诊断标准 (2001)	CDS MS 诊断标准 (2004 年)	IDF MS 全球统一定义 (2005)
肥胖 中心性肥胖	WHR（腰臀比）： 男性≥ 0. 90 女性≥ 0. 85 及／或 BMI ≥ 30 kg/m²	腰围： 男性≥ 102cm 女性≥ 88 cm	BMI ≥ 25.0 kg/m²	腰围： 欧洲人：男性≥ 94 cm，女性≥ 80 cm 美国人：男性≥ 102 cm，女性≥ 88 cm 华人及南亚人：男性≥ 90cm，女性≥ 80cm 日本人：男性＞ 85cm，女性＞ 80cm
糖代谢异常	糖尿病、糖耐量减低或空腹血糖增高；胰岛素抵抗（背景人群钳夹试验中葡萄糖摄取率低于人群最低 4 分位数）	空腹血糖≥ 6.1 mmol/L	空腹血糖≥ 6.1mmol/L 2h 负荷后血糖≥ 7.8 mmol/L，或已确诊并在在治疗者	空腹血糖≥ 5.6 mmol/L，或已接受相应治疗或此前已诊断 2 型糖尿病
高血压	≥ 140/ 90 mmHg	≥ 130/ 85 mmHg	≥ 140/90mmHg	≥ 130/ 85 mmHg，或已接受相应治疗或此前已诊断高血压
脂代谢异常	TG ≥ 1.70 mmol/L，及（或） HDL-C：男性＜ 0.9 mmol/L，女性＜ 1.0 mmol/L	TG ≥ 1.70 mmol/ L HDL-C ＜ 1.04 mmol/L（男），＜ 1.30 mmol/ L（女）	TG ≥ 1.7mmol/L HDL-C ＜ 0.9mmol/L（男）＜ 1.0mmol/L（女）	TG：≥ 1.7 mmol/ L，或已接受相应治疗 或（计算时各为 1 项） HDL-C：男性＜ 0.9 mmol/ L，女性＜ 1.1 mmol/ L，或已接受相应治疗
其他	微量白蛋白尿：尿白蛋白排泄率≥ 20 μg/ min 或白蛋白/ 肌酐≥ 30mg/ g	无	无	无
备注	除同时具备糖代谢异常外，尚需要以上 2 个或更多成分	需符合以上 3 个或 3 个以上条件者	具备以上 3 项或全部者可诊断	有中心性肥胖（腰围）合并以上四项指标中任两项

标准时，还应注意身高的影响，1.5m 和 1.8m 的身高如果都是 90cm 的腰围，前者显然是相当肥胖。采用不同的评估标准，在一定程度上，限制了对 MS 的整体检出率。

2．评估标准在应用中对评估对象的影响　评估 MS 的目的是筛查早期心血管疾病和糖尿病的高危人群，并综合控制危险因素。以此为基点，侧重于评估个体的患病风险，早期采取措施，才可能全面控制心血管疾病的危险因素。作为评估人群，多用于流行病学调查，显示人群横断面患病的情况；但作为评估个人，病变有一定的发展和变化过程，如 2 型糖尿病或高血压患者，经过治疗体重减轻后 BMI 和腰围均会降到正常范围，在用 CDS 和 IDF 标准做人群横断面评估时就不属于 MS，但作为患者本人，患病的现实是不会更改的。

3．MS 评估标准的局限性　2010 年 4 月，WHO 专家顾问组在《糖尿病学》杂志上发表了相关报告，认为目前的 MS 诊断标准作为诊疗工具尚存在一定局限性，影响其临床效用。提出：① 仅通过单个危险因素诊断代谢综合征，未注意危险因素的水平所包含的重要信息。②评估中遗漏了当前已明确的危险因素（如年龄、家族史、性别、行为习惯等）。③初期诊断只反映相对危险性，绝对危险性在临床实践中具有预测价值。④ MS 患者的组分构成存在个体差异。⑤一些现有不属于 MS 组分的其他因素，也会增加糖尿病和心血管疾病的风险。⑥ BMI 和腰围都有独立预测心血管疾病风险的价值，IDF 将腰围作为 MS 的诊断标准，但很难建立种族特异性诊断的切点。同时，专家顾问组提出了几个未来的研究方向：进一步阐明糖尿病与心血管疾病的共同代谢途径，包括那些已被 MS 涵盖的途径；研究代谢风险的早期决定因素；基于现有资源，因地制宜地开展和评估那些明确及降低糖尿病与心血管疾病风险的策略；发展和评估以人群为基础的预防策略。总的原则是，将 MS 的评估作为一种教育、管理的手段，结合现有的评估标准和已知的其他心血管、糖尿病危险因素，更多转向预防和治疗策略的研究和实践。

因此，目前临床只局限于对 MS 做评估，而不作为一种综合征的诊断，主要目的是综合评估心血管疾病的风险，以便制订综合防治方案。

三、代谢综合征评估标准的比较和控制标准

（一）代谢综合征的评估标准的比较

MS 的评估标准，推荐 CDS 和 IDF 制订的代谢综合征评估标准，见表 13-1-2。CDS 标准以中国人群研究的数据为基础，更符合国情，又以各疾病的诊断标准为界点，应该是最适合中国人的评估标准。一旦确认为 MS，则需要积极开始生活方式管理，及时给予药物治疗，全面控制各项异常指标。

IDF 标准与 CDS 标准比较，诊断界点数值均在疾病诊断的前期，肥胖以腰围为标准，血脂异常将高 TG 血症和低 HDL-C 各列一项，降低了入围条件，并在疾病发展的过程中提前定位，体现了早预防、早干预、早获益的原则。血尿酸也是与 MS 有关的代谢指标，评估时需要一并考虑，高于正常值上限即可诊断。通常血尿酸的正常值为：女性 < 360 μmol/L，男性 < 420 μmol/L。

（二）代谢综合征的控制标准

MS 的控制标准，推荐 IDF（2005 年）提出的各项控制标准，不仅是针对 MS 的患者，也是 2 型糖尿病患者的综合控制目标。除了评估标准涉及的各项指标之外，还应该包括血清 TC 和 LDL-C。血尿酸以控制在 < 360μmol/L（6mg/dl）为标准。

表 13-1-2 代谢综合征的评估标准和控制标准

项目	评估标准		控制标准
	CDS (2004)	IDF (2005)	IDF (2005)
肥胖	BMI ≥ 25 kg/m² ①	腰围 男 ≥ 90cm, ① 女 ≥ 80cm	BMI < 24 kg/m²
糖代谢异常	空腹血糖 ≥ 6.1mmol/L ② 负荷后 2h 血糖 ≥ 7.8 mmol/L, 或已确诊并在治疗者	空腹血糖 ≥ 5.6 mmol/L, ② 或已确诊并在治疗者	空腹血糖 4.94 ~ 6.1 mmol/L 非空腹血糖 4.4 ~ 8.0 mmol/L HbA1c < 6.5%
高血压	≥ 140/90mmHg ③ 或已确诊并在治疗者	≥ 130/ 85 mmHg, ③ 或已确诊并在治疗者	< 130/80 mmHg
脂代谢异常	TG ≥ 1.7mmol/L ④ 或已接受相应治疗	TG ≥ 1.7 mmol/L , ④ 或已接受相应治疗	< 1.7 mmol/L
	HDL-C 男性 < 0.9mmol/L 女性 < 1.0mmol/L 或已接受相应治疗者	HDL-C 男性 < 0.9 mmol/L, 女性 < 1.1 mmol/L, 或已接受相应治疗者 ⑤	HDL-C 男性 > 1.0 mmol/L 女性 > 1.3 mmol/L
备注	评估标准：满足以上三项或更多	评估标准：满足以上三项或更多	附加标准：TCH < 4.5 mmol/L，LDL-C < 2.5 mmol/L； 尿白蛋白/肌酐比值 男性 < 22mg/g，女性 < 31mg/g

尽管有上述各项控制标准，鉴于每个患者的病情发展程度、伴随疾病或脏器损伤程度等不同，特别强调制订个性化控制目标。对年龄较轻、疾病处于早期、脏器功能损伤不明显、智能正常及自我管理能力强的患者控制标准需严格，以减少以后因疾病未控制好所造成的损害。高龄、自我管理能力差、低智能又合并症多、脏器功能不全或存在其他影响寿命的疾病时，控制标准可放宽，治疗上更多考虑的是安全性，避免发生与疾病相关的严重合并症（如糖尿病高血糖高渗状态、高血压脑卒中），避免治疗的副作用（如降糖药物相关低血糖、降血压药物引起的低血压、低血钾）而缩短寿命。总目标是减少各项异常指标所造成的危害，全面控制心血管疾病危险因素，改善总体生活质量，不因代谢异常减少寿命。

（三）代谢综合征各组分的个性化、分层控制目标

1. 血糖的控制目标 以 HbA1c 为标准，推荐中华内分泌学会的分层控制目标：

< 6.0%：新诊断、年轻、无并发症及伴发疾病、降糖治疗无低血糖和体重增加等不良反应；勿需降糖药物干预者；糖尿病合并妊娠；妊娠期发现的糖尿病。

< 6.5%：< 65 岁无糖尿病并发症和严重伴发疾病，糖尿病患者计划妊娠。

< 7.0%：< 65 岁口服降糖药物不能达标，合用或改用胰岛素治疗；≥ 65 岁，无低血糖风险，脏器功能良好，预期生存期> 15 年；胰岛素治疗的糖尿病患者计划妊娠。

< 7.5%：已有心血管疾病（CVD）或 CVD 极高危。

< 8.0%：≥ 65 岁，预期生存期 5 ~ 15 年。

< 9.0%：≥ 65 岁或恶性肿瘤预期生存期< 5 年；低血糖高危人群；执行治疗方案困难者，如精神或智力或视力障碍等；医疗条件太差。

糖尿病患者胰岛 β 细胞功能、糖尿病病程、年龄和自我管理能力、合并症和并发症情况、脏器功能水平、妊娠等均是以上各项目标值的判定因素。HbA1c 的水平不能反映具体血糖的变化趋势，必须结合日常生活中的血糖监测，才能兼顾控制血糖水平和减少血糖波动两个方面。

2. 血压的控制目标 理想的高血压治疗是持续血压平稳地控制在正常人的水平。只有在这种情况下，才能维护血管动力学、降低 RAS 活性、减少血管损伤，不增加肾和代谢负荷。对已有心脑血管严重病变者的目标是尽可能改善血液循环状态而不增加再发风险。具体血压的分层控制目标：

< 120/80 mmHg：初发（或新诊断）高血压，< 60 岁，尚无明显脏器功能损伤指标，有心脑血管病家族史，合并糖尿病和（或）血脂异常者，合并微量白蛋白尿。

< 130/85 mmHg：≥ 60 岁（< 75 岁）轻度高血压，高血压病史< 5 年，尚无明显脏器功能损伤指标，合并糖尿病和（或）血脂异常者，合并临床蛋白尿。

< 140/90 mmHg：> 75 岁中度高血压，高血压病史≥ 5 年，有动脉粥样硬化和（或）腔隙性脑梗死病史者，有肾功能不全者。

< 150/90 mmHg：> 75 岁，中重度高血压，高血压病史≥ 10 年，有心、脑梗死病史者，有明确脑、肾动脉供血不足者。

血管病变背景（家族史）、年龄、血管病变程度、脏器损伤程度均是影响血压控制目标值选取的因素。平时血压的监测很重要，到医院检测的血压值不能反映个体每天的血压水平和变化；一天四次血压监测和记录，有助于患者本人和医生了解病情变化并作为调整降压药的依据。

3．血脂的控制目标　临床上血脂异常可分为五种：①高 TC 和（或）高 LDL-C 血症 [仅 TC 和（或）LDL-C 增高]；②高 TG 血症（仅 TG 增高）；③低 HDL-C 血症（HDL-C 降低）；④混合型高脂血症（①、②两种都增高）；⑤混合型血脂异常（②、③两种都存在）。第⑤种血脂异常是代谢综合征的特征性表现形式。

多项临床研究显示，高 LDL-C 血症是心血管病变最主要的危险因素之一，也是降血脂治疗的主要目标值，控制 LDL-C 水平有利于减缓 AS 的发生过程和减少缺血性心脑血管疾病的发生。高 TG 和低 HDL-C 也是心血管损伤的危险因素，但影响程度和治疗后的效果远不如 LDL-C 的控制。目前主要推荐的降脂治疗目标值，见表 13-1-3。

表 13-1-3　血脂异常开始治疗切点及治疗目标值 mg/dl（mmol/L）

危险等级	生活方式治疗开始	药物治疗开始	治疗目标值
低危：（10 年 CHD 发病危险 < 5%）	TC ≥ 240（6.22） LDL-C ≥ 160（4.14）	TC ≥ 270（6.99） LDL-C ≥ 190（4.92）	TC < 240（6.22） LDL-C < 160（4.14）
中危：（10 年 CHD 发病危险 5% ~ 10%）	TC ≥ 200（5.18） LDL-C ≥ 130（3.37）	TC ≥ 240（6.22） LDL-C ≥ 160（4.14）	TC < 200（5.18） LDL-C < 130（3.37）
高危：CHD 或 CHD 等危症，或 10 年 CHD 发病危险 10% ~ 15%	TC ≥ 160（4.14） LDL-C ≥ 100（2.6）	TC ≥ 160（4.14） LDL-C ≥ 100（2.59）	TC < 160（4.14） LDL-C < 100（2.59）
极高危：急性冠脉综合征，或缺血性心血管病合并糖尿病	TC ≥ 120（3.11） LDL-C ≥ 80（2.07）	TC ≥ 160（4.14） LDL-C ≥ 80（2.07）	TC < 120（3.11） LDL-C < 80（2.07）

注：CHD，冠状动脉粥样硬化性心脏病
（引自：中国成人血脂异常防治指南制定联合委员会编著 . 中国成人血脂异常防治指南 . 北京：人民卫生出版社，2007.）

对于代谢综合征患者而言，在控制高 LDL-C 血症的同时，通过饮食管理，尽可能将 TG 控制到 < 2.5mmol/L 为佳。如仅是高 TG、低 HDL-C，而 LDL-C 正常者，需要更多地关注 TG 的控制，尤其是 TG > 5mmol/L 者，发生急性胰腺炎猝死的案例并不少见。

第二节　代谢综合征的临床特征、发病机制与危险因素

近 20 余年，国内外相关领域学者对 MS 的临床特征、病因与发病机制及其危险因素进行了系统的研究。MS 作为一组症候群，每个患者在病症发生先后、伴存组分多少、AS 受损程度等多方面存在个体差异，但常具有共同的致病基础。如未能有效控制和诊治，又有类似的结局，即损伤动脉血管系统，导致心脑血管疾病的发生。

一、临床特征

中心性肥胖、糖代谢异常、脂代谢异常和原发性高血压等多重心血管病危险因素聚集为 MS 的基本临床特征。但 MS 的发病过程和病理生理特点，又不完全等同于上述单个疾病组分，它既有上述疾病的临床表型，又有自身的一些特征，比单一疾病更复杂。

（一）肥胖（中心性）

肥胖尤其是中心性肥胖是 MS 最先出现的体征，也是胰岛素抵抗的独立危险因素。

主要特征：体内总脂肪过量，呈中心性分布，腹部脂肪堆积，导致多脏器脂肪沉积，患者腰围/腰臀比、BMI 显著增高。多项研究表明，MS 患病率与腰围或腰臀比增加的关系远比与 BMI 增加的关系密切。中心性肥胖者基础及餐后高胰岛素血症常同时存在，加重了 2型糖尿病的胰岛素抵抗。此外，内脏脂肪沉积、脂肪细胞肥大，导致的细胞膜胰岛素受体密度相对降低和胰岛素抵抗，亦出现在肌细胞及肝细胞，使胰岛素介导的肌细胞葡萄糖摄取及利用降低，以及肝糖产生及输出抑制减弱。

（二）胰岛素抵抗/高胰岛素血症

胰岛素抵抗（insulin resistance，IR）是机体对内源性或外源性胰岛素生物学反应的减低。对胰岛素敏感的靶器官是肝、骨骼肌与脂肪，以及后来发现的血管内皮细胞、动脉平滑肌细胞及脑等。胰岛素的生理作用广泛，在人体内不仅参与糖代谢，还与蛋白质、脂肪等的代谢密切相关。

主要特征：早期常因胰岛素分泌代偿性增多，出现空腹及（或）餐后高胰岛素血症，胰岛 β 细胞对葡萄糖反应性增强；晚期出现低胰岛素血症及胰岛 β 细胞对葡萄糖敏感性降低，使胰岛素介导的葡萄糖清除减少。肝与骨骼肌既是利用葡萄糖又是产生葡萄糖的主要器官（或组织），特别是前者更为重要。肝胰岛素抵抗致肝糖产生与输出增多，糖原合成酶活性降低而糖原合成减少；骨骼肌细胞对糖的摄取和利用减少；最终使空腹血糖及餐后血糖增高。

（三）血脂紊乱

血脂紊乱既是 MS 的主要组成成分，又是导致 AS 和心脑血管疾病的独立危险因素。

主要特征：机体 TG 水平升高或高 TG 血症，血 HDL-C 水平降低，LDL-C 水平有时升高，LDL/HDL 比率以及游离脂肪酸浓度升高。因中心性肥胖致体内多脏器脂肪沉积，脂肪细胞内的 TG 易分解产生较多的游离 FFA，释入循环导致高 FFA 血症，诱发胰岛素抵抗。胰岛素抵抗产生两种作用：①使肝脂酶活性升高，水解 LDL 和 HDL 微粒中的 TG 和磷脂，进而产生小而密的 LDL（sdLDL），使其浓度升高，HDL_2 浓度降低；②使 apoB 产生增多，富含 TG的 VLDL-C 的合成和分泌相应增加。

（四）葡萄糖耐量受损/2 型糖尿病

MS 中首先发生的是胰岛素抵抗，可伴代偿性高胰岛素血症，胰岛素抵抗及（或）葡萄糖耐量异常；随后出现高血糖，包括糖尿病及糖调节受损。

主要特征：在对 ≥ 50 岁人群的研究表明，根据糖尿病人群中冠心病患病率与糖尿病患者是否伴 MS 明显相关，可将 MS 分为两种亚型：①没有糖尿病，但可有胰岛素抵抗及（或）糖调节受损；②伴有糖尿病的 MS。两者在病理生理机制上的差异，无糖尿病的 MS 者胰岛β 细胞胰岛素分泌功能仍正常或部分代偿组织胰岛素抵抗，故常伴高胰岛素血症。而有糖尿病的 MS 者，胰岛 β 细胞功能已有明显损害，亦可将其视为 MS 的后果。早期表现为胰岛素抵抗及（或）葡萄糖耐量受损，逐渐发展至 2 型糖尿病，及（或）与之相关的并发症，如血管病变、肾异常（微量白蛋白尿、高尿酸血症、肾病）、视网膜病变以及神经病变。

（五）高血压

高血压是 MS 的重要组分，可伴有心、脑、肾等器官的功能或器质性损害，常是诱发心脑血管疾病事件的直接诱因。

主要特征：在 MS 中，胰岛素抵抗和高胰岛素血症与高血压之间存在高度的相关性，高血压患者常伴有糖耐量减低或肥胖。在高血压中，有的原发性高血压可用单纯降压治疗。但少数有 MS 的原发性高血压患者，必须在降压的同时调整代谢紊乱，才能降低发生冠心病的危险性，有人称其为"代谢性高血压"。因此，对高血压患者进行诊断时，应注意全面检查，除血压外，还要检测体重、血脂、胰岛素水平和血糖。避免用降压药加重胰岛素抵抗和高胰岛素血症，以及增加其他危险因素，以减少高血压的并发症和心血管疾病事件的发生。

（六）其他

MS 还包括因嘌呤代谢异常导致的高尿酸血症，能引起痛风；非酒精性脂肪肝，可发展至非酒精性脂肪肝炎；以及纤维蛋白原增加，PAI-1 升高，血管内皮功能受损及凝血机制异常等。

二、病因与发病机制

MS 的病因与发病机制十分复杂，为多重代谢紊乱和心血管疾病危险因素的聚集。既涉及 MS 每个组成成分的病因与发病机制，又不是这些组分病因与发病机制的叠加，且涉及多学科之间的交叉。迄今为止，学科之间对其尚未达成共识。

目前，对 MS 发病的核心理论"中心性肥胖→胰岛素抵抗→高胰岛素血症→多种代谢异常（糖尿病、脂代谢紊乱）→动脉粥样硬化→心脑血管疾病"，得到学术界的更多认同和重视。并认为，胰岛素抵抗是这些病理改变的核心环节，肥胖尤其是中心性肥胖是导致胰岛素抵抗的关键因素。中心性肥胖和胰岛素抵抗在 MS 的发生中起着始动作用，在多种致病原因中十分关键。

（一）中心性肥胖

在 MS 评估标准中，以腰围增加为特征的中心性肥胖是首要标准，表明其在 MS 发病中的首要作用。多项研究表明，中心性肥胖不仅是 MS 的组分之一，而且是 MS 中其他组分疾病的危险因子。肥胖导致心血管负荷增加，是胰岛素抵抗、高血压、脂代谢异常及 AS 的独立危险因素。而 AS 是冠心病、脑卒中的病理基础与诱发因素。研究认为，其中涉及多种机制，主要见于以下方面：

1. 中心性肥胖者的脂肪在内脏沉积，内脏脂肪细胞体积增大，细胞膜胰岛素受体密度相对降低，导致脂肪细胞、肝细胞及肌细胞对胰岛素的敏感性下降，产生胰岛素抵抗。并出现高 FFA 血症，进入门静脉的 FFA 增高。在肝细胞表现为胰岛素对肝糖产生及输出抑制的减弱，肌细胞胰岛素介导的肌葡萄糖摄取及利用降低。国外一项研究认为，肥胖及肥胖的 2 型糖尿病患者，尽管大腿肌肉及筋膜脂肪较该处皮下脂肪量少得多，但肌纤维内脂肪的堆积是胰岛素抵抗的强烈指征。

2. 中心性肥胖者呈现高胰岛素血症（基础及餐后），经负反馈机制，下调胰岛素受体基因，减少胰岛素受体蛋白的合成及与受体结合，影响胰岛素信号转导。

3. 肥胖者血清瘦素水平增高，提示肥胖者存在瘦素抵抗。但在同一 BMI 或 WHR 水平女性血清瘦素水平高于男性，可能与雌二醇促进瘦素释放，睾酮抑制瘦素的释放有关。

4. 肥胖者通过与其他胰岛素抵抗相关的危险因素（如 IGT、高血压、糖尿病、血脂紊乱、高尿酸血症、PAI-1 增高等）聚集，直接或间接或协同作用，引起或加重胰岛素抵抗。

5. 肥胖者可有脂肪的多脏器沉积，内脏脂肪细胞的代谢比皮下脂肪细胞活跃。脂肪细胞能分泌多种细胞因子，如脂联素、瘦素、IL-6、血管紧张素原、TNF-α、PAI-1 等，这些脂肪细胞因子不仅参与以脂肪形式进行的能量储存及释放的调节，也涉及组织的胰岛素敏感性、低度炎症反应及血液的凝结和溶解异常。

（二）胰岛素抵抗

胰岛素抵抗使机体对胰岛素的生物学反应减低，不仅使胰岛素介导的葡萄糖清除率降低，导致高血糖，还引起脂代谢紊乱。人体内，对胰岛素敏感的靶器官是肝、骨骼肌与脂肪。后来研究发现，血管内皮细胞、动脉平滑肌细胞亦为胰岛素敏感细胞。这一发现，对胰岛素抵抗与 AS 及糖尿病血管并发症的发病机制提出新的依据。随之又发现，脑组织，甚至产生胰岛素的 β 细胞本身以及胰岛 α 细胞也有胰岛素受体，并受其自身所分泌的和外源性的胰岛素调控，即所谓胰岛素对 β 细胞的前馈作用（feedforward）或自反馈作用，故这些组织及细胞也被认为是胰岛素的靶组织或靶细胞。

不同生理状态下的胰岛素抵抗，机制不尽相同，存在胰岛素抵抗明显的异质性。但各种胰岛素抵抗均与胰岛素信号转导障碍，即胰岛素在靶组织、细胞、受体、受体后和分子水平的结构与功能缺陷，以及胰岛素作用调控激素异常等环节的障碍有关。

一些研究认为，关于胰岛素抵抗发生的相关机制涉及以下方面：长期慢性高血糖症能减低胰岛 β 细胞葡萄糖诱导的胰岛素分泌，及引起骨骼肌胰岛素抵抗，使骨骼肌胰岛素介导的葡萄糖摄取及利用降低；高血糖能引起人冠状动脉内皮的胰岛素抵抗；高血糖时，血脑屏障的 Glut 数量及功能均降低，脑葡萄糖作用明显减少，较正常减低 30% 左右。

多项研究认为，MS 的发生有遗传因素和环境因素两方面，导致其发病通常是二者综合作用的结果。MS 及其组分具有明显的家族遗传倾向，在环境因素促发下诱发本病。可以认为，MS 是在遗传背景下由不良生活方式导致的多种病理改变的集聚。

关于 MS 的遗传特点复杂，认为有多种基因及其变异与之相关，如脂联素基因、脂肪酸结合蛋白 -2 基因、脂肪酶相关基因、核纤层蛋白 A/C 基因、儿茶酚胺受体基因、胰岛素受体底物 -1 基因及其他一些炎性因子的基因等。在环境因素中，长期过量进食、高脂摄入和缺少运动是 MS 及其组分最重要的致病因素。由此，引致中心性肥胖，胰岛素抵抗，进而发生多种代谢异常（糖尿病、脂代谢紊乱），终将促使 AS 的发生，如未及时控制将进一步诱发心脑血管疾病及其事件的发生。

三、危险因素

MS 是多重代谢紊乱疾病的综合症状，又包括多种疾病组分，分析其危险因素十分复杂。为更清晰地阐述，将 MS 的诸多危险因素归为四类，即直接危险因素、生活方式、遗传因素及相关疾病因素。

（一）直接危险因素

MS 的直接危险因素包括中心性肥胖、糖代谢异常、脂代谢异常与高血压。他们既是 MS 的组成成分，又相互关联、相互作用，直接诱发 MS。

研究证实，中心性肥胖是 MS 最先出现的体征，亦是 MS 组分中其他疾病的危险因子，与其他每个 MS 组分独立相关。脂代谢异常在胰岛素抵抗和高胰岛素血症的发病过程中起着重要作用，不仅导致 MS 的发生，而且是 AS 和心血管疾病的独立危险因素。高血压患者常存在胰岛素抵抗，在原发性高血压患者中，单纯性血压升高者相对减少，而同时合并一种或多种代谢异常，如血脂紊乱、糖代谢异常、高胰岛素血症、高尿酸血症等的患者逐渐增多，提示高血压与 MS 的相关程度。WHO 将胰岛素抵抗、糖代谢受损和糖尿病作为诊断 MS 的前提，NCEP-ATP Ⅲ 也将糖调节受损和糖尿病纳入 MS 的诊断标准，说明糖代谢紊乱与 MS 发生的直接关系。

（二）生活方式

不良生活方式主要包括不良膳食结构与行为、缺乏体力活动以及不良生活习惯（吸烟、酗酒、情绪波动、缺乏睡眠等）。

1. 膳食因素　包括不良膳食结构和饮食行为。长期能量摄入（脂肪、碳水化合物、蛋白质）超过人体需要，剩余的能量在体内转化为脂肪贮存，导致体内脂肪过多；长期进食高脂肪（饱和脂肪酸和反式脂肪酸）膳食过量摄入碳水化合物（单糖、双糖）以及膳食成分缺少膳食纤维特别是可溶性膳食纤维等；能导致非脂肪细胞，如骨骼肌、心肌、肝及胰腺 β 细胞内脂肪异位沉积，诱发胰岛素抵抗和功能紊乱，以及高脂血症、胰岛素抵抗，并与 AS 的发生密切相关。

此外，营养过剩与营养不良均会对 MS 和 AS 的发生起到促进作用。

2. 身体活动　缺乏身体活动和静止（静坐或静卧）的生活方式，是 MS 发生最重要的环境因素之一。多项研究证实，身体活动对胰岛素的敏感性，特别是对骨骼肌的胰岛素敏感性有重要作用；同时，身体活动少，静坐、少动的生活方式可通过引发肥胖而产生胰岛素抵抗。而适当地、积极地身体活动，无论短期还是持久者均可改善骨骼肌、脂肪及肝细胞的胰岛素抵抗。运动能降低与年龄相关的血压增高，减轻心室肥厚和外周血管阻力。

3. 饮酒　饮酒与 MS 发生的关系，尚存在争议。有研究认为，饮酒对胰岛素敏感性具有双向调节作用，与饮酒量的多少密切相关。并认为，中等量的饮酒可降低中老年人心血管疾病的病死率。

4. 咖啡　咖啡的短期作用可降低胰岛素的敏感性、引起糖耐量受损，但长期饮用显示其有益作用，可降低 2 型糖尿病发生的危险性。荷兰的大型人群流行病学调查结果显示，饮用咖啡 ≥ 7 杯 / 日者，比 ≤ 2 杯 / 者 2 型糖尿病相对危险度明显降低。美国进行的 2 项大人群流行病学调查也显示与其相似的结果。但二者的因果关系尚不明确，需进一步的研究证实。

5. 吸烟　大量研究证实，吸烟能导致 MS 的各种表现，是糖尿病、冠心病、脑卒中等的独立危险因素。长期吸烟可导致胰岛素抵抗，并加速糖尿病大血管和微血管疾病并发症的发生发展，是导致糖尿病患者早亡的主要原因之一。研究认为，长期吸烟可引起交感神经系统活动增加，使儿茶酚胺和其他升血糖激素释放增加，儿茶酚胺是胰岛素作用的强力拮抗剂，在细胞水平的儿茶酚胺通过损伤胰岛素的信号传递通路和内在活性，使葡萄糖转运蛋白的合成减少，从而使胰岛素作用减弱。亦有认为，长期吸烟升高细胞间黏附分子（ICAM-1）以及血清 TFF-β 水平，加重血管内皮功能失调、血管内膜损害等。

（三）遗传因素

1. 家族遗传　MS 各组成成分存在家族聚集性和遗传的显著性，可以家族性自然遗传。研究表明，MS 各组分的遗传度显示，中心性肥胖为 25% ～ 40%，TG 25% ～ 40%，总胆固醇 50% ～ 60%，HDL-C 为 30% ～ 55%，高血压为 50%。

2. 种族差异　MS 有明显的种族差异，不同的种族 MS 的发病率、死亡率及 MS 的危险因素也有明显的差异。研究显示，在美国 MS 的患病率，墨西哥裔美国人最高，美国黑人最低。在北美印第安土著、非洲裔、西班牙裔美国人的成人及儿童 2 型糖尿病的患病率均明显高于非西班牙裔美国白人。在我国新疆的维吾尔族，MS 患病率也明显高于汉族。

（四）疾病因素

某些疾病，如阻塞性睡眠呼吸暂停综合征（obstructive sleep apnea syndrome，OSAS）、多囊卵巢综合征（polycystic ovary syndrome，PCOS）、非酒精性脂肪肝（nonalcoholic fatty liver disease，NAFLD）等，也是诱发 MS 的重要危险因素。

1. 睡眠呼吸暂停综合征（OSAS）　研究显示，OSAS 和 MS 之间常交叉存在，互为因果。肥胖既是引起 OSAS 最常见原因，也是 MS 的发病基础，是两组疾病共同的易患因素。在 OSAS 患者中，糖尿病、脂代谢异常、高血压、高尿酸血症的发生率均高于非 OSAS 的人群。OSAS 与 MS 的各组分都密切相关。因此，长期睡眠呼吸暂停的存在可导致 MS，在临床上早期发现、及时给予干预措施，可避免 MS 的发生。

2. 多囊卵巢综合征（PPOS）　是生殖期妇女常见的内分泌紊乱，其临床特点包括月经紊乱、不排卵、不孕、多毛等。除了神经内分泌异常外，PCOS 妇女常同时具有 MS 的组分（胰岛素抵抗／糖耐量异常、2 型糖尿病、高血压、血脂紊乱及中心性肥胖），并有发生心血管疾病的高度危险。

3. 非酒精性脂肪肝（NAFLD）　研究显示，NAFLD 与胰岛素抵抗密切相关，与肥胖、糖耐量减低／糖尿病、血脂异常、高血压以及高瘦素血症等因素密切相关，这些伴随因素可单独或联合存在，其中肥胖与 NAFLD 关系最为密切。有学者将 NAFLD 列为 MS 的组成成分之一，纠正代谢紊乱可能有助于 NAFLD 的防治。

4. 其他　有研究显示，妊娠、出生时体重低等亦与 MS 相关。妊娠期胰岛素敏感性下降，伴糖耐量减低及高胰岛素血症。妊娠所致胰岛素抵抗于妊娠后三个月最明显，产后逐渐减轻或恢复。但肥胖者或有糖尿病遗传易感性的患者常难以完全恢复，并易在产后受不利环境因素影响而加重，可发展为糖尿病或伴胰岛素抵抗综合征的其他成分。

第三节　代谢综合征的综合治疗

美国心脏病协会（American Heart Association，AHA）和美国心肺血液研究所（National Heart，Lung and Blood Institute，NHLBI）提出（2005 年），MS 的一线治疗是生活方式干预，无效时才考虑药物治疗。中国卫生部关于《慢性非传染性疾病预防医学诊疗规范》中提出，将 MS 的非药物治疗归纳在健康生活方式行为指导中。因此，MS 的治疗原则采用综合治疗的模式，首先对患者实施生活方式干预，如膳食治疗、运动治疗等，当效果不良或无效时再采用相应的药物治疗，以纠正代谢异常。MS 综合治疗的主要目标是保护靶器官，如血管、心脏、脑、肾及微血管，防止靶器官损害和心血管事件的发生。同时，重视和注意药物之间的相互影响。其综合治疗包括五方面，即健康教育、自我监测和管理、膳食治疗、运动治疗和药物治疗。

一、健康教育

代谢综合征（MS）是近 20 多年才明确的概念，尽管 MS 患病率高，危害大，但公众对其尚不十分熟悉。加强 MS 的健康教育和培训，包括社会公众人群与高危人群的健康教育、患者与家属的相关知识讲座以及医护人员的培训等。通过宣传教育，提高对 MS 的知晓率、治疗率和控制率，阻止相关并发症的发生和心血管病事件的发生。

健康教育的方式可利用各种媒体，如广播、电视、报刊杂志、宣传栏、讲座和学习班等途径。使人们知道什么是 MS，其对健康的危害，哪些人是 MS 的高危人群，自己是否为高危人群，怎样检测、防治和预防。在日常生活中采用科学知识应对可能出现的相关问题。健康教育可分层进行：

公众教育：重点是了解 MS 的危险因素、对健康的危害与预防方法，特别对尚无危险意识的年轻人群及青少年中的健康教育，对预防 MS 及相关危险因素，降低发生率有着长远的意义。

患者与家属教育：主要内容包括 MS 的临床特征、主要危害，特别是对心血管系统的危害，定期监测各项代谢指标的重要性，综合治疗和终生治疗（包括非药物疗法和药物疗法）的必要性，改变不良生活方式对 MS 患者的重要作用，以及控制的标准。

医务人员教育：医务人员对疾病的治疗起着关键性作用，教育与培训内容着重于临床应用与 MS 的新知识学习，如 MS 的诊断治疗原则、治疗方案和方法的新进展，药物的选择和使用方法，对糖尿病、高血压、高脂血症及肥胖的治疗目标以及最新的心血管和代谢相关疾病的治疗指南。

二、自我监测和管理

自我监测在 MS 的治疗中十分重要，包括血糖、血压、体重的监测，定期到医院检查相关指标（如血脂、血尿酸、尿蛋白等），为掌握病情变化、控制疾病的进展和临床治疗方案提供重要的信息。了解影响异常指标的因素和自我解决办法，防病知识掌握得越多，自我调控能力越强，治疗效果越好，患者个人获益越多。吸烟是 MS 及心血管疾病的独立危险因素，对患有 MS 组分的患者，戒烟是必需的措施。

三、膳食治疗

合理膳食是控制 MS 的基础和一线治疗。但目前尚无针对 MS 的膳食指南，综合 MS 及其各组分疾病的特征，合理膳食主要包括以下方面：

（一）总能量摄入量

总能量的摄入量应坚持"量需而入，量体择食"的原则。根据年龄、性别、体力活动量设定每日总能量摄入量，并参照患者实际检测体重、血糖、血脂、尿酸、肝肾功能水平进行调整。身体活动主要分为三个等级：休息或极少身体活动者，按 25kcal/（kgbw·d）；轻体力活动者按 30kcal/（kgbw·d）；重身体活动者按 35kcal/（kgbw·d）。年龄校正：≤ 20 岁可酌情增加每日总热量的 5%；老年（≥ 60 岁）每增加 10 岁每日总能量减少 5%；女性较同龄男性每日总能量减少 3% ~ 5%。成年人体重校正按（BMI 体重（kg）/ 身高 m²），见表13-3-1。

表 13-3-1　根据体重调整总能量

体形分度	消瘦	超重	轻度肥胖	中度肥胖	重度肥胖
BMI（kg/m²）分度	≤ 18.5	≥ 24	≥ 28	≥ 30	≥ 35
调整 %（总 kcal/d）	+10	−5	−10	−15	−20

膳食中碳水化合物、蛋白质、脂类提供的能量占总能量的百分比分别为：50% ~ 60%、15% 和 25% ~ 30%；单纯糖尿病患者，总能量比分别为 50%、25% 和 25%；单纯高 TG 血症者，总能量比分别为 55%、25% 和 20%；单纯高尿酸血症者总能量比按 55%、20% 和 25%；并选择优质蛋白质、低嘌呤食物，忌食干果类高脂肪食品。痛风关节炎急性发作时，每日食物嘌呤含量不宜超过 128mg。

膳食脂类摄入量：每日饱和脂肪酸（包括反式脂肪酸）摄入量低于总能量的 7%；单不饱和脂肪酸最高可至总能量的 20%；多不饱和脂肪酸最高可达总能量的 10%；胆固醇 < 200mg/d 为佳。

（三）膳食纤维

膳食纤维的摄入量为 20 ~ 30g/d，增加可溶性纤维 10 ~ 25g/d，增加膳食纤维和植物固醇有易于降低 LDL-C。膳食中可溶性膳食纤维主要存在于全谷类食物（燕麦、麦糠）以及蔬菜、水果中。

（四）维生素与矿物质

维生素：有人认为，MS 患者缺少某些维生素，但是尚缺乏相关数据和依据，故对 MS 患者维生素的摄入量与非 MS 人群相同，按照正常人群维生素 C 和 B 族维生素的摄入量要求。

矿物质：在 MS 人群中应注重矿物质的营养状况，特别是铬、锌、钙和镁等。研究发现，铬与高脂血症和 AS 的发生有关，且能通过上调胰岛素受体的数目增加胰岛素的敏感性。并发现，锌能促进胰岛素与受体结合，提高胰岛素敏感性。但是，目前尚无针对 MS 患者的摄入量参考值，故其摄入量亦与非 MS 人群相同。

（五）其他

饮水量：MS 患者应多饮水（以排出尿量为参考，男性 ≥ 2L/d，女性 ≥ 1.5L/d）。

钠盐：控制钠的摄入量，WHO 推荐正常人食盐（氯化钠）量 < 6g/d 为宜。血压和肾功能正常、血糖异常的患者摄入食盐量 < 5g/d，单纯高血压者摄入钠量为 2 ~ 3g/d，伴有高血压和肾病的 MS 患者摄入钠量应 < 2g/d。

饮酒量：以往研究显示，饮酒量与心血管疾病危险的相关性呈 J 字形，即少量饮酒比不饮酒对心血管病变获益多一些。可考虑的饮酒量为：啤酒 < 350ml/d 或干红葡萄酒 < 50ml/d 或中度白酒 < 30ml/d，仅能饮用 1 种，高尿酸血症者不宜饮啤酒。

四、运动治疗

运动治疗是指有治疗意义的运动，通过有计划的、多样性的、合理的重复性运动达到控制 MS 发生和促进健康的目的。

运动治疗能通过增加骨骼肌的血流量而增加肌细胞非胰岛素介导的葡萄糖摄取，增加葡萄糖的氧化以及糖原合成酶的活性，因而降低 2 型糖尿病患者的血糖；同时，能提高脂肪分解酶，特别是肝脂肪酶活性，调控血脂，改善致 AS 脂谱；并有消耗体内脂肪和减重的效果。

（一）目的

MS 患者通过有规律的运动治疗，最大程度地、有效地控制 MS 及其组成成分的异常，逆转轻微的病变，或延缓疾病进展。

（二）要求

运动应贯穿 MS 治疗的始终甚至是终身（尤指保健性质的运动治疗），并注意以下方面：

1．体力和体能锻炼　运动治疗需要兼顾体力和体能两方面。

体力锻炼：指一定量的能量消耗，目的是保持与饮食相当的出入平衡，即与减轻体重（肥胖者）、控制体重（体重达标者）或增加体重（消瘦者）为具体目标的体力消耗。无论用什么运动形式达到相应的运动量（运动强度 × 时间）即可。

体能锻炼：指人体运动能力的锻炼，包括肢体运动和脏器运动能力。肢体运动应该有利于全身肌肉和从头到脚各个关节活动能力的提高，避免总在以"快走"形式锻炼却常发生肩周炎的情况。对于有肢体运动残缺的患者，可因势利导做相应的肢体运动，如偏瘫或膝关节病变的患者，可在床上或沙发上做健肢和头颈部的活动，也能达到一定的运动量。

脏器运动能力主要是指心肺功能对运动的承受能力，需要通过有一定强度的运动，让心（心脏收缩、供血能力）、肺（呼吸、气体交换能力）功能锻炼能使人体耐受所能经历的不同运动负荷时的需求。

2．运动强度与时间

适量运动包括适当的运动方式、适当的运动强度和适当的运动时间。

治疗中判断运动强度是否合适，可以从脉（心）率变化和自我适应度 2 个方面作评估。运动后脉（心）率的变化直接反映人体的耐受能力，主要是比较静息脉（心）率和运动后脉（心）率的变化差值，可以脉（心）率指数表示：

$$脉（心）率指数 = \frac{运动时最高脉（心）率 - 平静时脉（心）率}{平静时脉（心）率} \times \%$$

加上自我感觉可将运动强度分为四个等级，见表 13-3-2。

表 13-3-2　相对运动强度分级

运动强度	极轻度	轻度	中度	强度
脉（心）率指数（%）	20 ~ 40	41 ~ 60	61 ~ 80	> 80
自我感觉	轻松	有点疲劳	疲劳	相当吃力

最大安全脉（心）率：210 − 年龄（岁）

一般提倡运动治疗的强度达到中度（需氧活动）以上，老年人达到轻度以上，每天 1 小时左右。体质好者，可适当增加运动强度，减少运动时间，贵在坚持。有研究提示，饮食加运动治疗较单纯饮食或单纯运动治疗对改善胰岛素抵抗和减少代谢综合征的发生更有效。

五、药物治疗

在采用生活方式干预的基础上，仍不能达到相应的控制标准时，则需要及时启用药物治疗。合理的药物治疗是 MS 的必需手段，根据 MS 病变的组分，联合应用相关药物，如降血糖、降血压、调整脂代谢异常、降尿酸、抗血小板药物等，并需注意各类药物之间的相互影响。

（一）降血糖药

2 型糖尿病的发病过程可分为多个阶段：正常血糖 - 高胰岛素血症代偿阶段；糖耐量受

损 - 糖尿病前期；新诊断糖尿病（病程＜ 5 年）；老糖尿病（病程≥ 5 年）。根据疾病的不同阶段和病理特征，采取不同的治疗模式。

在正常血糖 - 高胰岛素血症代偿阶段和糖耐量受损 - 糖尿病前期：主要目的是保护胰岛β 细胞、改善胰岛素抵抗，采用的是调整血糖的药物（几乎不会发生低血糖），包括双胍类、格列酮类（胰岛素增敏剂）、糖苷酶抑制剂和二肽酶抑制剂（DPP-4），甚至是肠促胰素（胰高血糖素样生长因子 -1，GLP-1）类注射剂，有助于减轻体重，改善胰岛素抵抗。该阶段血糖控制要严格，尽可能控制到正常人血糖水平。研究显示，早期严格控制血糖获益最大，可延缓糖尿病的进程，甚至可以阻止糖尿病的发生。

新诊断的糖尿病人：血糖水平差异较大，通过体检查出的相对病情较轻，可以按中华糖尿病学会推荐的分步法逐渐调整降糖治疗。

典型糖尿病患者：出现明显的口渴、多饮、多尿、体重下降（三多一少）症状就诊，或在发生急性心肌梗死、脑梗死、严重感染等急症时发现高血糖者病情多较重，后者需要及时采用胰岛素治疗控制高血糖，以利于总体病情的改善，减少死亡率。

治疗糖尿病的药物，常用的有口服降糖药和胰岛素制剂。近 70 年来，降糖药物的研制进展很快，现在已有 20 余个口服降糖药和 10 余个胰岛素制剂供临床选用。

1. 口服降糖药　常用口服降糖药，见表 13-3-3。对合并代谢综合征的糖尿病患者，除不能耐受二甲双胍降体重和胃肠道反应者，该药作为多年来有效的降糖药，其减少肝糖输出、控制体重和减少心血管事件方面的优势，被作为首选用药。胰岛素增敏剂格列酮类降糖药，其具有改善胰岛素抵抗、改善血管病变及纠正异常体脂分布等特点，可作为合并代谢综合征的糖尿病患者优先选择的治疗用药。糖苷酶抑制剂和格列奈类胰岛素促泌剂在改善餐后血糖、不影响或减少胰岛素消耗方面的治疗特点，得到一些大组人群研究的有益结果。具有里程碑意义的 UKPDS 研究显示，在控制血糖接近正常人水平的基本治疗要求下，磺脲类降糖药和胰岛素也是有益于改善血糖控制、减少心血管事件的获益药物。近 20 年，GLP-1 类似物及 DPP-4 抑制剂的应用，亦为糖尿病治疗开辟了新的径路，尤其对保护 β 细胞功能，降低内生糖（抑制胰高血糖素分泌和肝糖原释出）和减轻体重有更强的作用。近年来，肾小管特异性葡萄糖转运子 -2（SGLT-2）抑制剂的临床应用又为 MS 患者提供了不仅降血糖、也能减轻体重、有利于协同降低血压、减少心血管事件而多重获益的一类新的口服降糖药。

在口服降糖药的治疗中提倡多种类、小剂量降糖药联合应用，可减少副作用，关键是要达到平稳控制血糖的总目标。对于 2 型糖尿病降糖药选择路径不同学会有不同推荐模式，主要分为两种类型，一类是按 2 型糖尿病发展阶段结合降糖药的疗效（临床认可度）和风险比（低血糖发生）选择，最先为单药、再联合选用其他药物。如首选二甲双胍，在此基础上联合一种或多种其他降糖药。另一种，是根据启用降糖药时血 HbA1c 的水平分别选择作用度相对应的降糖药。以下推荐美国临床医师学会和"中国老年糖尿病诊疗共识"的降糖药物治疗路径，见图 13-3-1、13-3-2。

2. 胰岛素制剂　采用口服降糖药疗效不佳的 2 型糖尿病患者应及时加用胰岛素，常用胰岛素制剂，见表 13-3-4。因各种胰岛素注射后所能维持的降糖效应很难与人体的自然状态完全一致，合用口服降血糖药能更好地调整这种差异。空腹血糖升高者，可尽早采用在口服降糖药的基础上直接加用基础胰岛素（长效），每日一次注射的治疗模式。空腹血糖和餐后血糖均升高者，需每日 2 ～ 3 次注射预混胰岛素，也可合用口服降糖药，特别是肥胖的糖

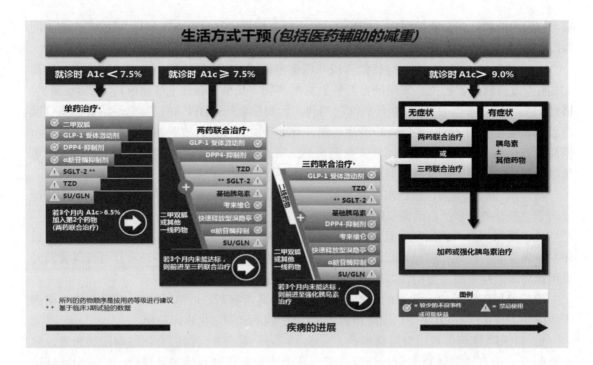

13-3-1　美国临床医师学会推荐按就诊时 HbA1C 的水平选择降糖药治疗路径

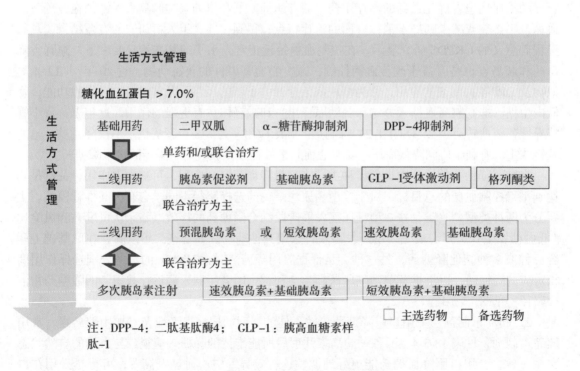

13-3-2　老年内分泌代谢分会推荐按糖尿病发展阶段选择降糖药治疗路径

表 13-3-3 常用口服降糖药

类别	中文名称	英文名称	包装剂量 (毫克/片)	最大血药浓度时间 (h)	作用维持时间 (h)	初用剂量 (mg/d)	全天用量 (mg/d)	代谢排出途径
磺酰脲类	氯磺丙脲	Chlorpropamide	100	12~24	36~60	100	100~500	肝内氧化，经肾排出
	甲苯磺丁脲 (D860)	Tolbutamide	500	3~6	6~10	500~1000	500~3000	
	格列本脲 (优降糖)	Glibenclamide	2.5	2~4	16~24	1.25~5	1.25~20	
	格列齐特 (达美康)	Gliclazide	40, 80	3~7	6~12	40~80	40~320	
	格列齐特缓释片	Gliclazide MR	30	6~18	18~24	30~60	30~240	
	格列吡嗪 (美吡达)	Glipizide	5	1~3	12~24	2.5~10	2.5~30	
	格列吡嗪缓释片 (瑞易宁)	Glipizide XL	5	6~12	16~24	5	5~20	
	格列波脲 (克糖利)	Glibornuride	25	2~4	8~10	12.5~50	12.5~75	
	格列美脲 (亚莫利)	Glimepiride	1	2~4	12~24	1~2	1~8	肝代谢，经胆汁排出
	格列喹酮 (糖适平)	Gliquidone	60	2~3	5~8	30~60	30~180	
格列奈类	瑞格列奈 (诺和龙)	Repaglinide	0.5, 1	1~2	4~6	1~2	1~12	
	那格列奈 (唐力)	Nateglinide	60	1~2	4~6	30~60	60~240	经肾排出
双胍类	苯乙双胍 (降糖灵)	Fenformine	25	2~3	6~7	12.5~50	50~150	绝大部分以原形经肾排出
	二甲双胍 (降糖片)	Metformine	250, 500	2~3	5~6	250~500	500~1000	
噻唑烷二酮类	罗格列酮 (文迪亚)	Rosiglitazone	4	1~2	5~6	2~4	2~12	大部分在肝代谢，经胆汁排出
	吡格列酮 (艾汀)	Pioglitazone	15	2~4	16~24	15~30	15~90	
糖苷酶抑制剂	阿卡波糖 (拜糖平)	Acarbose	50	几乎不进入血液循环	3~4	50~100	50~300	绝大部分在肠道水解后排出
	伏格列波糖 (倍欣)	Voglibose	0.1, 0.2			0.2~0.4	0.3~0.9	
	米格列醇	Miglitol	25			25~50	25~150	

降糖药类别和名称		包装剂量（毫克/片）	最大血药浓度时间（h）	作用维持时间（h）	初用剂量（mg/d）	全天用量（mg/d）	代谢排出途径
类别	中文名称 英文名称						
二肽酶抑制剂	西格列汀 Sitagliptin	100	8 ~ 24	24	100	100	70% ~ 80% 经肾排出
	沙格列汀 Saxagliptin	5	3 ~ 7	24	5	5	
	阿格列汀 Alogliptin	25	12 ~ 21	24	25	25	
	维格列汀 Vildagliptin	50	1.5 ~ 4.5	12	100	100	
	利格列汀 linagliptin	5	10 ~ 40	24	5	5	经胆道排出

尿病患者，单用胰岛素很容易体重增加，应较长时间合用二甲双胍。有了胰岛素笔的临床应用，使胰岛素的治疗方便得多，患者的依从性好。对胰岛 β 细胞功能较差，合并急性、危重病变时，需采取 1 日多次、短效长效胰岛素联合治疗，甚至静脉用胰岛素治疗控制高血糖。

表 13-3-4　常用胰岛素制剂

胰岛素类型	胰岛素制剂名称	性征			作用时间（h）	
		分子结构	纯 度	酸碱度	起效时间	持续时间
速效	赖脯胰岛素（优泌乐）	类似人	单组分	中性	0.25	3.5 ~ 4
	门冬胰岛素（诺和锐）	类似人	单组分	中性		
短效	普通胰岛素	猪	常规	酸性	0.25	5 ~ 7
	单峰纯酸性胰岛素	猪	单峰	酸性	0.5	8
	单峰纯中性胰岛素	猪	单峰	中性	0.25	8
	人胰岛素 R（诺和灵 R）	人	单组分	中性	0.5	6 ~ 8
	人胰岛素 R（优泌林 R）	人	单组分	中性	0.5	6 ~ 8
中效	精蛋白锌人胰岛素 N					
	（诺和灵 N）	人	单组分	中性	2	16 ~ 22
	（优泌林 N）	人	单组分	中性	1	16 ~ 18
长效	鱼精蛋白锌胰岛素	猪	常规	酸性	4 ~ 5	25 ~ 36
	单峰纯鱼精蛋白胰岛素	猪	单峰	中性	4	36
	甘精胰岛素	类似人	单组分	酸性	1 ~ 2	> 24
	地特胰岛素	类似人	单组分	中性	1 ~ 2	12 ~ 24
预混	诺和灵 30R（短效 30%）	人	单组分	中性	0.5	24
	诺和灵 50R（短效 50%）	人	单组分	中性	0.5	24
	优泌林 70/30（短效 30%）	人	单组分	中性	0.5	16 ~ 18
	门冬胰岛素 30（速效 30%）	类似人	单组分	中性	0.25	
	赖脯胰岛素 25（速效 25%）	类似人	单组分	中性	0.25	

（二）降血压药

1. 口服降压药的种类　主要分为：血管紧张素转换酶抑制剂（ACE-I），血管紧张素受体阻断剂（ARB），β- 受体阻滞剂，钙离子拮抗剂（CCB），利尿剂，α- 受体阻滞剂，神经递质耗竭剂，以及复方制剂。由此可见，降压药与其他几种治疗用药相比，种类最多，选择的余地最大，但总体治疗效果却不是十分可观。高血压人群对高血压的知晓率、治疗率和控制达标率均不高。

2. 降压药的选择　用药原则：单药起步逐渐增加，多种小剂量联合应用，减少副作用，增强疗效。

原发性高血压的治疗，以利尿剂和 β- 受体阻滞剂为首选。合并糖代谢异常者，由于高糖引起的渗透性利尿，往往存在血液的相对浓缩，利尿剂不作为首选。由于 β- 受体阻滞剂应用后容易掩盖低血糖时的交感神经警示反应，对 1 型糖尿病和存在交感神经病变的糖尿病患者应慎用。循证医学及基础研究均证实，ACE-I 和 ARB 对合并糖代谢异常的高血压者不仅有降血压作用，还对心血管及肾有保护作用，甚至是单纯糖尿病患者，故 ACE-I 和 ARB 是糖代谢异常者降血压首选用药。β- 受体阻滞剂适用于低血糖发生少的糖尿病患者，尤其是应用 CCB 有心率增快者。CCB 也是糖尿病患者降压常用药物，但是由于该类药物对胰岛 β 细胞的胰岛素分泌有抑制作用，少数人不耐受可在用药后出现糖耐量异常或糖尿病病情加重，应用初期需注意监测血糖变化。

对糖尿病患者而言，血压控制标准应更严。单纯糖代谢异常，血压需控制在 140/85mmHg 以下；只要合并其他代谢综合征中另一项异常，则需控制在 130/80mmHg 以下。按 IDF（2005）专家共识中意见，只要血压高于 130/80mmHg，就需要开始降压治疗。未发现哪种特定药物特别适合于代谢综合征的高血压治疗。大多数临床研究提示，抗高血压药物所带来的风险减少，主要是由于血压下降本身，而不是某种特定的药物类型。

常用降血压药的适应证和禁忌症见表 13-3-5。

表 13-3-5　常用降血压药的适应证和禁忌证

降压药种类		强适应证	绝对禁忌证	相对禁忌证
噻嗪类利尿剂		心力衰竭、老年高血压、单纯收缩期高血压、黑人高血压	痛风	代谢综合征、糖耐量减低、妊娠
β - 阻滞剂		心绞痛、心肌梗死后、心力衰竭、妊娠、快速型心律失常	哮喘 房室传导阻滞（2 或 3 度）	外周血管病、代谢综合征、糖耐量异常、慢性阻塞性肺病、运动员和强体力活动者
钙离子拮抗剂	二氢吡啶类	老年高血压、单纯收缩期高血压、心绞痛、外周血管病、颈动脉粥样硬化、妊娠	—	快速性心律失常、心力衰竭
	非二氢吡啶类	心绞痛、颈动脉粥样硬化、室上性心动过速	房室传导阻滞（2 或 3 度），心力衰竭	
血管紧张素转换酶抑制剂（ACE-I）		心力衰竭、左心室功能不全、心肌梗死后、非糖尿病性肾病、1 型糖尿病肾病、蛋白尿	妊娠、高钾血症，双侧肾动脉狭窄	
血管紧张素受体抑制剂（ARB）		2 型糖尿病肾病、糖尿病微量白蛋白尿、蛋白尿、左心室肥厚、ACEI 咳嗽	妊娠、高钾血症、双侧肾动脉狭窄	
醛固酮类			肾衰竭、高钾血症	

（三）调节血脂药

MS 患者的脂代谢异常以血浆高 TG 和低 HDL-C 为特征，但也有约半数 2 型糖尿病患者合并其他血脂异常。研究显示，高 TC 血症和高 LDL-C 血症是公认的心血管事件危险因素，同时，糖尿病患者的高 TG 和低 HDL-C 亦为心血管病变的独立危险因素。经膳食治疗仍不能达到血脂控制标准的患者，应选择相应的调节血脂药物。脂代谢异常治疗策略和控制标准，见表 13-1-3。

治疗目的：预防心血管疾病和心脑血管事件的发生，改善生活质量，降低死亡率。

用药原则：从小剂量开始，在监测血脂和肝功能的基础上调整剂量或品种。原则上他汀类降脂药与贝特类降脂药物不合用。他汀类降脂药用于高 TC 血症合并高 LDL-C 血症患者；贝特类降脂药用于高 TG 合并低 HDL-C 的患者。常用调节血脂药物，见表 13-3-6。

表 13-3-6 常用调节血脂的药物

分类	药名		商品名称	包装剂量	初始剂量（日）	最大剂量（日）
他汀类调脂药	辛伐他汀	Simvastatin	舒降之、泽之浩	5，10	5	40
	普伐他汀	Pravastatin	普拉固、美百乐镇	5，10	10	40
	洛伐他汀	Lovastatin	乐福欣、海立、美降之	20	20	80
	氟伐他汀	Fluvastatin	来适可	20	20	40
	阿托伐他汀	Atovastatin	立普妥、阿乐	20	20	80
	瑞舒伐他汀	Rosuvastatin	罗素他汀	10	10	40
ν	依折麦布	Ezetimibe		10	10	10
贝特类调脂药	苯扎贝特	Bezafibrate	必降之、脂康平	200，400	200	400
	非诺贝特	Fenofibrate	力平之、利必非、美利普特	100，250 200	200	400
	吉非罗齐	Gemfibrate	诺衡、洁脂、博利脂、常衡林	300	300	600
	羟乙茶碱安妥明 Etofyllin clofibrate		特调脂、多利平脂	250	250	500
烟酸类	烟酸肌醇酯 Iositol nicotinate			200	200	600
	氧甲吡嗪	Acipimox	乐治平	250	250	750
其它	泛硫乙胺	Pantethine	潘特生	100	300	600
	Ω-3 脂肪酸		多烯康胶囊	450	900	1800
	藻酸双酯钠 Polysacchaide salfate		PSS	50	150	300
	月见草油	Primrose oil		500	1500	3000
	弹性酶	Elastase		10	90	180

注：ν，选择性胆固醇吸收抑制剂

（四）降尿酸药

高尿酸血症亦或痛风，作为代谢综合征的一个表现形式，尽管与 2 型糖尿病伴存的机会较其他异常相对少，但其加重糖尿病肾损害的威胁仍应引起关注。研究显示，单纯高尿酸血症也是心血管疾病的独立危险因素。在选用降尿酸药物前，应检测血尿酸和和 24h 尿尿酸，如血尿酸＞ 535μmol/l（9mg/dl），24h 尿尿酸排量＜ 600mg（＜ 3.6mmol），提示存在肾排尿酸障碍，应首选促尿酸排泄的药物。老年患者高尿酸血症，多因肾病变所致，为减少肾负荷，宜用减少尿酸合成的药物——别嘌呤醇。

1．降低血尿酸药

（1）丙磺舒（Probenecid）该药可抑制肾小管对尿酸盐的再吸收，从而增加尿酸从肾的排出，适用于血尿酸高，尿尿酸排量＜3.6mmol/d（＜600mg/d）的痛风患者。用药后因增加肾小管中尿酸的排出，需注意碱化尿液，避免管内尿酸结石的发生。该药的副作用为皮疹、白细胞减少等过敏反应，个别人可有发热，发生率＜5%。

（2）苯溴马隆（立加利仙，Benzbromarone）为苯丙呋喃类衍生物，通过抑制近端肾小管对尿酸的重吸收而促进尿酸的排泄，不阻扰嘌呤核苷酸的代谢。因在血中维持时间较长，仅需每日口服1次，每次50～100mg，即可达到治疗剂量。主要通过胃肠道排出（肝内代谢，胆汁排出），适用于尿尿酸排量＜3.6mmol/d的痛风患者，也可用于肌苷轻度升高的早期肾功能不全的痛风患者。偶有胃肠道反应，患者耐受性较好。

（3）别嘌呤醇（别嘌醇，Allopurinol）为黄嘌呤氧化酶抑制剂，可抑制次黄嘌呤转变为黄嘌呤再转为尿酸，从而减少了尿酸的合成。适用于自身尿酸生成过多的原发或继发痛风患者。治疗剂量为口服100～200mg，2～3次/日，症状改善或血尿酸降至正常后可逐渐减为维持量50～100mg/d。副作用有过敏性药物热和药疹，因对肝和骨髓有毒性作用，服用后需监测肝功和血常规。

（4）通益风宁 为苯溴马隆（20mg）和别嘌呤醇（100mg）的混合制剂，适用于原发痛风患者。

（5）非布司他 为选择性黄嘌呤氧化酶抑制剂，有更强的抑制尿酸合成的作用。治疗剂量为口服20～80mg，1次/日；副作用少，少见视物模糊。

2．辅助用药

（1）碳酸氢钠 为体内酸碱度调节剂，适用于尿pH＜6.0的痛风患者，以升高尿pH为6.2～6.9之间，使尿液中的尿酸绝大多数处于游离状态，易于随尿排出体外。尤其在急性痛风性肾病，显著高尿酸血症或服用促进尿酸排泄药物时，需辅助用碳酸氢钠，以防肾小管内尿酸盐结石的形成。用药剂量取决于尿pH值的情况，并根据尿pH值的变化调整用量。保持尿pH在6.5左右，不宜高过7.0，以避免肾钙石沉积。

（2）秋水仙碱 为细胞毒剂，阻断细胞分裂停止于有丝分裂期。在痛风急性关节炎发作时有特异性抗炎、消肿、止痛作用，其疗效好，并对痛风有诊断意义。治疗急性关节炎时第一次剂量以1mg为宜，以后每2小时0.5mg，如出现胃肠道反应即停药，以后维持治疗（1～2周）或为预防发作可每日0.5mg。

注意：在应用降尿酸药物时，血尿酸降至300～400μmol/L即可，尚需注意短期内血尿酸下降幅度不宜过大，以免导致血尿酸浓度与组织内尿酸浓度差明显增大，诱发痛风关节炎再次急性发作。可同时合用秋水仙碱或非甾体抗炎药，防止关节炎急性发作。病变关节局部加用非甾体抗炎药或辣根辣素乳剂等，有助于缓解局部症状。

（五）减体重药

对肥胖患者，减体重是件十分困难的事，通过膳食控制和体力活动等生活方式减重，很多人难于坚持。在饮食和运动治疗的基础上，辅用抑制食欲或抑制肠道食物吸收的药物有利于增加患者的信心和依从性，达到一定的减重效果。常用减重药物：

1. 二甲双胍（metformine） 通过抑制肝糖的输出、促进体内葡萄糖的无氧酵解而达到降血糖作用。同时具有的胃肠道副作用可降低食欲，增加饱腹感，有助于节制饮食，另外。可抑制部分食物在肠道的吸收，有减轻体重的作用。常用剂量为每次 0.5 克，每日 3 次。有缺氧性疾病或胃肠道副反应较大者，应忌用。

2. 西部曲明（sibutramine，诺美婷，曲美） 通过抑制去甲肾上腺素和 5- 羟色胺的再摄取，抑制下丘脑饱食中枢，抑制食欲，从而减少摄食；另可兴奋交感神经系统，促进能量的消耗，降体重作用明确。常用剂量为 10 ～ 15mg，每日 1 次。高血压患者血压控制不稳定时先控制血压后再服用。由于该药对心血管系统有副作用，目前已被 FSDA 明文规定停用。

3. 奥利司他（orlistat，赛尼可） 胃肠道脂肪酶抑制剂，服用后能减少约 30% 食入脂肪在肠道的吸收。在总热量控制的条件下，可明显降低体重，改善血脂异常。常用剂量为 60 ～ 120mg，每日 3 次。

4. 利莫纳班（rimonabant） 通过兴奋中枢性大麻受体 CB1，达到抑制食欲、减少脂肪生成、降低体重的作用。每日治疗剂量为 20mg，主要经胆汁排出。因有引起抑郁症的可能，目前还未被 FDA 认可上市。

（六）抗血小板凝聚药物

MS 的基础病变为胰岛素抵抗，存在糖代谢和脂代谢异常引起的高糖毒性和脂毒性，高血压、肥胖所致血管心脏过度负荷，同时存在的凝血机制异常等，均是引起心血管病变的致病因素。辅助用抗血小板凝聚药物十分必要。

目前，临床常用的抗血小板凝聚的药物有阿司匹林、ADP 受体拮抗剂如氯吡格雷和西洛他唑。其中阿司匹林是传统、公认的对心血管有保护作用的口服制剂，用起来也很方便，每日 75 ～ 100mg，早餐后口服即可。

目前，关于规范使用阿司匹林药物相关专家的共识如下：

1. 患有高血压但血压控制满意（＜ 150 /90mm Hg），同时有下列情况之一者：①年龄＞ 50 岁；②具有靶器官损害，包括血浆肌酐中度增高；③糖尿病。应用阿司匹林（75 ～ 100 mg/d）进行一级预防。

2. 患有 2 型糖尿病，40 岁以上，同时有心血管危险因素，如有早发冠心病家族史；吸烟；高血压；超重与肥胖，尤其腹型肥胖；白蛋白尿；血脂异常者。应使用小剂量阿司匹林进行心脑血管疾病的一级预防。

3. 10 年缺血性心血管病风险 ≥ 10% 的人群，或合并下述三项及以上危险因素者：①血脂紊乱；②吸烟；③肥胖；④ ≥ 50 岁；⑤早发 CVD 疾病家族史（男＜ 55 岁、女＜ 65 岁发病史）。

如不能耐受阿司匹林（消化道出血等），可选用氯吡格雷（波立维 75mg，1 次 / 日）或西洛他唑（培达 50 ～ 100mg，2 次 / 日）。有再发心肌梗死或脑梗死患者可采用阿司匹林 + 氯吡格雷或阿司匹林 + 西洛他唑联合治疗。已有研究显示，三药联合对改善高凝状态，减少再发心脑梗死无益处，反增加出血倾向，原则上两联抗血小板药物即可。

第四节　代谢综合征的预防

MS 这一概念是近二十几年才被明确，故在人群和高危人群中，对其知晓率较低；高危人群中及早预防和定期查体依然欠缺；高血糖、高血压、血脂异常和高尿酸血症人群得到有效治疗、综合控制达标率尚低；心脑血管并发症增加，致残、致死率依然在升高。因此，有效控制 MS 的根本出路是预防，提高对 MS 的知晓率、治疗率、控制率，才能降低它的发病率、死亡率、致残率。

按 IDF 和 CDS 的建议，MS 的预防主要为一级预防和二级预防。

一、一级预防

（一）对象与目的

一级预防的对象是易患 MS 的高危人群，其高危人群主要为：

1．年龄 ≥ 50 岁以上者；

2．存在 1 项或 2 项 MS 组成成分异常，但尚不符合 MS 诊断标准者。

3．有心血管病、非酒精性脂肪肝病、痛风及多囊卵巢综合征等疾病者。

4．有肥胖、2 型糖尿病、高血压、血脂异常，尤其是多项组合或 MS 家族史者。

5．有心血管疾病家族史者。

预防目的：防止 MS 及其各组分的异常，降低糖尿病的发病率，预防临床心血管疾病的发生。

（二）内容与措施

根据 IDF 建议，代谢综合征的一级预防是对高危人群实施生活方式进行干预，包括：中等程度的热卡限制（第一年体重下降达到 5% ~ 10%）；适度增加身体活动；饮食成分的改变。美国和芬兰的糖尿病预防研究结果表明，轻度的体重减轻就能取得明显的临床效果，在肥胖、糖耐量受损的高危人群中能预防 2 型糖尿病的发病或者至少延迟发病数年。

加强对各人群的科学保健知识宣传，提倡健康的生活方式，建立良好的生活习惯，其中重要的是合理的膳食营养，增加身体活动量，养成良好的生活规律，戒烟、限酒、保证充足的睡眠及保持良好的心情。

1．合理的膳食营养　遵循"量体而食、量出为入"对合并多项代谢异常的患者是基本良策。"量体而食"是根据本人检查发现或已经确诊的代谢异常组分，选择合适的食物种类和摄入量，越早开始获益越多。"量出为入"是指以体重为金标准，根据体重设定食物摄入量，超体重者有计划地逐步增加运动量并降低食物总能量的摄入。

膳食目标是减重，合理调节血脂、血糖。因此，膳食碳水化合物、脂肪及蛋白质比例要适宜，采用低盐、低脂、充足的维生素和可溶性纤维的饮食模式。

碳水化合物：占总能量的 50% ~ 60%，脂肪占总能量的 25% ~ 35%，饱和脂肪酸占总能量 < 7%，胆固醇摄入量 200mg/d，并增加植物固醇摄入 2g/d，有益于减低 TG、升高 HDL-C。

膳食纤维：摄入量为 20 ~ 30g/d，增加可溶性纤维 10 ~ 25g/d，增加膳食纤维和植物固醇有易于降低 LDL-C。

以上建议有益于调节血脂、血糖和减重，预防 MS 和防治心血管疾病事件的发生。

2．适度增加身体活动　坚持持之以恒的终身运动是预防 MS 及相关疾病的有效的措施。根据个体情况运动适度，提倡运动强度达到中度的有氧运动，老年人达到轻度以上，每天 1 小时左右。体质好者，可适当增加运动强度，减少运动时间，贵在坚持。有研究提示，饮食加运动治疗较单纯饮食或单纯运动治疗对改善胰岛素抵抗和减少 MS 的发生更有效。

3．控制体重　中等程度的能量限制，第一年体重下降达到 5% ～ 10%。以体重为标准，超体重者有计划地逐步增加运动减轻体重和腰围，重度肥胖也可考虑手术治疗。其中，从胎儿就开始控制体重的理念和措施有非常重要的意义。

4．定期体检　对 MS 高危人群定期体检，及早发现异常并进行治疗，防病于初始、提高知晓率和治疗率是基本措施。提高自检率的卫生保健宣传应该被提倡，如成年人每年测 1 ～ 2 次体重、血压，35 岁以上每年抽血测一次血糖、血脂、血尿酸，有糖尿病家族史者及出生时低体重的肥胖者即使血糖正常也应尽早做一次 75g 葡萄糖耐量试验，测定血糖和胰岛素的水平，了解胰岛素分泌情况，及时在胰岛 β 细胞代偿性高分泌阶段即能发现并积极进行防治。

此外，积极乐观的心态，加强自我保健理念对预防 MS 的发生亦十分重要。

二、二级预防

（一）对象与目的

对象：采用生活方式干预控制 MS 的效果不良者，已有代谢异常存在以及高心血管疾病风险者，需要给予药物治疗。

目的：通过控制和减少单个组分疾病的相关风险，而降低总体罹患心血管疾病和糖尿病的风险。

（二）内容与措施

可参考综合治疗中的相关内容。IDF 推荐的对代谢综合征某些单个组分的治疗建议：

1．血脂异常　主要目的：减低 TG，升高 HDL-C 水平，降低 LDL-C 水平（其水平升高表示代谢综合征风险增加），预防心血管疾病和心脑血管事件的发生，改善生活质量，降低死亡率。

常用药物：他汀类降脂药与贝特类药物，它们与对致 AS 的血脂异常的成分都有改善作用，能明显降低 AS 人群的心血管疾病的风险。他汀类降脂药用于高 TC 血症合并高 LDL-C 血症患者；贝特类降脂药用于高 TG 合并低 HDL-C 的患者。原则上他汀类降脂药与贝特类降脂药物不合用，二者合用，可能会出现副作用。

2．血压升高

根据美国预防、发现、评估和治疗高血压全国联合委员会第七个报告（JNC7）的建议治疗不同级别的高血压（收缩压 ≥ 140mmHg 或舒张压 ≥ 90mmHg）。在已诊断糖尿病的患者，血压收缩压 ≥ 130 或舒张压 ≥ 80mmHg 就应当进行抗高血压药物治疗。

治疗药物：血管紧张素转换酶抑制剂和血管紧张素受体阻断剂是有效的抗高血压药物，一些临床研究，提示他们对糖尿病患者的益处优于其他药物。但是，目前大多数临床研究提示抗高血压药物所带来的风险减少主要是由于血压下降本身，而不是某种特定的药物类型。尚未证明哪种特定药物特别适合于代谢综合征的高血压治疗。

3．胰岛素抵抗和高血糖

糖尿病前期患者使用二甲双胍治疗可预防或延缓糖尿病的发病。最近的一些噻唑烷二酮类研究也表明，该药能有效延缓或预防 IGT 和胰岛素抵抗患者发生糖尿病。其他一些研究亦发现，阿卡波糖和奥利司他能用来延缓 IGT 患者发生糖尿病。尚没有资料表明目前使用的噻唑烷二酮类能否降低代谢综合征、IGT 或糖尿病患者的 CVD 风险。

（田　慧　薛长勇）

参考文献

[1] Reaven GM. Banting lecture 1988. Role of insulin resistance in human disease. Diabetes，1988，37：1595-1607.

[2] World Health Organization. Definition，diagnosis and classification of diabetes mellitus and its complication. WHO/NCD/NCS，1999.31-32.

[3] Executive Summary of the Third Report of The National Cholesterol Education Program（NCEP）Expert panel on detection，evaluation，and treatment of high blood cholesterol in adults（adult treatment panel III）. JAMA，2001，285（19）：2486-2497.

[4] 中华医学会糖尿病学分会代谢综合征研究协作组. 中华医学会糖尿病学分会关于代谢综合征的建议. 中华糖尿病杂志，2004，12：156 - 161.

[5] Eckle RH，Grudy HM，Zimmet PZ. The metabolic syndrome. Lancet，2005，365（9468）：1415-1428.

[6] Zimmet P，Alberti G，Kaufmen F，et al. The metabolic syndrome in children and adolescents. Lancet，2007，369（9579）：2059-2061.

[7] Onat A，Uyarel H，Hergenc G，et al . Serum uric acid is a determinant of metabolic syndrome in a population-based study . Am J Hypertens，2006，19（10）：1055-1059.

[8] Fan JG，Zhu J，Li XJ，et al. Prevalence of and risk factors for fatty liver in a general population of Shanghai，China. J Hepatol，2005，43（3）：508-514.

[9] Williamson RM，Price JF，Glancy S，et al. Prevalence of and risk factors for hepatic steatosis and nonalcoholic fatty liver disease in people with type 2 diabetes：the Edinburgh type 2 diabetes study. Diabetes Care，2011，34（5）：1139-1144.

[10] 夏晓莉，陈伯钧，陈浩生，等 . 代谢综合征的中医辨证分型研究进展 . 中国中医急症，2009，18（4）：609-611.

[11] 刘敏燕，田慧，邵迎红，等 . 老年代谢综合征患者高血压临床特点分析 . 解放军医学杂志，2008，33（1）：32-35.

[12] 孙敬芳，李春霖，田慧，等 . 老年 2 型糖尿病合并代谢综合征患者的治疗方式和控制达标状况调查 . 解放军医学杂志，2007，32（10）：1014-1016.

[13] 贾伟平 . 老年代谢综合征流行趋势及发病特点 . 中华保健医学杂志，2010，12（6）：415-416.

[14] 俞银燕，田慧 . 代谢综合征的综合控制 . 中华保健医学杂志，2010，12（3）：229-232.

[15] 李立柱，邵芙玲，吴芳，等 . 中老年干部代谢综合征检出率及其相关因素分析 . 中华保健医学杂志，2010，12（6）：438-441.

[16] 田慧 . 评估代谢综合征的临床意义 . 解放军医学杂志，2008，33（1）：8-11.

[17] 盛秋明，李卫国，张海涛，等 . 超重肥胖儿童青少年代谢综合征流行现状调查 . 临床儿科杂志，2009，27（4）：359-362.

[18] Cook S，Auinger P，Li C，et al . Metabolic syndrome rates in United States adolescents，from the National Health and Nutrition Examination Survey，1999 － 2002 . J Pediatr，2008，152（2）：165-170.

[19] Bueno G，Bueno O，Moreno LA，et al. Diversity of metabolic syndrome risk factors in obese children and adolescents . J Physiol Biochem，2006，62（2）：125-133.

[20] 田慧，方福生，邵迎红，等 . 腰围、体重指数和高胰岛素血症在代谢综合征评估中的意义 . 解放军医学

杂志，2007，32（10）：1001-1004.

[21] Romero-Corral A，Somers VK，Sierra-Johnson J，et al. Normal weight obesity：a risk factor for cardiometabolic dysregulation and cardiovascular mortality. Eur Heart J，2010，31（6）：737-46.

[22] 卢艳慧，陆菊明，王淑玉，等 . 国际糖尿病联盟与中国糖尿病学会关于代谢综合征诊断标准的比较分析 . 中华医学杂志，2006，866（6）：386.

[23] Kramer MK，Kriska AM，Venditti EM，et al. Translating the Diabetes Prevention Program：a comprehensive model for prevention training and program delivery. Am J Prev Med，2009，37（6）：505-511.

[24] Abdul-Ghani M，Nawaf G，Nawaf F，et al. Increased prevalence of microvascular complications in type 2 diabetes patients with the metabolic syndrome . Isr Med Assoc J，2006，8（6）：378-382.

[25] 吴文芳，曹长春，万辛，等 . 2 型糖尿病合并代谢综合征组分与慢性肾脏病的相关性 . 中国临床医学，2009，16（1）：108-112.

[26] Konstantinou DM，Chatzizisis YS，Louridas GE，Giannoglou GD. Metabolic syndrome and angiographic coronary artery disease prevalence in association with the framingham risk score. metab syndr relat disord，2010 Feb 15. [Epub ahead of print]

[27] Bayturan O，Tuzcu EM，Lavoie A，et al. The metabolic syndrome，its component risk factors，and progression of coronary atherosclerosis. Arch Intern Med，2010，170（5）：478-484.

[28] Johnson DW，Armstrong K，ampbell SB，et al. Metabolic syndrome in severe chronic kidney disease：prevalence，predictors，prognostic significance and effects of risk factor modification. N ephrology（Carlton），2007，12：391-398.

[29] 何莲，田顺立，鲁新红，等 . 不同诊断标准下腹膜透析患者代谢综合征与大动脉僵硬度的关系 . 中国动脉硬化杂志，2009，17（8）：685-688.

[30] Simmons RK，Alberti KG，Gale EA，et al.The metabolic syndrome：useful concept or clinical tool? Report of a WHO Expert Consultation. Diabetologia，2010，53（4）：600-606.

[31] 俞银燕，田慧，方福生，等 . 门诊 2 型糖尿病合并代谢综合征患者的综合控制达标情况及影响因素调查 . 中华保健医学杂志，2010，12（6）：427-430.

[32] 代华，李双庆 . 代谢综合征的社区干预 . 实用心脑肺血管病杂志，2009，17（2）：156-157.

[33] Kramer MK，Kriska AM，Venditti EM，et al. Translating the Diabetes Prevention Program：a comprehensive model for prevention training and program delivery. Am J Prev Med，2009，37（6）：505-511.

[34] Van Hateren KJ，Landman GW，Kleefstra N，et al. Glycaemic control and the risk of mortality in elderly type 2 diabetic patients（ZODIAC-20）. Int J Clin Pract，2011，65（4）：415-419.

[35] 李秀钧主编 . 代谢综合征 胰岛素抵抗综合征 . 2 版 . 北京：人民卫生出版社，2007.

[36] 祝之明主编 . 代谢综合征病因探索与临床实践 . 北京：人民军医出版社，2005.

[37] Ji L，Ma J，Li H，et al. Dapagliflozin as monotherapy in drug-naive Asian patients with type 2 diabetes mellitus：a randomized，blinded，prospective phase III study. Clin Ther，2014，36（1）：84-100.

[38] Garber AJ，Abrahamson MJ，Barzilay JI，et al. AACE comprehensive diabetes management algorithm . Endocr Pract，2013，19（2）：327-336.

第十四章　膳食、营养与老年性痴呆

随着人口老龄化进展的加速，老年期痴呆病的患病率迅速增长，已居发达国家人口死因的第4位，仅次于心脏病、癌症、脑卒中。在老年期痴呆病患者中，阿尔茨海默病（Alzheimer's disease，AD）又称老年性痴呆，约占痴呆总数的2/3。2011年的一项研究显示，我国1990—2010年间，老年期痴呆病患者从368万增加到919万，而阿尔茨海默病患者从193万增加到569万，占全球老年期痴呆病患者总数的20%。老年性痴呆病患病率的迅速增长，将对社会经济发展、医疗卫生和家庭生活带来极大影响，对其采取积极的预防和控制势在必行。

第一节　膳食、营养与神经系统功能

神经系统包括中枢神经系统和外周神经系统，大脑作为神经系统的最高指挥中心，其结构完整与功能正常最为重要。膳食营养因素对神经系统，特别是对大脑的发育与功能正常起着十分重要的作用，包括宏量营养素、微量营养素和膳食中的某些成分，如必需氨基酸、必需脂肪酸、葡萄糖、维生素和矿物质以及多酚类化合物、类胡萝卜素等。神经元和神经胶质细胞均需要膳食营养素来维持其结构和功能的完整与正常。膳食营养素的缺乏或不均衡能影响大脑发育和结构与功能的正常，甚至使大脑发生过早老化，从而导致神经系统退行性疾病。本节将重点介绍膳食营养因素对大脑的结构和功能的影响。

一、宏量营养素

（一）脂类

在人体内，除脂肪组织外，大脑是含脂类最多的器官。大脑中的脂类并不用于储存或供给能量，而是参与细胞膜与细胞器膜的构成，其中有些还参与信号的传递和调控基因表达。

大脑组织中，80%的脂肪酸为多不饱和脂肪酸。在大脑的细胞和细胞器中，均富含Ω-3脂肪酸，这些脂肪酸人体不能合成，必需依赖从膳食中摄取。与其他组织器官一样，亚油酸（linoleic acid，LA）和α-亚麻酸（alpha - linolenic acid，ALA）也是大脑和神经组织所需要的两种最基本的必需脂肪酸，如果缺乏，能严重干扰神经系统细胞器的脂肪酸构成。LA和ALA可经过一系列生化过程，衍生出多种重要的不饱和脂肪酸，包括Ω-6系列的花生四烯酸（arachidonic acid，ARA），二十二碳四烯酸（docosatetraenoic acid，DTA）和Ω-3系列的二十二碳五烯酸（eicosapentaenoic acid，EPA）与二十二碳六烯酸（docosahexaenoic acid，DHA）。相对而言，Ω-3脂肪酸对于大脑更为重要，一方面，大脑富含此类脂肪酸；另一方面，ALA人体更容易摄入不足和缺乏。

1. **必需脂肪酸与大脑早期发育**　从妊娠后期，胎儿每周大约在大脑沉积约70mg的Ω-6脂肪酸（90%为ARA）和30mg的Ω-3脂肪酸（90%为DHA，5%为EPA）。在出生后，新生儿每周在大脑沉积约66mg的Ω-6脂肪酸（90%以ARA的形式）和约30mg Ω-3脂肪酸（90%为DHA，5%为EPA）。母乳喂养的婴儿大脑中含有1g DHA，而人工喂养的婴儿仅为

0.6g。以公斤体重计算，婴儿对脂类的需求比成人高 5 倍。

2．必需脂肪酸与大脑结构　孕期缺乏 ALA 导致神经系统中多种细胞和细胞器异常，包括神经元、星形胶质细胞、少突胶质细胞以及髓鞘、神经末梢和内质网。ALA 缺乏能导致大脑各部位不同程度受损，其中垂体、额叶皮质和纹状体受损最为严重。DHA 水平下降约40%，还可导致海马部位 DHA 的减少，引起神经元体积缩小，细胞中特定的磷脂和磷脂酰丝氨酸含量减少。必需脂肪酸缺乏，能导致神经细胞脂肪酸成分和细胞膜流动性发生改变，从而影响酶的活性，如 ATP 酶，引起大脑能量代谢障碍。多种 ATP 酶活性受 ALA 或 EPA或 DHA 控制，细胞膜上的多不饱和脂肪酸（特别是 DHA）决定钠泵的分子活性，后者是大脑能量代谢的主要酶类，其所耗能量约占机体总能量的 1/4。研究显示，缺乏 Ω-3 脂肪酸会改变大脑能量代谢，干扰葡萄糖的转运；孕期缺乏 Ω-3 脂肪酸将影响胎儿在成年期的糖耐量，同时导致神经生物膜对应激的敏感性增加。

3．必需脂肪酸与大脑功能　缺乏必需脂肪酸能影响大脑多种重要的功能，包括学习能力、神经递质的合成等。缺乏 ALA 能导致脑电图的紊乱，还能损害松果体的调控和功能，包括磷脂分子、褪黑素和脂肪分子生成。动物试验发现，补充 DHA 和 ARA 能够阻止由于 ALA 缺乏导致的前脑皮质中多巴胺和 5 羟色胺转运体活性的下降。

4．多不饱和脂肪酸与儿童脑及智力发育　研究表明，长链多不饱和脂肪酸能促进儿童早期脑与智力发育。例如，早产儿的发育系数与其红细胞中的 DHA 水平之间成比例关系（反映其脑部的状态）。在早产儿中，进行一年的随访后，智能发育系数的 60% 变异和智能系数的 82% 变异度可以用红细胞磷脂中的 DHA 水平进行反映。英国的相关研究表明，在 9岁的儿童中，采用母乳喂养的儿童神经精神状态优于配方奶粉喂养的儿童。最重要的是，在孕期和哺乳期补充 DHA 的婴儿，在 4 岁时其智商（intelligence quotient，IQ）水平较高。此外，在儿童期补充 DHA 能预防成年后的高血压，从而降低成年期患心血管疾病的风险。

5．Ω-3 脂肪酸与视觉功能　必需脂肪酸与视觉功能密切相关。视网膜富含多不饱和脂肪酸，特别是 DHA。DHA 的生理作用贯穿整个视觉形成途径，从视网膜到大脑皮质，如视觉感受器、神经递质、视紫红质的激活，视锥细胞和视杆细胞的发育，神经连接，以及脑组织的成熟。视网膜老化过程中，伴随着 DHA 含量减少和代谢障碍。缺乏必需脂肪酸将能导致视感受器细胞膜脂肪酸组成的改变，引起电生理传导的异常。研究发现，配方奶粉中的 Ω-3脂肪酸对于婴儿视觉功能十分重要，补充 DHA 和 ALA 有助于改善视觉功能。膳食补充富含DHA 的鱼油能预防视网膜缺血性损伤。

（二）蛋白质

1．蛋白质与大脑结构　脑组织中的酶、蛋白质和肽类均由氨基酸组成，其来源于膳食蛋白质。蛋白质参与合成脑组织以及神经递质，其中最重要的神经递质为儿茶酚胺和 5- 羟色胺，前者与智力发育密切相关。膳食蛋白质质量影响大脑蛋白质和神经递质的性质和含量，在蛋白质营养不良或缺乏（如 Kwashiorkor 病）时，能改变大脑的精细结构和功能，特别是海马区和下丘脑。此外，视觉和听觉诱发电位也会发生改变。

2．蛋白质与大脑功能　在任何情况下，必需氨基酸对大脑功能，包括学习记忆，情绪，睡眠，摄食等，都发挥基础性作用。膳食色氨酸为 5-羟色胺的前体，其作用尤为明显，不仅能调节食欲和饱腹感，还具有多种功能，如睡眠，疼痛敏感性，调节血压，控制情绪等。色氨酸可调控情绪，缓解焦虑抑郁状况，以及在确定饥饿感以及摄食和饱腹感中发挥作用。在精神分裂症患者中，蛋白质显著缺乏会导致认知功能障碍，加重疾病症状。

（三）碳水化合物

1. 碳水化合物与大脑能量供给　葡萄糖是大脑唯一的能量来源，每分钟需要约 100mg 葡萄糖，且其在脑组织中极少储备，需要血糖直接提供。虽然在成年人，大脑平均重量约占体重不到 2%，但在静息状态下，其消耗的能量约为膳食总能量的 20%。在儿童，大脑消耗的能量占总能比更高，在新生儿约占 60%，儿童大脑每公斤体重消耗葡萄糖的量为成人的 2 倍。在睡眠状态下，大脑依然消耗能量，如在做恶梦时，大脑总能量消耗增加 16%，其中额叶部占 30%。因此，大脑功能，智力的平衡和效率取决于膳食能量的质量。

2. 碳水化合物与大脑功能　大脑对葡萄糖的需要量大，且极少储备，只能通过膳食糖类供给。缺乏时，大脑容易出现损伤，其中大脑额叶对葡萄糖缺乏最为敏感。因此，在低血糖时，容易出现认知功能改变，且在升高血糖后并不能马上恢复。另外，葡糖糖还能够作用于胆碱能系统而影响记忆。在成人中，血糖控制不良将会导致记忆力下降，在摄入葡萄糖后得到改善。研究发现，良好的血糖控制有助于从事需要长时间保持注意力的工作，如长途驾驶等；血糖水平调节不良的人，认知能力下降，特别是在老年人中（平均下降至少 8% ~ 10%）。在糖尿病患者中，记忆功能受损，数学计算能力降低，神经活动效率减低。

二、微量营养素

微量营养素主要包括维生素和矿物质，其中多种维生素如维生素 A、维生素 E、维生素 C 和 B 族维生素，以及矿物质中的铁、锌、碘和锰等均对维持神经系统的正常功能起着十分重要的作用。

（一）维生素

维生素对维持大脑的正常功能十分重要，每一种维生素对大脑都有独特的作用。

1. 维生素 A　维生素 A 与大脑海马部位突触的可塑性相关，对于维持学习记忆和认知功能有重要作用。研究表明，维生素 A 缺乏，能导致神经生物学改变和学习记忆能力受损。维生素 A 及其前体 -β 胡萝卜素还作为一种重要的抗氧化剂，保护脑和神经组织免受氧化损伤。

2. 维生素 E　维生素 E 具有很强的抗氧化活性，尤其对脂质过氧化损伤具有阻遏作用，进而保护脑组织，延缓大脑衰老过程，同时保护认知功能。其中，α - 生育酚能够整合到神经细胞膜上，缺乏时能导致脑组织脂肪酸模式变化。动物试验研究发现，缺乏维生素 E 能引起视网膜功能异常，对年轻的试验动物补充维生素 E，能减少脑组织 β- 淀粉样蛋白沉积。人群研究发现，维生素 E 水平最低的人群发生痴呆的风险是维生素 E 水平最高人群的 2.5 倍。维生素 E 还能与多种抗氧化营养素（维生素和矿物质）发挥协同作用，淬灭活性氧自由基，阻止脂肪酸脂质过氧化损伤。

3. 维生素 B_1　维生素 B_1 是葡萄糖能量代谢过程中关键酶类的辅酶，对大脑十分重要。其严重缺乏时可导致脚气病，引起神经系统的病变。维生素 B_1 缺乏的早期即可出现懒散、记忆力下降、易激惹、肌肉痉挛等症状。动物试验研究发现，缺乏维生素 B_1 可导致丘脑部位神经元选择性凋亡。维生素 B_1 对认知功能有明确作用，对老年人尤为重要，其缺乏可能会增加患阿尔茨海默病的风险。

4. 维生素 B_6 和尼克酰胺（维生素 PP）　在脑组织中，维生素 B_6 参与色氨酸代谢，增加 5- 羟色胺的产生，能改善抑郁、易激惹和神经衰弱症状。其在大脑中的浓度接近于其在血液中浓度的 100 倍，其在血液中的水平与记忆力密切相关。缺乏尼克酰胺将会导致神经兴奋性增高，严重情况下可导致癞皮病，引起"三 D"综合征（痴呆、腹泻和皮炎）。

5．叶酸和维生素 B_{12}　叶酸与神经系统发育密切相关，在胎儿期，叶酸缺乏与出生缺陷病 - 神经管畸形的发生密切相关。叶酸能抑制同型半胱氨酸的产生，减少其神经毒性。

维生素 B_{12} 对大脑和神经系统健康及红细胞生成是必需的营养素，对维持人体认知功能正常十分重要。缺乏时，能导致神经系统损害、巨幼细胞贫血和高同型半胱氨酸血症。早期表现为记忆力下降和丧失，精神抑郁、表情呆滞、易激动以及四肢震颤等症状。童年期缺乏，将能导致持续性的神经系统损害，严重时还能导致失明。在老年人群中，缺乏 B_{12} 能使抑郁症发生的风险加倍。

6．维生素 C　维生素 C 在多巴胺转化为去甲肾上腺素的过程中起重要作用，其在大脑中的浓度可影响儿茶酚胺的合成速度。在老年人中，维生素 C 还与认知功能的改变有关，血清维生素 C 水平与学习记忆和认知功能呈现正相关。维生素 C 作用的机制可能作为抗氧化剂，通过淬灭活性氧自由基而保护神经组织。

（二）矿物质

1．铁　铁是血红蛋白和细胞色素氧化酶的重要组分，携带和提供脑发育和脑功能活动所必需的氧至脑组织。铁缺乏时，能导致大脑氧供应不足，能量代谢障碍，阻碍脑发育和损伤脑功能。在胚胎形成期，铁缺乏可损害神经细胞髓鞘形成，累及所有的神经细胞，即使在补充铁剂后依然存在。儿童期铁缺乏，能导致不可逆的认知功能损伤，出现脑电图受损，多巴胺系统受累，从而导致儿童注意力不集中和多动症。

2．锌　在人体内，锌参与多种重要酶的组成，如碳酸酐酶、碱性磷酸酶、铜 - 锌超氧化物歧化酶、RNA 与 DNA 聚合酶等。其中有些酶，如碱性磷酸酶存在于所有神经组织中，在神经细胞髓鞘形成和脑发育过程中有重要作用。锌在认知功能、嗅觉和味觉的发育过程中十分重要。锌是味觉素的重要组分，味蕾和大脑中的感觉受体均富含锌。锌缺乏，导致机体包括脑组织中多不饱和脂肪酸水平下降。大脑中，约 10% ～ 15% 的锌集中在谷氨酸能神经元中，故其缺乏可能会导致行为改变。动物试验发现，锌缺乏能导致神经元丢失，大脑体积减少。

3．碘　碘是甲状腺激素的重要组分，碘主要通过构成甲状腺素发挥其生理作用。其对神经系统的发育十分重要，参与脑发育过程中神经元的增殖与分化，神经突起的分化和生长，神经髓鞘的形成和发育，并促进大脑蛋白质合成。从胚胎期到出生后 3 年期间，碘缺乏将会导致甲状腺激素分泌不足，引起大脑不可逆损伤，甚至出现克汀病（典型症状为：智力落后、身材矮小、聋哑、斜视、痉挛性瘫痪等）。碘缺乏儿童智商（IQ）平均下降 10 ～ 15 个百分点。

三、其他膳食成分

膳食中一些其他成分，虽然并非营养素，但与大脑功能密切相关。主要见于某些植物化学物（如多酚类物质、类胡萝卜素等）及左旋肉碱等，它们可能通过增加脑血流量、抗氧化作用和调控细胞信号转导等作用，减少大脑组织的氧化损伤，从而保护脑组织，防止认知功能下降。

（一）多酚类化合物

多项研究表明，多酚类化合物中的黄酮类化合物，包括黄酮醇、花青素、表没食子酸等，能增加脑血流量，促进或保护海马部位神经和突触形成，并可能有调控认知功能的作用。多酚类化合物中的非黄酮类化合物，包括白藜芦醇，能促进大脑额叶皮质血管扩张，增加氧利用率。除了抗氧化作用以外，多酚类化合物还能通过调控炎性细胞信号，调节肠道菌群发挥作用。另外，一些植物雌激素，包括大豆异黄酮、大豆皂苷等，能通过其类雌激素作用，增加大脑血流和抗氧化能力。

（二）类胡萝卜素

类胡萝卜素为脂溶性植物化学物，具有很强的抗氧化能力。伴随着人体老化过程，大脑额叶部位类胡萝卜素含量下降，包括 β- 胡萝卜素、叶黄素和玉米黄素。叶黄素能够选择性地在神经组织中浓集，在视网膜中构成黄斑色素，脑组织中叶黄素的含量为血液中的 5000 ~ 10000 倍。研究显示，叶黄素能够有效延缓年龄相关性认知功能下降，补充叶黄素有益于改善老年人的认知功能下降。

（三）左旋肉碱

研究显示，左旋肉碱除参与脂肪酸 β- 氧化外，还能在脑组织中通过合成脂质、改变和稳定细胞膜结构、调控基因表达和蛋白质合成、促进胆碱能神经递质生成等，发挥抗神经组织退行性变和改善认知功能。

第二节　老年性痴呆

阿尔茨海默病（Alzheimer's disease，AD）又称老年性痴呆（senile dementia），是老年人神经系统退行性疾病。该病由德国医生阿洛伊斯·阿尔茨海默博士（1864—1915 年）于1906 年首次发现，且系统描述了其临床症状和病理特征，后医学界为纪念他的贡献以他的名字命名了该病。AD 是老年期痴呆病中最常见的类型，有家族遗传性和散发性两种。

一、定义与分类

（一）定义

AD 是老年人最常见的神经系统变性性疾病之一。临床上以进行性认知功能障碍和记忆损害为特征，是一种渐进性、获得性神经功能退化性疾病。

（二）分类

AD 最常见的分类方法是按发病年龄和有无家族史进行分类。

1. 按发病年龄分类

早发性 AD（early-onset AD，EOAD）：发病年龄 < 65 岁，该类发病率较低，但起病早、进展迅速、后果严重。

晚发性 AD（late-onset AD，LOAD）：发病年龄 ≥ 65 岁，该类发病率高，随着年龄增长逐渐升高。

2. 按有无家族遗传史分类

家族性 AD（familial AD，FAD）：又可按发病年龄分为家族性早发性 AD（early-onset familial AD，EOFAD），发病年龄 < 65 岁；家族性晚发性 AD（late-onset familial AD，

LOFAD），发病年龄 ≥ 65 岁；一般以早发性为主。家族性 AD，多具有常染色体显性遗传特征。

散发性 AD：多数为晚发性 AD，且晚发性 AD 亦主要为散发病例。

在临床表现上，他们除了发病时间不同外，没有明显的差别。二者的主要区别在于病因与发病机制上。

二、临床表现

AD 是一种渐进性的神经退行性疾病，主要表现为：认知（cognition）功能减退，精神与行为（behavioral and psychological）障碍，生活能力（activities of daily living）下降，依该三方面典型症状的第一个英文字母，又称其为 ABC 症状。

AD 患者常隐袭起病，很难判断患者认知功能减退或障碍发生的准确时间。病程通常是渐进性的，偶有间歇期。

（一）认知功能减退

认知功能减退表现在多方面，如记忆障碍、语言障碍、视空间定向障碍、计算力障碍、失认和失用、行为和精神以及判断和抽象思维功能受损等。

记忆障碍：是 AD 患者的典型症状，表现为逐渐发展的记忆力减退。早期表现为近期记忆力障碍，远期记忆相对保持完整；随着病情的进展，远期记忆亦丧失，并逐渐出现虚构。

此外，并发以下至少一种能力缺陷或损伤。

语言障碍：语言障碍是大脑高级功能障碍的一个敏感指标。尽管在 AD 早期，患者可能自发性言语减少，但语言功能相对保存。随着痴呆的进展，因记忆力障碍而记不起所需词汇，患者出现语言中断。找词困难是 AD 患者最早出现的语言障碍，至晚期患者只剩模仿语言，不能交谈。最终哑口无言以致缄默状态。

视空间定向障碍：是患者早期症状之一，表现在熟悉的环境中迷路，如找不到自己的家门，甚至在自己的家中走错房间。中期出现明显的定向障碍，表现为时间、地点、人物定向障碍。

计算力障碍：常在中期出现，不能进行简单的计算，严重者不能计算简单的加减法，甚至不认识数字，不能回答物品的数量。

失认和失用：失用常出现在中期，虽然患者身体具备完整的运动能力和感觉功能，但不能独立完成连续的复杂动作，如穿衣、洗脸、刷牙、梳头、倒水和吃饭等，最终只保留最习惯性和完全自动性的动作。失认常发生在中晚期，不能根据面容辨别人物，如不认识自己的同事、朋友，甚至不认识家人和配偶，并失去对自己的辨认能力。

思维障碍：判断和抽象功能受损，提示额叶功能障碍。逐渐出现思维迟钝缓慢，思维能力下降，如听不懂别人谈话，看不懂小说和电影，不能完成曾经熟悉的工作，最后完全丧失生活能力。

人格改变：最初表现为主动性不足，活动减少，孤独，对周围的环境和事物不感兴趣，自私，对人冷淡；进一步发展，对亲人冷漠，不负责任，以至易激怒，言语粗俗，训斥或骂人，殴打家人等；进而缺乏羞耻及伦理感，不讲卫生，争吃抢喝等。

（二）精神与行为障碍

AD 患者伴有精神与行为障碍，常见兴趣和活动能力减低，少数人存在抑郁状态。有的出现偏执、妄想、错觉、错认及幻觉；有的表现为行为异常，包括易激惹、徘徊、游走、躯体和言语性攻击、不宁等，尤其是运动不宁和游走为常见症状；睡眠障碍较常见，患者表现睡眠倒错，夜间不睡，看电视或无目的地乱走，白天精神萎靡、昏睡。有些患者继发人格改变，如古怪、退缩、纠缠他人、藏匿及破坏行为等。

（三）生活能力下降

由于记忆、判断、思维等能力的衰退而导致日常生活能力明显下降，逐渐需要依靠他人照顾而生存。最初患者表现为不能独立理财、购物；逐渐地，可能无法完成自己熟悉的活动，如洗衣、做饭、穿衣服等；严重者个人生活完全不能自理。

病程：AD 的病程为 6 ~ 12 年。一般在老年前期或老年期起病，65 岁以后发病。起病隐匿，进展缓慢，5 ~ 10 年发展为典型或严重痴呆。病程大致分三个阶段：①轻度痴呆期：发病的 1 ~ 3 年内，主要表现为认知功能减退或障碍，运动感觉功能正常。②中度痴呆期：发病后 2 ~ 10 年内，除认知功能严重损害外，生活能力显著下降，生活需要帮助，可见尿失禁。③重度痴呆期：发病的 8 ~ 12 年，严重痴呆和运动系统障碍，生活不能自理，排尿排便失禁，甚至抽搐、震颤、肌强直等，直至卧床不起，最后常因重要脏器功能衰竭而死亡。

三、病理特征

AD 患者脑组织萎缩，病变部位可累及额叶、颞叶和顶叶，表现为两侧大脑半球对称性、非对称性甚至局灶性萎缩。在病理组织学检查中，其特征性改变包括神经炎性斑和神经元纤维缠结。

（一）神经炎性斑和 β- 淀粉样蛋白沉积

神经炎性斑又称老年斑（senile plaque，SP），是 AD 的病理特征之一。神经炎性斑的核心是 β- 淀粉样蛋白（amyloid β，Aβ），周围由胶质细胞、变性的轴索、树突突起和炎症反应的急性期产物组成。Aβ 含 39 ~ 43 个氨基酸，由淀粉样前体蛋白（amyloid precursor protein，APP）经 β- 和 γ- 分泌酶的蛋白水解作用而产生，是一种功能不明的跨膜蛋白。在早期，大脑中 SP 可呈弥散性斑块，主要为 Aβ 免疫反应阳性的淀粉样蛋白组成，代表早期斑。随后可发展为神经炎斑，呈球形，直径为 20 ~ 200μm，围以营养不良的神经轴突、胶质细胞突和异常的细胞器等。后期可发展为炎性斑，由孤立的致密的淀粉样蛋白组成，其多少与年龄和脑的部位有关。

（二）神经纤维缠结

神经纤维缠结（neurofibrillary tangles，NFTs）是 AD 的另一病变特征，该病变也可发生在正常老化和其他神经变性疾病中。但在 AD 中，NFTs 不仅比正常老化时多，而且对脑的影响更广泛，多见于中间的颞叶结构。NFTs 由成对的螺旋细丝组成，位于细胞体内，并可伸向树突，但不见于轴突。NFTs 的主要成分是高度磷酸化的 Tau 蛋白，一种微管相关蛋白，由位于 17q21 染色体上的微管相关蛋白 Tau（microtubule—associated protein tau，MAPT）基因编码，包括 16 个外显子。NFTs 最早见于经内嗅皮质，进展向边缘皮质，最后达到新皮层。

此外，在 AD 的病理改变中还存在神经细胞减少、颗粒空泡变性、脑血管淀粉样变及星形细胞增生等。神经细胞减少是 AD 的重要神经病理变化，比正常同年龄人明显减少。

四、病因与发病机制

AD 的病因与发病机制至今尚未完全明晰，对其有多种学说和理论，如遗传学说、淀粉样蛋白学说、神经递质学说、免疫异常及炎症学说、氧化应激与自由基损伤学说等，AD 的发生可能是多种因素综合作用的病理过程，但最经典的可能还是淀粉样蛋白学说。因为，无论哪种学说都离不开 Aβ 的效应，Aβ 几乎是所有因素导致 AD 的共同途径，是发病的直接原因，在 AD 发病中起着至关重要的启动作用。其他病理改变如 NFT、神经元丢失等均被认为是 Aβ 的解离与凝聚、清除与产生的失衡所引发的。

在前述的多种因素作用下，导致 APP 的异常裂解和代谢，使 Aβ 生成增多和异常沉积。Aβ 又能加剧递质代谢异常、增加自由基损伤与加重血管性病变，产生正反馈的级联放大效应，使 Aβ 沉淀更显著。Aβ 的异常沉积形成神经炎性斑，并诱导神经细胞死亡，且神经元纤维缠结可与 Aβ 沉积协同作用，加剧神经细胞死亡，促进了 AD 的发生和发展。

五、危险因素

AD 一旦发病难以治愈，控制该病的危险因素，对预防其发生具有积极而重要的意义。目前认为，与 AD 相关的危险因素包括多方面，主要分为可控性危险因素和不可控性危险因素。不可控性危险因素包括：年龄、性别、家族与遗传等；可控性危险因素有：血管性危险因素、膳食营养因素、生活方式、脑外伤与应激状态、抑郁性格以及文化程度等。

（一）年龄与性别

年龄：高龄是 AD 的重要危险因素，患者多为 60 岁以上，且患病率随着年龄的增长而升高。在 80 岁以上人群，患病率升高迅速。

性别：AD 患病率女性明显高于男性，65 岁以上女性 AD 患病率比同年龄的男性高 2 ~ 3 倍。可能与女性平均寿命较长，受教育程度相对于男性较低，以及绝经后雌激素缺乏有关。

（二）家族与遗传因素

家族史：家族史是 AD 公认的危险因素。家族中如有该病患者，其一级亲属的发病率比其他人高 3.5 倍，约有 60% 直系亲属可能在 80 岁以后发展为 AD。无论早发性 AD 还是晚发性 AD 都有遗传倾向。

基因突变：AD 的发生与特定基因突变有关，已明确的基因包括 21 号染色体上的 APP 基因，1 号、14 号染色体上 PSEN1、PSEN2 基因。此外，载脂蛋白 E（apo-E）ε4 等位基因增加该病的发病危险（3 ~ 10 倍），被认为是该病的易感基因。载脂蛋白 E（apo-E）ε2 和 ε3 等位基因则可能降低该病的发生，是保护因素。亦有研究提出，糖原合成酶激酶 -3（GSK-3）基因、双特异性蛋白激酶（DYRK1A）基因等亦与 AD 发病风险相关。

（三）血管性危险因素

血管性危险因素在 AD 发病中占有重要地位。各种引致或增加血管病变的因素也是 AD 的危险因素，如高血压、动脉粥样硬化、高同型半胱氨酸血症、糖尿病及血脂代谢紊乱等，这些疾病不仅与脑血管病及脑卒中密切相关，也能显著增加 AD 的危险。血管性危险因素使脑血管长期处于低灌注状态，加重脑缺血缺氧及微循环损伤，促进神经细胞凋亡，增加老年人 AD 的风险。在 AD 患者中，60% ~ 90% 有脑血管病理改变，有 1/3 可见脑梗死。提示减少血管性危险因素，增加脑血管血流灌注，对预防 AD 的发生具有重要意义。

（四）膳食营养因素

膳食中的抗氧化营养素与抗氧化剂能抵御自由基对神经细胞的氧化损伤，从而对神经细胞具有保护作用，膳食中的抗氧化剂主要来源于植物性食物。鱼类尤其是海鱼中富含 DHA、EPA，对神经组织有一定的益处。膳食高能量摄入和早年的营养障碍可能是 AD 的危险因素。

详见本章第三节。

（五）生活方式

身体活动：在中年进行规律运动的个体，65 岁以后与同龄人相比，患 AD 的风险降低。一项随机对照研究表明，有氧运动，例如健步走每周 3 次，每次 40 分钟，能够减少脑萎缩，改善记忆和其他认知功能。

饮酒与吸烟：饮酒与吸烟与 AD 的关系，目前尚存在争议。有研究认为，中老年人每日适量饮酒能有效降低 AD 发病的风险，适度饮酒者 AD 的发生率较不饮酒者低；AD 患者中吸烟的概率较少等，但对此尚需进一步的研究。

（六）脑外伤与应激状态

脑外伤史是 AD 的重要危险因素。严重的脑外伤，在损伤局部有大量的 Aβ 沉积，且 Aβ 更易沉积于携带 Apo-E ε4 等位基因的脑外伤患者的损伤局部，Aβ 沉积是 AD 的重要病理特征之一。同时，脑外伤导致的弥散性轴索损伤，使神经细胞间的突触联系被破坏，随年龄增长而进一步增加 AD 发生的风险。

应激状态能促进肾上腺糖皮质激素的释放，经常处于应激状态的人体，持续过高水平的肾上腺糖皮质激素能损伤海马神经细胞，诱发海马神经细胞的凋亡。

（七）抑郁性格

抑郁与 AD 的发生有明显的相关性。抑郁是 AD 的一个常见症状，但抑郁还可能是 AD 的一个重要危险因素。晚发性 AD 常有抑郁病史，AD 发病前近 10 年的抑郁病史常是 AD 的前驱症状。

（八）文化程度

文化程度与认知功能下降呈负相关。文化程度较低的个体发生痴呆或认知功能下降的概率较高。比较不同文化程度 AD 患者影像学的病变时，文化程度较高者其颞顶叶的脑血流量较高。提示，文化程度能代偿一定的认知功能的降低，是 AD 的保护因素。对此亦存在争议。

（九）其他

单纯疱疹病毒：具有 Apo-E ε4 等位基因的脑内单纯疱疹病毒 I 型感染是 AD 的一个重要危险因素。该病毒在脑内潜伏，并在适宜条件下活化，加重神经细胞的损伤。

职业因素：长期暴露于电磁环境是 AD 的职业危险因素，与电动机接触密切的人群，如机械师、电工、木匠等发生 AD，可能与电磁场能扰乱细胞内钙的稳态，引发淀粉样前体蛋白裂解为 Aβ 有关。

第三节　膳食营养因素与老年性痴呆

膳食营养因素在 AD 的发病过程中起着重要作用，世界不同地区 AD 患病率的差异可能与各地的膳食差异相关。多项研究证实，长期坚持地中海膳食模式有助于延缓 AD 的发生，其可能的原因是该膳食模式有益于减少脑血管疾病发生的风险。

一、膳食营养素

（一）能量

成年后，人体能量需要量逐渐下降，从最初的 100kcal/（kg·d）下降到 20kcal/（kg·d）。研究显示，在 35 岁到 55 岁之间，能量需要量每 10 年减少 5%，55 岁至 75 岁每 10 年减少 8%，75 岁以后每 10 年减少 10%。膳食能量摄入过多与多种年龄相关性疾病相关，如糖尿病、肥胖、心血管疾病，同时亦增加 AD 的风险。动物试验表明，能量限制（calorie restriction, CR）能减少氧自由基的产生，调控神经炎症和氧化应激水平，激活细胞内神经信号系统，减少大脑中 Aβ 蛋白沉积和神经纤维缠结，对神经具有保护作用。研究表明，膳食能量限制可能有益于延缓或预防 AD。但亦有试验表明，能量限制对认知功能并无显著的影响，认为 AD 患者因进食障碍会导致体重减轻，出现营养不良，限制能量可能会进一步加重病情。因此，能量限制对 AD 的作用还需进一步研究证实。

（二）脂类

1. 载脂蛋白 E（apolipoprotein E，apo E） 研究显示，大脑中 1 个 apoE 等位基因 ε4 会使 AD 风险增加 2 ～ 3 倍，两个等位基因则使 AD 风险增加 12 ～ 15 倍。脂类在血液、大脑和脑脊液中的运输依赖于 apo E 进行，可通过 apoE 等位基因而发挥作用。血液和大脑中的脂类浓度同时受到 apo E 等位基因和膳食脂肪的影响。研究显示，在携带 apo E 等位基因情况下，即使机体总脂肪和饱和脂肪比较低，AD 风险依然增高。

2. 不同脂肪酸 饱和脂肪酸和反式脂肪酸摄入量较高，能增加年龄相关性认知功能下降的速度，增加 AD 风险；反之，不饱和脂肪酸，特别是 n-3 不饱和脂肪酸能降低 AD 的风险。研究发现，n-3 不饱和脂肪酸中的 DHA 能够预防脂质过氧化，减少 Aβ 在皮质 - 海马区域的沉积，调控信号分子的表达，并能刺激甲状腺转运蛋白表达，增加 Aβ 的清除。

3. 胆固醇 膳食胆固醇能增加 Aβ 前体蛋白—AβPP 的修饰，并通过其代谢产物影响 β- 和 γ- 分泌酶的活性。动物试验显示，富含饱和脂肪酸和胆固醇的膳食将增加大脑中 Aβ，以及其他 AD 相关性蛋白的产生，引致记忆力损害和海马病变。相反，抑制胆固醇的合成则能够减少 Aβ 的生成。人群观察表明，中年时期血胆固醇水平 ≥ 240mg/dl 的个体与 < 200mg/dl 的个体相比，30 年后发生 AD 的风险增高 57%。

（三）维生素 E

有研究显示，在 AD 患者中，血清维生素 E 浓度下降，其平均浓度为 18.65±3.62mmol/L，低于同年龄非 AD 人群的 30.03±12.03mmol/L 的水平。动物研究表明，长期喂饲大鼠 AIN-93 膳食（含 1% ～ 2% 草莓或菠菜提取物）或 500IU 维生素 E 能改善试验动物学习记忆能力。同时，人群研究亦显示，通过膳食途径摄入较高剂量的维生素 E 能降低患 AD 的风险，而服用维生素 E 补充剂则对 AD 未见明显作用。

（四）维生素 D

维生素 D 亦被认为是一种神经类固醇激素，它能通过存在于中枢神经系统（包括海马、下丘脑、大脑皮质和皮质下）神经元和神经胶质细胞中的维生素 D 受体介导神经保护效应。维生素 D 的神经元保护效应，包括免疫调节作用、抗氧化抗炎作用、维持神经元内的钙稳态、增加胆碱乙酰转移酶活性和神经营养作用。人群研究显示，AD 患者血清维生素 D 水平下降；缺乏维生素 D 人群脑电图显示，脑血管梗死率显著增加；膳食维生素 D 摄入量与认知水平正相关，补充维生素 D 有助于改善人群认知功能；但超过生理剂量的补充并没有显著的益处。

（五）B 族维生素

B 族维生素的种类很多，其中与 AD 发生密切相关的 B 族维生素是叶酸、维生素 B_6 和维生素 B_{12}。

高同型半胱氨酸血症是 AD 的重要危险因素，能诱导神经精神障碍，损伤大脑组织，增加 AD 的患病风险。而 B 族维生素的缺乏能导致高同型半胱氨酸血症，损害血管而增加患 AD 的风险。同时，B 族维生素缺乏，能导致大脑能量代谢障碍，亦增加 AD 的风险。B 族维生素中的叶酸、维生素 B_6 和 B_{12} 均对同型半胱氨酸具有调控作用，血清叶酸与同型半胱氨酸之间存在负相关，增加膳食叶酸的摄入量能降低机体同型半胱氨酸水平。研究显示，采用低叶酸膳食喂养的小鼠，血液同型半胱氨酸水平增加，且在脑海马部位出现锥体神经炎变性。人体补充叶酸、维生素 B_6 和维生素 B_{12}，能改变胱氨酸的代谢途径，增加半胱氨酸水平，从而抑制同型半胱氨酸的产生。

（六）矿物质

1. 铁与铜　尽管铁是合成血红蛋白的必需元素，铜是人体内一些重要酶类的必要组分，但研究显示，过量摄入铁和铜，在一些人群中会增加认知功能损害的风险。

2. 铝　铝不参与人体生命活动，且具有潜在的神经毒性。在美国和法国进行的相关研究显示，在饮用高铝水的地区，AD 发病率增加。以往的病理研究结果亦显示，在 AD 患者的脑组织中有较多的铝沉积，且在神经炎性斑中心区和神经纤维缠结的神经细胞内有铝蓄积，推测铝可能是 AD 的危险因素之一。因此，人们应该尽量避免和减少铝的摄入。体内铝的主要来源为铝超标饮用水、摄入含铝较高的食物（含铝食品添加剂如发酵粉）、铝制炊具、含铝的药物（治疗胃病的抗酸剂氢氧化铝片或凝胶）以及其他含有铝的食品或药物。

二、植物化学物

（一）白藜芦醇

白藜芦醇（resveratrol）在葡萄和红酒中含量丰富，红酒对神经变性的保护作用常归结为白藜芦醇。研究发现，人类服用白藜芦醇后，能被稳定地吸收至体内，进入血循环中（总白藜芦醇包括原型的代谢物）。并发现，喂饲动物特定剂量的白藜芦醇 45 天后，能在大脑中发现其存在，提示其在大脑中具有生物学活性。一项为期 52 周的人群多中心随机对照研究结果表明，口服 500mg/d 白藜芦醇能缓解大脑 Aβ 沉积，并具有较好的安全性和可耐受性。

研究表明，白藜芦醇参与 Aβ 的清除，缺乏时将抑制 Aβ 的清除，增加其毒性。白藜芦醇降低或清除 Aβ 主要经以下途径：①通过促进激活蛋白酶体和去乙酰化蛋白，发挥清除 Aβ 的效应。②通过促进 PKC 通路磷酸化过程，激活非淀粉样蛋白形成 AβPP 清除途径，导致 Aβ 释放减少。③以非特异性激活蛋白酶体，协助 Aβ 清除过程，降低神经细胞凋亡。

（二）姜黄素

姜黄素（curcumin）是印度膳食中的主要组分，在印度咖喱中含量丰富。在印度，70 ～ 79 岁老年人 AD 患病率比美国低 4.4 倍，分析其原因可能与膳食中的姜黄素有关。研究显示，姜黄素作为一种抗氧化物和抗炎症分子具有多种生物学效应，其具有类似非甾体抗炎药的作用，并能够淬灭氮氧自由基。动物试验研究发现，姜黄素能抑制 Tg2576AβPPsw 转基因小鼠大脑炎症和氧化损伤。低剂量，无毒性的姜黄素能减少可溶性和不溶性 Aβ 水平，减少脑组织中 Aβ 的沉积。此外，细胞培养研究结果表明，姜黄素不仅能够淬灭氧自由基，还能抑制纤维化的 Aβ 在大脑中的沉积过程。姜黄素保护四氢吡啶诱导的脑部氧化损伤，同时能够缓解 3-硝基丙酸诱导的神经毒性。在大鼠脑部，姜黄素能阻遏铅和镉诱导的脂质过氧化，以及铅诱导的组织损害，并能螯合过渡金属（铁和铜），保护脑组织。

三、膳食模式

良好的膳食模式对预防和延缓 AD 的发生具有不可替代的作用。因为，良好的膳食模式有益于血管健康，能预防多种与 AD 发生相关的疾病，减少脑血管疾病发生的风险。

每日膳食内容主要以全谷类、豆类（黄豆、豌豆和扁豆）、蔬菜和水果为主，减少肉类和奶类制品作为膳食主要成分。蔬菜、豆类和全谷类能为大脑提供重要的微量元素，且不含或含有很少的饱和脂肪及反式脂肪酸。其中豆类和水果不仅能降低 AD 风险，还因其能提供不含饱和脂肪酸和反式脂肪酸的宏量营养素（豆类中的优质蛋白质、多不饱和 FA，水果中的糖类），能降低心血管疾病、2 型糖尿病和肥胖风险，反过来对于大脑健康亦十分重要。

综上所述，多种膳食因素与 AD 发病风险相关，均衡的膳食模式对预防 AD 具有重要意义。

第四节　老年性痴呆的预防与控制

迄今为止，AD 依然是一种难治之症，在临床上仍无有效的治疗方法。因此，预防 AD 的发生是减少其危害的主要途径。通过综合干预措施对其进行预防与控制，具有十分重要的意义。

一、综合预防与控制

AD 的综合预防与控制主要通过三级预防措施，减少 AD 的发生与发展；对高危人群进行早期 AD 筛查，早发现、早诊断和早治疗；对 AD 患者进行有效的治疗、临床管理和照料，阻止或延缓病情进展，减少并发症，改善预后，提高生命质量。

（一）一级预防

一级预防又称病因预防。目的在于避免或减少致病因素的影响，是积极、主动的防控措施，且收效大。但也是目前的薄弱环节，应高度重视。

1. 健康宣教，普及 AD 相关知识，增强主动预防能力。通过有计划、有组织、有重点、全民参与的健康宣教活动，提高人们对 AD 及相关知识的知晓率，控制疾病的危险因素。

2. 提高自我保健意识，增强抗病能力。养成良好的工作与生活行为习惯，合理膳食，科学锻炼，积极治疗身心疾病，保持健康的身体和乐观的情绪。

3. 消除病因，控制危险因素的影响，保护易感人群。对有 AD 阳性家族史，受教育年限较短，女性老年人，有高血压、糖尿病、高同型半胱氨酸血症患者以及长期饮酒者等，应积极治疗、控制原发疾病，并积极进行健康状况与疾病监测，及时进行医疗干预。

4. 药物预防。目前对 AD 尚无肯定预防效果的药物，非甾体类抗炎药长期应用可能会增加胃出血和肾损害；银杏叶提取物的效果和毒副作用尚不明确；乙酰胆碱酯酶抑制剂主要适用于 AD 患者，也存在肝肾功能损害的副作用。

新近的研究表明，综合采用膳食、运动、心血管风险因素监测，能有效延缓老年人群认知功能下降。

（二）二级预防

二级预防的目的是对高危人群进行早期 AD 筛查，以达到早发现、早诊断和早治疗。

1. 提高人群对早期 AD 症状的识别能力。指导高危人群的家庭成员、亲朋好友及辖区居委会等，了解 AD 的早期症状和预防知识。社区医疗卫生机构相关工作人员，指导人们定期进行相关症状和认知能力的自我评定，提供咨询服务和健康指导。

2. 尽早送可疑患者就医，争取早诊断、早治疗。定期对高危人群进行相关症状和认知能力筛查，在家属配合下送可疑患者到专科医院检查，明确诊断，并接受系统治疗。

（三）三级预防

三级预防的目的是对 AD 患者进行有效的临床管理和照料，缓解症状，减少并发症，改善预后，提高生命质量。

1. 进行积极的系统照料，阻止或延缓病情进展。患者及家属应主动配合治疗和护理，增强对治疗的依从性，提高疗效；医护人员应做好指导和咨询服务工作；对患者提供良好的医疗条件，进行科学、合理、及时地治疗。

2. 创造良好的生活环境，尽量保持患者的生活自理能力。与患者沟通和交流，鼓励其从事一些力所能及的事情，增强信心，有利于疾病缓解。

3. 预防和治疗躯体并发症，提高患者生命质量。合理安排生活、科学饮食，保证营养，适当锻炼，防止外伤和走失。

4. 提高照料人员的护理水平。对家庭或社区养老、托老等机构的服务人员提供 AD 患者的照料、护理、治疗及康复方面的指导和培训，传授相关知识和处理突发情况的技巧。

二、预防老年性痴呆的膳食与生活方式指南

2013 年 7 月，在美国华盛顿召开的国际学术会议上，美国责任医药医师委员会（Physicians Committee for Responsible Medicine，PCRM）发布了《预防阿尔茨海默病膳食与生活方式指南》，该指南主要内容包括 9 条。

（一）尽量减少饱和脂肪酸和反式脂肪酸的摄入

饱和脂肪酸主要存在于肉类（动物脂肪）、奶制品（乳脂）和某些油类（如椰子油和棕榈油）中。反式脂肪酸主要存在于糕点、人造奶油和油炸食品中，其在食品标签中的标示是"氢化植物油"。

（二）每日膳食内容以全谷类、豆类（黄豆、豌豆和扁豆）、蔬菜和水果为主

每日膳食应主要以全谷类、豆类（黄豆、豌豆和扁豆）、蔬菜和水果为主，减少肉类和奶类制品（饱和脂肪酸）作为膳食的主要部分。

（三）经膳食途径摄入维生素 E

维生素 E 应经膳食途径摄入，并非营养补充剂。维生素 E 的食物来源主要为坚果类（如杏仁、核桃、香榧），种子类（如花生、葵花籽），全麦（如全麦粉、燕麦）和绿叶菜（如辣椒、油菜、菠菜）。维生素 E 的推荐每日摄入量为 15mg。

（四）坚持每日摄入维生素 B$_{12}$

坚持每日摄入维生素 B$_{12}$，达到推荐每日摄入量（成人 2.4μg/d），其可靠来源为膳食、强化食品或补充剂。美国政府建议 50 岁以上人群，有规律地补充维生素 B$_{12}$ 或强化食品。素食者或吸收障碍人群在任何年龄均应补充维生素 B$_{12}$。

注意可能影响维生素 B$_{12}$ 吸收的因素，如年龄等，故应定期检测血中维生素 B$_{12}$ 水平。

（五）避免服用含铁和铜的营养补充剂

食用复合营养素补充剂时，注意选择不含铁和铜的补充剂类型。补铁剂需在医生指导下服用。

（六）避免和减少铝的摄入

虽然铝在阿尔茨海默病中的作用尚无定论，但应尽量避免和减少铝的摄入，包括铝制炊具、含铝的药物（治疗胃病的抗酸剂氢氧化铝片或凝胶）、发酵粉以及其他含有铝的食品或药物。

（七）坚持规律的、有一定活动量的有氧运动

坚持规律的、具有一定活动量的有氧运动，如快走，每周至少 3 次，每次 40min。

（八）保持充足、规律的睡眠

充足、规律的睡眠十分重要，对大多数人每天 7 ～ 8 小时可满足需要。及时诊断和治疗其他睡眠障碍，如阻塞性睡眠呼吸暂停综合征等。睡眠障碍与老年人群的认知损伤相关。

（九）定期参加新知识学习的智能活动

定期参加促进新知识学习的智能活动，每周 4 ～ 5 次，每次 30min。思维越活跃的个体，发生老年期认知功能障碍的风险越低。

（徐贤荣　林晓明）

参考文献

[1] Nicoll JA，Yamada M，Frackowiak J，et al. Cerebral amyloid angiopathy plays a direct role in the pathogenesis of Alzheimer's disease. Pro-CAA position statement. Neurobiol Aging，2004，25（5）：589-597.

[2] Karlstrom H，Brooks WS，Kwok JB，et al. Variable phenotype of Alzheimer's disease with spastic paraparesis. J Neurochem，2008，104（3）：573-583.

[3] Bourre JM. Effects of nutrients (in food) on the structure and function of the nervous system：update on dietary requirements for brain. Part 1：micronutrients. J Nutr Health Aging，2006，10（5）：377-385.

[4] Bourre JM. Effects of nutrients (in food) on the structure and function of the nervous system：update on dietary requirements for brain. Part 2：macronutrients. J Nutr Health Aging，2006，10（5）：386-399.

[5] Jones LL，McDonald DA，Borum PR. Acylcarnitines：role in brain. Prog Lipid Res，2010，49（1）：61-75.

[6] Mattson MP. Pathways towards and away from Alzheimer's disease. Nature，2004，430（7000）：631-639.

[7] Ramesh BN，Rao TS，Prakasam A，et al. Neuronutrition and Alzheimer's disease. J Alzheimers Dis，2010，19（4）：1123-1139.

[8] Darby D，Brodtmann A，Woodward M，et al. Using cognitive decline in novel trial designs for primary prevention and early disease-modifying therapy trials of Alzheimer's disease. Int Psychogeriatr，2011，23（9）：1376-1385.

[9] Ferri CP，Prince M，Brayne C，et al. Global prevalence of dementia：a Delphi consensus study. Lancet，2005，366（9503）：2112-2117.

[10] Chan KY，Wang W，Wu JJ，et al. Epidemiology of Alzheimer's disease and other forms of dementia in China，1990-2010：a systematic review and analysis. Lancet，2013，381（9882）：2016-2023.

[11] Knyazeva MG，Jalili M，Brioschi A，et al. Topography of EEG multivariate phase synchronization in early Alzheimer's disease. Neurobiol Aging，2010，31（7）：1132-1144.

[12] 盛树力主编. 老年性痴呆及相关疾病. 北京：科学技术文献出版社. 2006.

[13] 贾建平主编. 临床痴呆病学. 北京：北京大学医学出版社，2008.

[14] Dysken MW，Sano M，Asthana S，et al. Effect of vitamin E and memantine on functional decline in Alzheimer disease：the TEAM-AD VA cooperative randomized trial. JAMA，2014，311（1）：33-44.

[15] Knopman DS. Mediterranean diet and late-life cognitive impairment：a taste of benefit. JAMA，2009，302（6）：686-687.

[16] Polidori MC. Preventive benefits of natural nutrition and lifestyle counseling against Alzheimer's disease onset. J Alzheimers Dis，2014，42 Suppl 4：S475-482.

[17] 韩恩吉，王翠兰，主编. 实用痴呆学. 济南：山东科学技术出版社，2011.

[18] 谢瑞满主编. 实用老年痴呆学. 上海：上海科学技术文献出版社，2010.

[19] Ngandu T，Lehtisalo J，Solomon A，et al. A 2 year multidomain intervention of diet，exercise，cognitive training，and vascular risk monitoring versus control to prevent cognitive decline in at-risk elderly people （FINGER）：a randomized controlled trial. Lancet，2015，385（9984）：2255-2263.

[20] Luchsinger JA，Tang MX，Shea S，et al. Caloric intake and the risk of Alzheimer disease. Arch Neurol，2002，59（8）：1258-1263.

[21] Bell JS，Dawson-Hughes B. Vitamin D and neurocognitive dysfunction：preventing "D"ecline? Mol Aspects Med，2008，29（6）：415-422.

[22] Steele M，Stuchbury G，Munch G. The molecular basis of the prevention of Alzheimer's disease through healthy nutrition. Exp Gerontol，2007，42（1-2）：28-36.

[23] Kennedy DO. Polyphenols and the human brain：plant "secondary metabolite" ecologic roles and endogenous signaling functions drive benefits. Adv Nutr，2014，5（5）：515-533.

[24] Turner RS，Thomas RG，Craft S，et al. A randomized，double-blind，placebo-controlled trial of resveratrol for Alzheimer disease. Neurology，2015，85（16）：1383-1391.

[25] Gillette-Guyonnet S，Secher M，Vellas B. Nutrition and neurodegeneration：epidemiological evidence and challenges for future research. Br J Clin Pharmacol，2013，75（3）：738-755.

[26] 薛海波，张明园. 老年性痴呆的早期预防. 上海精神医学，2005，17（B09）：76-77.

[27] 李春艳. 中国阿尔茨海默病流行病学现状及三级预防对策研究. 实用老年医学，2013（7）：604-606.

[28] Barnard ND，Bush AI，Ceccarelli A，et al. Dietary and lifestyle guidelines for the prevention of Alzheimer's disease. Neurobiol Aging，2014，35（Suppl 2）：S74-S78.

第十五章　膳食、营养与癌症

癌症（cancer）是一类严重威胁人类健康和生命安全的疾病。近些年来，无论在发展中国家还是发达国家，癌症的发病率和死亡率均呈不断上升趋势。在一些发达国家，癌症已位于死因的第一或第二位。在我国的不同地区，亦是如此。

据中国卫生和计划生育统计年鉴（2015 年）报告，2014 年，我国城市居民与农村居民占死因第一位的疾病均为恶性肿瘤，其死亡率城市居民为 161.28/10 万，农村居民为 152.59/10 万。在疾病死因构成中，恶性肿瘤在城市居民为 26.17%，农村居民为 23.02%。主要恶性肿瘤种类与死亡率，城市居民依次为肺癌（47.88/10 万）、肝癌（23.64/10 万）、胃癌（19.19/10 万）、结直肠癌（12.24/10 万）、食管癌（11.12/10 万）、女性乳腺癌（4.37/10 万）及白血病（3.64/10 万）；农村居民依次为肺癌（40.76/10 万）、肝癌（27.43/10 万）、胃癌（22.00/10 万）、食管癌（13.64/10 万）、结肠直肠癌（8.43/10 万）、白血病（3.61/10 万）及女性乳腺癌（3.04/10 万）。在世界范围内，导致死亡的 5 种最常见癌症，在男性是肺癌、胃癌、肝癌、结肠直肠癌、食管癌；在女性为乳腺癌、肺癌、胃癌、结肠 / 直肠癌、宫颈癌。据报道，2015 年，中国约有 430 万人确诊癌症，另外 280 万人因癌症死亡。换言之，每天有约 1.2 万人确诊患癌，7500 名病人因癌症死亡。

目前，研究认为，绝大多数癌症的发生是由遗传因素与环境因素相互作用的综合结果，70% ~ 80 % 的癌症与环境因素相关，其中膳食营养因素占重要地位。世界癌症研究基金会（World Cancer Research Fund，WCRF）和美国癌症研究所（American Institute for Cancer Research，AICR）曾在报告中提出，通过合理的食物和营养、适度的有规律的身体活动和维持适宜的体重，可以预防 30% ~ 40% 的癌症。医学家们预言，只要人类充分运用预防科学知识和现代医学技术，现有的绝大多数癌症是能够通过努力来预防的。人类将征服癌症、降低癌症的发病率和死亡率的希望寄托于癌症的预防。WCRF/ AICR 提出了预防癌症的膳食建议，该建议采用综合性方法，提出了预防癌症应遵循的健康膳食模式、身体活动模式与生活方式的内容与要求，遵循这些要求，将能最大程度地预防个体癌症的发生。

第一节　癌症概述

癌症（cancer）亦为恶性肿瘤（malignant tumor），是一类疾病的总称。它们是细胞增殖与凋亡失去了正常的生物调控，从而异常增生和分化的细胞和组织。至今，临床上对其尚无根治的方法，依然是一类难治之症。

一、定义与分类

（一）定义

癌（carcinoma）：起源于上皮细胞，是由上皮发生的恶性肿瘤，如鳞状细胞癌、腺癌及基底细胞癌等。

癌症（cancer）：泛指一切恶性肿瘤，包括癌和肉瘤，白血病亦可归入该范围。癌症常被用作癌（carcinoma）的同义词，但 carcinoma 与 cancer 有不同含义，有时会有某种混淆。

肿瘤（tumor, neoplasm）：机体在各种致瘤因素作用下，引起细胞遗传物质改变，导致调节细胞增殖和（或）细胞凋亡的分子控制机制异常，细胞异常增殖形成的新生物，当致瘤因素停止后仍能继续生长。肿瘤可以是良性的，也可以是恶性的。

（二）分类

1. 按组织来源分类

癌（carcinomas）：起源于上皮细胞，包括发生在人体体表与内腔上皮的癌症（如鳞癌、移行细胞癌）和腺体组织的癌症又称腺癌（adenocarcinomas），如乳腺癌。大部分成年人癌症为该类。

肉瘤（sarcomas）：起源于间叶组织（生长后形成结缔组织、骨和肌肉等）的癌症，如骨肉瘤、软骨肉瘤、纤维肉瘤、淋巴肉瘤等。

白血病：起源于造血系统（淋巴细胞、髓细胞、浆细胞），如淋巴细胞白血病、粒细胞白血病、单核细胞白血病、多发性骨髓瘤等。

2. 按生长特性和危害程度分类

良性肿瘤（benign tumor）：能增长至相当大的体积，但仍保留正常细胞的某些特性。通常在瘤体外有完整的包膜，边界清楚；呈膨胀性生长，但生长速度缓慢；瘤细胞分化成熟，无侵袭和转移能力，手术切除后患者预后良好。

恶性肿瘤（malignant tumor）：统称为癌，是具有侵袭周围组织和转移能力的肿瘤。通常肿瘤无包膜，边界不清；生长速度快，并向周围组织侵袭性生长；瘤细胞分化不成熟，有不同程度异型性；治疗后容易复发，晚期癌细胞发生远端转移，破坏受侵袭的脏器，最终使机体衰亡。恶性肿瘤几乎在所有类型的细胞中均可发生，如能在侵袭转移前切除癌瘤，一般预后明显改善。

交界性肿瘤（borderline tumor）：组织形态和生物学行为介于良性和恶性之间的肿瘤，也可称为中间型肿瘤。这类肿瘤的诊断标准往往不易确定。

3. 按性状分类

实体肿瘤（solid tumor）：发生在机体实质性组织、脏器，如胃癌、肝癌、结肠 / 直肠癌。

液体肿瘤（liquid tumor）：发生在流动的血液中，如起源于骨髓造血细胞的白血病。

二、临床特点

癌症是一类时序性疾病，临床上主要经历两个时期，即临床前期（潜伏期）和临床期。虽然癌症的种类很多，临床表现不尽相同，但大多数癌症具有共同特点：即临床前期（潜伏期）长且无症状，不易被发现；治疗后容易复发；治愈率低、死亡率高等。

（一）临床前期（潜伏期）长且无症状

临床前期（detectable preclinical phase, DPCP）又称潜伏期。在人类，癌症是复杂而漫长的致癌过程的结局，这一过程很长。据临床统计，大多数癌症患者的临床前期（潜伏期）可达几年甚至几十年，约占癌症自然病程时长的 3/4，而临床期约占 1/4。

临床前期（潜伏期）一般无症状，不易被察觉和发现。一旦出现症状即为临床期（中晚期），因此，癌症患者常被贻误至中晚期，给治疗带来极大的困难。在该阶段，机体经历着分子、细胞和组织多个水平的损伤。随之，体内会出现一些癌细胞的分子或细胞异常变化的生物标志物。

（二）治疗后容易复发

临床研究发现，癌细胞由启动开始，到产生症状或可以临床诊断之前，癌瘤已生长到约 $1cm^3$，达 1 亿个癌细胞。此时，患者可因出现症状就医，但已至临床期，多数发生了癌细胞的侵袭或转移。即使采用多种综合治疗仍难以根治，在手术切除原发部位癌组织后，常在其他部位或脏器出现新的病灶，不定期内出现局部复发和远处转移。正是癌细胞的侵袭和转移导致了治疗的失败和癌症的复发。

（三）治愈率低、病死率高

迄今为止，癌症依然是难治之症。从临床上分析，由于癌症的临床特点和治疗技术水平的限制，多数癌症患者当出现症状就诊时已至病程的中晚期。绝大多数已发生癌侵袭周围组织和癌细胞的多处转移，难以治疗，最终因机体器官衰竭而导致死亡。如果能在癌组织发生侵袭和转移前被切除，一般预后能得到很大改善。

三、病理特征

癌的病理特征主要表现在癌细胞的无控制性增殖生长和可移植性，癌侵袭与癌转移。侵袭和转移是癌的重要标志，也是其发生和演进过程中最危险的。癌侵袭主要发生在癌症的中、晚期，也可出现在早期，而癌转移是其发展的最终阶段。癌侵袭和癌转移导致了癌的播散，是癌症患者致命性伤害的根源，临床上约 80% 以上的癌症患者是死于癌的侵袭和转移。

（一）癌细胞的无控制增殖生长和可移植性

癌是细胞因遗传信息改变，使细胞增殖和（或）细胞凋亡失去了正常的生物调控，而引起的无控制性增殖生长的细胞群。癌细胞的特征为无控制性增殖生长与可移植性。

癌组织由癌细胞与细胞间质构成。癌细胞包括三类：①增殖细胞群：癌组织中增殖旺盛的细胞，能不断分裂增殖；对细胞毒药物、射线均敏感；近期疗效显著，但极易复发与转移。②静止细胞群：有增殖能力但暂不进行分裂的后备细胞，是细胞周期中的 G_0 期细胞；当某些因素使增殖细胞群大量伤亡时，该类细胞即可进入增殖周期而成为癌复发的根源；其对细胞毒药物、射线均不敏感，是放化疗的主要障碍。③无增殖能力细胞群：指已死亡或已分化为正常的细胞，在癌细胞中所占比例极少，一般意义不大。

癌细胞的可移植性（transplantability），即将原发癌、继发癌或培养中取出的真性癌细胞，移植于同种或同基因动物或免疫缺陷动物体内，能再次生长、发展为与原发癌完全相同的癌细胞组织。癌细胞的可移植性是癌组织周围侵袭和远处转移的基础和关键所在。

（二）癌侵袭

癌侵袭是癌细胞对周围正常组织细胞的直接浸润和逐步扩散，癌侵袭的标志是突破基底膜。癌侵袭可分原发性侵袭和继发性侵袭。原发性侵袭是癌细胞由原发癌灶或母体癌向邻近的组织侵袭。继发性侵袭是癌细胞离开母体癌后，向远处器官或部位定居生长，即继发癌，从继发癌再继续向其周围组织细胞侵袭。癌侵袭是癌转移的前提。

（三）癌转移

癌转移是实体癌细胞脱落离开原来组织部位，通过血液循环或淋巴等到达其他部位（器官或组织）并继续生长，形成与原发癌相同性质的新病灶的过程。新病灶称转移灶或转移癌，先前的癌称原发灶或原发癌。癌细胞的转移导致了癌的扩散。除血液系统的癌症（如白血病）外，癌都会形成一个肿瘤或肿块。原发癌向周围组织细胞的侵袭及穿透血管和淋巴管是癌转移的关键。癌转移是临床上对癌症患者难以治愈而导致高死亡率的根源。不同类型癌发生转移的途径、部位和时间有各自规律，了解癌转移规律有助于临床诊断和治疗。

四、病因、发病机制与癌变过程

人类对癌症的病因与发病机制的研究经历了漫长的历程。早在20世纪初，学界曾提出了癌变的染色体异常学说、免疫缺陷学说、突变学说、病毒学说以及分化失常学说等。自20世纪70年代后，随着分子遗传学和基因组学研究的不断深入，发现原癌基因的活化和抑癌基因的失活在癌变过程起核心的作用。近年认为，癌症的发生是一个多因素、多步骤的复杂生物学过程，任何能影响基因型及其表达的暴露因素都可诱发癌症。

（一）病因

引起人类癌症的原因十分复杂，至今尚未定论。目前，比较公认的是，绝大多数癌症的发生是多基因、多因素长期综合作用导致正常细胞癌变的结果。癌变是正常细胞转化为癌细胞的连续演变过程，它是遗传损伤和表观遗传学改变驱动的多阶段过程。

癌最初起始于单个细胞。正常情况下，细胞的分裂、分化和凋亡受到精细的调控。当各类致癌因素诱发人体细胞的基因突变，使细胞的正常生长和复制过程失去了控制，最终导致细胞癌变。因此，导致机体细胞癌变的直接原因是各类致癌因素诱发的细胞基因突变，也是癌发生的关键所在。而诱发基因突变的因素十分复杂，包括体内因素和环境因素，癌症是体内、外各因素间长期相互作用的最终结果。

（二）发病机制

目前，能解释癌变机制的学说有多种，但获得更多共识的是：癌症的本质是细胞遗传物质（基因）改变和表观遗传学改变综合作用的结果，是体细胞多种基因突变积累所形成，主要包括原癌基因突变、扩增或抑癌基因丢失、失活及DNA错配修复基因等。在正常人体内，均存在原癌基因和抑癌基因，维持细胞的正常生长，一旦发生异常，即是细胞癌变的开始。

1. 原癌基因 原癌基因是存在于人体细胞中维持细胞正常生命活动的必需基因，主要负责调控细胞生长分化的进程，调节细胞周期。原癌基因在进化中高度保守。当原癌基因受外界因子的作用被激活，自身的结构或调控区发生变异，基因表达因失控而发生细胞周期调控紊乱，使正常细胞过度增殖而恶变时，才称其为癌基因。原癌基因激活的机制主要有：基因点突变，基因扩增，染色体重排，基因甲基化，病毒癌基因的插入激活等。

在癌症发生过程中，密切相关的癌基因主要有Ras癌基因族（包括H-ras、K-ras和N-ras基因），约10%～15%的癌瘤至少有三种Ras基因点突变中的一种，其中K-ras突变最为常见。Myc癌基因族（包括L-myc、myb和N-myc、myb-ets基因），约30%～40%的小细胞肺癌有Myc基因的扩增。Neu基因又称Her-2或C-erbB2基因，30%以上的癌瘤有Neu基因的扩增或过度表达。BCL基因参与细胞程序化死亡的调控，该基因的异常表达可导致细胞的过度增殖及细胞死亡的减少。c-Met基因在胃癌、肾癌、肝癌等的发生发展过程中起重要作用。Mdm2基因是p53基因的负调控因子，该基因的过度表达是促使癌细胞生长的重要机制之一。

2. 抑癌基因 抑癌基因是能直接或间接抑制细胞增殖、癌变、癌侵袭或转移的基因。在正常生理条件下，抑癌基因对癌基因的表达起负调节作用，能潜在地抑制癌的发生。当抑癌基因丢失、变异或失活时，细胞的原癌基因或癌病毒基因的表达将失控，其结果是细胞呈恶性生长，导致癌的形成。

目前，已从人类癌细胞中发现并对其进行了克隆鉴定的人类重要的抑癌基因有 Rb 基因、p53 基因、p16 基因、p15、PTEN 基因、FHIT 基因、BRCA 基因、DCC 基因、APC 基因、MCC 基因、K-rer-1、erbA、NF-1、NF-2、HNPCC 基因、VHL 基因、DPC4 基因、nm23 基因、WT1 基因。抑癌基因对癌基因有拮抗作用，当抑癌基因异常时，其拮抗作用就会削弱或消失。癌形成是一种平衡失调的过程，涉及细胞和组织信号传递、调控和动力学等一系列改变。

3．表观遗传学　表观遗传学（epigenetics）是研究在没有 DNA 序列变化的可遗传的表达改变。DNA 提供了合成蛋白质的模板，表观遗传学提供何时何地和怎样应用遗传学信息指导各种生命活动的调节，即在基因组序列不变的条件下，决定基因表达与否。在正常人体内，存在原癌基因、抑癌基因和错配修复基因，并且已知的癌基因达几百个。但在生命过程中，只有极少数人发生癌症。这涉及癌基因激活、灭活的表达，使在相同环境下生活或工作的人，某些人患癌症，某些人不患癌症。癌症是细胞的生长、分化、增殖和凋亡发生控制异常，其本质是表观遗传学改变引起的原癌基因活化和抑癌基因灭活，这是细胞癌变的关键。

由于基因的种类、数量、时序和组合的不同，存在多种可替代途径，导致不同类型的癌，不同个体的同类型癌，甚至同一个体不同癌灶间表现出不同的生物学特性。

（三）癌变过程

癌是正常细胞突变为癌细胞的连续演变过程，该过程十分复杂、漫长。整个过程分为 3 个阶段：即启动（initiation）、促进（promotion）和演进（progression）阶段，这些阶段是人为划分的。每个阶段各有其特点，但又没有明确的界限，呈逐渐连续性过渡。

1．启动阶段　该阶段致癌物（剂）作用于 DNA，导致 DNA 损伤，是细胞发生恶变的初始阶段。细胞 DNA 损伤是致癌过程的关键，单个或多个细胞的 DNA 分子碱基组成或结构发生不可逆改变，引起细胞突变，从而开启了癌变过程。

该阶段具有短促、很难被发现、但不可逆转等特点。此时，尚不能检测到病理改变，但可能进一步发展为癌。被启动癌变的细胞，往往处于潜伏或静止状态，并不足以引起癌症或一定发展为癌，还需有其他因素的参与或在致癌物（剂）、促癌物（剂）的反复作用下，才能进入促进阶段，逐渐发展为癌。癌的启动取决于多因素的影响，如致癌物（剂）的类型、剂量、刺激的频度，以及机体的状态（如年龄、免疫性等）等。所需致癌物（剂）剂量没有一个可测量的阈值，目前，采用一般的技术方法尚无法检测到启动了的细胞。

有研究显示，DNA 的损伤存在两种结局，一是，导致细胞突变，进一步恶变和进展为癌；二是，经细胞 DNA 修复机制，而不表达 DNA 序列突变，已知不少潜在的启动事件是如此。

2．促进阶段　启动了的突变细胞，在致癌物（剂）或促癌物（剂）的继续作用下，进入促进阶段。研究表明，癌的促进阶段是一个多步骤、非积累性、持续时间很长、且具有可逆性的过程。它能促进已启动细胞的进一步表达并导致癌前病变和良性肿瘤的发生。

该阶段的发生需要完全致癌物（剂）或促癌物（剂）的作用，而且还要达到一定的剂量阈值。许多化学物质有促癌作用，如苯巴比妥、十四烷醇醋酸盐（TPA，从巴豆油中分离）、多氯联苯、四氯二苯等。促癌剂不能直接与 DNA 作用，并且促进作用是可逆过程。经典的促癌剂与细胞膜上相应的受体结合，通过改变细胞信号传导通路或干扰细胞间的通讯而影响基因的表达。此外，还有其他一些机制促进癌的发生，如各种感染，包括人类乳头状瘤病毒感染、乙肝病毒（HBV）感染等。

3. 演进阶段　该阶段积累了多个基因的改变，是进一步向高度恶性细胞发展的过程。癌的生物学特点更显著，癌细胞生长速度加快、原发癌块继续增大，并伴以肿块重量的增加。有些癌细胞向邻近的器官和组织侵袭，还有个别癌细胞或癌细胞团经循环系统转移到远端组织和器官。

该阶段的特点是可以检测到核型改变，细胞的自主性、侵袭性与转移能力均继续增强，逐渐形成一个肉眼可见的癌瘤。演进阶段是一个不可逆的过程，该阶段结束了癌变的临床前期，进入癌形成的临床期。如果在一般察觉不到的微转移形成前得到确诊，迅速采取外科治疗和综合治疗，则治愈的机会很大。

五、早期发现与早期诊断

目前，临床尚难以控制癌细胞侵袭和转移的生物学特性，因此，癌症的早期发现、早期诊断、早期治疗对改善其预后十分关键。早期诊断的两个关键时期：即癌前病变与癌的临床前期（DPCP），二者既有区别又相互联系。癌前病变是细胞尚未发生癌变，如进一步发展可能发生癌变。而癌的 DPCP 是细胞已经发生癌变，是癌的无症状期。及时发现癌前病变，能降低癌症的发生率和死亡率；及时发现癌的 DPCP，能降低癌症的死亡率。早期发现和早期诊断的重要途径，一是，采取人群普查和高危人群筛查；二是，采用灵敏度高、特异性强的肿瘤标志物进行早期诊断。

（一）癌症普查

普查是对无症状的人群进行癌症检查。通过对人群的普查和对高危人群的筛查，发现可疑病人和早期癌症患者。适于普查的癌症需具备两个基本条件：一是，有能早期发现癌症的检查手段和方法；二是，早期诊断能提高其治疗效果和改善患者的生存率。癌症普查特别是对高危人群定期检查十分重要。通常情况下，高危人群主要包括：有癌症家族史、癌前病变、长期接触致癌物环境（生活接触与职业接触）、存在癌症的危险因素及老年人等。

癌症普查需要有灵敏高、特异性强的检查方法，常用普查方法：

视诊：视诊适合于皮肤、舌、口腔、喉、外生殖器、宫颈等表浅部癌症。

触诊：适于甲状腺、乳腺、直肠、前列腺、睾丸、子宫、卵巢、表浅淋巴结等。

特殊检查：超声波用于肝癌普查，食管细胞学用于食管癌普查，胃镜用于胃癌普查，直肠指检及镜检用于直肠癌普查，鼻咽镜用于鼻咽癌普查等，都有重要的价值。

某些内脏器官的癌症检查需要通过 CT、MRI、超声波等仪器检查。

癌症普查效果显著的是宫颈癌、乳腺癌。妇科检查和细胞学检查可以早期诊断宫颈癌病变。乳房检查能早期发现乳腺癌。有些癌症还缺乏早期检测的手段，如胰腺癌。有些癌症还不能在局限性病变期发现，如白血病等。

（二）肿瘤标志物

肿瘤标志物（tumour markers）是癌组织和癌细胞因癌基因或抑癌基因及其他癌相关基因及其产物异常表达所产生的抗原、生物活性物质和分子。如前列腺特异抗原（prostate specific antigen，PSA）、血清甲胎蛋白（alpha-fetoprotein，AFP）、人癌胚抗原（carcinoembryonic antigen，CEA）、鳞状细胞癌抗原（squamous cell carcinoma antigen，SCCA）等。

肿瘤标志物是发现体内癌变的最早信号，是人群癌症筛查和早期诊断的重要无创性手段。其存在于细胞膜表面、细胞质和细胞核中，故细胞内、外各种与其相关的成分均能作为肿瘤标志，包括膜上抗原、激素、受体、酶与同工酶、糖蛋白、黏附因子、癌基因、抗癌基因以及相关的单克隆抗体等。肿瘤标志物可在肿瘤患者的组织、体液和排泄物中检出。

目前，已经发现百种以上的人体肿瘤标志物，但在临床上应用的只有十几种，仅有少数几种肿瘤标志的器官特异性较强，已用于临床癌症的普查和筛查，如前列腺特异抗原（PSA）、血清甲胎蛋白（AFP）等。适用于癌症早期诊断的理想的肿瘤标志物需具备：①在正常人体内无表达，在出现癌癌微小病灶时，即能从血液或体液中检测到；②能表达产生癌的特异性器官；③敏感性高、特异性强，易于检测。但当前更多的的肿瘤标志物尚不完全具备上述条件，使其临床应用受到限制，有的肿瘤标志物仅用于辅助诊断。

目前临床常用的肿瘤标志物很少，常见于以下几种：①前列腺特异抗原（PSA）：用于前列腺癌的筛查。具有提示患有前列腺癌或预测患前列腺癌危险性，有助于前列腺癌的早期诊断和治疗。②血清甲胎蛋白（AFP）：AFP升高是唯一诊断肝细胞癌的无创性方法。在临床，当AFP浓度很高时，发生假阳性的可能性是可以忽略的，但假阴性率较高。③其他：肿瘤标志物CA19-9用于胰腺癌，CA15-3用于乳腺癌，CA72-4用于胃癌，人癌胚抗原（CEA）用于结肠/直肠癌，鳞状细胞癌抗原（SCCA）用于鳞状上皮细胞癌（食管癌、肺癌、卵巢癌、子宫颈癌等），CA125用于卵巢癌等的诊断和治疗。

随着分子生物学技术、蛋白质组学技术及生物信息学等高科技的飞跃发展，肿瘤标志物的研究已进入基因芯片（gene chip）、组织芯片（tissue chip）及蛋白质指纹图谱技术。特别是癌症的分子诊断与预测已成为当前研究的重点，将有更多的灵敏度高和特异性强的试验方法检测肿瘤标志物，以识别个体是否暴露于特定的化学致癌物，确定个体发生癌症的危险性，并识别个体是否为癌症的DPCP，这将为癌症的早期发现、早期诊断开辟更广阔的前景。

第二节 环境致癌物种类与分级

环境中致癌物的种类很多，按照致癌物的性质类别分为化学性致癌物、物理性致癌物、生物性致癌物。依据国际癌症研究中心（International Agency for Research on Cancer，IARC）根据研究的证据，将环境致癌物分为 I 级、IIA 级、IIB 级、III 级和 IV 级。

一、环境致癌物的种类

根据环境致癌物的性质类别主要分为化学性、物理性及生物性致癌物三大类。

（一）化学性致癌物

化学性致癌物（chemical carcinogen），指能引起人或动物癌症形成的化学物质。化学致癌物的种类最多，作用最复杂，危害也最大。更多的学者按照化学致癌物的作用方式将其分为直接致癌物、间接致癌物和促癌物。

1. 直接致癌物 进入人体后，能直接作用于机体细胞，不需要代谢活化就能诱导正常细胞癌变的化学物质。直接致癌物致癌力较强，致癌作用快速，常见各种致癌性烷化剂、环氧化物（氧化乙烯）、细胞毒素类化学治疗剂（环磷酰胺）等。

2. 间接致癌物 又称前致癌物，进入人体后需经体内酶（如微粒体混合功能氧化酶）的活化，转变为化学性质活泼的终致癌物才有致癌作用。环境中存在的大多数化学致癌物是间接致癌物，常见的有多环芳烃类、亚硝胺、芳香胺类等。

3. 促癌物 单独作用于机体无致癌作用，但能促进其他致癌物诱发癌的形成，如佛波醇二酯（巴豆油提取物）、苯巴比妥等。

（二）物理性致癌物

包括电离辐射、电磁辐射、紫外线、纤维及某些慢性刺激（热辐射、机械和炎症）等。

电离辐射：常见的有核素、中子、α粒子和β粒子、X-射线、γ射线等，它们具有电离辐射和粒子辐射作用。其致癌机制主要是电离产生自由基，导致细胞DNA单链或双链断裂及碱基结构改变。电离辐射能诱发人类白血病、皮肤癌、甲状腺癌、多发性骨髓瘤等。射线主要来源于宇宙、核工业、意外核事故及土壤、某些建筑材料、医用射线诊断等。其致癌的危险性与受照射的剂量、时间、年龄、敏感器官以及是否同时有其他致癌因素并存等密切相关。

电磁辐射：电磁场（EMF）可分为低频（ELF，1Hz～1kHz），射频（1MHz～1GHz）和微波（1G～300GHz）。电磁场来自供电线路、工业和医疗装备、广播电视和家用电器等。低频波电磁辐射（ELF）被国际癌症研究机构列为人类潜在致癌因素，长期暴露可能引起儿童白血病。近年有关移动电话与颅内癌症关系的相关研究，尚未见确切证据。

紫外线（Ultraviolet rays，UV）：到达地球表面的UV分为短波紫外线（UVC，100～280 nm）、中波紫外线（UVB，280～320 nm）和长波紫外线（UVA，320～400 nm）三个波段。UVB是对皮肤损伤最强的波段，长时间暴露于紫外线辐射能引起皮肤细胞DNA损伤，有诱发肤基底细胞癌和鳞状细胞癌的风险。近年发现，皮肤黑色素瘤的发病也与紫外线照射有关。经常暴晒阳光及长期从事户外作业的人群，发生皮肤癌的危险性高于普通人群。

矿物纤维：致癌的矿物纤维主要是石棉，其致癌作用的机制尚不十分清楚，但职业接触石棉的矿工中肺癌、恶性间皮瘤的患病率增加。

（三）生物性致癌物

生物性致癌物包括病毒、细菌与寄生虫，其中最主要的是病毒。常见的有EB病毒（EBV）、乙型肝炎病毒（HBV）、丙型肝炎病毒（HCV）、人乳头瘤病毒（HPV，16型、18型）、人免疫缺陷病毒（HIV）及幽门螺杆菌等，这些病毒及细菌感染分别与人类的鼻咽癌、肝癌、宫颈癌、Kaposi肉瘤、胃癌等密切相关。华支睾吸虫、人乳头瘤病毒（31型、33型）、人疱疹病毒等感染，也分别与人类肝癌、胆管癌、鼻咽癌、淋巴癌、宫颈癌等密切相关。

二、环境致癌物的分级

IARC根据研究证据，将致癌物分为Ⅰ级、ⅡA级、ⅡB级、Ⅲ级和Ⅳ级。根据2016年最新IARC确认的致癌物种类与分级，Ⅰ级致癌物为113种，ⅡA级致癌物为66种，ⅡB级致癌物为285种，Ⅲ级有505种，Ⅳ级为1种。

（一）致癌物的分级

Ⅰ级：对人类致癌，有充分的证据证明对人类有致癌作用，又曾被称为肯定致癌物。

Ⅱ级：分为ⅡA级和ⅡB级。ⅡA级为对人类很可能致癌，有充分的动物试验证据，但是人类证据有限。ⅡB级为对人类可能致癌，对人类证据有限，动物证据不充分；或对人类证据不足，对动物证据充分，曾被称为潜在致癌物。

Ⅲ级：现有证据无法分级，即对人体和动物的致癌性证据均不充分或有限。

Ⅳ级：很可能对人类不致癌。

（二）各级致癌物的种类

依据 2016 年最新 IARC 对致癌物的分级，列出其中部分常见的Ⅰ级致癌物、ⅡA级致癌物和 IIB 级致癌物的种类。在各级致癌物中包括了化学性、物理性与生物性致癌物。

Ⅰ级致癌物：黄曲霉毒素 B_1、联苯胺、苯、2- 萘胺、苯并（a）芘、氯乙烯、4- 氨基联苯、砷及其化合物、镉及其化合物、铬化合物（六价）、环磷酰胺、甲醛、2，3，7，8- 四氯二苯 - 对 - 二噁英（TCDD3）、马兜铃酸、槟榔果、环氧乙烷、己烯雌酚、三氯乙烯、乙醇类、铍及其化合物、镍化合物、N'- 亚硝基去甲尼古丁与 4- 亚硝基去甲尼古丁 -1-（3- 吡啶）-1- 丁酮（香烟烟雾中）等；^{131}I 等同位素、中子辐射、紫外线辐射、X 射线、γ 射线、石棉等；华支睾吸虫、EB 病毒、幽门螺杆菌、乙肝病毒、丙肝病毒、Ⅰ型人类免疫缺陷病毒、人类乳头瘤病毒、人类 T 淋巴细胞白血病病毒Ⅰ型、卡波西肉瘤相关疱疹病毒等。

ⅡA 级致癌物：丙烯酰胺、阿霉素、氮芥、非那西丁、氯霉素、氯脲霉素、硫酸二甲酯、环氧氯丙烷、甲磺酸甲酯、四氯乙烯、邻甲苯胺、多氯联苯、阿扎胞苷（抗癌药）、三氯乙醛、水合氯醛、α- 氯化甲苯、三氯甲苯、二氯甲烷、4- 氯邻苯胺、杂酚油、硫酸二乙酯、铅及其化合物、马拉硫磷、2- 疏基苯并噻唑、2- 硝基甲苯、1- 硝基芘、亚硝基二乙基胺、二甲基亚硝胺、吡格列酮、多溴联苯、溴乙烯、氟乙烯、DDT 等；疟原虫、巨细胞病毒等。

ⅡB 级致癌物：氯仿、亚硝基脲、四氯化碳、对氯苯胺、丙烯腈、对氨基偶氮苯、三氯化锑、乙酰胺、金胺、三氯甲烷、蒽醌、二羟蒽醌、乙醛、黄曲霉毒素 M1、正 - 氨基偶氮苯、杀螨特、金胺、苯并呋喃、苯甲酮、蕨菜、丁基羟基茴香醚（BHA）、咖啡酸、炭黑、邻苯二酚、氯丹、氯苯氧基除草剂、百菌清杀菌剂、椰子油二乙醇胺提取物、苏铁素、正定霉素、二氯乙酸、1，3- 二氯丙烯、DDV、地高辛（心血管药物）、N，N- 二甲基对甲苯胺、银杏叶提取物、白毛莨根粉、灰黄霉素、七氯、毛果天芥菜碱、2- 甲基咪唑、4- 甲基咪唑、甲硝唑、灭蚁灵、微囊藻毒素、2- 硝基茴香醚、对硫磷、赭曲毒素 A、苯巴比妥、果导（酚酞）、盐酸酚苄明、苯妥英钠、丽春红、溴酸钾、去氧苯巴比妥、黄樟素、黄樟油精、碳化硅纤维、柄曲霉素、链脲佐菌素、草克死、4- 硝基甲烷、硫脲嘧啶等；磁场等；BK 多瘤病毒、2 型人类免疫缺陷病毒、23,53,66,73,83 型人类乳头瘤病毒等。

第三节　癌症的危险因素

目前认为，癌症是由体内因素与环境因素相互作用的综合结果。多项研究认为，70-80% 的人类癌症与环境致癌因素直接或间接相关。癌症的危险因素按其来源、性质和作用方式分为内源性（体内因素）和外源性（环境因素）两大类。近些年来，有学者提出不可忽视的医源性致癌因素，以引起临床和人们的警觉和关注。

一、体内因素

癌症的危险因素中，体内因素主要包括遗传、炎症、氧化损伤、激素等。

（一）遗传

某些癌症有遗传倾向，癌症家族史增加患癌的危险性，一级亲属患癌史是重要的危险因素。研究显示，乳腺癌的一级亲属发生乳腺癌的危险是普通人群的 2～3 倍。近亲患有乳腺癌、卵巢癌、子宫癌或前列腺癌者患结肠癌的危险性比无家族史者高 1.5 倍。研究认为，有少部分（5% ~ 10%）的癌症与遗传性胚系突变（germ line mutations）相关，突变来自于卵子或精子 DNA，并遗传给后代。带有遗传性胚系突变的个体不一定会患上癌症，但与普通人群相比，患癌症的危险性显著增加。

（二）炎症

慢性炎症是诱发 DNA 损伤和细胞癌变的重要危险因素之一，如慢性乙型肝炎会增加肝癌的危险性；慢性胃溃疡和结肠炎会增加胃癌和结肠 / 直肠癌的危险性；丙型肝炎是导致原发性肝癌的重要原因之一；吸烟、慢性支气管炎可诱发肺癌；幽门螺杆菌感染可引起胃癌等。慢性炎症时，炎症组织被多种炎性细胞浸润，这些细胞能产生生物活性物质及炎症介质，如细胞因子、生长因子、活性氧和活性氮等。它们能诱发 DNA 损伤，促进体细胞突变，使组织细胞异常增殖、分化，诱导恶变组织局部血管生成，并抑制突变细胞凋亡等。

（三）氧化损伤

人体在正常代谢过程中，能产生活性氧自由基（reactive oxygen species，ROS），但机体存在自由基清除系统，使其产生与清除处于平衡状态，从而抑制 ROS 损伤的发生。但在某些异常或疾病状况下，这种平衡机制被削弱或破坏，诱发氧化损伤，引起广泛性 DNA 受损，导致细胞突变或细胞癌变的发生。当机体受到放射线照射、高压氧治疗综合征、四氯化碳中毒、化学药物中毒以及体内抗氧化剂维生素 C、维生素 E、维生素 A 缺乏时，导致细胞内外自由基增多，诱发机体氧化损伤的发生。

（四）激素

多项研究结果表明，性激素与几种常见癌症的发病相关，如女性的乳腺癌、子宫内膜癌和男性的前列腺癌。雌激素暴露与女性的乳腺癌、卵巢癌和子宫内膜癌发生密切相关，特别在月经初潮较早、绝经较迟、不孕育、初次妊娠较晚（> 30 岁）等会增加上述癌症发生的危险性。研究认为，性激素和相关的生长因子作用，刺激这些组织中的上皮细胞生长和有丝分裂，从而增加了癌症发生的机会。另外，有研究显示，去势人群由于缺乏性激素刺激，极少见有前列腺癌的发生。亦有学者认为，性激素未必导致组织恶变，其主要作用是刺激癌前病变的发生。

二、环境因素

环境因素主要包括人类的生存环境，生活方式与行为，膳食营养，病毒感染，精神、情绪与心理状态以及医源性因素等。

（一）生存环境

人类生存环境（生活环境与工作环境）的优劣对健康的影响至关重要，尤以生命赖以生存的空气、水、食物以及土壤，在癌症的危险因素中应居首位。仅从世界范围内导致死亡的 5 种最常见的癌症种类与排序中，肺癌在男性和女性中分别位于第 1、2 位，胃癌、结肠 / 直肠癌在男性和女性中分别位于第 2、4 和第 3、4 位，即证实空气、食物和水在人类癌症发生中的重要程度。

1. 空气污染　空气中的致癌物能经呼吸道吸入人体，是诱发肺癌的主要危险因素。多项研究结果表明，居住在高空气污染区的居民患肺癌的危险性显著高于居住在低空气污染区的居民。

空气中常见污染物：①可吸入颗粒物（particulate matter，PM）：其危害程度与 PM 的种类和颗粒大小密切相关，其种类与污染源密切相关；空气中的 PM 颗粒越小，进入呼吸道越深，危害越大，如常用监测指标 PM 2.5。②氧化物、芳香族及多环芳烃类：常见的有氮氧化物（如二氧化氮）、硫化物（如二氧化硫）、多环芳香族化合物（PAH）如苯并（a）芘、苯、1,3 丁二烯等，其中有些已被 IARC 确认为 I 级致癌物。③甲醛：是 IARC 确定的 I 级致癌物，为居室装修后室内空气中的主要污染物，长期低剂量接触甲醛对人体危害很大，尤其是能引发新生儿染色体异常和儿童白血病。④氡：由地理环境中存在的放射性元素 ^{238} 铀（^{238}U）衰变产生，住宅空气中氡的浓度远低于职业环境中的浓度，但因暴露时间更长，特别在通风不良的室内较高，空气中氡浓度超过 $100Bq/m^3$ 时，患肺癌的风险增加 8% ~ 11%。⑤二手烟：烟雾中存在多种致癌物，吸烟者配偶因被动吸烟可增加 10% ~ 20% 的肺癌发病风险，父母吸烟导致儿童患白血病和脑瘤的风险增加，但对后者目前证据尚不足。

其他：来自燃烧物的产物，如燃煤、柴草、厨房油烟、垃圾焚烧产生的二噁英等。研究显示，固体燃料是女性肺癌的危险因素，能增加 24% 的肺癌发病风险。

2. 饮用水 不符合要求的饮用水中污染物十分复杂，在城市集中式供水中主要见于氯化消毒的副产物。而在乡村和分散式供水地区，与地质环境及其周围是否有污染源、是否被污染以及污染物的种类等有关。

氯化消毒副产物：氯是全球最常用的饮用水消毒剂，其与水中的有机物作用产生一系列副产物，主要为三氯甲烷类（THM），包括氯仿即三氯甲烷、二氯一溴甲烷、二溴一氯烷、三溴甲烷等）。副产物的浓度取决于地区、季节、水温、水中有机物含量和水存储的方法。研究结果显示，饮用水 THM 浓度 > 1μg/L，与膀胱癌发病率增加相关（OR=1.18，95% 置信度 CI 为 1.06 ~ 1.32），接近于吸烟的危险度。但对此亦有异议。

无机砷：研究显示，饮水中的无机砷污染与皮肤癌、肺癌和膀胱癌密切相关，并与烟草有协同作用。暴露于中度砷水平（> 10μg/L），诱发膀胱癌的危险性增加。

其他：诱发癌症的危险性与污染物的种类密切相关，如水源中的污染物联苯胺、苯、镉及其化合物、镍化合物、三氯乙烯等，均为 IARC 确定的 I 级致癌物。

3. 食物 （详见第四章）

4. 土壤 土壤被污染的后果十分严重，它能直接污染水源和食物，是水和食物污染的源头。饮用水和食物中的某些成分直接与地质环境和土壤成分密切相关，在强调饮用水和食品安全的同时，首先要重视土壤对水源和种植的农作物的安全性。有些污染物还能直接或间接挥发进入空气或大气中。在我国，土壤的污染应引以足够重视。

5. 电磁辐射 （详见本章第二节）

其他：如不合格塑胶跑道中含有的苯、甲苯和二甲苯及游离甲苯二异氰酸酯等，其中苯为 IARC 确定的 I 级致癌物。

职业性癌症

职业性癌症是因职业性接触化学致癌物而发生的某种特定的癌症。我国卫生计生委最新认定的职业性肿瘤有 11 种：石棉所致肺癌、间皮瘤，联苯胺所致膀胱癌，苯所致白血病，氯甲醚、双氯甲醚所致肺癌，砷及其化合物所致肺癌、皮肤癌，氯乙烯所致肝血管肉瘤，焦炉逸散物所致肺癌，六价铬化合物所致肺癌，毛沸石所致肺癌、胸膜间皮瘤，煤焦油、煤焦油沥青、石油沥青所致皮肤癌，β- 萘胺所致膀胱癌。对上述职业性致癌物接触者，国家制订了一系列劳动保护法规，并重视劳动保护知识的普及和教育。对难以避免的致癌危害大的工业，控制其生产规模，避免致癌物的泄漏和扩散。对从事高危险致癌职业的职工，定期进行体格检查，并试用干预性药物进行癌症预防。

（二）生活方式与行为

在一定程度上，癌症是一种生活方式病，不健康的生活方式与行为是诱发癌症的重要危险因素。

1. **缺乏身体活动与运动** 长期缺乏身体活动与运动，尤其是久坐不动（如看电视、用电脑及网络依赖等）是癌症的危险因素之一。多项研究表明，身体活动和运动水平与癌症的预防、治疗和康复密切相关。适宜的身体活动和一定强度的运动量，一方面，通过提高身体的免疫力，强化人体免疫系统对异常（癌）细胞的免疫监视和吞噬功能，抵御癌细胞对人体的侵袭；另一方面，身体活动能控制超重和肥胖，对受超重与肥胖影响而危险性增加的癌症具有预防作用。最近，美国国家癌症研究所（National Cancer Institute，NCI）等机构对 140 万名 19 岁～98 岁参加者连续 11 年的随访研究发现，高质量的身体活动与降低 13 种癌症的发病风险（%）直接相关，包括食管腺癌（42%）、肝癌（27%）、肺癌（26%）、肾癌（23%）、贲门癌（22%）、子宫内膜癌（21%）、髓样白血病（20%）、骨髓瘤（17%）、结肠癌（16%）、头颈部癌（15%）、直肠癌（13%）、结肠癌（13%）、乳腺癌（10%），并能降低个体平均 7% 的患癌风险。因此，身体活动可作为预防癌症、降低癌症风险的有效措施。

2. **生活作息紊乱与睡眠缺失** 长期生活作息的紊乱与睡眠缺失，如超负荷工作（包括脑力与体力）、熬夜、昼夜颠倒等，使人体正常的生理节律和神经内分泌的调节发生紊乱，长此以往，机体免疫力下降，容易感染疾病和诱发癌症。有研究者采用小鼠模型，模拟人类的昼夜节律紊乱，结果促使了小鼠乳腺癌的发生。目前，相关研究文献较少，对其结论及作用的机制尚需进一步研究证实。

3. **吸烟** 多项研究证实，吸烟是肺癌的首要危险因素。80%～90% 的肺癌与吸烟有关，吸烟人群患肺癌的危险性较非吸烟人群高 10 倍。每日吸烟量超过 20 支的人群，患肺癌的危险性较非吸烟人群高 20 倍。吸烟与口腔癌、咽癌、喉癌、食管癌、肝癌、胰腺癌、肾癌、膀胱癌、子宫癌等的发生亦密切相关。戒烟 10～15 年后，患肺癌的危险性明显下降。目前，为了全民健康，我国控制吸烟的力度逐渐加大，采取了多项措施。相关措施包括：提倡戒烟，禁止学龄儿童吸烟，公共场所不允许吸烟，禁止新闻媒介做烟草商业广告等。

4. **饮酒与含酒精饮料** 任何类型的含酒精饮料是多种癌症的危险因素之一。含酒精饮料能增加口腔癌、咽癌、喉癌、食管癌、结肠／直肠癌（男性）和乳腺癌的风险，且证据充分。对于女性，即使饮酒量很少，也可能增加患乳腺癌和肝癌的危险性。乳腺癌高危人群应戒酒。对某些癌症，同时饮酒并吸烟增加的患癌风险远高于只饮酒或只吸烟的风险。

5. **超重与肥胖** IARC 认为，较高的身体肥胖度能增加多个部位癌症的危险性。与身体肥胖度密切相关的癌症，包括食管癌（腺癌）、胰腺癌、结肠／直肠癌、乳腺癌（绝经后）、子宫内膜癌和肾癌，且证据充分。较高的身体肥胖度还可能增加患胆囊癌的危险性，这可能因其直接或间接与胆结石的形成有关。相关的研究显示，肥胖是 20% 绝经后乳腺癌的发生原因和 50% 绝经后乳腺癌患者死亡的原因。

（三）病毒感染

研究证实，多种病毒感染能诱发癌症。已被确认的常见诱发癌症的病毒有人类乳头瘤病毒（HPV）、乙型肝炎病毒（HBV）、丙型肝炎病毒、EB 病毒、人类 T 细胞白血病病毒（HTLV）、卡波西肉瘤相关疱疹病毒、人类免疫缺陷病毒等（HIV），它们均为 IARC 确定的Ⅰ级致癌物。

1．人类乳头瘤病毒（human papilloma virus，HPV） 该病毒感染能导致宫颈癌，引起宫颈癌的人类乳头瘤病毒有 20 余种亚型，其中 HPV-16、18、6 等类型的病毒最常见。HPV-16、18 是宫颈癌发病的高度危险因子，约 50% 以上的宫颈癌发病与其感染密切相关。此外，口腔癌、鼻咽癌、喉癌、肺癌、皮肤癌、食管癌等的发病也与 HPV 感染有关。HPV 经皮肤接触或性途径感染与传播。

2．乙型肝炎病毒（hepatitis B virus，HBV） 肝癌高发区也是乙型肝炎病毒感染的高发区。乙型肝炎病毒感染的患者发生肝癌的危险性是非乙型肝炎病毒感染者的 9 ～ 10 倍。研究发现，乙型肝炎病毒 DNA 及其某些表达产物参与肝癌的发病过程。乙型肝炎病毒感染与黄曲霉毒素、饮水污染、缺硒、酒精性肝硬化等危险因素有协同作用。HBV 经血液、性途径和母婴途径感染与传播。

3．丙型肝炎病毒（hepatitis C virus，HCV） 丙型肝炎呈全球性流行，HCV 能导致肝慢性炎症坏死、纤维化和肝硬化，部分患者可发展为肝细胞癌（HCC）。HCV 感染的死亡率较高，对患者的健康和生命危害极大。丙型肝炎病毒主要经血液（输血和血制品）、性途径和母婴途径感染与传播。

4．EB 病毒 EB 病毒感染与 Burkitt 淋巴瘤、鼻咽癌发病密切相关。EB 病毒主要在口咽部上皮细胞内增殖，然后感染 B 淋巴细胞，并随 B 淋巴细胞进入血液循环，导致全身性感染。在人群中，EB 病毒的感染率较高，按血清学检查，我国 3 ～ 5 岁儿童 EB 病毒抗体阳性者达 90% 以上，幼儿感染后多无明显症状，或仅有轻度咽炎和上呼吸道感染。青年期感染，约有 50% 出现传染性单核细胞增多症。目前，已研究生产有 EB 病毒疫苗，重点用于鼻咽癌高发区的预防。EB 病毒主要经唾液传播，也可经输血感染。

5．人类 T 细胞白血病病毒（human T cell leukemia virus，HTLV） 是一种致瘤性 RNA 反转录病毒。能引起人类 T 细胞白血病、淋巴瘤等。其在成人 T 细胞性白血病患者中的感染率很高，但地区性差异较大。在世界上，已发现 HTLV 的三大流行区，分别是日本西南部、美洲加勒比海地区和非洲中部等。HTLV 主要经血液、性途径与哺乳感染与传播。

6．人类免疫缺陷病毒（human immunodeficiency virus，HIV） 即艾滋病（acquired immune deficiency syndrome，AIDS）病毒。HIV 通过攻击人体辅助性 T 淋巴细胞，损伤人体细胞免疫和体液免疫功能，致免疫系统功能瘫痪。感染者潜伏期长、死亡率高，病毒一旦进入人体即难以清除。由于 HIV 容易变异，难以生产特异性疫苗，至今尚无有效治疗方法。HIV 感染诱发 Kaposi 肉瘤、B 细胞性淋巴瘤及口腔癌等。HIV 感染者是传染源，HIV 广泛存在于感染者的血液、精液、阴道分泌物、乳汁、脑脊液等中，以前三种浓度最高。HIV 主要经血液、性途径和母婴感染与传播。

（四）精神、情绪与心理状态

精神、情绪和心理因素与癌症的发生、发展、预后及转归密切相关。不良心理与情绪也会诱发癌症，且这种负性作用持续时间越长，与癌症发生的关系越密切。目前，心理神经免疫学和肿瘤学已成为关注和研究的重点。

精神、情绪是人心理和大脑皮质的一种状态。当负性情绪的影响超过人体生理功能所能调节的范围时，即可能与其他诱癌因素产生协同作用。多项研究表明，在癌症患者中，病前有长期的不良心理、情绪影响者，如抑郁、焦虑、忧愁、悲痛、惊吓、恐惧、愤怒、紧张、孤独、烦躁等，高达 70% 以上，特别是在患癌前半年有过重大精神创伤者危险性更高。人体免疫系统受神经和内分泌的双重调节，长期的不良情绪与心理状态不仅影响中枢神经系统作用，也引起内分泌功能失调，进而影响机体的免疫功能。故导致机体细胞免疫和体液免疫功能降低，对异常细胞和癌变细胞的识别、免疫监视与吞噬能力减弱，促使癌症发生。有研究表明，人的心理负担或身体负担达到极限时，血液及其他分泌物中的免疫球蛋白趋于消失，直到紧张状态完全解除，体内免疫球蛋白才逐渐恢复正常。因此，癌症既是一种严重的躯体疾病，也是一种受精神、心理因素影响的心身疾病。

（五）医源性因素

医源性致癌因素指在医学诊断和治疗过程中接触致癌性因素或致癌物可能引起的癌症。近年来，医学诊治过程中导致的癌症风险问题被引以关注和重视。在医学诊断和治疗中，常见医源性致癌因素包括：

1. X 线（1 级致癌物）检查、放射性核素 ^{32}P 和 ^{131}I 放射治疗 长期、反复接触有射线剂量累加作用，可能增加某些癌症发生的危险性，主要见于白血病、甲状腺癌、皮肤癌、食管癌和肝癌等。

2. 化疗药物 长期使用化疗药物，如烷化剂和丙卡巴肼（甲基苄肼）等，可能导致第二原发癌症，它们具有致癌的远期毒性反应，主要是急性非淋巴细胞白血病。

3. 激素 用人工合成雌激素己烯雌酚（为 IARC 确定的 I 级致癌物）治疗习惯性流产，有导致女性阴道透明细胞癌的风险。用含有合成类固醇成分的口服避孕药可能引起肝癌和乳腺癌。长期使用雄性激素可能引起肝癌。

4. 免疫抑制剂 免疫抑制剂的应用能导致机体免疫功能抑制状态，可能与继发性癌症有关。

第四节 营养、膳食成分及饮食行为与癌症

据 WHO 估计，在西方国家约有 40% ~ 60% 的癌症与饮食因素有关。不均衡的膳食营养模式、不良饮食行为、食物中存在的某些天然或人工合成的化学致癌物等均为癌症的危险因素。同时，食物中亦存在着阻遏癌症发生的成分，如某些营养素（维生素 A、维生素 E、维生素 C、硒、膳食纤维）、植物化学物（番茄红素、花色苷、姜黄素、大蒜素）等。合理营养、均衡膳食及良好的饮食行为，能降低多种癌症发生的危险性。

一、膳食营养素与癌症

（一）膳食脂肪

膳食脂肪与癌症的关系较为密切而复杂。脂肪的种类很多，包括饱和脂肪酸（saturated fatty acid，SFA）、单不饱和脂肪酸（monounsaturated fatty acid，MUFA）、n-6 多不饱和脂肪酸（polyunsaturated fatty acid，n-6 PUFA）、n-3 PUFA、反式脂肪酸（trans fatty acid，TFA）以及胆固醇（cholesterol）等。不同类型的脂肪对癌症的影响不同，且同一种脂肪对机体不同部位癌症的影响差别亦很大。

多项研究表明，长期过量摄入 SFA，能增加患乳腺癌、结肠 / 直肠癌、前列腺癌、子宫内膜癌以及肺癌的危险性。长期胆固醇摄入量过多可能增加患肺癌和胰腺癌的风险。n-6 PUFA 的过量摄入可能有增加结肠癌细胞增殖和转移的危险。而 n-3 PUFA 能降低乳腺癌、结肠癌细胞的增殖和转移，促进癌细胞的凋亡。其他类型的脂肪对癌症的影响尚不肯定。

（二）蛋白质与氨基酸

蛋白质与癌症的关系，尚无明确的结论。但不同类型的氨基酸与癌症密切相关。有研究显示，限制膳食中蛋氨酸的摄入量，可能控制癌细胞的生长，促进癌细胞的凋亡，改善癌症患者预后。限制膳食中酪氨酸和苯丙氨酸的摄入量，能抑制黑色素瘤的生长，可能与二者均为合成黑色素瘤的原料有关。此外，谷氨酰胺、精氨酸、支链氨基酸能改善癌症患者的营养状况和免疫功能，有抑制癌细胞生长的作用，常用于癌症患者的辅助治疗。

（三）碳水化合物

碳水化合物的种类很多，包括糖、寡糖、多糖等，它们对癌症的影响随其种类不同而异。

单糖中有些成分是癌症发生的危险因素，如 D-甘露糖及半乳糖衍生物 N-乙酰-D-半乳糖胺可能降低小鼠巨噬细胞和自然杀伤细胞对癌细胞的毒作用；果糖可能促进胰腺癌细胞的增殖，长期蔗糖与果糖摄入量过多，可能是胰腺癌发生的危险因素，蔗糖还可能是结肠 / 直肠癌的危险因素。亦有研究显示，有的单糖如木糖醇能抑制念珠菌产生致癌物乙醛。

多种寡糖能抑制癌细胞的生物活性，如大豆低聚糖可能降低结肠癌的发病率；有些寡糖，如壳聚糖可诱导肝癌、乳腺癌、结肠癌等多种癌细胞的凋亡。

多糖的种类很多，其中最为重要的是膳食纤维。其不易被消化，有益于粪便排出，能稀释毒物和致癌物的浓度，故能降低结肠 / 直肠癌发生的危险性。有研究提示，膳食纤维还可能预防食管癌的发生。

（四）维生素

多项研究显示，维生素 A、维生素 D、维生素 E、维生素 C、叶酸及维生素 B_6 缺乏时，能增加癌症发生的危险性。它们其中有些是人体内重要的抗氧化剂，能清除 ROS、阻遏自由基对 DNA 的氧化损伤，并有增强机体免疫力、抑制癌细胞增殖、调节性激素受体信号通路等机制，降低某些癌症发生的危险性。

维生素 A 在特定的剂量范围内能预防皮肤鳞状细胞癌，有可能降低肺癌、乳腺癌及急性早幼粒细胞白血病的风险；维生素 D 可能降低结肠 / 直肠癌的危险性；维生素 E 和维生素 B_6 能降低食管癌的危险性，提示还可能降低前列腺癌的发生风险；叶酸可能有预防胰腺癌的作用，有研究提示，其还可能有降低食管癌和结肠 / 直肠癌发生的风险。维生素 C 有预防胃癌的发生的作用，主要经两条途径：其一，能抑制诱发胃癌的幽门螺杆菌的感染；其二，能降低致癌物 N-亚硝基化合物的生成。亦有报道，维生素 C 可能有降低食管癌发生的危险性，对此尚存在着不一致的研究结果。

有报道提出，高剂量的维生素 A 补充剂及维生素 A 源 β-胡萝卜素补充剂可能是吸烟者发生肺癌的危险因素之一。对此尚存在一定争议。

（五）矿物质

不同的矿物质与癌症的关系不同。多项研究结果认为，在特定的剂量范围内，硒可预防前列腺癌，亦与降低胃癌、结肠 / 直肠癌与肺癌的危险性相关；钙可能有降低结肠 / 直肠癌发生的风险。

但有研究提示，硒补充剂可能与增加皮肤癌的危险性相关；高钙膳食（钙摄入量 > 1.5g/d）可能是前列腺癌的危险因素；此外，铬化合物（6价）能诱发肺癌，已被 IARC 确定为 I 级致癌物。对上述内容亦有不一致的报道。

二、膳食中的致癌物与抑癌成分

（一）膳食中的主要致癌物

膳食中的致癌物主要来源于食物污染物、未按要求使用食品添加剂以及食物的生产、加工、保存和制备过程中产生的化学物质。

1. 黄曲霉毒素 在污染食物的真菌及其毒素中致癌性最强的是黄曲霉毒素 B_1，其次是黄曲霉毒素 M_1，前者为 IARC 确定的 I 级致癌物，后者为与 II B 级致癌物。黄曲霉毒素污染的食物能诱发肝癌。黄曲霉毒素常见于被黄曲霉与寄生曲霉污染的霉变的谷物（如玉米）和花生中。

2. 杂环胺（heterocyclic amines） 在高温（100～300℃）条件下烹制的肉类食物中形成。主要见于高温煎、炸、烤制的猪肉、羊肉、鸡肉及鱼肉等食物中。

3. 多环芳烃（polycyclic aromatic hydrocarbons，PAH） 直接在火焰上烤、烧、熏制各种肉类、鱼类等食物过程中产生。常见于烤肉串、烤鸭、烤全羊、烤乳猪；熏肉、熏肝、熏鱼、熏蛋、熏豆腐干等。长期食用易诱发食管癌和胃癌。其主要污染物为苯并（a）芘，是 IARC 确定的 I 级致癌物。

4. N-亚硝基化合物 其前体为亚硝酸盐和胺类，二者在富含它们的食物中或人体内并在适宜条件下能形成 N-亚硝基化合物，如盐腌不新鲜的肉类、鱼类，肉制品加工或腌制中过量添加硝酸盐或亚硝酸盐作为发色剂等。N-亚硝基化合物可诱发人体多种癌症，如胃癌、食管癌、结肠/直肠癌、鼻咽癌等。在东南沿海地区的咸鱼中，N-亚硝基化合物及其前体物含量很高，经常食用者患鼻咽癌的危险性比不食用者高出多倍。

5. 丙烯腈、氯乙烯 主要来源于不合格的食品包装材料或混入包装材料的化合物，丙烯腈为 2B 类致癌物，氯乙烯为 I 级致癌物。

6. 酒精饮料 无论是含酒精饮料，还是啤酒、葡萄酒和白酒，随着摄入量的增加，罹患癌症（口腔癌、咽癌、喉癌）的危险显著升高。乙醇类为 IARC 确定的 I 级致癌物。

7. 砷 砷化合物为 IARC 确定的 I 级致癌物。食物中的砷及化合物主要来源于砷含量高或被污染的水和土壤中，某些海产品（海带）砷含量比较高。另外，在某些地区生长的食物或草药中砷含量也比较高。

其他：如槟榔果为 IARC 确定的 I 级致癌物，在东南亚地区及我国的南部沿海地区常见嚼食槟榔的习惯。丁基羟基茴香醚（BHA）为 IARC 确定的 2B 级致癌物，为食品添加剂。

（二）膳食中有益于预防癌症的化合物

膳食中有益于预防癌症的化合物很多，据美国国家癌症研究所（National Cancer Institute，NCI）最新统计表明，抑制癌症发生的化合物已逾五百多种，最常见的有几十种。

1. 膳食纤维 主要指存在于植物细胞壁中的膳食纤维。富含膳食纤维的食物有益于预防结肠/直肠癌，亦有研究提示，其还可能预防食管癌。膳食纤维广泛存在于非淀粉蔬菜、水果、豆类、谷类及根茎类食物中。

2. 抗氧化营养素 常见抗氧化营养素如维生素 E、维生素 C、维生素 A、微量元素硒等，它们通过抗氧化作用，阻止自由基对正常细胞 DNA 的氧化损伤，预防细胞突变和癌变。

3．植物化学物（phytochemicals） 种类很多，根据其化学结构和功能特点分类，包括酚类（槲皮素、花色苷、姜黄素、白藜芦醇等）、萜类（番茄红素、叶黄素、植物甾醇等）、硫化物（异硫氰酸盐、硫辛酸、大蒜素等）等，它们具有多种生物学活性。有些植物化学物具有较强的抗氧化活性，能防止致癌物诱导的细胞、蛋白质和 DNA 的氧化损伤，有益于阻遏细胞突变和细胞癌变。多项研究显示，类胡萝卜素很可能降低口腔癌、咽癌、喉癌和肺癌的危险性；β- 胡萝卜素很可能降低食管癌的危险性；番茄红素能预防前列腺癌；槲皮素可能与肺癌相关等。它们主要存在于植物性食物中，特别是深色蔬菜和水果中。

4．植物多糖（plant polysaccharide） 是植物细胞代谢过程中产生的生物大分子，常见的有香菇多糖、木耳多糖、银耳多糖、海带多糖、南瓜多糖、魔芋多糖、山药多糖等，有些存在于可食可药类植物中，如枸杞多糖、人参多糖、黄芪多糖、灵芝多糖等。他们具有多种生物学活性，并能通过增强机体免疫力、激活体内巨噬细胞的活性、产生抗肿瘤因子和干扰素等，特异性抑制癌细胞的增殖生长，降低癌症发生的危险性。多项研究结果显示，枸杞多糖可能抑制人子宫颈癌细胞增殖，并可能降低结肠 / 直肠癌、肝癌、前列腺癌细胞的增殖，诱导其凋亡；香菇多糖可能抑制神经胶质细胞瘤、胃癌、肝癌等细胞株的生长和增殖；灵芝多糖可能诱导人胃癌细胞凋亡，抑制肝癌细胞增殖；人参多糖可能抑制苯并芘诱导的小鼠原发性肺癌细胞的增殖等。

5．常见有益于预防癌症的食物 能预防癌症的食物种类很多，凡是富含上述有益于降低癌症危险性化合物的食物，一般具有预防癌症的效果。通常一种食物可能含有多种有益于预防癌症的化合物，同时，同一种有益于预防癌症的化合物又存在于多种食物中。常见的有益于预防癌症的食物：非淀粉类蔬菜（含膳食纤维），十字花科蔬菜如甘蓝、椰菜、西兰花、芥蓝，以及大蒜、洋葱、番茄、胡萝卜、萝卜、荠菜、芹菜、芦笋、青椒、苦瓜、紫薯、红薯、玉米、麦胚、香菇、木耳、枸杞、绿茶等；水果类如蓝莓、葡萄、猕猴桃、苹果、芒果、柑橘类、红枣、草莓等。

选择和摄入食物时应注意：一是，食物是安全的，没有被有害物污染或符合相关卫生标准，这是前提；二是，根据个人身体情况选择适合的食物，如大蒜并非适合所有的人；三是，坚持长期、经常性摄入和保持一定的摄入量，才能有效。

三、饮食行为与癌症

饮食行为是个人进食的习惯，包括选择食物的种类、偏爱食物的品系、嗜好的口味等。良好的饮食行为是健康的基础和基本条件，不良饮食行为不仅导致疾病，甚至是诱发癌症的危险因素之一。常见不良饮食行为：

（一）偏食肉类和高脂膳食

多项研究显示，长期过量摄入肉类食物，能增加罹患癌症的危险性。红肉类增加结肠 / 直肠癌的危险性，并与食管癌、肺癌、胰腺癌和子宫内膜癌的发生风险相关；加工肉类增加结肠 / 直肠癌的危险性，并与食管癌、肺癌、胃癌和前列腺癌的危险因素相关。每日以猪、牛、羊等畜肉为主食的人群，罹患结肠癌的危险性比摄入少量畜肉的人群高 2.5 倍，罹患胰腺癌的危险性也随肉类摄入量的增加而增加。长期高脂肪膳食亦能增加多种癌症的危险性，而肉类食物又是高脂肪膳食，二者兼具。对肉类食物应适宜摄入，以每周不超过 500 克为宜，尽量减少摄入再加工的肉类制品。

（二）较少摄入非淀粉类蔬菜与水果

蔬菜与水果中含有较多的膳食纤维、丰富的维生素与矿物质以及多种植物化学物和活性物质，是预防癌症发生的重要食物成分。研究表明，膳食中缺少非淀粉类蔬菜和水果，能增加罹患多种癌症的危险性，尤其与消化道密切相关的癌症如食管癌，胃癌等。有限的证据提示，膳食中缺乏非淀粉蔬菜和水果还可能增加患鼻咽癌、肺癌，结肠/直肠癌、卵巢癌和子宫内膜癌的危险性。葱属蔬菜可能预防胃癌，大蒜可能预防结肠/直肠癌等。

（三）常食腌制食物

腌制食物中的主要无益成分：一是，腌制的蔬菜中原有的营养成分经腌制前的水炒或晾晒预加工，基本丢失；二是，在腌制过程中容易被真菌污染产生真菌毒素；三是，有些腌制的食物品种中硝酸盐、亚硝酸盐含量较高；四是，腌制后食物中含盐量较高。上述四种有害因素均为食物中诱发癌症的危险因素。多项流行病学调查和试验研究显示，长期过多摄入腌制食物和食盐能增加胃癌、食管癌、肝癌等的发病率。

（四）喜食油煎、油炸、烟熏或烧烤食物

在油煎、油炸、烟熏、烧烤类食物中，含有较高的杂环胺、多环芳烃、苯并（a）芘等致癌物，其中有些是 IARC 确定的 I 级致癌物。同时，油煎、油炸食物是高脂肪膳食，增加人体脂肪、能量摄入量，是诱发肥胖的膳食因素。并且，高脂肪、高能量膳食与肥胖，均为癌症的危险因素。

（五）酒精及其饮料

酒精即乙醇，乙醇类为 IARC 确定的 I 级致癌物。长期饮酒或嗜好饮酒、酗酒不仅损害肝，且增加罹患癌症（口腔癌、咽癌、喉癌、肝癌、食管癌）的危险性。

（六）常饮热浓茶

经常饮用高温（70℃以上）浓茶水，高温浓茶水容易伤害食管上皮，形成慢性损伤痕迹或溃疡。茶叶中的鞣质易沉积在损伤部位，引发受伤的食管上皮细胞炎症或慢性溃疡经久不愈，成为癌前病变。

（七）嗜好再加工食品

再加工食品的种类很多，如糕点（奶油蛋糕、曲奇等）、即食食品（方便面、干吃面、炒面等）、熏制食品（熏肉、熏鸡、熏鱼）、腌和酱制食品（腌腊肉、酱肉、香肠、酱豆腐），各种零食小吃等。再加工食品的主要问题在于：其一，多种再加工食品中含有不同程度的致癌性化合物（多环芳烃、N-亚硝基化合物等）；其二，多数再加工食品为高油脂食物，且油脂种类复杂；其三，由于加工和市场的需要，加入食品添加剂和化学合成物，种类繁多，量大，如抗氧化剂丁基羟基茴香醚（BHA）为 IARC 确定的 II B 级致癌物；其四，再加工食品的原料难保新鲜，质量和放置时间不一，难以控制。长期过量食用易在体内蓄积或代谢异常，增加癌症的危险性。

（八）嚼食槟榔

长时间嚼食槟榔，其中会释放出一种叫槟榔碱的刺激物，致使牙齿变红、口腔黏膜下层纤维化，这是口腔癌的先兆。因此，长期嚼食槟榔会增加口腔癌的危险性。

第五节　癌症预防的建议

早在 20 世纪 80 年代初，Doll R 等经研究就提出：能通过膳食途径将癌症的发生率减少 1/3，通过戒烟另外减少癌症的发生率 1/3。经多年研究表明，在一定程度上，癌症是一种能够预防的疾病。人类将征服癌症、降低癌症的发病率和死亡率的希望寄托于癌症的预防。医学家们预言，只要人类充分运用预防科学知识和现代医学技术，现有的绝大多数癌症是能够通过努力来预防的。

一、癌症的综合预防

癌症的综合预防，首先，通过对未患癌症或未被诊断为癌症人群的干预，使其避免发生癌症；其次，对临床早期的癌症患者实施根治性治疗，防止癌复发与转移，提高治愈率和生存率。因此，癌症预防可分为三个层次：即未病预防（一级预防）；早期发现癌前病变和临床前期患者并及时治疗（二级预防）；临床早期的根治性治疗（杀灭癌细胞，防止癌复发与转移）（三级预防）。癌症预防的重点是一级预防。

（一）一级预防

一级预防：是未病人群的预防。通过预防或控制癌症发生的危险因素，增加机体对危险因素的防控能力，预防癌症的发生。

一级预防的目标是在人群中预防癌症的发生。目标人群是未发生癌症的所有个体。主要任务与措施：一是，通个各种宣教途径（讲座、学习班及各种媒体），向目标人群普及关于癌症的相关科学知识，如癌症的病因、危险因素、临床表现、早期诊断方法、预防措施等，使目标人群中更多的个体知晓，并具备防控能力；二是，癌症相关疫苗的接种，如通过抗乙型肝炎病毒（HBV）疫苗、抗人类乳头瘤病毒（HPV）疫苗，抗幽门螺杆菌疫苗等，预防相关癌症的发生，目前相关疫苗有限，且有一定局限性，实施有一定难度；三是，加强对产生癌症危险因素的可控性政府监管，如对食品安全和卫生的监管（从食物种植到销售全程），对餐饮企业的卫生监管，对排污的监管，对空气污染的监管，对饮用水质量的监管，对禁烟的监管等。

（二）二级预防

二级预防：是三早预防，即早期发现，早期诊断，早期治疗。提高癌症的治愈率和生存率，降低其发生率和死亡率。

二级预防的目标是早期发现癌症患者。早期发现是在癌症发生的早期即症状出现之前或早期症状时间内。目标人群是癌前病变个体与临床前期（无症状期或潜伏期）的癌症患者。主要任务与措施：在人群中通过普查和对高危人群的筛查（进行体检），及时发现癌前病变个体和临床前期癌症患者。一般经规范和有针对性的体检，多能检查出癌前病变个体和临床前期患者。及时给以针对性的治疗、随访和癌症科学防治知识的普。使癌症发生的早期就能得到治疗、控制，获得更好的疗效。

（三）三级预防

三级预防是对临床早期的癌症患者实施根治性手术治疗及辅助治疗，预防癌症在局部复发和远处转移的治疗性预防措施。

三级预防的目标是根治性治疗，预防复发与转移，使患者经治疗后处于一个无癌或少癌期，提高治愈率和生存率。目标人群是临床早期、尚未发现癌转移的患者。主要任务与措施：实施根治性手术治疗及各种辅助治疗（化疗、放疗、生物治疗等），辅助治疗是支持和巩固手术治疗的效果，一般都有规定的治疗期限和疗程，经正规的辅助治疗后一般会停止治疗，定期随访。此外，该阶段还包括康复治疗和提高生活质量的护理治疗。

二、预防癌症的膳食建议

WCRF/ AICR 提出了预防癌症的膳食建议，该建议采用综合性方法，提出了预防癌症应遵循的健康膳食模式、身体活动模式与生活方式的内容与要求。该建议是国际上多名权威癌症及相关专家达成的共识，具有科学性和很高的权威性。自 2008 年发布以来，尚未进行原则上的更新。

该建议包括 8 项内容和 2 项特殊建议。建议中，包括公共卫生目标和个人建议，前者是针对群体的，供卫生专业人员使用；后者是针对一般人的，包括社区、家庭和个人。

（一）身体肥胖度

在正常体重范围内，尽可能瘦。

公共卫生目标：根据不同人群的正常范围（各国政府或 WHO 发布的合适范围），成人的平均体质指数（BMI）保持 21 ~ 23。10 年内超重或肥胖人群的比例不超过目前水平，或最好再低一些。

个人建议：确保从童年期到青春期的体重增长趋势，到 21 岁时使体重能处于正常 BMI 的低端。从 21 岁时起保持体重在正常范围。在整个成年期避免体重增长和腰围增加。

我国的正常体重范围 BMI 为 18.5 ~ 23.9，在该范围内 BMI 尽可能在低值范围。超重或肥胖增加了患某些癌症的危险性，也增加了高脂血症、高血压、脑卒中、2 型糖尿病及冠心病的危险性。如果在生命早期和儿童期超重，则成年后也容易超重和肥胖。因此，在人的一生中，保持健康体重可能是预防癌症最重要的方法之一。坚持身体活动、选择以低能量密度食物为主的膳食以及避免含糖饮料，能最大程度地实现这一目标。

（二）身体活动

将身体活动作为日常生活的一部分。

公共卫生目标：久坐不动的人群比例每 10 年减少一半，平均身体活动水平高于 1.6（PAL ≥ 1.6）。

个人建议：每天至少 30min 的中度身体活动（相当于快走）；随着身体适应能力的增加，每天 60min 或以上的中等强度身体活动，或者 30min 或以上的重度身体活动；避免诸如看电视等久坐（PAL ≤ 1.4）的习惯。

PAL 表示每日平均身体活动强度，由总能量消耗除以基础代谢率计算而来。无论何种身体活动均能预防某些癌症，并能有益于控制体重增加，避免超重和肥胖的发生。更长期的、强度更大的身体活动更有益于身体健康。应将规律的、中等强度的、有时是重度的身体活动融入到日常生活中。

（三）促进体重增加的食物和饮料

限制摄入高能量密度食物，避免含糖饮料。

公共卫生目标：平均膳食能量密度（不包括饮料）低于 125kcal/100g，平均人群含糖饮料消费每 10 年减少一半。

个人建议：控制高能量密度食物，避免含糖饮料，尽量少食"快餐"。

高能量密度食物指食物中提供能量 > 225 ~ 275kcal/100g 的食物。由加工食品组成的膳食中通常含有大量的脂肪或糖，其能量密度往往高于相同的新鲜食物。该建议主要是为了预防和控制体重增加、超重和肥胖。摄入低能量密度的食物，并避免含糖饮料是最佳选择，尤其是对那些久坐生活方式的人来说更应如此。

（四）植物性食物

主要摄入植物来源的食物。

公共卫生目标：非淀粉蔬菜和水果的人群平均摄入量至少每日 600g，相对未加工的谷类食品（谷物）和 / 或豆类食品（豆荚）以及其他食品是膳食纤维的天然来源，每日至少为人类平均提供 25g 非淀粉多聚糖。

个人建议：每日至少摄入 5 份 / 次（400g）不同种类的非淀粉蔬菜和水果；每餐进食相对未加工的谷类食品（谷物）和 / 或豆类食品（豆荚）；限制精加工的淀粉性食物摄入；将根和块茎食物作为主食的人也要保证摄入充足的非淀粉蔬菜、水果和豆类。

非淀粉蔬菜包括叶菜类或绿叶蔬菜、芦笋、西兰花、秋葵、茄子等，但不包括马铃薯、山药、芋头、甘薯或木薯；非淀粉根类和块茎类食物包括胡萝卜、芹菜根、甘蓝和萝卜等。非淀粉蔬菜和水果很可能对某些癌症具有预防作用。相对未加工谷类、非淀粉蔬菜和水果以及豆类食物中，含有大量膳食纤维和各种微量营养素，并且具有低或相对低的能量密度。这些食物以及非动物来源的食物应该是每餐重点推荐的食物。

（五）动物性食物

限制红肉的摄入，避免食用加工的肉类食品。

公共卫生目标：人群平均红肉摄入量不超过每周 300g，如果是加工肉类，尽可能少食。

个人建议：对食红肉者，每周红肉摄入量应少于 500g，如果是加工肉类，尽可能少食。

红肉即畜肉如猪、牛、羊肉，加工的肉制品如香肠、火腿、腊肉等。红肉的摄入限量分别为每周 300g（指熟肉的重量，相当于 400 ~ 450g 生肉），500g（指熟肉的重量，相当于 700 ~ 750g 生肉）。

红肉尤其是加工肉类，是结肠 / 直肠癌的危险因素，同时，这些食物中含有较多的动物脂肪，其能量通常也相对高，从而增加体重的危险性较大。如食红肉最好只食入红肉中的瘦肉，亦可选择家禽肉和鱼肉来替代红肉，以限制红肉的摄入量。此外，肉类又是营养素的重要来源，尤其是蛋白质、铁、锌和维生素 B_{12}，故该建议中未强调要选择不含肉类的膳食或不含动物源性食物的膳食，只是限制其摄入量。

（六）含酒精的饮料

限制含酒精饮料。

公共卫生目标：饮酒量超过建议限定量的人群比例每 10 年减少 1/3。

个人建议：如果饮酒，男性每天不超过 2 份（1 份含有大约 10-15g 乙醇），女性不超过 1 份。

研究证据表明，所有含酒精饮料具有相同的作用，没有资料表明不同饮料类型有显著差异。因此，该建议涵盖了所有的含酒精饮料，无论是啤酒、葡萄酒、烈性酒（白酒），还是其他含酒精饮料。重要的是限制饮酒量，现有证据并未明确不会增加癌症危险性的最低饮酒量。如果单纯依据癌症方面的证据，即便是少量饮酒也应该避免。该建议考虑了适量饮酒可能对冠心病有保护作用。应该强调儿童和孕妇不应该饮用含酒精饮料。

（七）保存、加工、制作

限制盐的摄入量，避免食用发霉的谷类食品或豆类。

公共卫生目标：各种来源的盐的人群平均摄入量每天低于 5g（2g 钠）；每日盐摄入量超过 6g（2.4g 钠）的人群比例每 10 年减少一半；最大可能减少对发霉的谷类食品（谷物）或豆类食品（豆荚）产生的黄曲霉毒素的暴露。

个人建议：避免腌制、盐腌或咸的食物；不用盐保存食物；为保证每日摄入量低于 6g（2.4g 钠），限制含盐的加工食品；不吃发霉的谷类食品（谷物）或豆类食品（豆荚）。

盐和用盐保存的食物（如腌制）很可能是胃癌的危险因素，黄曲霉毒素污染的食物能诱发肝癌。在食物链的各阶段，从生产、运输、储存、销售、购买及食品制作前的加工和制作方法最好使用能使易腐烂食品保持新鲜的方法（如冷藏、冷冻、烘干），并且不使用盐。

（八）膳食补充剂

通过膳食本身满足营养需要。

公共卫生目标：使不需要膳食补充剂就能获得充足营养的人群比例最大化。

个人建议：不推荐用膳食补充剂来预防癌症。

对健康人，最好通过选择营养素丰富的食物和饮料来提高营养素的摄入量，而不是膳食补充剂，因为膳食补充剂不会增加其他可能有益的食物成分的摄入，并且采用补充剂预防癌症可能会产生意想不到的副作用。但在某种特定情况下食用补充剂是适宜的。

（九）母乳喂养（特殊建议 1）

母亲进行母乳喂养，孩子要被母乳喂养。

公共卫生目标：大多数的母亲要完全进行母乳喂养 6 个月（完全仅指母乳，不包括其他食物或包括水在内的饮料）。

个人建议：完全母乳喂养婴儿 6 个月，而后在添加辅食的同时进行母乳喂养。

母乳喂养对母亲和婴儿均有保护作用。在生命早期，母乳能最好地维持和增进婴儿的健康及预防其他疾病，如能防止婴儿期感染、保护不成熟的免疫系统的发育，并且对母婴亲情关系的发展也很重要。预防癌症的政策和行动需要从出生开始，并覆盖终生。

（十）癌症幸存者（特殊建议 2）

癌症幸存者应遵循癌症预防的建议（正在进行治疗的癌症患者除外）。

建议：如有可能，所有癌症幸存者要接受训练有素的专业人员提供的营养照顾，除非有其他建议，要遵循关于膳食、健康体重和身体活动的建议（本建议不适用于那些正在进行积极治疗的人）。

癌症幸存者指被诊断为癌症而存活的人，包括那些从癌症中恢复的人。许多癌症治疗的成功性日益增加，因此，癌症幸存者在长久的存活时间内足以患上新的原发性癌症或其他慢性病。因此，这些建议也适用于癌症幸存者。改善他们的生活质量也将降低他们自己的癌症危险性。

综上所述，随着人类生存环境的恶化，社会生活方式的改变，膳食模式的变迁，精神、心理因素的不良作用，使癌症的患病率、死亡率在多个国家已上升为首位。但遗憾的是，至今癌症依然是难治之症。在现有条件下，如果将癌症的控制模式由治疗转为预防，是期望能降低癌症的发病率和死亡率的最佳途径。在一定意义上，人类征服癌症的唯一出路是预防。癌症的三级预防将有益于降低癌症的发病率和死亡率；遵循预防癌症的膳食模式、身体活动模式与生活方式的内容与要求，将能最大程度地预防个体癌症的发生。

（林晓明）

参考文献

[1] Vineis P, Wild CP. Global cancer patterns: causes and prevention. Lancet, 2014, 383: 549-557.

[2]《中国卫生和计划生育统计年鉴》编辑委员会. 中国卫生和计划生育统计年鉴 2015. 北京：中国协和医科大学出版社，2015.

[3] Bray F, Jemal A, Grey N, et al. Global cancer transitions according to the Human Development Index (2008-2030): a population-based study. Lancet Oncol, 2012, 13: 790-801.

[4] Marmot M, Atinmo T, Byers T. 食物、营养、身体活动和癌症预防. 陈君石主译. 北京：中国协和医科大学出版社，2008.

[5] Doll R, Peto R. The causes of cancer: quantitative estimates of avoidable risks of cancer in the United States today. J Natl Cancer Inst, 1981, 66 (6): 1191-1308.

[6] Travis LB, Wahnefried WD, Allan JM, et al. Aetiology, genetics and prevention of secondary neoplasms in adult cancer survivors. Nat Rev Clin Oncol, 2013, 10: 289-301.

[7] Dalamaga M, Diakopoulos KN, Mantzoros CS. The role of adiphonectin in cancer: a review of current evidence. Endocrine Rev, 2012, 33: 547-594.

[8] 李春海主编. 肿瘤标志学基础与临床. 北京：军事医学科学出版社，2008.

[9] Eduardol. Franco, Thomas E. Rohan, Franco. 癌前病变流行病学、检测与预防. 游伟程主译. 北京：中国中医药出版社，2006.

[10] WHO. Agents classified by the IARC monographs. volumes 1-109. Available from: http://monographs.iarc.fr/ENG/Classification/index.php. 2016.10.24

[11] 中华人民共和国国家卫生和计划生育委员会. 国家卫生计生委等 4 部门关于印发《职业病分类和目录》的通知. Available from: http://www.moh.gov.cn/jkj/s5898b/201312/3abbd667050849d19b3bf6439a48b775.shtml.

[12] Robertson A, Allen J, Laney R, et al. The cellular and molecular carcinogenic effects of radon exposure: a review. Int J Mol Sci, 2013, 14 (7): 14024-14063.

[13] Ennour-Idrissi K, Maunsell E, Diorio C. Effect of physical activity on sex hormones in women: a systematic review and meta-analysis of randomized controlled trials. Breast Cancer Res, 2015, 17 (1): 139.

[14] Jochem C, Leitzmann MF, Keimling M, et al. Physical activity in relation to risk of hematologic cancers: a systematic review and Meta-analysis. Cancer Epidemlol Biomarkers Prev, 2014, 23 (5): 833-846

[15] Holman DM, Berkowitz Z, Guy GP, et al. The association between demographic and behavioral characteristics and sunburn among US adults-national health interview survey.2010. Prev Med, 2014, 63: 6-12.

[16] Moore SC, Lee-M, Weiderpass E, et al. Association of leisure-time physical activity with risk of 26 types of cancer in 1.44 million adults [published online. JAMA Intern Med, doi: 10.100/jamainternmed.2016.1548

[17] Belli R, Amerio P, Brunetti L, et al. Elevated 8-isoprostane levels in basal cell carcinoma and in UVA irradiated skin. Int J Immu Pharm, 2005, 18 (3): 497-502.

[18] Smith RA, Andrews k, Brooks D, et al. Cancer screening in the United States, 2016: a review of Current American Cancer Society Guidelines and Current Issues in Cancer Screening. CA Cancer J Clin, 2016, 66: 95-114.

[19] Esposito K，Chiodini P，Colao A，et al. Metabolic syndrome and risk of cancer. Diabetes Care，2012，35：2402-2411.

[20] Vucenik I，Joseph PS . Obesity and cancer risk：evidence，mechanisms，and recommendations. Ann N Y Acad Sci，2012，1271：37-43.

[21] Marengo A，Rosso C，Bugianesi E. Liver cancer：connections with obesity，fatty liver，and cirrhosis. Annu Rev Med，2016，67：103-117.

[22] Attard G，Parker C，Eeles RA，et al. Prostate cancer. Lancet，2016，387：70-82.

[23] Morice P，Leary A，Creutzberg C，et al. Endometrial cancer. Lancet，2016，387：1094-1108

[24] Saran U，Humar B，Kolly P，et al. Hepatocellular carcinoma and lifestyles. J Hepatol，2016，64：203-214.

[25] Song M，Garrett WS，Chan AT. Nutrients，foods，and colorectal cancer prevention. Gastroenterology，2015，148：1244-1260.

[26] Maisonneuve P，Lowenfels AB. Risk factors for pancreatic cancer：a summary review of Meta-analytical studies. Inter J Epidemiol，2015，44（1）：186-198.

[27] Abnet CC，Corley DA，Freedman ND，et al.Nutrients and gastrointestinal malignancies. Gastroenterology，2015，148：1234-1243.

[28] Allott EH，Masko EM，Freedland SJ. Obesity and prostate cancer：weighing the evidence. Eur Urol，2013，63：800-809.

[29] Meynet O，Ricci JE. Caloric restriction and cancer：molecular mechanisms and clinical implications. Trends Mol Med，2014，20（8）：419-427.

[30] Wei-Jie Guan，Xue-Yan Zheng，Kian Fan Chung，et al. Impact of air pollution on the burden of chronic respiratory diseases in China：time for urgent action. Review ，2016，388：1939-1951.

[31] Vaughan TL，Fitzgerald RC. Precision cancer prevention of esophageal adenocarcinoma：a lesson from Napoleon. Nat Rev Gastroenterol Hepatol，2015，12（4）：243-248.

[32] Maresso KC，Tsai KY，Brown PH，et al. Molecular cancer prevention：current status and future directions. CA Cancer J Clin，2015，65：345-383.

[33] Crusz SM，Balkwill FR. Inflammation and cancer：advances and new agents .Nat Rev Clin Oncol，2015，doi：10.1038/nrclinonc.2015.105

[34] Moley KH，and Graham A. Colditz. Effects of obesity on hormonally driven cancer in women. Sci Transl Med. 2016，8（323）：323.

[35] Lasry A，Zinger A，Neriah YB. Inflammatory networks underlying colorectal cancer. nature immunology，2016，（17）：230-249.

[36] 高进，章静波主编 . 癌的侵袭与转移基础与临床 . 北京：科学出版社，2003.

[37] 钦伦秀主编 . 肿瘤的分子诊断与预测 . 上海：上海科技教育出版社，2004.

[38] 于世英，胡国清主编 . 肿瘤临床诊疗指南 . 2 版 . 北京：科学出版社，2005.

[39] Umar A，Dunn BK，Greenwald P. Future directions in cancer prevention ［EB/OL］. http：//www.nature.com/reviews/cancer/AOP，published online ，2012 11 15，doi：10.1038/nrc3397.

[40] Block KI，Gyllenhaal C，Lowe L，et al. Designing a broad-spectrum integrative approach for cancer prevention and treatment. Seminars in Cancer Biology，2015，35：S276-S304.

[41] Bowtell DD，Böhm S，Ahmed AA，et al. Rethinking ovarian cancer II：reducing mortality from high-grade serous ovarian cancer. Nat Rev Cancer，2015，15（11）：668-679.

[42] Czeczuga-Semeniuk E，Wolczynski S，and Markiewicz W. Preliminary identification of carotenoids in malignant and benign neoplasms of the breast surrounding fatty tissue. Neoplasma，2003，50（4）：280-286.

[43] Pietro MD，Chan D，Fitzgerald RC，et al. Screening for barrett's esophagus. Gastroenterology，2015，148：912-923.

[44] Coleman MP. Cancer survival：global surveillance will stimulate health policy and improve equity. Lancet，2014，383：564-573

[45] Cho E，Spiegelman D，Hunter DJ，et al. Premenopausal intakes of vitamins A，C，and E，folate，and carotenoids，and risk of breast cancer. Cancer Epidemiol Biomarkers Prev，2003，12（8）：713-720.

[46] 刘福成主编. 癌症化学预防. 长沙：中南大学出版社，2015.

[47] Huang JP，Zhang M，Holman CD，et al. Dietary carotenoids and risk of breast cancer in Chinese women. Asia Pac J Clin Nutr，2007，16（Suppl 1）：S437-S442.

[48] Larsson SC，Bergkvist L，Wolk A. Dietary carotenoids and risk of hormone receptor-defined breast cancer in a prospective cohort of Swedish women. Eur J Cancer，2010，46（6）：1079-1085.

[49] Eliassen AH，Hendrickson SJ，Brinton LA，et al. Circulating carotenoids and risk of breast cancer：pooled analysis of eight prospective studies. J Natl Cancer Inst，2012，104（24）：1905-1916.

[50] Aune D，Chan DS，Vieira AR，et al. Dietary compared with blood concentrations of carotenoids and breast cancer risk：a systematic review and Meta-analysis of prospective studies. Am J Clin Nutr，2012，96（2）：356-373.

[51] Zhang X，Spiegelman D，Baglietto L，et al. Carotenoid intakes and risk of breast cancer defined by estrogen receptor and progesterone receptor status：a pooled analysis of 18 prospective cohort studies. Am J Clin Nutr，2012，95（3）：713-725.

[52] Kim MK，Park YG，Gong G，et al. Breast cancer，serum antioxidant vitamins，and p53 protein overexpression. Nutr Cancer，2002，43（2）：159-166.

[53] Czeczuga-Semeniuk E，Wolczynski S. D oes variability in carotenoid composition and concentration in tissues of the breast and reproductive tract in women depend on type of lesion? Adv Med Sci，2008，53（2）：270-277.

第十六章　骨质疏松症

骨质疏松症（osteoporosis，OP）是一种不可逆的、难以治愈的老年性退行性疾病。该病主要危及大多数妇女和老年男性，病人以骨量减少，骨质脆变，极易发生骨折为特征。骨质疏松症由于其较高的患病率和骨折的严重后果，对人们尤其是老年人的健康和生活导致极大的威胁，给社会造成巨大的经济负担。随着社会逐步进入老龄化，骨质疏松症已成为一个较大规模的公共卫生问题。

第一节　骨质疏松症概述

一、定义与分类

（一）定义

原发性骨质疏松症（primary osteoporosis，POP）是以骨量减少、骨的微细结构破坏、为特征，导致骨脆性增加、易发生骨折的一种全身性骨病。

骨量减少指骨矿物质和其基质比例的减少，骨矿密度和骨质量下降；骨微结构退变是由于骨吸收和骨沉着失衡等原因所致，表现为骨小梁结构变细，骨小梁断裂和数量减少，皮质骨多孔、变薄；骨脆性增高、骨力学强度下降、骨折危险性增加，对载荷承受能力降低而易于发生微细骨折或完全骨折。常悄然发生腰椎压缩性骨折，倒地性的桡骨远端、股骨近端和肱骨上端骨折。

（二）分类

骨质疏松症可分为原发性骨质疏松症和继发性骨质疏松症（secondary osteoporosis，SOP）两大类。

1. 原发性骨质疏松症　又分为以下三类：

绝经后骨质疏松症（Ⅰ型）：主要与女性绝经后卵巢内分泌功能低下、雌激素减少有关，绝经后 5～10 年内即可发生，多见于绝经后妇女，年龄在 50～70 岁。

老年性骨质疏松症（Ⅱ型）：主要与老龄化有关，多见于 70 岁以上的老年人，男女比例约为 1∶2。实际上，70 岁以上女性骨质疏松症，多由绝经和老龄化双重因素导致。

特发性骨质疏松症：包括青少年骨质疏松症和青壮年成人骨质疏松症，原因不明。青少年骨质疏松症，指发生在 8～14 岁的青少年，比较少见，多伴有家族遗传史。青壮年成人骨质疏松症更为少见，发生在妊娠期或哺乳期，也与遗传因素有关。

2. 继发性骨质疏松症　继发性骨质疏松症是继发于多种疾病或因素而发生的骨质疏松症。这些疾病或因素包括内分泌性疾病、骨髓增生性疾病、药物性骨量减少、营养缺乏性疾病、慢性疾病（明显的实质性器官疾病、结缔组织性疾病）、先天性疾病、失用性骨丢失、其他能引起骨质疏松的疾病和因素等。

二、临床表现

骨质疏松症典型的临床表现是疼痛、脊柱变形和脆性骨折。

（一）疼痛

骨质疏松症的早期通常没有明显症状，仅有腰痛、背痛和腿痛等不典型症状。腰背疼痛是骨质疏松症最常见、最主要的症状。随着病情进展，出现骨痛，这也是患者就诊的最常见的原因之一。负荷增加时疼痛感增强，疼痛严重时活动受限。

（二）脊柱变形

身长缩短、驼背是骨质疏松症的重要临床体征之一。脊椎椎体前部几乎全部由松质骨组成，因此，椎体最易发生骨质疏松改变。整个脊椎会缩短 10 ~ 15cm，导致身长缩短。如果弯腰活动度大或负重量较大，椎体变形显著或出现压缩性骨折，可造成脊柱前倾，形成驼背。胸椎压缩性骨折引起胸廓畸形，影响心肺功能。腰椎骨折可累及腹部，引起腹痛、腹胀、便秘、食欲缺乏等。

（三）脆性骨折

骨质疏松症严重者在日常动作中，如转身、持物、开窗等，即使没有较大的外力作用下亦可发生骨折，其中跌倒是最常见的骨折原因。这种非暴力或轻外力性骨折称为脆性骨折。骨质疏松性骨折的好发部位为胸椎、腰椎、髋部和前臂远端，其他部位也可发生。骨质疏松性骨折是骨质疏松症的后果性病症。骨折给病人造成的痛苦最大，并严重限制患者的活动，甚至缩短寿命。髋部骨折给病人造成的后果最为严重，研究显示，发生骨折后 1 年之内，约有五分之一的患者死于各种并发症；存活者中有一半致残，导致活动受限或卧床，生活难以自理。

椎体压缩性骨折是骨质疏松性骨折中最常见的一类，轻微的压力甚至咳嗽也能引起椎骨骨折。几乎 90% 的椎体骨折由骨质疏松所致，但由于相当比例的椎体骨折患者无症状，因此，临床上能够检出的椎体骨折患者仅为椎体骨折总数的 1/3 ~ 1/2。椎体骨折最常见的症状是背部疼痛和椎体塌陷。背部疼痛多为突发性，常发生于日常轻微的动作如突然弯腰、跳跃和一般负重时，表现为深而钝的疼痛，可经肋部向腹部放射，卧床休息可暂时缓解。椎体塌陷常表现为驼背和身高变矮，严重者可影响呼吸功能。

三、骨质疏松症的诊断

原发性骨质疏松症的诊断，根据病史、骨密度检测、生化检验和骨折情况进行综合判断。如果已经发生脆性骨折，再结合患者一般状况，可确诊骨质疏松症。脆性骨折是骨质疏松症的后果和并发症，表明骨强度下降。常用特异性检测方法是骨密度检查。

（一）骨密度检查

1. 常用的检查方法　双能 X 线吸收法（dual energy X-ray absorptiometry，DXA）为首选，定量计算机断层扫描（quantitative computed tomography，QCT）也常用。用双能 X 线吸收法测量髋部的骨密度，被称为骨质疏松症诊断的"金标准"。

2. 评价标准　我国 2011 年公布的原发性骨质疏松症诊治指南，参考了世界卫生组织（WHO）的标准，并结合我国的国情，以同种族、同性别的正常成人峰值骨量均值（M）和标准差（SD）为依据，提出：测骨量值大于峰值骨量均值减一个标准差（> M - 1SD）为正常；骨量在 M - 1SD 与 2.5SD 之间为骨量低下；骨量等于或小于 M - 2.5SD 为骨质疏松，如果此时伴有一处或多处骨折，则为严重骨质疏松症。见表 16-1-1。

（二）普通 X 线检查

只有骨丢失达到 30% 以上时才能用此法检测出，因此，对骨质疏松症的早期诊断无意义，但可明确骨折的诊断。现在已较少及不应用。

表 16-1-1　基于 DXA 测定的骨密度诊断标准

诊断	峰值骨量均值减标准差（M − SD）
骨量正常	＞ M − 1SD
骨量低下	M − 1SD ~ 2.5SD
骨质疏松	M − 2.5SD
严重骨质疏松（伴有一处或多处骨折）	M − 2.5SD

注：未成年人应按照同性别、同年龄正常人骨密度均值及标准差执行

［引自：中华医学会骨质疏松和骨矿盐疾病分会. 原发性骨质疏松症诊治指南（2011 年）. 中华骨质疏松和骨矿盐疾病杂志，2011，4（1）：2-17.］

（三）生化检查

生化检查的各项指标并非特异，但有助于骨质疏松症的辅助诊断和鉴别诊断，可酌情采用。常规检查包括：血常规、血钙、血磷、血碱性磷酸酶（alkaline phosphatase，ALP）和抗酒石酸盐酸性磷酸酶（tartrate-resistant acid phosphatase，TRACP），尿钙、尿磷、尿羟脯氨酸（hydroxyproline），血清蛋白电泳、肝功能、肾功能等。根据病史可检查：血清 25 羟维生素 D_3（25-OH-D_3）、甲状腺功能、甲状旁腺激素等。还可检查：骨转换生化标志物，如血清中的骨钙素（osteocalcin，OC）、I 型原胶原 N 端前肽（procollagen I intact N-terminal，PINP）和 1 型胶原交联 C 末端肽（cross-linked C-terminal telopeptide of type I collagen，CTX），尿中的 1 型胶原交联 C 末端肽、吡啶啉（pyridinoline，Pyr）、脱氧吡啶啉（deoxypyridinoline，D-Pyr）等。

鉴别诊断

诊断原发性骨质疏松症时要注意，骨质疏松可由多种其他疾病所致，如导致骨代谢紊乱的内分泌疾病（性腺、甲状腺、甲状旁腺和肾上腺疾病等），影响钙元素和维生素 D 吸收和调控的消化道和肾疾病，类风湿关节炎等免疫系统疾病，多发性骨髓瘤等恶性疾病，各种先天性和获得性骨代谢异常疾病，长期服用影响骨代谢药物等，应注意与这些疾病的鉴别诊断。

四、病因与发病机制

骨质疏松症及骨折是骨密度降低和骨微细结构破坏的双重结果，其病因与发病机制涉及多方面。

（一）激素水平降低

1. 雌激素（estrogen）　雌激素与骨骼保留钙和肾重吸收钙作用密切相关。在女性绝经后，卵巢和子宫功能衰退，雌激素如雌酮（Estrone，E1）、雌二醇（Estradiol，E2）分泌量均明显减少，对肾上腺皮质的刺激亦减少，使内分泌发生变化，尿中钙排出量增加，导致体内钙丢失，诱发骨质疏松症。老年女性骨质疏松症患病率是老年男性的 4 ~ 6 倍。

雄激素亦与雌激素同样，对骨骼生长、促进骨峰值和防止成人后的骨丢失有重要意义。

2．甲状旁腺素（parathyroid hormone，PTH）水平增高　PTH 对成骨细胞和破骨细胞均有刺激作用，既可增加骨形成，也能促进骨吸收。PTH 还能活化肾 1α 羟化酶，使 $1,25-(OH)_2-D_3$ 增加。骨质疏松症患者血中甲状旁腺素水平明显高于正常人。甲状旁腺素增高，可使骨内钙质移入血中，骨钙丢失。血中甲状旁腺素的水平随年龄增长而增加。

3．降钙素（calcitonin，CT）　水平降低　CT 是调节控制骨形成的重要因素。直接作用于破骨细胞受体，使细胞内钙离子转入线粒体，抑制破骨细胞活性，抑制大单核细胞转化为破骨细胞，抑制骨吸收，促进骨形成。CT 低下是老年尤其是绝经后女性骨质疏松症的重要因素之一。血液 CT 水平随年龄增长而降低，男性比女性更明显。CT 下降，导致骨形成减慢，骨吸收加快。

4．皮质醇（corticostcroid，CS）　抑制成骨细胞功能，抑制肠钙吸收和促进尿钙排出，并抑制垂体分泌促性腺激素，致使骨吸收增加。

（二）营养因素

与骨质疏松发生密切相关的营养因素，主要是钙、维生素 D、蛋白质、维生素 C 等。

1．钙　钙摄入量对增加骨量，防止骨质丢失和骨折均有重要作用。老年人膳食钙摄入、吸收和利用减少是骨质疏松症发生的主要因素之一。因为老年人进食总量减少，相应食物钙的摄入量亦减少，加之与老年人机体维生素 D 水平降低有关。

2．维生素 D $[1,25-(OH)_2-D_3]$　肠道钙的吸收依赖于 $1,25-(OH)_2-D_3$ 的存在。生理量的维生素 D 直接刺激成骨细胞，对骨形成和骨矿化有促进作用。高浓度的 $1,25-(OH)_2-D_3$ 可增加破骨细胞的数量和活性，也促进骨吸收。血中 $1,25-(OH)_2-D_3$ 随年龄增加而逐渐降低，与老年人日照量不足；皮肤生成 $1,25-(OH)_2-D_3$ 前体的量减少；肾功能减退，1α 羟化酶活性降低有关。

3．蛋白质　高蛋白饮食，使肾小管钙重吸收率降低，尿钙排出增加。

4．维生素 C　是参加骨代谢的重要物质，对酶系统有促进作用，有利于钙吸收和促进钙在骨骼中的沉积。

5．维生素 K　参与骨钙素中谷氨酸的 γ 位羧基化，促进骨钙沉积，促进成骨。

（三）身体活动、运动和制动

身体活动和运动能增加骨皮质血流量，有利于成骨作用，并能提高睾酮和雌激素水平，使钙的吸收和利用增加。静止休息是骨丢失的最大危险因素，活动过少，如绝对卧床 $11\sim61$ 天，即可发生骨量减少，活动后可恢复，但需要更长时间。卧床后尿钙排出增加可达 3 倍左右。长期卧床骨密度能减少 40%，受累的肢体和脊柱骨密度减少可持续多年。但过量运动易导致青春期延迟、身体脂肪丢失和雌激素缺乏，亦可引起骨量丢失。

（四）遗传因素

遗传是骨质疏松症发生的重要原因之一。双亲之一患有骨质疏松症的女性，本人患骨质疏松症的危险性也较高。双生子研究结果显示，峰值骨量的 60%～80% 是由遗传因素所决定，而峰值骨量与骨质疏松症的发生关系密切。

有关骨质疏松相关基因和基因多态性的研究虽有很多，但还没有明确的结论，有待进一步的深入探索。

（五）地域、民族

不同地域和民族骨质疏松症患病率差异很大。居住在北欧和北美州的居民骨质疏松症的患病率高于亚洲和非洲居民，而亚洲人该病患病率又高于非洲人。

（六）细胞因子

研究发现，体内骨形态发生蛋白（bone morphogenetic protein，BMP）、胰岛素样生长因子（insulin-like growth factor，IGF）、转化生长因子 -β（transforming growth factor，TGF-β）、成纤维细胞生长因子（fibroblast growth factor，FGF）等也参与骨质疏松发生过程的调控，可能通过直接或间接的形式调节骨细胞有丝分裂，并促进骨细胞分化和骨形成。

（七）其他

缺少体力活动，体形瘦弱，体重较轻，长期静坐工作或生活方式等，可造成骨量失用性丢失。老年男子雄激素逐步下降与骨质疏松症也有关联。

五、危险因素

骨量的沉积 90% 于 20 岁以前完成，其余 10% 发生在以后的 10 ～ 15 年。一般情况下，30 ～ 35 岁为一生中骨量最高的时期，这种最高的骨量称为骨峰值。骨峰值主要由遗传因素和环境因素决定。前者是骨质疏松的易患因素，后者包括儿童期的低钙摄入，出生和成年时低体重、身体活动少、发育延迟、不健康的生活方式和不良膳食结构等。

骨质疏松症的发生是多种因素共同作用的综合结果，许多因素与原发性骨质疏松症的发生发展密切相关，原发性骨质疏松症的主要危险因素，见表 16-1-2。

表 16-1-2　原发性骨质疏松症的主要危险因素

危险因素	危险因素的特征
性别	女性，绝经后女性
年龄	老年人，并与年龄成正相关
雌性激素	卵巢功能不全或绝经后的雌激素缺乏
饮食营养	钙缺乏，维生素 D 缺乏，高蛋白饮食，高钠盐，酗酒，咖啡因摄入过多
日晒	日照不足导致体内合成活性维生素 D 不足
身体活动	运动锻炼和身体活动较少
生活、工作方式	静坐式工作或生活方式，看电视或卧床时间长，吸烟
家族史	有骨质疏松症母系家族史
种族	白种人和黄种人比黑种人易患骨质疏松症
体形	娇小瘦弱者
体重	低体重者
慢性病	加快骨丢失或干扰骨代谢的慢性病，如胃切除、（男女）性腺功能减退、肾上腺皮质功能亢进、甲状腺功能亢进、甲状旁腺功能亢进、肝病、钙代谢紊乱（如变形性骨炎）、骨软化症、某些肿瘤、肾病、免疫性疾病
寿命增加	骨质疏松症的患病率随年龄增长而升高
服用药物	促进骨吸收或抑制骨形成的药物，如抗惊厥药、皮质类固醇药物、肝素、含铝抗酸药等

第二节 骨质疏松症的综合治疗

对于确诊的骨质疏松症患者，要采取积极的治疗和控制措施，目的是减缓和控制骨质疏松症的进展，预防骨折的发生。

一般有膳食营养治疗、药物治疗、物理疗法和运动疗法，其中膳食营养治疗是最基础的治疗。

一、膳食营养治疗

（一）膳食营养治疗原则

合理的膳食营养，对增加骨形成、减少骨质丢失和缓解骨质疏松症的发展极为重要。

1. 钙 患者每日摄入钙 1000～1500mg，包括膳食钙和钙补充剂。

膳食钙：增加富钙食物，详见本章第三节中合理的膳食营养相关内容。

钙补充剂：如膳食钙不足，应在膳食钙的基础上采用钙补充剂，并与维生素D同时补充。骨质疏松症是一种慢性病，补钙治疗也是一种长期行为，但要防止长期过量补充钙剂对机体的危害，各种来源钙的摄入总量不应超过钙的可耐受最高摄入量 2000mg/d，最好不超过 1500mg/d。

2. 维生素D 每天从膳食和药物中获得的维生素D总量应达到10～20mg（400～800IU）。

每天最好日光浴30min以上，以获得在紫外线作用下机体自身合成的维生素D。

当膳食来源和自身合成维生素D不足时（如没有条件日光浴），应补充维生素D制剂。目前，常用的活性维生素D药物有1,25双羟维生素 D_3（骨化三醇）和1α羟基维生素 D_3（α-骨化醇）。每日维生素D的总摄入量不能超过维生素D可耐受的最高摄入量50mg（2000IU）。如需大剂量补充需在医生指导下进行。

3. 植物雌激素 植物中的酚类化合物，能与人体内雌激素受体结合，产生雌激素样的作用。这类植物雌激素，能抑制破骨细胞的活性，增强成骨细胞的作用，减轻骨丢失。目前，虽然关于植物雌激素对提高骨密度、降低骨质疏松性骨折发生的临床疗效，尚无明确的结论，但一定剂量范围内的植物雌激素未发现毒副作用，且对心血管病亦有改善作用，可辅助使用。

二、药物治疗

（一）药物治疗目的

骨质疏松症的药物治疗目的，主要为抑制或减少骨吸收，增加骨形成和骨量，防止骨折。

（二）常用药物

1. 病因治疗 骨质疏松症治疗的常用药物有：雌激素类和孕激素类（联合使用）、选择性雌激素受体调节剂、降钙素、双膦酸盐、钙剂、活性维生素D、甲状旁腺素、雄激素类同化激素等。

目前，还有一些极具前途的新药正在临床研究中，如地舒单抗［一种特异性靶向核因子κB受体活化因子配体（RANKL）的单克隆抗体］、奥达卡替（破骨细胞组织蛋白酶K抑制剂）、沙拉替尼（Src酶抑制剂）、巴多昔芬（选择性雌激素调节剂）、Sclerostin单抗（骨形态发生蛋白抑制因子的单克隆抗体）等。

2. 对症治疗 使用止痛药物以缓解疼痛。

三、物理疗法

（一）紫外线疗法

紫外线能促进人体内维生素 D 的合成，增加骨矿含量。可采用日光浴或一定波段的人工紫外线照射。治疗时，注意保护头部、眼睛，且不可过量照射。

（二）物理疗法

常用的物理疗法有短波、超短波、微波、磁疗、热疗等，具有止痛、改善局部血液循环、刺激代谢等作用。

四、运动疗法

运动疗法是改善骨质疏松症重要而有效的手段，能减缓骨丢失和骨质疏松的进展。经常性运动还能够矫正骨骼变形，改善关节功能，提高柔韧性，增强肌肉力量，保持运动系统的协调性和灵活性。进而防止摔跤，减少骨质疏松性骨折的发生。

（一）运动内容

（1）运动方式与强度：促进骨健康的理想运动应该是多肌群参与、中低等强度、多种形式的运动，包括负重和抗阻力运动，能够使骨骼从多角度、多方位承受重力和撞击的锻炼，最有效地增加骨密度，减少骨丢失。骨质疏松症患者多为老年人，一般应采取运动强度较低、频率较小的有氧运动，如慢跑、快走、蹬车、游泳、健身操、太极拳、乒乓球、器械练习等运动。

（2）运动时间：运动和其他身体活动的累积时间每天最好保持 2h 以上（除静坐和卧床以外）。

（二）运动注意事项

1. 避免剧烈运动　防止运动性损伤或其他危险。运动时要考虑心血管等系统的健康状况，应循序渐进，逐步增加运动的强度和运动时间，不可勉强运动，切勿操之过急。

2. 运动中出现不适症状　应立即停止运动，如症状严重，应及时到医院检查和就医。

3. 运动环境　运动时要注意地形和光线，防止意外跌倒，发生骨折。

4. 户外运动　提倡户外运动，以获得日光紫外线照射，促进维生素 D 的皮下合成。

（三）个体化运动处方

医生应根据患者的身体状况、条件、能力和兴趣，制订合理的个性化运动方案。骨质疏松症患者应按照医生的运动处方运动。

第三节　骨质疏松症的预防与控制

骨质疏松症为老年性退行性疾病，一旦患病，很难逆转和治愈。临床上的治疗只能减缓骨质的丢失，并不能达到骨质的复原和疾病的康复。因此，控制骨质疏松症发生的根本途径是预防。只有早预防、早发现、早治疗才能延缓骨质疏松症的发生和避免骨折，以及避免因骨折而导致的并发症。

人自出生后，身体骨钙量需要历经 30 ~ 35 年的积累。成年后尽管身高不再增长，但骨骼的密度依然不断增加，大约在 30 岁 ~ 35 岁时能达到骨密度的最大值即峰值骨密度。30 岁 ~ 35 岁后，尤其是女性，骨钙开始丢失，更年期开始骨钙丢失速度加快。老年人骨密度受峰值骨密度和围绝经期骨质丢失速度的影响。峰值骨密度越低，骨质丢失越快，骨质疏松症发生的危险性就越大。因此，30 ～ 35 岁以前预防骨质疏松发生的重点是提高峰值骨密度，30 岁～ 35 岁以后的重点是减少骨量丢失和防止骨质疏松的发生。

由于女性绝经后骨质疏松症的患病率明显高于同年龄的男性，因此，骨质疏松症预防的重点是女性，尤其是绝经后女性。摄入充足的钙和维生素 D、经常性的身体活动和运动锻炼、正常的相关激素水平称为维持骨健康的三角支点，缺一不可。而维持骨健康三角支点的途径则通过合理的膳食营养、良好的生活方式、预防性用药及定期骨密度检测。

一、合理的膳食营养

预防骨质疏松发生的首要营养素是钙和维生素 D。摄入充足的钙和维生素 D 是预防骨质疏松症的基础，其他的预防措施只有在该基础上才能发挥作用。

增加钙和维生素 D 的目的：①使峰值骨密度最大化；②最大限度维持峰值骨密度的时间；③为骨形成提供充足的钙源；④减缓中老年人群骨丢失和骨密度下降的速度；⑤最大限度减轻因骨吸收而导致的骨丢失的程度。因此，骨质疏松症的预防应从青少年时期就开始，并且应一直持续到生命的终点。

（一）钙摄入量充足

钙是预防骨质疏松的首要和核心营养素。

1. 钙来源　人体钙的最佳来源为膳食钙，需要时可食用钙补充剂，饮水中亦含有一定量的钙。

（1）膳食钙　选择钙含量丰富，且吸收、利用率高的食物钙。钙的最佳食物来源是奶和奶制品；富含钙的食物还有，如奶制品、虾皮、绿色蔬菜，以及骨粉、牡蛎壳粉等。常见食物中钙的含量，见表 16-3-1。

表 16-3-1　富含钙和维生素 D 的食物

富含钙食物	含量（mg/100g）	富含维生素 D 的食物	含量（IU/100g）
人乳	30	鱼肝油	8500
牛乳	104	大马哈鱼	500
大豆	191	金枪鱼罐头	232
豆腐	164	奶油（脂肪含量 37.6%）	100
花生仁	284	浓缩牛奶	88
干酪	799	炖鸡肝	67
蛋黄	112	人造黄油煎猪肝	51
干海带	348	奶油（脂肪含量 31.3%）	50
虾皮	991	煮鸡蛋	49
木耳	247	鲜牛奶（脂肪含量 1% ～ 3.7%）	41
紫菜	264	烤羊肝	23
芫荽	252	煎牛肝	19
圆白菜	123	猪肝午餐肉	15
芹菜	181	煎小牛肝	14

（注：IU 国际单位，1mg 维生素 D = 40 IU）

（2）钙补充剂　我国居民膳食结构以植物性食物为主，奶与奶制品摄入尚不普遍，从食物中获得足量的钙并非易事，因此，钙补充剂可作为防治骨质疏松症的手段之一。钙补充剂对钙缺乏的老年人和绝经后妇女是较佳的选择。

种类：市场上钙补充剂的种类较多，选择时，既要考虑吸收利用率，又要考虑效价比。研究显示，健康人体在膳食营养正常状况下，大部分钙剂的吸收率在30%左右，如碳酸钙为39%，柠檬酸钙35%，苹果酸钙35%，乳酸钙32%，草酸钙30%，葡萄糖酸钙27%，与牛奶中钙的31%不相上下。钙剂的吸收率还与服用剂量有关，当元素钙在≤500mg时，吸收率较高；>500mg时，剂量越高，吸收率越低。钙剂的吸收率与钙剂化合物的溶解度关系不大，而与剂型的崩解度关系密切。

食用量：按照我国营养补充剂服用量的相关规定，成年人、中老年人群每日钙补充量为250～1000mg。

（3）饮水中钙　饮水中也有相当含量的钙，但开水中可溶性钙（碳酸氢钙）大大减少（因形成碳酸钙沉淀于壶底）。在卫生条件许可下，应少喝白开水，多喝可饮用自来水或者矿泉水。

2．钙摄入量　不同年龄的人群以及处于不同生理状态下的人群对钙的需要量有所不同。中国营养学会（2013年）建议的中国居民膳食钙的参考摄入量（RNI）见表16-3-2。应尽可能通过调整食物结构使钙的摄入量达到要求。

表 16-3-2　钙和维生素 D 的参考摄入量（RNI）/ 天

年龄	钙（mg）	维生素 D（mg）
18～49 岁	800	10
孕早期	800	10
孕中期	1000	10
孕晚期	1000	10
哺乳期	1000	10
50～64 岁	1000	10
³65 岁	1000	15

注：1mg 维生素 D = 40 国际单位（IU）

3．钙的可耐受最高摄入量　如果长期过量补钙，虽无明显毒性作用，但可引起高钙尿，增加肾结石的危险，还影响铁、锌、镁、磷等元素的吸收。为防止补钙过量，中国营养学会提出我国人群钙的可耐受最高摄入量（UL）为2000mg/d。因此，补钙剂量加膳食中摄入的钙量不应超过此耐受量。

（二）维生素 D

在人体内，维生素 D 对促进钙的吸收和骨沉着、肾对钙的重吸收以及血钙浓度的调节均起着不可替代的作用。维生素 D 缺乏不仅影响钙的吸收、利用和成骨作用，亦可引起继发性甲状旁腺素分泌增加，导致骨吸收增强，加重骨质疏松症。

1．维生素 D 的来源　人体内维生素 D 主要来源于膳食维生素 D，在户外阳光下自身合成的维生素 D，以及维生素 D 补充剂，前两者是主要来源。

（1）膳食维生素 D　富含维生素 D 的食物首选鱼肝油，含脂肪高的海鱼、鱼卵、动物肝、蛋黄、奶油和奶酪中维生素 D 的含量也较丰富。常见食物中维生素 D 含量，见表 16-2-1。

（2）自身合成维生素 D　维生素 D 可经日光中紫外线照射皮肤在体内利用其前体 7- 脱氢胆固醇，经肝和肾酶的作用后生成。一般认为，每天日光浴 15min，即可满足维生素 D 的需要，日光直射和散射均可。玻璃可阻挡紫外线，所以应在户外日光浴。

（3）维生素 D 补充剂　如果膳食维生素 D 和自身产生的维生素 D 不足时（缺少户外活动），可服用维生素 D 制剂。

食用量：按照我国营养补充剂服用量的相关规定，成年人、中老年人群每日维生素 D 补充量为 1.5 ~ 10 μg。

2．维生素 D 的摄入量　不同年龄的人群以及处于不同生理状态下的人群对维生素 D 的需要量有所不同。中国营养学会（2013 年）建议中国居民膳食维生素 D 的参考摄入量（RNI）见表 16-3-2。应尽可能通过调整食物结构使维生素 D 的摄入量达到要求。

3．维生素 D 的可耐受最高摄入量　为避免长期摄入维生素 D 过量导致中毒，我国建议维生素 D 可耐受的最高摄入量（UL）为 50mg（2000IU）/d。每天维生素 D 的总摄入量（包括膳食和制剂）不能超过此剂量。

（三）适宜的蛋白质

膳食蛋白质摄入量应适宜，过高的蛋白质摄入量有促进尿钙排出的作用。因为，一方面，蛋白质本身的酸性成分可减少肾小管内钙的重吸收；另一方面，蛋白质代谢所产生的磷酸盐残基在肾小管中与钙形成复合物而不利于钙的重吸收。此外，过高蛋白质摄入量能降低钙在肠道的吸收。但需要强调的是，低蛋白膳食也不利于骨形成。研究证实，蛋白质摄入不足，可导致骨量和骨强度减低。因此，蛋白质的摄入量要适量。

老年人蛋白质摄入量可占总能量的 15%（一般成年人为 12% 左右），动、植物蛋白质各占一半。

（四）限制钠盐

应限制钠盐摄入量，因钠与钙在肾小管重吸收的过程中发生竞争，体内过多的钠必然导致钙重吸收减少而排泄增多，增加钙的丢失。为了预防骨质疏松的发生，骨质疏松的高危人群尽量采用低盐饮食。

（五）限制咖啡和碳酸饮料

咖啡中的咖啡因不仅能在胃肠道与钙结合，干扰钙的吸收，还能与人体内的游离钙结合，并经尿排出。游离钙的减少必然引起骨钙的溶解，从而增加骨质疏松症和骨折发生的危险性。但是，少量饮用咖啡（含 100mg 咖啡因）不会对健康造成危害。

碳酸饮料中的磷酸可能对钙的新陈代谢和骨质有不利影响，同时，喜喝饮料致使喝牛奶相对减少，因而钙摄入量减少。

（六）丰富的蔬菜水果

蔬菜水果有预防骨质流失、防止骨质疏松症发生的良好功效。某些蔬菜中含有丰富的钙，如白菜、苋菜、花椰菜、芹菜、紫菜、红萝卜、青豆等；另绿叶蔬菜中富含维生素 K，研究发现，维生素 K 摄入量不足与骨质疏松有关；蔬菜水果摄入量较多的人群，膳食中富含钾、镁和维生素 C，有益于骨质密度增长。

（七）富含植物酚类的食物

某些植物性食物中富含有雌激素样作用的酚类化合物，包括异黄酮（isoflavones）、木酚素（lignans）和香豆雌酚（coumestans）等，又称植物雌激素（phytoestrogens）。对预防骨质疏松有较好的效果，特别是对绝经后女性。它们主要存在于如全谷类、豆类（如黄豆、花腰豆等）与制品（豆芽、豆腐）、某些水果（如蔓越橘、草莓等）与蔬菜（菜豆类、花椰菜、根芹等）、南瓜子以及秋葵、红车轴草、葛根、亚麻籽、苜蓿芽、三叶草等植物中。

二、良好的生活方式

（一）经常性的身体活动和运动

体力活动和运动可通过对骨组织的形态、骨生物力学性能、骨代谢相关因子及骨代谢调节激素四方面的影响发挥作用。经常性的身体活动和运动能不断对骨骼系统产生刺激，增强新陈代谢，避免失用性骨质丢失，增加骨密度，减缓骨质疏松的发生和发展。

预防骨质疏松应从青少年开始。青春期前加强运动，有利于峰值骨密度的增加，延缓老年时期骨质疏松症的发生，其效果远强于青春期后开始。老年期经常性运动能有效减少骨丢失速度，对骨密度有正性效应。

1．运动方式　多种多样，可根据自己的喜好和条件选择。无论是抗阻力运动还是负重运动，无论是有氧运动还是无氧运动，只要能对全身或局部骨骼系统（四肢、脊柱等）产生刺激作用和形成压力负荷的运动，均有助于预防和减缓骨质疏松的发生。

2．运动强度　青年人最好采用运动速度较快、强度达最大运动能力70%以上的运动；中老年人可采取运动强度和一次运动量都比较低的有氧运动，可延长累积的运动时间。

3．运动时间　身体活动和运动的累积时间（即除坐、卧以外的时间）每天应至少保持2h以上。

提倡户外运动，以获得日光紫外线的照射，促进体内维生素 D 的合成。

（二）减少久坐或久卧

尽可能减少静坐或卧床的时间，增加身体活动和户外活动，有益于骨质疏松的预防。如久坐或久卧看电视、看手机、用电脑，久坐电脑前工作、学习、上网或玩游戏，这种久坐、久卧的习惯是引起骨密度下降和发生骨质疏松症的重要危险因素。久卧的患者，如瘫痪和骨折后卧床 1 年内，骨密度可下降 40%。

（三）戒烟限酒

1．戒烟　吸烟可加速骨钙丢失。女性吸烟能加速雌激素的灭活和分解，女性吸烟者绝经的年龄提前，骨丢失速度加快，因此，要戒除吸烟的不良习惯。

2．限酒　酒精能通过损害肝等器官，影响钙与维生素 D 的摄取和代谢，并抑制维生素 D 的活化。酒精还有直接对抗成骨细胞的作用。酒精性骨质疏松症伴有极其显著的骨小梁断裂。男性酗酒者与骨质疏松症发生密切相关。

（四）其他

老年人要培养有益于防止骨折发生的行为习惯，特别要防止意外跌倒和碰撞，如使用拐杖，尽量走平路，改善家庭照明，穿防滑鞋，小心上下楼梯，避免在黑暗处行走，不抬举重物和弯腰拾物，下蹲时腰背要挺直等。

三、预防性用药

骨质疏松症的高危人群可采用预防性用药，但应在医生指导和监测下进行。常用药物主要有雌激素和孕激素、双膦酸盐、钙剂和维生素 D 也可归入预防性药物。

（一）雌激素替代疗法

对卵巢功能不全、围绝经期妇女或绝经后雌激素缺乏者，雌激素替代疗法具有肯定的预防作用。但应注意与孕激素的联合使用，用药种类和剂量严格遵守医嘱，并密切关注相关器官和指标的临床监测，避免不良后果。对于不适宜雌激素替代疗法者，可使用双膦酸盐。由于药物更新速度很快，应注意使用更加有效、副作用更少的新药或新疗法。

（二）雄激素替代疗法

由于对老年男性骨质疏松症也逐渐引起重视，有人建议可预防性使用雄激素替代疗法，但对此尚存在异议。

四、定期骨密度检测

定期测量骨密度，尤其是对高危人群定期测量骨密度，并进行骨密度的动态观察，对早期发现、早期防治，预防骨质疏松症和骨折的发生具有重要意义。

五、其他

尽量避免使用促进骨质丢失，引起骨质疏松症的药物，如含铝的抗酸药、巴比妥盐、皮质类固醇、肝素、异烟肼、甲氨蝶呤、苯妥英钠、左旋甲状腺素等。

（艾　华）

参考文献

[1] 中华医学会骨质疏松和骨矿盐疾病分会．原发性骨质疏松症诊治指南（2011 年）．中华骨质疏松和骨矿盐疾病杂志，2011，4（1）：2-17.

[2] 中国营养学会．中国居民膳食营养素参考摄入量（2013 版）．北京：科学出版社，2014.

[3] 廖祥鹏，张增利，张红红，等．维生素 D 与成年人骨骼健康应用指南（2014 年标准版）．中国骨质疏松杂志，2014，20（9）：1011-1030.

[4] World Health Organization. Assessment of fracture risks and its application to screening for postmenopausal osteoporosis. WHO Technical Report Series 843 Geneva：WHO，1994.

[5] Golob AL，Laya MB. Osteoporosis：screening，prevention，and management. Med Clin North Am，2015，99（3）：587-606.

[6] Sweet MG，Sweet JM，Jeremiah MP，et al. Diagnosis and treatment of osteoporosis. Am Fam Physician，2009，79（3）：193-200.

[7] Khan A，Fortier M，Fortier M，et al. Osteoporosis in menopause. J Obstet Gynaecol Can，2014，36（9）：839-843.

[8] Leslie WD，Schousboe JT. A review of osteoporosis diagnosis and treatment options in new and recently updated guidelines on case finding around the world. Curr Osteoporos Rep，2011，9（3）：129-140.

[9] Khan SN，Craig L，Wild R. Osteoporosis：therapeutic guidelines. Guidelines for practice management of osteoporosis. Clin Obstet Gynaecol，2013，56（4）：694-702.

[10] 何涛，杨定焯，刘忠厚．骨质疏松症诊断标准的探讨．中国骨质疏松杂志，2010，16（2）：151 − 156.

[11] 张萌萌，毛未贤，马倩倩，等．骨代谢标志物在骨质疏松诊疗中的应用指南（2012 年版）（日本骨质疏松症学会制定）．中国骨质疏松杂志，2013，19（7）：645-657.

[12] 张智海，沈建雄，刘忠厚．中国人骨质疏松症诊断标准回顾性研究．中国骨质疏松杂志，2004，10（3）：255-262.

[13] 张正龙，肖苏妹，高毅，龚慧慈．骨质疏松症的遗传流行病学及其临床应用．中华骨质疏松和骨矿盐疾病杂志，2010，3（2）：73-86.

[14] Holroyd C，Harvey N，Dennison E，et al. Epigenetic influences in the developmental origins of osteoporosis. Osteoporos Int，2012，23（2）：401-410.

[15] 黄洪新 徐道华．细胞因子与骨质疏松症．国际骨科学杂志，2011，32（5）：307-309.

[16] 刘长路，吴岩，毕立夫．骨质疏松症相关基因的研究进展．中国骨质疏松杂志，2011，17（8）：731-735.

[17] 柏立群，李运海．原发性骨质疏松症相关基因多态性研究进展．中华中医药杂志，2011，26（10）：2348-2350.

[18] Zheng X，Lee SK，Chun OK. Soy isoflavones and osteoporotic bone loss：a review with an emphasis on modulation of bone remodeling. J Med Food，2016，19（1）：1-14.

[19] Peters BS，Martini LA. Nutritional aspects of the prevention and treatment of osteoporosis. Arq Bras Endocrinol Metabol，2010，54（2）：179-185.

[20] Dawson-Hughes B，Bischoff-Ferrari HA. Therapy of osteoporosis with calcium and vitamin D. J Bone Miner Res，2007，22（Suppl 2）：V59-63.

[21] 于康，鲍瑞雪．骨质疏松的医学营养干预．中华骨质疏松和骨矿盐疾病杂志，2010，3（2）：87-92.

[22] Tucker KL. Osteoporosis prevention and nutrition. Curr Osteoporos Rep，2009，7（4）：111-117.

[23] Wilczynski C，Camacho P. Calcium use in the management of osteoporosis：continuing questions and controversies[J]. Curr Osteoporos Rep，2014，12（4）：396-402.

[24] 汪元浚，杨发满，李蓉，等．综合营养干预措施对老年原发性骨质疏松患者骨密度的影响 [J]. 中国老年学杂志，2012，32（4）：727-728.

[25] Gronholz MJ. Prevention，diagnosis，and management of osteoporosis-related fracture：a multifactoral osteopathic approach. J Am Osteopath Assoc，2008，108（10）：575-585.

[26] Lanham-New SA. Importance of calcium，vitamin D and vitamin K for osteoporosis prevention and treatment[J]. Proc Nutr Soc，2008，67（2）：163-176.

[27] 杨欣．老年妇女骨质疏松症的防治．中国实用妇科与产科杂志，2007，23（11）：824-827.

[28] Malavolta N，Rossi E，Buffa A，et al. Fragility fractures：clinical and therapeutic aspects. J Biol Regul Homeost Agents，2015，29（4）：761-769.

[29] 陈杰，贾晓燕，舒云均．骨质疏松症的防治研究进展．西南国防医药，2008，18（3）：457 − 459.

[30] Weaver CM. The role of nutrition on optimizing peak bone mass. Asia Pac J Clin Nutr，2008，17 Suppl 1：135-137.

[31] Schulman RC，Weiss AJ，Mechanick JI. Nutrition，bone，and aging：an integrative physiology approach. Curr Osteoporos Rep，2011，9（4）：184-195.

[32] 董洁琼，邹军．运动防治骨质疏松的研究进展．中国骨质疏松杂志，2011，17（1）：67-72.

[33] 孟迅吾，王鸥．原发性骨质疏松症防治药物的研究进展．基础医学与临床，2007，27（10）：1081 − 1087.

[34] 张海卫，刘芳．骨质疏松的药物治疗新进展．中国骨质疏松杂志，2012，18（6）：583-588.

[35] Seurer A，Huntington MK. Screening and treatment of osteoporosis. S D Med，2015，68（11）：497-501.

[36] 朱晓峰，曹燕明. Sclerostin 单克隆抗体：即将出现的治疗骨质疏松症的新药物. 中国骨质疏松杂志，2012，18（6）：568-572.

[37] 万丽娟，李楠，李春霖，等. 性激素及性激素结合球蛋白与老年男性骨转换标志物的相关性. 中华骨质疏松和骨矿盐疾病杂志，2015，8（2）：112-118.

第十七章 酒 精

酒精（alcohol）化学名乙醇（ethanol），除广泛应用于工业、农业、航天以及医疗卫生领域外，在人类饮食生活中还是诸多酒精性饮料，如啤酒、白酒和果酒的主要成分。酒精性饮料在人类的饮食生活中占有重要地位。每天在世界上有不计其数的人在消费各种各样的酒精性饮料。亦有人将其视为容易获得的精神麻醉品。

酒精是一种能量物质，其能量值为 29.7kJ/g（7.1kcal/g），介于碳水化合物（16.7kJ/g 或 4kcal/g）和脂肪（37.6kJ/g 或 9kcal/g）之间，因而可以作为人体的能量来源。在酒精性饮料中，除能量外几乎不含有人体必需的营养素，又常被称为"空白能量"。当摄入量占日常总能量中大部分时，很容易导致营养不良。另外，大量酒精摄入可能导致胃肠道病变，引起消化不良和（或）营养素吸收障碍，如必需脂肪酸、脂溶性维生素和矿物质（如锌和钙）等。大量基础医学、临床和流行病学研究表明，酒精性饮料的适量摄入对心血管系统有一定的健康效应；但是，过量摄入对人体有害，能增加脏器的损伤，尤其是脂肪肝和肝硬化发生率升高，导致死亡危险性增加。多项研究证实，酒精是人类的明确致畸物，酗酒孕妇的流产、死胎和畸胎率明显高于不饮酒的孕妇。同时，酒精还是 1 级致癌物，能诱发多种癌症的发生，如肝癌、喉癌、食管癌、鼻咽癌、结肠 / 直肠癌、肺癌等。

第一节 酒精与能量代谢

长期过量饮酒能影响人体能量代谢平衡。研究表明，经常饮酒者每日能量摄入的 10% 以上可能是由酒精提供的，重度饮酒者这一数值可高达 50% 以上。尽管表面上看酒精燃烧的能量占全部能量摄入的比例不小，但并非摄入的所有酒精均能被机体用于产生三磷腺苷（ATP），因此，过量的酒精摄入必将对机体的能量代谢平衡产生一定的影响。

一、酒精的能量代谢途径

酒精的热效应因其代谢路径的不同而不同。在小剂量摄入酒精时，主要通过乙醇脱氢酶（alcohol dehydrogenase，ADH）路径氧化，这种代谢过程能利用 NADPH 形式的还原当量产生 ATP，从而使摄入的酒精为机体提供能量。但当过量摄入酒精时，微粒体乙醇氧化系统发挥作用，结果使摄入的酒精发生非磷酸化的氧化，这种氧化过程不生成 ATP，不能被人体利用。

二、过量酒精对能量代谢的影响

体重下降是酗酒者的常见特征，这不仅是由于过量酒精摄入能诱发食欲缺乏，导致每日营养素摄入量减少，还有一个重要的原因是酒精对必需营养素等能量的取代作用。酒精摄入通常会导致与能耗量增加相应的氧耗量增加，因此，酒精提供的 1cal 能量不能与脂肪或糖提供的 1cal 能量相提并论。

饮酒的数量和频率是决定酒精影响营养状况的两个主要因素。对于适度饮酒者，酒精作为一种额外成分加到膳食中，或者一部分来自普通膳食营养素（如糖和脂肪）的能量被酒精能量所取代。但随着酒精摄入量和摄取频率的增加，更大比例的食物被酒精替代，发生原发性和 / 或继发性营养不良的风险就会增加。有研究表明，饮酒对体重的影响存在性别差异。中等量饮酒使男性体重仅有轻度下降，但可使女性的体重显著减轻。还有一项性别对比调查表明，用酒精替代膳食中糖的能量，结果发现，饮酒女性的体重低于不饮酒的女性，而饮酒男性的体重与不饮酒的男性相当。

也有研究显示，日常膳食中摄入少量酒精会引起体重增加，但这一增加值远小于加入等能量的碳水化合物或脂肪产生的效果。究其原因，可能与酒精对脂质氧化作用的抑制有关。当酒精减慢机体内脂质的氧化代谢时，可导致脂质在脂肪组织中的贮存量增加，久之将会出现体重增加或肥胖。

第二节　酒精与营养素缺乏

在人体内，酒精代谢的特征是它的优先地位，如酒精的氧化代谢在中间代谢中有绝对优先权，不存在反馈调控系统，机体摄入的酒精不断地被肝和其他器官如胃肠道氧化。人体内存在能有效、完全和快速清除酒精的不同系统，但所有这些酒精清除系统都对其他能量底物和必需营养素代谢途径的中心环节产生干扰。因酒精代谢及其中间产物生成的这种优先权，故使长期大量饮酒者，体内多数营养素的代谢都可能受到影响。就目前所知，尽管酒精对不同个体营养素代谢影响的差异很大，但这种影响都是没有阈值的。一次性过量摄入酒精，就可能引起体内较大的生化变化，但与长期酗酒者相比，单次过量饮酒引起的损害可能小得多。

酒精对宏量营养素和微量营养素的代谢均有一定影响。多项研究表明，过多地摄入酒精会导致人体多种维生素和微量元素缺乏，在多数情况下，多种营养素缺乏并存。

一、维生素

（一）维生素 A

长期过量摄入酒精，能引起维生素 A 缺乏。在酒精性肝病患者中，肝内维生素 A 的含量低于正常水平，并随肝硬化的严重程度呈进行性降低。究其原因，起初人们认为，维生素 A 是一种脂溶性维生素，而长期酗酒者的胆汁和胰液分泌减少，导致维生素 A 吸收不良。但后来的研究表明，长期过量饮酒导致肝维生素 A 水平下降，并非单纯因维生素 A 摄入不足或吸收不良所导致。喂饲酒精的动物血清中维生素 A 或视黄醇结合蛋白没有明显的改变；当膳食中完全不含维生素 A 时，喂饲酒精的大鼠肝储存维生素 A 的减少比对照组快两倍以上，提示除吸收不良外，至少还有其他的机制与此有关。

进一步研究显示，一次性摄入大量酒精后，维生素 A 从肝到其他组织的动员增加，肝内维生素 A 水平显著降低，这与同血清脂蛋白结合的视黄醇酯的增加有关。此外，长期饮酒后肝中维生素 A 的分解加快，也会导致其水平降低。视黄酸和视黄醇的葡萄糖苷酸产物排到胆汁，视黄酸能通过微粒体细胞色素 P-450 依赖性酶系统代谢，长期饮酒可诱导这一代谢。另外还发现，微粒体系统可将视黄醇转化为多种极性代谢产物，而且这一微粒体系统不但能被酒精诱导，还能被其他一些药物（如苯巴比妥）诱导，酒精和苯巴比妥盐的摄入均会导致肝维生素 A 损耗增加，这种协同增强作用可能与大多数人群中维生素 A 的损耗有关。微粒体内还存在 NAD^+ 依赖性酶系统，它能将视黄醇转移到视网膜，长期饮酒可诱导这一微粒体视黄醇脱氢酶，结果也会引起肝维生素 A 的损耗增加。

肝内维生素 A 含量下降有很多不良后果，例如免疫功能降低、肝超微结构改变以及与癌症发生相关等。对肝维生素 A 水平下降的长期饮酒者是否需要补充维生素 A 及适宜的剂量，相关研究显示：长期补充 5000IU/d 的小剂量维生素 A 就会出现空腹血浆视黄醇酯上升，老年人尤其明显。提示肝损害的发生，如果同时伴随饮酒者，维生素 A 的肝毒性还会增强。因此，用维生素 A 治疗酒精中毒时应持审慎的态度，并谨慎选择剂量。

（二）维生素 D

维生素 D 是钙磷代谢最重要的调节因子，维持钙磷的正常水平对骨骼的骨化、肌肉收缩、神经传导及细胞的生理功能是必需的。

维生素 D 首先在肝经羟化作用后，才能最终转化生成具有生物活性的 $1,25-(OH)_2-D_3$。长期过量饮酒对肝造成不可逆转的损害，将影响维生素 D 的转化和利用。主要表现为骨钙减少、骨质疏松和骨折的发生率增加。酒精能在多个水平影响维生素 D 的代谢，进而影响体内钙平衡。同时，不同的饮酒方式对维生素 D 和骨质代谢的影响亦不同。急性饮酒不影响维生素 D 代谢，但可引发短暂的甲状旁腺功能减退，导致尿钙过高和血钙过低，还可能出现尿镁过低。急性饮酒还可导致骨钙素 $\gamma-$ 羟化的减少，对骨质形成产生不良影响。长期过量饮酒可引起 $1,25-(OH)_2-D_3$ 的水平下降，其原因可能与饮酒造成的膳食维生素 D 摄入量减少、维生素 D 吸收不良、排泄增多以及酒精诱导的细胞色素 P-450 酶系统对维生素 D 及其代谢产物的降解增加等有关。

维生素 D 除了参与维持体内钙平衡外，还有多种其他功能。机体维生素 D 水平降低常伴有对应激代偿性肝接触抗原的反应性降低，并不利于肝组织的再生。此外，维生素 D 还具有免疫调节功能，可改变机体对感染的反应。

（三）维生素 E

酒精能引起脂溶性维生素（如肝 $\alpha-$ 生育酚）降解加快，这可能与继发于自由基反应引起 $\alpha-$ 生育酚的代谢产物肝 $\alpha-$ 生育酚醌生成的显著增加有关。因此，长期饮酒可导致抗氧化防御系统受损以及脂质过氧化增加，例如维生素 E 水平显著下降，促使酗酒者肝脂质过氧化增加。此外，其他的抗氧化剂（如维生素 C、谷胱甘肽和硒）在长期饮酒后也明显降低。值得注意的是，长期饮酒不仅能显著改变 $\alpha-$ 生育酚和 $\gamma-$ 生育酚在肝内的分布，在肝外组织也一样。

有研究认为，饮酒者癌症发生的增多可能与酒精代谢过程中产生的自由基有关，而维生素 E 的抗氧化作用可使自由基的产生减少。试验中还观察到，补充维生素 E 能使长期饮酒刺激的结肠、直肠细胞再生正常化。因此，对长期过量饮酒者补充维生素 E，可能有益于癌症的预防。但在对酒精性肝病患者进行的临床观察中，未发现维生素 E 对肝病变有治疗作用。

（四）B 族维生素

B 族维生素主要作为体内重要代谢酶的辅助因子参与中间代谢的多种反应。目前，有关酒精与 B 族维生素关系的研究结果尚不一致，可能与在不同的研究中采用的人群不同，以及所使用的评价方法、技术等不同有关。

1．维生素 B_1（硫胺素） 维生素 B_1 在氧化还原反应和能量代谢中具有十分重要的作用。酒精中毒是某些人群中维生素 B_1 缺乏的最重要原因之一。无论是否伴有肝疾病，至少有80%的酗酒者都存在不同程度的维生素 B_1 缺乏。研究显示，长期过量饮酒导致的维生素 B_1 缺乏是多种因素综合作用的结果。长期过量饮酒伴维生素 B_1 摄入不足是其中重要的原因之一。维生素 B_1 的吸收过程对酒精十分敏感，在健康的不饮酒的受试者中，一次饮酒就可抑制维生素 B_1 的吸收。重度饮酒者还同时伴有其他营养素（如叶酸、镁等）的吸收不良或缺乏，如镁是维生素 B_1 活化过程中必需的元素，其缺乏时，能进一步加重维生素 B_1 的缺乏。酒精及其代谢产物能影响维生素 B_1 的中间代谢，引起机体对维生素 B_1 需要量的增加。此外，维生素 B_1 主要以维生素 B_1 焦磷酸酯的形式储存在肝和肌肉，酗酒者肝功能减退时，维生素 B_1 焦磷酸酯酶的缺乏，导致维生素 B_1 无法被转化为其活性形式维生素 B_1 焦磷酸酯。同时，饮酒还能增加尿中维生素 B_1 的排泄。有研究提出，饮酒能直接影响大脑维生素 B_1 的代谢，引起酒精性脑病（韦尼克－科尔萨科夫综合征）。

2．维生素 B_2（核黄素） 维生素 B_2 主要以两种辅酶黄素单核苷酸（FMN）和黄素腺苷二核苷酸（FAD）的形式参与氧化还原反应。研究显示，50%以上的酗酒者伴有核黄素的缺乏，但与肝病的严重程度无关。缺乏的原因可能与摄入量减少，或生物利用度降低相关。研究发现，酒精可通过直接减弱 FAD（维生素 B_2 的主要膳食形式）在消化道内的水解使核黄素的生物利用度下降，同时，酒精还可抑制各种 FAD- 或 FMN- 依赖性酶的活性。一般来说，酒精滥用者的临床表现主要以几种维生素 B 缺乏相关的症状为主，仅表现单一维生素 B_2 缺乏症状的很少见。亦有研究认为，维生素 B_2 缺乏可能与酗酒者发生食管癌有关。

3．尼克酸（维生素 B_3） 尼克酸包括两种化合物——烟酸和烟碱。尼克酸可从膳食中获得，也可部分通过膳食色氨酸转化生成。长期过量饮酒者可出现尼克酸的缺乏（通常与其他维生素缺乏共存）。肝中尼克酸含量的下降程度与肝损害的严重程度相关。尼克酸摄入不足、肝储量下降、需要量增加以及肝转化不同活性辅酶形式（NAD 和 NADP）的能力减弱，共同促成了长期过量饮酒者尼克酸缺乏的发生。尼克酸缺乏的典型临床症状是癞皮病，该病以"3D"症状（皮炎、腹泻和痴呆）为特征，在长期过量饮酒者中也可以出现。

尼克酸的另一重要来源是由色氨酸转化生成。正常情况下，膳食色氨酸中的1.5%左右可转化成尼克酸。但这种转化效率与机体的内分泌和营养因素有关。长期过量饮酒者常出现的一些营养素的缺乏，如维生素 B_6、核黄素和锌缺乏等都可影响这种转化，从而导致尼克酸缺乏。该转化过程主要在肝进行，当肝由于酒精的毒性作用而出现病变时，这种转化过程就会发生改变。其他器官（主要是中枢神经系统）色氨酸的代谢也会受到酒精的影响。另外，色氨酸是膳食中的一种限制性氨基酸，长期过量饮酒者的膳食中常发生这种尼克酸前体物的缺乏。此外，有研究提示，色氨酸代谢的改变可能与决定酒精偏好和成瘾性有一定关系。

4．维生素 B_6 维生素 B_6 包括吡哆醇、吡哆醛和吡哆胺三种形式，它们在体内可相互转变。磷酸吡哆醛（PLP）与磷酸吡哆胺（PMP）是维生素 B_6 在体内的活性形式，参与中间代谢的多种酶的反应。长期饮酒能引起血中维生素 B_6 水平下降。长期过量饮酒而无肝病的受试者50%以上会出现血浆 PLP 水平降低，而在长期过量饮酒伴有肝硬化者这一数值增加到100%。长期过量饮酒者（有或无酒精性肝硬化）肝组织中的维生素 B_6（主要以 PLP 的形式）含量也会下降。酒精中毒时的维生素 B_6 缺乏是由不同机制引起的，首要的是摄入量减少，其吸收可能不直接受酒精的影响，但由于食物中维生素 B_6 从不同（蛋白质）结合部位释放受阻，可能会出现相应的生物利用度下降。长期过量饮酒者不仅 PLP 水平低，在口服和/或静脉输入维生素 B_6 后，其代谢成吡哆醛的活性也减弱，甚至可能完全丧失。这可能因血浆辅酶清除率增加导致肝中游离 PLP 的降解增加。酒精本身也会减弱维生素 B_6 的活化，且其代谢产物乙醛还可以加速细胞间磷酸吡哆醛的降解。另外，某些维生素 B_6 代谢产物由尿排泄增加也可造成维生素 B_6 的丢失增加。维生素 B_6 缺乏症主要表现在皮肤和神经系统，还可导致体液和细胞介导的免疫功能受阻，迟发性过敏反应减弱，出现高半胱氨酸血症和高尿酸血症，偶然可见小细胞贫血。

5. 维生素 B_{12}　维生素 B_{12} 的两种辅酶形式是甲基钴胺和 5'-脱氧腺苷钴胺，在代谢中的作用各不相同。体内维生素 B_{12} 主要储存于肝，肝肠循环对其重复利用和体内稳定十分重要。正常情况下，由肝通过胆汁排入小肠的维生素 B_{12}，约有一半可被重吸收。因此，尽管是长期饮酒者也很少见到维生素 B_{12} 缺乏。但也有研究显示，长期饮酒可导致维生素 B_{12} 的吸收受阻，这一吸收不良可能与胃在代谢酒精的过程中产生自由基，自由基再使与维生素 B_{12} 结合的内因子发生改变有关。维生素 B_{12} 缺乏时，主要影响造血系统和神经系统，主要特征是在脊髓和脑皮质中皆可见到有髓神经元的进行性肿胀、脱髓鞘的细胞死亡，从而引起广泛的神经系统症状和体征。

6. 叶酸　叶酸是含有蝶酰谷氨酸结构的一类化合物的总称。酗酒者体内叶酸水平常有所降低，并与酒精饮料的种类有关。对酗酒人群的研究发现，有 38% 血清叶酸的水平下降，18% 红细胞叶酸水平也出现降低。但饮用啤酒的酗酒者，血清叶酸浓度比饮用白酒或葡萄酒的人群要高，因为啤酒中叶酸的含量相对较高。一项以猴子为研究对象的试验结果显示，当以酒精作为 50% 的能量供应，连续喂饲 2 年，可发生轻度的肝损害并伴有肝叶酸水平的显著下降，但叶酸的还原、甲基化和甲酰化过程以及多谷氨酰叶酸的合成均未受到影响。因饮酒后，叶酸水平的下降是由于肝储留叶酸的能力降低或叶酸降解的增加所致。酗酒产生的超氧化物可促进叶酸的清除，这可能与酗酒加强了与嘌呤降解有关的自由基的生成有关。酒精性叶酸缺乏可引起尿嘧啶错误地嵌入 DNA 中导致染色体断裂，干扰叶酸代谢和 DNA 甲基化过程，这些机制可能是导致癌（例如直肠癌）、心血管疾病及智障性疾病危险性增加的因素。此外，叶酸缺乏可以使同型半胱氨酸向蛋氨酸转化出现障碍，进而导致同型半胱氨酸血症。血清高浓度同型半胱氨酸可能是 AS 等心血管疾病的重要危险因素之一。有研究表明，补充叶酸可以调节致癌过程，降低癌症危险性。

（五）维生素 C

维生素 C（抗坏血酸）的主要生理功能是参与体内的羟化反应和还原作用，如胶原蛋白的合成、芳香族氨基酸的羟化、有机药物或毒物的羟化、保护巯基和使巯基再生、促进铁的吸收和利用等。酒精过量能引起维生素 C 缺乏。饮酒者与不饮酒或轻度饮酒者相比，血浆和白细胞维生素 C 的水平要低得多。急性饮酒者尿中维生素 C 的丢失增加。但重度饮酒者维生素水平低下主要由于摄入不足。维生素 C 营养不良可造成机体抗氧化防御功能减退，进而产生一系列与酒精相关的病变，如机体抵抗力下降、牙龈出血、伤口愈合迟缓、关节疼痛、关节腔积液、贫血及忧郁等精神症状。

鉴于维生素 C 的功能以及它在疾病调控中的作用，重度饮酒者增加维生素 C 的摄入量将对其健康十分有益。此外，维生素 C 能降低酒精的细胞毒性作用，预防酒精相关的损害。

二、矿物质

（一）镁

镁作为酶的辅助因子而参与碳水化合物、脂类和氨基酸的代谢。镁参与维持膜的完整性，有助于保护肝细胞膜免受酒精的损害，并有调节血管舒张的作用。

酒精能降低机体镁水平，长期过量饮酒者可出现镁缺乏，使血清和组织中镁水平降低。特别在心肌更明显，能导致心律紊乱、冠状动脉供血不足和高血压的发生。在人体内，镁与其他营养素代谢亦密切相关，如维生素 B_1 在肝活化时，依赖充足的镁供应。而酒精能在不同水平干扰维生素 B_1 的代谢而导致维生素 B_1 缺乏，如给予补充维生素 B_1，能监控镁的营养状况是否充足。这一相互作用对于有心力衰竭（部分由酒精性心肌病造成）和接受间歇性利尿剂治疗的患者尤其重要，因利尿剂能使维生素 B_1 和镁的排泄增加，从而使心脏症状加剧。中风在长期过量饮酒者中常见，镁对中风的发病有一定的阻遏作用，其机制之一是能减少血管痉挛。酗酒者体内镁是否充足还与癌症的发生有一定的关系。

（二）锌

多项研究表明，长期饮酒者机体锌水平降低，无论是轻度酒精性肝病还是晚期酒精性肝硬化均会出现肝内锌水平下降。酒精性肝病患者血浆锌浓度降低的原因与不同蛋白质载体结合的锌分布发生改变有关。在肝硬化患者中与白蛋白结合的锌更少，这是由于肝功能受损，血和组织中锌水平降低所致。

过量的酒精能在几个水平影响锌的代谢，首先，过度饮酒导致食欲缺乏使膳食锌摄入量明显减少，且酒精引起的胃肠道损害又使锌的吸收减少；其次，是尿中锌排泄增加，这可能是由于酒精的利尿作用和 / 或组织（主要在肝）锌摄取减少，致使血中锌水平升高而引起尿中锌排泄的相对增加；此外，锌吸收减少的原因之一与胰腺分泌不足有关。

锌在多种代谢中起重要作用，因而在酗酒者可出现锌缺乏的多种临床表现，如酒精性肝病患者可表现味觉和嗅觉的异常、性腺功能减退和不育，以及暗适应能力的减退。后一症候是由于锌引起维生素 A 代谢改变导致的。因锌在视黄醇向视网膜转移以及肝中视黄醇结合蛋白合成和分泌中有重要作用。锌缺乏可增加酒精毒性，如干扰参与酒精代谢的乙醇脱氢酶（alcohol dehydrogenase，ADH），该酶是一种含四个锌原子的锌金属酶（ADH 基因定位于人类 4 号染色体），其功能受损能减慢酒精的清除，增强酒精的毒性。有人用 Wistar 大鼠做的一项研究结果发现，补充锌后，胃 ADH 活性提高，酒精的代谢也有改善，进而减少发生酒精性肝病变的风险。此外，锌在免疫调节中可起重要作用，例如头颈癌患者肿瘤体积的增大和细胞介导的免疫功能不良，与锌缺乏有关。

（三）硒

在人体内，硒是构成机体抗氧化酶谷胱甘肽过氧化物酶的主要成分，通过该酶清除游离基及催化过氧化物水解而发挥抗氧化作用，进而保护机体组织与器官（如肝组织）。肝在微量元素的代谢中起重要作用，机体硒状况的异常亦与肝功能密切相关。长期过量饮酒者，机体硒水平远低于非饮酒者，肝硒储存量减少，且血浆、红细胞和白细胞中的硒浓度以及 24h 尿硒排泄量均不同程度下降。多项研究得到证实，过量饮酒能导致膳食硒摄入不足，而膳食硒缺乏可引起肝细胞损伤。有人推测，肝硒缺乏可能是直接促成酒精性肝病的发病基础之一，二者互为作用。关于硒缺乏的机制目前尚不明确。

第三节 酒精与疾病

一、心血管系统疾病

早在 1884 年，Bolinger 经尸解首次证实，在饮酒的德国人中，心脏明显扩大，并由此命名为"慕尼黑啤酒心脏"（Munich Beer Heart），即人们常说的酒精性心脏病。

（一）饮酒量与心血管疾病

流行病学研究表明，适量饮酒能减少冠心病发生的风险，而大量饮酒则对心脏造成损伤。

适量饮酒对动脉粥样硬化（atherosclerosis，AS）发生保护作用的机制，主要包括对脂蛋白合成的影响，改变二十碳烷酸的代谢，从而减少血栓素和血小板的黏附性，以及果酒中含有的抗氧化非酒精成分等的作用。一项对冠心病的病例对照研究结果表明，每日饮酒不超过37g 时，高密度脂蛋白的两个组分（HDL_2 和 HDL_3）随酒精摄入量的增加而上升，而这两个组分均为动脉的保护因素，与降低冠心病发病的危险性密切相关。另一项研究提示，中等量的饮酒能刺激组织纤维蛋白溶酶原激活，防止血凝块的形成。

研究者用三种酒精浓度的 Krebs' 溶液灌流离体鼠心脏，观察到酒精可对心脏功能产生双重影响：较低浓度的酒精（45mM）对心脏有兴奋作用，能增加冠脉血流量、心输出量和氧代谢量；而高浓度的酒精（90 mM 和 135 mM）则起抑制作用，能降低心率、心输出量、氧代谢量及左心室内的压力以及减少冠脉血流量等；并且还发现，用 135 mM 的酒精灌流时，对离体鼠心脏产生毒性作用，酒精灌流 15min 时，只有 42% 的心脏维持跳动。Fantidis 等用大鼠进行酒精慢性毒性试验时发现，有 68% 的大鼠在给予酒精后，心室的复极化出现异常，表现为常规心电图 S-T 段改变，但在心肌组织的光镜结构上未见异常。研究者认为，心室复极化异常的原因，是由于乙醇及其代谢产物乙醛降低了心肌细胞膜上 $Na^+ - K^+$ 依赖性 ATP 酶的活性，导致细胞内 Na^+ 浓度的升高。

酒精能影响左心室功能、心肌超微结构和心肌细胞代谢，但这些改变与临床上常见心脏病（如心衰和心律失常）病因之间的关系尚不清楚。早在 50 年代，酒精引起的心肌病的病因归结于营养缺乏，主要是指营养物质的利用受到影响，或是营养供应受到限制。

（二）酒精影响心脏功能的可能机制

影响酒精性心肌病产生的因素很多：如先天性心脏病、高血压、吸烟、免疫缺陷以及遗传因素等，而且不同的个体对酒精的敏感性不同，故酒精引起的心脏危害的机制尚难定论。

目前，关于酒精影响心脏功能的机制主要倾向于两方面：①蛋白质合成受阻。Victor 等采用标记苯丙氨酸的方法观察酒精对心肌细胞中蛋白质合成的影响，结果表明，酒精作用后，构成线粒体的蛋白质合成速度受到抑制，且构成左心室肌原纤维蛋白质的合成速度降低了 15% ～ 20%。由于蛋白质合成速度受到抑制，细胞器因结构不完整而降低其功能，细胞膜上蛋白酶的活性与功能亦受到影响，最终导致心肌细胞功能与代谢紊乱，使心脏功能降低。②自由基损伤。酒精作用结果，产生以自由基介导的心脏组织损伤，自由基直接攻击心肌细胞，影响其兴奋收缩耦联，损害细胞的超微结构等。

二、酒精性肝疾病

人体吸收的酒精 90% 以上在肝代谢。酒精的代谢产物乙醛对肝有直接毒性，酒精导致的器官损伤亦大多是乙醛作用的结果。

酒精性肝疾病主要为酒精性脂肪肝、酒精性肝炎及酒精性肝硬化。依过量饮酒时间的长短、酒精摄取量的多少以及遗传、免疫和营养状况等因素的不同，导致的肝损伤及后果亦不同。由于只有部分酗酒者会产生肝疾病，所以酒精性肝病的原因可能不单是酒精本身的作用，可能还与其他相关因素有关，也可能是多因素共同作用影响疾病的发展。

（一）饮酒量、饮酒时间与肝疾病

酒精性肝病的病因复杂，例如，酒精代谢产物乙醛及氢离子对线粒体造成的毒性可能是病因之一。由于肝异常的发生有不同阶段，确定酒精性肝病危险性与酒精消费量的关系显得比较复杂。例如，脂肪肝是最早的和可逆的阶段，短期持续中等量饮酒即可发生脂肪肝。而酒精性肝炎及其后果——肝硬化通常在大量饮酒 10 年后才发生。对肝病危险性的流行病学研究和临床研究资料显示，最常见的酒精性肝损害是酒精性肝硬化。根据丹麦和加拿大安大略省的医院接诊记录，估计肝硬化的发病率为 2/ 万。大量的资料表明，肝硬化的危险性与饮酒量和持续时间长短直接相关。根据最近 WHO 的数据，法国和其他饮果酒的国家中，酒精性肝硬化的死亡率很高，而且全世界的肝硬化死亡率与平均每人酒精消费量相关。在一项对德国男性的研究中，将随机的肝穿刺资料与详细的回顾性饮酒史相比，发现每天饮酒 160g 或以上达 15 年的人中，50% 发生肝硬化。一项对丹麦男性的 10 年前瞻性研究显示，每天饮用 75g 酒精是发生肝硬化的最低危险阈值水平。

酒精性肝硬化是由于酒精代谢改变所诱发的脂肪酸和三酰甘油合成增加，以及脂肪酸的氧化降低导致的，长期酗酒能发生酒精性肝炎及肝硬化。动物试验发现，酒精性肝病的发生与酒精代谢相关酶及若干营养素缺乏有关。大量流行病学资料表明，酒精性肝病的危险与饮酒时间长短和饮酒量有关。

（二）酒精性肝病的可能机制

酒精性肝病发生的可能机制，包括细胞因子刺激内毒素的产生、氧化剂对肝细胞膜的损伤、肝小叶的中心静脉周围和窦状小管的细胞产生的胶原增加，以及脂肪变性、局部炎症和纤维化等。本章作者研究表明，肠道菌群失调和代谢紊乱是酒精性肝病发生发展的关键因素。肠道菌群是在人体肠道中定居的微生物群体，其数量是真核细胞数的 10 倍。酒精摄入可引起肠道细菌种类和数量改变，如双歧杆菌、乳酸杆菌等有益菌明显减少，肠球菌、大肠埃希氏菌等数量增多，肠道通透性增加，细菌及细菌产物进入血液循环，从而引起内毒素血症，导致一系列肝功能变化。而膳食添加具有益生菌效应的食物，如外源性 5'- 核苷酸，可以有效调节酒精性肝损伤模型大鼠的肠道菌群，缓解其肝的氧化应激和炎症反应，从而减轻酒精诱导的肝损伤，抑制 LPS-TLR4-NF-κB 通路的激活可能是其中机制之一。

此外，酒精性肝病患者由于肝功能及门静脉循环不良，无法使氨顺利进入肝转变成尿素，最终导致血中氨浓度升高，产生中枢神经毒性，即肝性脑病。

三、出生缺陷

在美国，过量饮酒造成的健康问题仅次于心血管疾病、肿瘤，位居第三。酒精中毒已经成为美国重要的社会问题，女性酒精成瘾者日渐增加。根据 1988 年 Sokol 与 Niebyl 的报道，胎儿酒精综合征（fetal alcohol syndrome，FAS）在美国达活产婴儿的 0.22%，美洲印第安保留区则高达 1%，而在世界其他国家 FAS 发生率为 0.19%。FAS 是身体畸形和智力发育障碍的统称，主要包括：颜面形态异常、神经管畸形、小头畸形、心脏畸形、胚胎生长发育不良和智力发育迟缓等。对先天畸形婴儿的长期追踪研究发现，体重增加缓慢，头围小，心脏中隔缺损，眼结构异常在成长过程中日渐显著，生殖系统异常在女婴中亦较显著。目前，对 FAS 的研究越来越受到美国等发达国家的高度重视。相关研究亦发现，早产、死胎、低体重儿等，也与母体妊娠期过量饮酒密切相关。

（一）饮酒量、饮酒时间与出生缺陷

多项流行病学调查发现，慢性酒精成瘾者中约 30% 的子代患有轻、中或严重的先天畸形，其发生率与酒精的摄取量有直接关系。酗酒妇女中约 50% ~ 90% 的子代患 FAS。由于不易评估酒精摄取量，且其对胎儿的影响与酒精浓度、摄取频率、种类以及其他药物共同作用的效应有关，故至今未能对酒精致畸危险度作出正确的估计。目前研究仅知，如母体每日摄取 56 ~ 70g 的纯酒精，则有 40% 的致畸危险度。目前，重度酒精中毒的定义为每天摄取纯酒精 28g 以上，该摄取量的酒精与胎儿体重减轻有密切关联。每次饮用酒精量 > 28g，每周饮用 2 次，可使孕期的自动流产率为非饮用酒精者的 2 ~ 4 倍。摄取 85g 酒精的母亲的子代中，约 30% ~ 45% 有 FAS 的临床表现。

（二）酒精致畸的机制

关于酒精致畸的机制，目前尚未确定，认为可能与以下三因素有关：一是，酒精的直接毒性作用；二是，与人体酒精代谢酶（ADHs 和 ALDHs）的基因多态性有关；三是，可能与人体某些重要的营养素缺乏有关。

相关的基础研究发现，酒精的毒性机制十分复杂，涉及机体正常生理代谢及免疫功能等。如将培养的 3 月龄胚胎滋养层细胞染毒后，发现酒精可诱导细胞因子高水平表达，从而可能对胚胎免疫系统的发育造成不良影响。慢性酒精暴露可使临产豚鼠胚胎海马处的 I 型及 III 型一氧化氮合酶（NOS）的活性改变。孕期饮酒可导致胎儿组织中氧化应激水平增高；抑制神经细胞粘连因子 L1 介导的出生后小鼠颗粒细胞的轴突的生长。诱导母体内金属硫蛋白并使得胎儿发育所需锌供给不足。阻止谷氨酸受体活动，同时使大脑中其他一些受体超活化。干扰大脑的信号传导系统等。随着人类基因组计划的快速发展，出生缺陷相关基因的研究越来越受到人们的关注。目前认为，凡是影响早胚形成期细胞生长、分化、增殖和整合的基因，如果其表达时空顺序或表达水平异常等均可引起胚胎组织、器官发育紊乱而生产出生缺陷儿，例如 hemeobox、PAXs、NGFs、NTs、HSPs、CAMs、ADHs、ALDHs 等基因结构和表达异常都可能影响胚胎的正常生长发育。

四、癌症

多项研究显示，长期过量饮酒或含酒精饮料是机体多部位癌症的危险因素之一。酒精被 IARC 归为 I 类致癌物。研究证实，酒精与口腔癌、咽癌、喉癌、食管癌、结肠 / 直肠癌（男性）和乳腺癌的发生密切相关。癌症的发生与含酒精饮料的类型无关，致病因素是酒精，其导致各种癌症发生的程度取决于饮用量。在丹麦酿酒厂的工人，常年每天饮用 2L 左右的啤酒，超过了丹麦男性平均饮酒量。结果在该人群中，食管癌、喉癌、肺癌和肝癌的发病率

显著高于普通人群。此外，还发现在一些习惯饮用白兰地酒地区的居民中，食管癌发病率增高的现象。在美国，癌症死亡率中有 3% 由饮酒所致。且在 1850 万饮酒者中，发生率较高的口腔癌、咽癌、食管癌、肝癌、乳腺癌、直肠癌等均与过度饮酒有关。

（一）酒精诱发癌症的原因

酒精除能影响人的高级神经系统外，由于它的刺激性，能直接损伤消化道黏膜，使消化道血管扩张，溶解消化道黏膜表面的黏液蛋白，促进致癌物的吸收；酒精对肝细胞产生明显的毒性，降低肝的解毒功能，并能加强致癌物的活化，促使致癌物发挥致癌作用；以及酒精能抑制人体的免疫功能等。此外，酒精性饮料中还可能含有一些致癌化学物（杂醇油、多环芳烃类等）及在酿制发酵期间生成的致癌污染物（黄曲霉毒素、亚硝胺等）。因此，应限制酒精性饮料的摄入。

（二）酒精诱发癌症的种类

相关研究显示，咽癌和食管癌的危险性随酒精消费水平的增加而增加。每天摄取 24g 以上的酒精可使咽癌、食管癌以及乳腺癌的危险性增加。此外，酒精消费量与结肠/直肠癌之间亦有一定联系。胃贲门癌和胰腺癌的危险性也随过量饮酒诱发这些器官的慢性炎症而增加。

相关的病例对照研究表明，摄入较高剂量的叶酸对直肠癌有一定的抑制作用，在每日大量饮酒的男性中观察到，叶酸摄入量的高低对癌症发生危险的影响差别很大。叶酸的主要作用是作为从同型半胱氨酸合成蛋氨酸、从尿嘧啶合成胸腺嘧啶核苷的辅助因子，因此，当叶酸缺乏时，患癌症危险性增加可归因于 DNA 甲基化作用减少和（或）在 DNA 合成中核苷酸碱基的错误掺入。

目前，依据国际癌症研究中心（International Agency for Research on Cancer，IARC）根据研究的证据，对致癌物的分级，乙醇类为 I 级致癌物。其在癌症发生过程中的可能作用机制是形成 DNA 加合物，干扰 DNA 甲基化作用，抑制 DNA 修复酶，干扰抑癌基因及其编码蛋白的表达；产生自由基而增加细胞毒性，降低肝解毒功能以及抑制机体免疫功能等。

（李　勇）

参考文献

[1] Niclasen J. Prenatal exposure to alcohol and the developing fetus：methodological issues[J]. BJOG，2015，122（6）：770-772.

[2] Kimura KA，Reynolds JN，Brien JF. Ethanol neurobehavioral teratogenesis and the role of the hippocampal glutamate-N-methyl-D-aspaartate receptor-nitric oxide synthesis system[J]. Neurotoxicol Teratol，2000，22（5）：607-616.

[3] Mary KS，Theodore PL. Essentials of Functional Foods[M]. Aspen Publishers，Inc，Maryland，2000.

[4] Dou X，Charness ME. Effect of lipid raft disruption on ethanol inhibition of l1 adhesion. Alcohol Clin Exp Res，2014，38（11）：2707-2711.

[5] Pascual M，Baliño P，Aragón CM，et al. Cytokines and chemokines as biomarkers of ethanol-induced neuroinflammation and anxiety-related behavior：role of TLR4 and TLR2. Neuropharmacology，2015，89：352-359.

[6] Wilhelm CJ，Guizzetti M. Fetal Alcohol Spectrum Disorders：An Overview from the Glia Perspective. Front Integr Neurosci，2016，9：65.

［7］ Young NK. Effects of alcohol and other drugs on children. J Psychoactive Drugs，1997，29（1）：23-42.

［8］ 陈淑娟主编.临床营养学.台北：合计图书出版社，2002.

［9］ 程书钧主编.预防癌症的知识与方法.北京：北京医科大学出版社，2002.

［10］ 付立杰主编.畸胎学.上海：上海科技教育出版社，1996.

［11］ Barbara A．Bowman，Robert M．Russell.荫士安、汪之顼、王茵，主译.现代营养学9版.北京：人民卫生出版社，2008.

［12］ 中国营养学会.中国居民膳食营养素参考摄入量（2013版）.北京：科学出版社，2014.

［13］ Cai X，Bao L，Wang N，et al. Dietary nucleotides supplementation and liver injury in alcohol-treated rats：a metabolomics investigation. Molecules，2016，21（4）.pii：E435.

［14］ Cai X，Bao L，Wang N，et al. Dietary nucleotides protect against alcoholic liver injury by attenuating inflammation and regulating gut microbiota in rats. Food & Function，2016，DOI：10.1039/C5FO01580D.

［15］ Rao R. Endotoxemia and gut barrier dysfunction in alcoholic liver disease. Hepatology，2009，50（2）：638-644.

［16］ Fernando H，Bhopale KK，Kondraganti S，et al. Lipidomic changes in rat liver after long-term exposure to ethanol. Toxicol Appl Pharmacol，2011，255（2）：127-137.

［17］ Marmot M，Atinmo T，Byers T．食物、营养、身体活动和癌症预防.陈君石主译.北京：中国协和医科大学出版社，2008.

第十八章　分子营养学

近几十年，随着分子生物学理论与试验技术在生命科学领域中各学科的渗透及应用，产生了许多新兴学科。分子营养学就是营养学与现代分子生物学原理和技术有机结合而产生的一门新兴边缘学科。目前，该学科正处于不断完善和发展阶段，相信不久的将来，它必将成为一门在理论和实践方面均具有重要意义的学科。

第一节　概　述

分子营养学是营养学中一门新兴的学科，在营养学的基础研究中已占有十分重要的地位。本节扼要介绍分子营养学的定义、研究对象、研究内容与研究方法。

一、分子营养学定义

分子营养学（molecular nutrition）主要是研究营养素与基因之间的相互作用及其对机体健康影响的规律和机制，并据此提出促进健康和防治营养相关疾病措施的一门学科。

分子营养学，一方面，研究营养素对基因表达的调控作用以及对基因组结构和稳定性的影响，进而对健康产生影响（营养基因组学，nutrigenomics）；另一方面，研究遗传因素对营养素消化、吸收、代谢及生理功能的决定作用（营养遗传学，nutrigenetics）。在此基础上，探讨二者相互作用对健康影响的规律与机制，从而针对不同基因型或变异或针对营养素对基因表达的特异调节作用，制订出营养素需要量、适宜摄入量标准和膳食指南，或特殊膳食平衡计划，为促进健康、预防和控制营养相关疾病和先天代谢性疾病提供真实、可靠的科学依据。

二、研究对象与内容

（一）研究对象

分子营养学的研究对象主要包括以下四方面：

1. 与营养相关的基因结构及其 DNA 和染色体结构。
2. 基因表达的过程及其产物（编码 RNA 和非编码 RNA、蛋白质）。
3. 膳食因素。
4. 机体的健康。

（二）研究内容

分子营养学的研究内容包括以下方面：

1. 筛选和鉴定机体对营养素作出应答反应的基因。
2. 明确受膳食因素调节的基因的功能。
3. 研究营养素对基因表达和基因组结构的影响及其作用机制。一方面，可从基因水平深入理解营养素发挥已知生理功能的机制，另一方面，有助于发现营养素新的功能。
4. 鉴定与营养相关疾病有关的基因，并明确其在疾病发生、发展和疾病严重程度中的作用。

5．利用营养素修饰基因表达或基因结构，以促进有益健康基因的表达，抑制有害健康基因的表达。

6．筛选和鉴定机体对营养素作出应答反应的非编码 RNA（包括 microRNA 和长链非编码 RNA）。

7．明确 microRNA 和长链非编码 RNA 对营养素代谢的影响及对营养相关疾病发生发展和疾病严重程度的影响。

8．筛选和鉴定机体对营养素反应存在差异的基因多态性或变异。

9．基因多态性对营养素的消化、吸收、分布、代谢和排泄、生理功能及营养素需要量的影响。

10．基因多态性对营养相关疾病发生发展和疾病严重程度的影响。

11．营养素与基因相互作用导致营养相关疾病和先天代谢性缺陷的过程及机制。

12．生命早期饮食经历对成年后营养相关疾病发生的影响及机制。

13．根据上述研究结果，为促进健康和防治营养相关疾病，制订膳食干预方案：个体化的营养素需要量；特殊人群（营养相关疾病易感人群）的特殊膳食指南及营养素供给量；营养相关疾病病人的特殊食疗配方等。

14．根据基因与营养素相互作用的原理，构建转基因动物，开展基因治疗和以营养素为母体开发治疗营养相关疾病的药物。

（三）研究方法

分子营养学的研究方法主要包括基因组学、蛋白质组学、表观遗传学及基因多态性的研究方法。

1．**基因组学方法**　包括基因组提取、基因克隆、差异显示、基因芯片、基因测序、基因敲除和转基因、RNA 干扰、生物信息等技术和方法。

2．**蛋白质组学方法**　包括双向凝胶电泳、荧光差异凝胶电泳、多维色谱 - 质谱、蛋白质芯片、生物信息、酵母双杂交系统、噬菌体展示和核素标记亲和标签等技术和方法。

3．**表观遗传学研究方法**　包括测序、芯片、甲基化敏感的限制性内切酶技术、RNA 干扰、RNA 沉默与定位分析、RNA 免疫沉淀、通过 RNA 纯化分离染色质、质谱、生物信息等技术和方法。

4．**基因多态性的研究方法**　包括以凝胶电泳为基础的限制性片段长度多态性、单链构象多态性、变性梯度凝胶电泳、等位基因特异性 PCR 等技术和方法，以及高通量的基因测序、基因芯片、变性高效液相色谱、质谱等技术和方法。

第二节　营养素对基因表达的调控

在过去相当长的一段时间内，对营养素功能的认识一直停留在生物化学、酶学、内分泌学、生理学和细胞学水平上。虽然，已经认识到营养素可调控细胞的功能，但一直认为机体主要是通过调节激素的分泌和激素信号的传递而实现的。20 世纪 80 年代，才认识到营养素可直接和独立地调节基因表达，从而对营养素功能的认识深入到了基因水平。因此，深入研究营养素对基因表达的调控不仅对预防疾病、促进健康和长寿有十分重要意义，而且将会促进人们重新、全面深入地认识营养素的功能。

一、营养素对基因表达的调控机制

（一）营养素对基因表达的作用特点

几乎所有的营养素对基因的表达都有调节作用。其作用特点：一种营养素可调节多种基因的表达；一种基因的表达又受多种营养素的调节；一种营养素不仅可对其本身代谢途径所涉及的基因表达进行调节，还可影响其他营养素代谢途径所涉及的基因表达；营养素不仅可影响有关细胞增殖、分化及机体的生长发育的基因的表达，而且还可对致病基因的表达产生重要的调节作用。

（二）营养素对基因表达的调控水平

营养素可在基因表达的所有水平（转录前、转录、转录后、翻译和翻译后共 5 个水平）上对其进行调节，虽然不同营养素各有其重点或专一调节水平，但绝大多数营养素对基因表达的调节发生在转录水平上。

（三）营养素对基因表达的调控途径

营养素本身或其代谢产物可作为信号分子，作用于细胞表面受体或直接作用于细胞内受体，从而激活细胞信号传导系统，并与转录因子相互作用激活基因表达，或直接激活基因表达。

主要途径有：① cAMP 或 cGMP 蛋白激酶途径；②酪氨酸激酶系统；以上两个途径主要是通过对一些转录因子和（或）辅助因子的磷酸化和去磷酸化作用，从而影响这些因子的激活基因转录的活性；③离子通道；④磷酸肌苷酸介导的途径；⑤细胞内受体途径，细胞内受体可以是催化反应的酶，也可以是基因表达的调控蛋白。大多数营养素对基因表达的调控是通过细胞内受体途径实现的。实际上，营养素对基因表达的调控过程是十分复杂的，但可以简化为下列步骤（见图 18-2-1）。

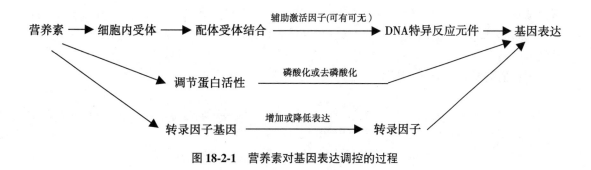

图 18-2-1　营养素对基因表达调控的过程

二、几种营养素对基因表达的调控

（一）碳水化合物对基因表达的调控

碳水化合物经消化道酶解为葡萄糖及吸收入血以后，葡萄糖能刺激脂肪组织、肝和胰岛 β 细胞中脂肪合成酶系和糖酵解酶基因的转录。下面以葡萄糖对肝细胞中 L- 丙酮酸激酶（L-pyruvate kinase，L-PK）基因和 S_{14} 基因的表达调控为例，介绍碳水化合物对基因表达调控的机制及实际意义。

1. 葡萄糖对 L-PK 基因和 S_{14} 基因的调控机制　L-PK 基因编码的蛋白为 L- 丙酮酸激酶，是葡萄糖酵解途径中的关键酶；S_{14} 基因编码一种含硫蛋白，甲状腺素、碳水化合物和脂肪等对其表达有明显的调节作用，并且与脂肪合成酶基因表达有明确的相关性，因此，它在脂肪代谢方面起着重要作用。L-PK 基因和 S_{14} 基因都存在对葡萄糖做出特异应答反应的元件（葡萄糖反应元件）。L-PK 基因葡萄糖反应元件位于启动子的 $-172 \sim -124$ bp，而 S_{14} 基因的葡萄糖反应元件位于启动子的 $-1457 \sim -1428$ bp，二者均具有一个共同的序列 5′ -CACGTG-3′ ，这表明两种基因的表达都受一个共同的调节因子的调控。L-PK 基因的启动子有两个因子结合位点，一个位点与上游刺激因子（upstream stimulating factor，USF）结合，属于 c-myc 家族普遍表达的成员，起转录因子作用；另一个位点与肝增强因子（hepatic enriched factor）或肝核因子-4（hepatic nuclear factor，HNF-4）结合，属于类固醇 / 甲状腺素受体家族的一种孤儿受体，起转录辅助因子作用。USF 因子结合位点和 HNF-4 因子结合位点二者必须同时存在，才能对葡萄糖做出应答反应，从而调节基因转录。但 USF 因子结合位点起主要作用（主要接收葡萄糖代谢产生的信号），HNF-4 因子结合位点起辅助作用。S_{14} 基因的启动子也含有两个因子结合位点，一个是与 L-PK 基因相同的 USF 结合位点，另一个是辅助因子结合位点，但辅助因子目前还不明确。同样，二者必须联合在一起才能使 S_{14} 基因表达对葡萄糖浓度变化做出应答反应。由于 L-PK 基因和 S_{14} 基因都含有共同的 USF 结合位点，并能对葡萄糖和胰岛素做出应答反应，因此，USF 结合位点又被称为葡萄糖 / 胰岛素反应元件（glucose/insulin response element，GIRE）或糖反应元件（carbohydrate response element，ChoRE）。

葡萄糖在葡萄糖激酶作用下形成的葡萄糖 -6- 磷酸，是刺激基因表达的直接信号分子，该酶的表达受胰岛素调控。胰岛素通过刺激葡萄糖激酶表达，加快葡萄糖代谢，从而对基因表达间接发挥作用。但胰岛素并不是必需的，一旦葡萄糖激酶数量和活性足够，在葡萄糖刺激基因转录中不再需要胰岛素。

葡萄糖 -6- 磷酸，可能通过两种方式激活 USF。一种方式是葡萄糖 -6- 磷酸可与 USF 结合形成复合物，然后再与 USF 结合位点结合，从而调节基因转录；另一种方式是葡萄糖 -6- 磷酸激活一种蛋白激酶，使 USF 发生磷酸化或去磷酸化，从而影响 USF 与 DNA 特异序列的结合。

因此葡萄糖调节 L-PK 基因和 S_{14} 基因的大致过程如下（图 18-2-2）：

葡萄糖 —葡萄糖激酶→ 葡萄糖- 6 -磷酸 —配体受体结合 / 碳酸化去磷酸化→ USF —辅助因子 / HNF-4→ DNA特异反应元件 —→ 基因表达

图 18-2-2　葡萄糖调节 L-PK 基因和 S_{14} 基因表达的过程

2. 实际意义　肝中糖酵解产生的内酮酸，进入三羧酸循环后不是进行进一步的氧化、产生能量，而是作为合成脂肪的底物。

长期摄入高碳水化合物膳食，可导致肝细胞中脂肪堆积并引起肥胖。因此，为防止高碳水化合物膳食引起的上述危害，一方面可降低糖的摄入；另一方面可通过对葡萄糖刺激 L-PK 基因表达的途径进行干预，如可利用葡萄糖激酶抑制剂、USF 和 HNF-4 等转录因子抑制剂等抑制 L-PK 基因表达，从而降低脂肪合成。相反，如果 L-PK 活性过低，影响了脂肪的正常合成，可对上述途径应用激活剂来刺激 L-PK 基因的表达。

（二）脂肪酸对基因表达的调控

实际上，膳食脂肪对基因表达的调控作用是膳食脂肪经水解为脂肪酸而发挥作用的。尤其是 n-3 和 n-6 系列的多不饱和脂肪酸（polyunsaturated fatty acid，PUFA）与基因调节之间的关系最为密切。

早在 1969 年，发现 n-6 系列十八碳二烯酸可抑制肝中的脂肪合成，但在相当长的一段时期内，一直认为脂肪酸对基因表达的调节是通过改变细胞膜磷脂中脂肪酸的构成，从而影响了细胞膜激素受体信号传导而发挥作用的。但后来研究发现 PUFA 在几分钟内就能调节基因转录。发挥作用时间如此之快，不能只用膜成分的改变和改变激素释放或信号传导来解释。1990 年，克隆了过氧化物酶体增殖剂激活受体（peroxisome proliferator activated receptor，PPAR）。1992 年，发现脂肪酸可活化 PPAR，而 PPAR 作为核受体又是调节基因转录的转录因子。随后的研究又发现了脂肪酸可活化的其他一些转录因子，如 HNF-4、核因子 κB（nuclear factor κB，NFκB）和固醇调节元件结合蛋白 -1c（sterol regulatory element binding protein-1c，SREBP-1c）。因此，脂肪酸除可与细胞膜受体发生作用以外，还可通过与细胞内的转录因子相互作用，从而调节基因表达。

1. 脂肪酸调节基因表达的机制　PUFA 能抑制生脂基因的转录，同时又能诱导编码脂质氧化和生热蛋白的基因进行转录。PUFA 抑制的生脂基因包括脂肪酸合成酶（fatty acid synthetase，FAS）、肝葡萄糖转移酶、丙酮酸激酶、丙酮酸脱氢酶、乙酰 CoA 羧激酶、硬脂酰辅酶 A 去饱和酶、S_{14} 蛋白基因，这些基因参与脂质的合成；PUFA 诱导的氧化和生热蛋白基因包括肉碱软脂酰转移酶、线粒体羟甲基戊二酸单酰 CoA（3-hydroxy-3-methylglutaryl-coenzyme A，HMG-CoA）合成酶、微粒体酰基 CoA 氧化酶、脂肪酸结合蛋白、脂肪酸转运蛋白、脂酰基 CoA 合成酶以及解偶联蛋白 -3（uncoupling protein-3，UCP-3）基因等，这些基因编码的蛋白参与脂质氧化和能量生成反应。

脂肪酸调节基因表达的途径包括以下几方面：

（1）G 蛋白偶联细胞表面受体途径　脂肪酸在线粒体和微粒体发生多步骤氧化反应，产生花生四烯酸、前列腺素、血栓素和白三烯等，这些生物活性物质可通过自分泌和旁分泌作用于细胞表面的 G 蛋白偶联受体，活化 G 蛋白使细胞内 cAMP 和钙离子浓度发生改变，作为第二信使活化信号机制，使转录因子功能上调。

（2）PPAR 途径　PPARs 的结构与类固醇 - 甲状腺超级基因核受体家族的成员相似。根据 PPARs 开放阅读框推测出的氨基酸序列表明，其结构上有激素受体的特征，即一个配体结合区和一个锌指 DNA 结合区。配体结合区是与脂肪酸等配体结合的部分，配体与受体的这种结合可活化受体（即 PPARs）；DNA 结合区是与基因上的 DNA 特异反应元件相结合的部分，通过这种特异性结合，调节基因转录。已发现编码许多酶（微粒体酰基辅酶 A 氧化酶、肉碱软脂酰转移酶、脂酰 CoA 合成酶、线粒体 HMG-CoA 合成酶、脂蛋白脂肪酶和脂肪酸结合蛋白）的基因上都存在 PPARs 反应元件（PPAR-REs）。PPAR-REs 的特征是 5′ 端侧翼区有一个同向重复序列 1（direct repeat-1，Dr-1），即 AACTAGGNCAAAGGTCA。此外，PPARs 常与视黄醇 X 受体（retinoid X receptor，RXR）形成异源二聚体，共同作用于 PPAR-REs。当 PPARs 与 RXR 形成异源二聚体时，可增加 PPARs 与 PPAR-REs 的结合能力。另外，PPARs 与 PPAR-REs 的结合，还需要类固醇受体辅助激活剂 -1（steroid receptor co-activator-1，SRC-1）

和 PPAR- 结合蛋白（PPAR-binding protein，PBP）等辅助激活因子的共同参与。脂肪酸调节基因转录的途径为（图 18-2-3）：

脂肪酸（或其代谢产物）$\longrightarrow$ PPARs $\xrightarrow{RXR}$ PPARs-RXR异源二聚体 $\xrightarrow[PBP]{SRC-1}$ PPAR-REs

$\longrightarrow$ 基因表达↑（或↓）

图 18-2-3　脂肪酸通过 PPARs 途径调控基因表达的过程

（3）其他转录因子途径　脂肪酸还可通过调节 HNF-4、NFκB 和 SREBP-1c 等转录因子活性，从而调节基因表达。

2．实际意义　通过研究脂肪酸对基因表达的调节，拓宽了对脂肪酸生理功能的认识。一方面，从最初认识到脂肪酸是供能物质和生物膜的重要组成部分，到发现脂肪酸可通过细胞膜受体信号途径和转录因子活化途径而具有调节基因表达的功能；另一方面，通过对脂肪酸特异调节的转录因子的不断发现，又进一步认识到脂肪酸的其他重要功能如不饱和脂肪酸具有抑制脂类物质合成、降低血中三酰甘油和胆固醇、增加葡萄糖利用、增加胰岛素敏感性及改善胰岛素抵抗；另外，不饱和脂肪酸还具有诱导细胞增殖和分化的作用，如抑制早幼粒细胞、白血病 HL-60 细胞的增殖。脂肪酸还可启动培养细胞分化为单核细胞和粒细胞，也可诱导细胞坏死和凋亡。再有，n-3 和 n-6 系列 PUFA 均能增加 T 淋巴细胞系上一些抗原的表达，从而增加免疫功能。PUFA 对乳腺癌、结肠癌和前列腺癌有一定的抑制作用，但也有相反的报道，尚需进一步证实。

此外，可模拟 PPARs 的配体——脂肪酸的结构，来合成一些 PPARs 的配体。一大类以脂肪酸结构为基础进行结构变化的化合物，如降脂药（WY14643、吉非诺齐、氯贝特），增塑剂 [邻苯二甲酸二（2-乙基己基）酯]，类固醇，曲格列酮和匹格列酮（thiazolidinediones，TZD）等均能活化 PPARs，并且其活化作用比脂肪酸还要强，可将这些化合物开发为调节血脂和血糖的药物。故进一步努力寻找能强有力地激活 PPARs 的天然和人工合成的化合物，将有助于开发预防和治疗高血脂、糖尿病、动脉粥样硬化、肥胖和癌症的药物。以细胞受体转录因子为靶目标来治疗某些疾病已成为现代医药工业的发展方向。

（三）维生素 D 对基因表达的调控

维生素 D 的主要生物活性形式是 1，25-$(OH)_2$-D_3，后者具有维持体内钙磷动态平衡、调节骨代谢和促进多种组织细胞生长、分化等多种生理功能。上述这些作用大部分是通过活化细胞核内受体，即维生素 D 受体（vitamin D receptor，VDR），进而调节维生素 D 靶基因的转录水平来实现的。

1．VDR 对基因表达的调控机制　VDR 是一种配体激活的转录因子。VDR 可自身形成同源二聚体，也可与视黄醇 X 受体（RXR）形成异源二聚体（VDR-RXR）。VDR 上有多个特异性功能结构域：A/B 结构域、C 结构域、D 结构域、E/F 结构域。此外，VDR 上还有两个磷酸化位点，通过酪蛋白激酶进行正向调节，或蛋白激酶 A 或蛋白激酶 C 对其自身功能进行负向调节。

当 VDR 与其配体 1，25-$(OH)_2$-D_3 结合后，引起 VDR 构象改变，并与未结合的配体 RXR 形成异源二聚体（VDR-RXR）。后者再作用于维生素 D 靶基因启动子区上的维生素 D

反应元件，并释放辅助抑制因子复合物，同时募集一些辅助激活因子及普通转录因子，从而共同形成活性转录复合体（图 18-2-4）。

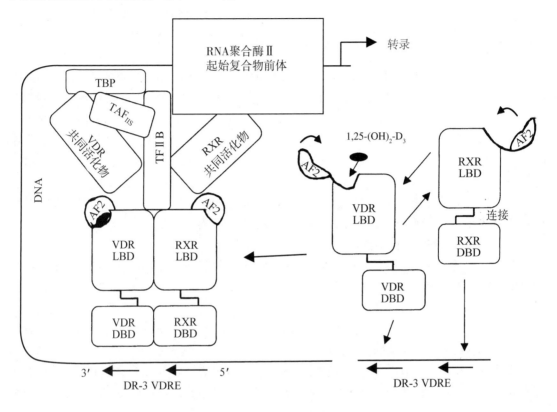

图 18-2-4　维生素 D 调节转录的整个过程

TBP：TATA box-binding protein，TATA 盒结合蛋白；TAF Ⅱ：TBP-associated factors Ⅱ，TBP 联合因子Ⅱ；TF Ⅱ B：transcription factor Ⅱ B，转录因子Ⅱ B；DBD：DNA binding domain：DNA 结合结构域；LBD：ligand-binding domain 配体结合结构域；AF2：activation function 2 活化功能区 2。

在未结合配体 1，25-$(OH)_2$-D_3 的情况下，辅助抑制因子可募集组蛋白 - 脱乙酰基酶，并与类固醇受体结合，使该受体处于失活状态，同时使染色质处于转录抑制状态。在核受体蛋白信号调节途径中，辅助激活因子和辅助抑制因子复合物之间的平衡决定了 DNA 的转录是开始还是关闭。

2. 实际意义　通过维生素 D 调节基因表达的研究，除了了解维生素 D 传统功能的机制外，还发现维生素 D 能调节许多基因表达，并具有许多新的功能。

（1）在传统功能中，1，25-$(OH)_2$-D_3 在小肠主要是促进钙磷吸收；在肾促进钙磷酸化及钙的重吸收；在骨组织参与骨代谢。现已发现，上述三种功能主要是由于钙结合蛋白（在小肠）、钙结合蛋白 D28K（在肾）、骨钙蛋白和骨桥蛋白（在骨）等基因上有维生素 D 反应元件，维生素 D 可对上述基因的表达进行调控，从而发挥了上述功能。

（2）在传统的靶组织中发现了一些新的维生素 D 调节基因，如发现了锁骨 - 颅骨发育障碍基因的一个新的转录因子 Osf2/cbfal，它主要调节间质细胞分化为成骨细胞，而 1，25-(OH)$_2$-D_3 可在 mRNA 水平上明显抑制该过程。在对破骨细胞形成研究中，发现了两个新的维生素

D 调节基因，一个是破骨细胞分化因子 / 骨蛋白整合素配体基因，其表达的蛋白属于肿瘤坏死因子家族的膜相关成员；一个是破骨细胞形成抑制因子 / 骨蛋白整合素基因，其表达的蛋白属于肿瘤坏死因子家族的一种分泌型蛋白。前者促进破骨细胞形成，后者可抑制骨蛋白整合素配体的作用，阻止破骨细胞的形成。1，25-（OH）$_2$-D$_3$ 可抑制该因子的作用。这些新基因的发现，进一步加深了对维生素 D 生理功能的理解。

（3）在非传统的靶组织中，也发现了维生素 D 调节的基因。如 1,25-(OH)$_2$-D$_3$ 抑制细胞因子 IL-2、IL-8 和 IL-12 的转录过程，而且 VDR 可直接抑制粒细胞——巨噬细胞克隆刺激因子的转录过程，从而具有抑制免疫作用，因此，维生素 D 及其衍生物可预防和治疗自身免疫性疾病。1,25-(OH)$_2$-D$_3$ 可启动细胞周期依赖激酶抑制因子 P^{21WAF1} 和 P^{27KIP1}，使细胞阻滞在 G$_1$ 期，抑制生长迅速的肿瘤细胞、角质细胞的生长。故临床上常用维生素 D 衍生物来治疗肿瘤和银屑病。

对维生素 D 调节基因表达机制的进一步研究不仅有助于理解维生素 D 生理功能的作用机制，而且有利于发现维生素 D 新功能及其在预防和治疗疾病方面新的应用价值。

（四）铁对基因表达的调控

铁通过小肠上皮细胞吸收并进入血液循环中，与转铁蛋白（transferrin）结合后被运送到全身的各种组织细胞中，细胞表面有转铁蛋白受体（transferrin receptor，TfR）。当荷铁转铁蛋白与 TfR 结合以后，通过细胞内吞作用将其转运到细胞内，并在酸性环境中释放铁。但脱铁转铁蛋白仍与受体结合并一起回到细胞表面，在中性 pH 值环境下，脱铁转铁蛋白与 TfR 解离，二者重新进入运输铁的上述循环中。

因此，转铁蛋白及其受体、铁蛋白在运输铁和贮存铁方面发挥了重要作用。近几年的研究发现，铁对转铁蛋白受体、铁蛋白的表达具有重要的调节作用，从而使体内铁处于稳态平衡状态。

1. 铁对转铁蛋白受体及铁蛋白基因表达的调控机制　转铁蛋白受体基因在其 3′ 端非翻译区，有两个铁调节受体表达所必需的两个区域，每个区域由 200 个碱基组成。在这两个区域当中，含有 5 个聚集在一起的铁反应元件（iron responsive element，IRE），每一个 IRE 都能结合一个细胞质铁调节蛋白（iron regulatory protein，IRP）。IRE 具有一个特殊结构，即茎 - 环结构，其中环状部分由 6 个碱基即 CAGUGC 组成，这是一个高度保守序列。

铁蛋白基因在其 5′ 端非翻译区也有一个 IRE，IRE 也是茎 - 环结构，且环状部分的碱基序列与铁蛋白受体 IRE 茎 - 环结构中的环状部分完全相同。但茎部碱基序列二者不同（见图 18-2-5）。转铁蛋白受体和铁蛋白 mRNA 上都存在相似的 IRE 是非常重要的，因 IRE 可通过铁浓度变化来调节这两种蛋白的合成。

铁调节蛋白（IRP）可作用于上述两种基因上的 IRE，进而调节基因表达。已发现有两种不同的 IRP，即 IRP-1 和 IRP-2，它们与 IRE 结合的亲和力相似。IRP-1 起主要作用，IRP-2 表达范围较窄且表达量较低。IRP-1 是一种存在于胞质中的顺乌头酸酶，当细胞铁充足时，IRP-1 含有一个 [4Fe-4S] 簇结构，并与 3 个半胱氨酸残基结合，此时 IRP-1 具有顺乌头酸酶活性，可将柠檬酸转变为异柠檬酸，但不能结合 IRE，即无铁调节蛋白活性；当细胞内铁缺乏时，IRP-1 则失去 [4Fe-4S] 簇结构，形成无铁 - 硫簇的脱辅基蛋白，此时无顺乌头酸酶活性，却具有铁调节蛋白活性，可与 IRE 结合。无铁 - 硫簇时，可使蛋白构象发生改变，使 IRP-1 暴露 IRE 结合位点。IRP-2 没有铁 - 硫簇，因此没有顺乌头酸酶活性，只有铁调节蛋白活性。

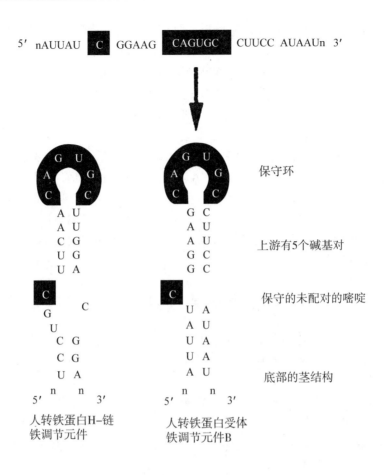

5′ nAUUAU C GGAAG CAGUGC CUUCC AUAAUn 3′

保守环

上游有5个碱基对

保守的未配对的嘧啶

底部的茎结构

人转铁蛋白H–链
铁调节元件

人转铁蛋白受体
铁调节元件B

图 18-2-5　人铁蛋白及转铁蛋白受体铁反应元件

在铁缺乏的情况下，IRP 就会结合到转铁蛋白受体 mRNA 3′端非翻译区上的 IRE，以便保护 mRNA，防止被核糖核酸酶降解，从而使 mRNA 的稳定性延长、增加由 mRNA 翻译成蛋白的数量，即转铁蛋白受体数量增加并增加细胞对铁的摄入；在铁充足的情况下，由于 IRP 形成铁 - 硫簇结构，失去了与 IRE 结合的能力，因此，IRP 就会从转铁蛋白受体 mRNA 上离开，mRNA 就会被核糖核酸酶降解，从而降低了 mRNA 的翻译、降低了转铁蛋白受体的合成，最终降低了细胞对铁的摄入。

同样，铁浓度的变化也会对铁蛋白基因的表达产生影响。在铁缺乏的情况下，IRP 就会结合到铁蛋白基因 mRNA 5′端非翻译区上的 IRE，阻止 mRNA 与核糖体结合，因而抑制翻译的启动，从而减少铁蛋白，减少铁的贮存；在铁充足的情况下，IRP 就会从 mRNA 离开并启动 mRNA 的翻译，使铁蛋白增加并增加铁的贮存。

铁对转铁蛋白受体及铁蛋白基因表达的调节是真核细胞 mRNA 具体调节的第一个例子，且阐明了转录后调控如何对细胞中某一营养素浓度变化所做出的应答反应，从而，产生不同蛋白质的统一调节。

2. 实际意义　从上述铁对转铁蛋白受体及铁蛋白基因表达的调节过程中，可发现 IRP

中的铁 - 硫簇是感受细胞铁浓度的感受器，是调节基因表达的"开关"，它控制着细胞内的铁水平，即铁缺乏时，铁摄入增加、贮存减少；铁含量高时，铁摄入减少，贮存增加。通过这种反馈调节使细胞内的铁维持在一个正常范围内。因此，如果 IRP 数量减少，活性降低，可影响细胞铁的摄取和贮存，此时，可用一些 IRP 表达的诱导剂或活性激活剂进行纠正；如果 IRP 基因发生突变，使 IRP 丧失活性，则可用 IRP 类似物代替其功能，也就是说通过对 IRP 的干预来调节铁代谢。

另外，一氧化氮可模拟铁对 IRP-1 的作用，它可激活 IRP-1 使之结合到 IRE，从而抑制铁蛋白翻译并稳定转铁蛋白受体 mRNA。由此看来，IRP-1 不仅对铁，而且还可对一氧化氮做出应答反应。这一机制的发现，有助于理解炎症对铁代谢的影响：在炎症过程中对细胞因子做出应答反应所产生的一氧化氮，可能通过作用于 IRP-1 的铁 - 硫簇改变细胞铁代谢。其他一些物质如超氧自由基或 O_2，可能也会作用于 IRP-1 这个"开关"，其生理意义有待进一步阐明。

第三节　营养素对基因结构和稳定性的影响

长期以来，人们一直认为只有暴露于外界致突变剂或致癌剂的情况下才能够引起基因突变率或染色体畸变率增加。但是，近些年的研究表明营养素缺乏或不平衡也可引起上述后果，并且将之称为营养素对基因组结构和稳定性（genomic stability）的影响。营养素对基因组结构和稳定性的损害作用环节，包括 DNA 复制、DNA 修复、基因表达等过程；损害的靶点包括染色体结构（指组蛋白）和 DNA 结构；损害的后果包括染色体和 DNA 结构不稳定和（或）结构改变（染色体分离、染色体断裂，基因突变），从而，引起不孕不育、癌症发病的风险增加、加速衰老等不良后果。

一、营养素影响基因组结构和稳定性的机制

目前，营养素影响基因组结构和稳定性的机制还不十分清楚，可能有如下几个方面。

（一）营养素作为酶的底物或辅助因子影响酶的活性

多种维生素和微量元素都可作为维持染色体和 DNA 结构稳定性的酶的底物或辅助因子，如果这些营养素缺乏，则可引起相应的酶活性下降，从而导致染色体和 DNA 结构不稳定或 DNA 损伤。例如，尼克酰胺腺嘌呤二核苷酸（NAD）是聚腺苷二磷酸核糖聚合酶的唯一底物，它来源于膳食中的烟酸。维生素 B_{12} 是蛋氨酸合成酶的辅酶。DNA 合成和修复所需的很多酶类都需要 Mg^{2+} 作为辅助因子，如 DNA 聚合酶。

（二）氧化应激

机体某些抗氧化微量营养素缺乏可使机体处于氧化应激状态。DNA 既是机体中携带遗传信息的重要物质，也是最易受到氧自由基攻击的生物大分子之一。H_2O_2 能很容易地穿透细胞膜进入细胞，如不被酶解可直接到达细胞核，在细胞核内可能与 DNA 结合，引起细胞内 DNA 链断裂；在有金属离子如铁、铜等的催化下 H_2O_2 还可转变成具有更高活性的·OH，引起细胞内 DNA 链断裂。因此，增强机体抗氧化能力，降低氧化应激损害，有利于维持遗传物质的稳定。大量人群干预研究结果表明，补充抗氧化营养素，如维生素 A、维生素 E、维生素 C、β- 胡萝卜素以及硒等可明显增强机体的抗氧化能力，减少 DNA 的氧化损伤。

（三）营养表观遗传学

表观遗传学（epigenetics）是指在不改变DNA序列的情况下，生物表现型发生改变、保持相对稳定和遗传。表观遗传变化主要是来自染色体的构建、组蛋白和DNA的修饰及非编码RNA，包括DNA的甲基化、组蛋白的甲基化、泛素化、乙酰化、磷酸化修饰或去修饰作用、短链和长链非编码RNA。营养表观遗传学（nutriepigenetics）研究营养素引起的表观遗传变化，从而阐明营养素对健康的影响。

组蛋白乙酰化、DNA甲基化都是通过影响染色质的构象来调节基因表达的。核小体中组蛋白乙酰化可增强基因的转录活性，去乙酰化可抑制转录过程；乙酰化和去乙酰化处于一个动态平衡状态，催化乙酰化的酶是组蛋白乙酰基转移酶（histone aceryltransferases，HAT），催化去乙酰化的酶是组蛋白去乙酰基酶（histone deacetylases，HDAC）。目前认为，具有HAT活性的蛋白是转录激活因子，具有HDAC活性的蛋白是转录抑制因子。研究表明，短链脂肪酸丁酸盐可促进组蛋白乙酰化，从而促进基因表达。

哺乳动物DNA CpG岛甲基化参与了其发育过程中某些基因的长期沉寂。一般而言，基因调控区的高甲基化状态往往可以抑制甚至关闭基因的表达，而低甲基化或去甲基化则往往是基因表达的必要条件。例如，很多肿瘤的发生都涉及抑癌基因的高甲基化和原癌基因的低甲基化。参与体内DNA甲基化的维生素包括叶酸和维生素B_{12}，极度缺乏叶酸可导致DNA低甲基化。维生素B_{12}虽然也参与DNA甲基化，但是目前还没有维生素B_{12}缺乏引起人类基因组结构不稳定的报道。

近年来，人类基因组DNA信息分析显示，基因组中编码序列只有不到2%，其余大部分为非编码RNA，其中具有调控作用的非编码RNA主要分为短链非编码RNA（包括siRNA、miRNA、piRNA）和长链非编码RNA（long non-coding RNA，lncRNA）。miRNA是一类新发现的基因调节剂，它与靶标基因3'非翻译区不完全互补结合，以干扰mRNA翻译的方式负向调控基因的表达。miRNA可通过调控组蛋白修饰引起染色质重塑，通过调控DNA甲基化酶的表达而影响DNA甲基化。多种营养素和能量均可调节miRNA的表达，并与其相互作用。lncRNA具有与mRNA类似的结构特征，但没有开放阅读框，其发挥生物学功能的主要机制有基因印记、染色质重塑、细胞周期调控、剪接调控、mRNA降解和翻译调控等。维生素D参与lncRNA的表达调控，从而调节基因表达。

二、营养素对基因组结构和稳定性影响的实际意义

营养素对基因组结构和稳定性的影响是近些年来营养学领域提出的新观点。在打破了只有外源性致癌剂或致突变剂才能够影响基因组稳定性的旧观念后，重新认识营养素在基因组结构和稳定性方面的作用，更加有利于指导人们如何合理膳食。

营养素对基因组稳定性的影响将影响到DRIs的制定。传统的DRIs制定的基础是营养生理需要量，是指能够有效预防某种营养素缺乏症的摄入水平，如维生素C的DRIs是指能够有效预防坏血病的膳食供给量。由于某些疾病的发生发展、退行性疾病或衰老至少部分是由于DNA损伤造成的，因此，对于那些能够影响细胞核或线粒体DNA稳定性的营养素来说，应该考虑重新制定其DRIs。

目前已有足够的证据表明，叶酸、烟酸及锌边缘性缺乏可显著影响自发性染色体损伤率。最近的研究还表明，人体叶酸和维生素B_{12}缺乏能够导致血液和上皮细胞中微核率增加，

这更加有力地说明了应该从营养素对基因组稳定性影响的角度考虑重新制订叶酸和维生素 B_{12} 的 DRIs，将由营养素缺乏引起的 DNA 损伤降至最低。此外，在针对某一营养素的 DRIs 制定的过程中，还应当考虑影响该营养素生物利用的常见基因多态性，这样制定出的 DRIs 不但能够有效地预防 DNA 损伤，还能够对不同基因型人群做到有的放矢。

第四节 基因多态性对营养素吸收、代谢和利用的影响

DNA 结构在不同种类的生物体内存在很大差异，正是这种差异导致了生物物种的多样性和不同生物之间形态学特征和生物学特征的巨大差异。而同种生物不同个体之间，DNA 结构虽然具有很大的同源性，但仍然存在着差异，也正是这种差异导致了同种生物不同个体之间在形态学特征和生物学特征方面也存在一定的差异。

DNA 结构的差异实质是 DNA 序列某些碱基发生了突变。在 1% ~ 50% 的人群中，平均每 200 ~ 300 个核苷酸就有一个碱基发生了突变（或叫变异），但由于突变多数发生在非基因序列，因此多数突变不表达，不会产生任何后果；而发生在基因序列的突变，有些是正常突变，有些是有益的，有些是有害的，甚至是致死的，有些是条件有害的。当碱基突变在人群中的发生率不足 1% 时，称为罕见的遗传变异；当碱基突变发生在基因序列时，可产生一个基因的一种以上不同的形式（又称一个基因的不同基因型），且在人群中的发生率超过 1%，这种情况称为基因多态性（gene polymorphism）或遗传多态性。人类大约有 30% 的基因多态性，也就是说有 30% 的基因发生了突变，而大约有 70% 的基因可能没有发生突变，这就是人类个体之间在许多方面很相似但又有差别的原因。因此，基因多态性决定了个体之间的差异。如果基因多态性存在于与营养有关的基因之中，就会导致不同个体对营养素吸收、代谢和利用存在很大差异，并最终导致个体对营养素需要量的不同。

一、维生素 D 受体基因多态性对钙吸收及骨密度的影响

影响骨质疏松症发生的因素很多，包括年龄、性别、不同生理状态（妇女绝经前后）、机体营养状况（特别是钙摄入水平）、生活方式（饮酒、吸烟、运动）等。但这些环境因素无法解释同一国家内和不同国家间骨质疏松症发生存在差异的原因；另一方面，家族遗传性、双胞胎配对及不同种族之间的比较研究，均说明骨质疏松症的发生还存在着遗传因素的影响。其中由于 VDR 基因多态性对钙吸收及骨密度均有影响，因此，有可能成为骨质疏松症发生的遗传因素之一。

VDR 基因由于碱基突变，形成了三种基因型，即 bb 基因型、BB 基因型和 Bb 基因型。携带有 BB 基因型的绝经期妇女，在摄入低钙膳食时，其钙吸收量要比携带有 bb 基因型绝经期妇女明显减少；当每日钙摄入量在 300 mg（低）至 1500 mg（高）之间进行变化时，bb 基因型的个体始终比 BB 基因型个体钙吸收率高。因此，认为 bb 基因型是钙吸收率高基因型；而 BB 基因型是钙吸收率低基因型，这种基因型不能适应低钙膳食摄入的情况。目前，钙的适宜摄入量（AI）为 800 ~ 1200 mg/d，当 AI 为 800 mg/d 时，携带有 BB 基因型的人群，将有相当部分的个体将不能摄入足够的钙量并将出现钙缺乏现象。故针对 BB 基因型人群，钙的 AI 要适当高一些。

在一项针对 72 位老年人的 18 个月的研究发现，所有 9 个 BB 基因型老年人的骨密度均

发生了丢失，而所有 26 个 bb 基因型老年人的骨密度均未发生丢失，而且上述这两种情况均与钙的摄入量无关；另外 37 人的基因型为 Bb，这些人骨密度变化随着钙摄入量的不同而不同。因此，bb 基因型是高骨密度基因型，BB 基因型是低骨密度基因型，这两种基因型骨密度对钙摄入量变化反应不大，甚至与钙摄入量无关；而携带有 Bb 基因型者骨密度与钙的摄入量呈剂量反应关系。

VDR 的三种不同基因型在不同的国家、甚至同一国家的不同种族之间的基因频率分布是不同的。例如，日本人群中 bb 基因型约占 75%，而 BB 基因型所占比例较低；高加索人群中 bb 基因型约占 33%，而 Bb 基因型约占 50%。VDR 三种基因型在不同种族人群中的不同分布，可说明不同种族人群钙吸收、骨密度及骨质疏松症发生不同的原因；即使在同一个种族，VDR 三种基因型在人群中也有不同的分布，这可说明个体之间在钙吸收、骨密度及骨质疏松症发生存在差异的原因。因此，针对不同的国家、不同的种族及不同的个体，在制订钙的推荐摄入量时应考虑不同基因型的影响，针对不同的基因型制订不同的膳食供给量标准。另外，在进行补钙膳食干预时也应考虑不同基因型的影响，以便确定哪种基因型人群在补钙过程中会获得最大益处，而哪些基因型人群获益不大、甚至一点效果也没有，以便有针对性地补钙；而对补钙效果不明显的那些基因型人群，则应采取其他的食物或药物干预，而不是一味盲目补钙。

二、亚甲基四氢叶酸还原酶基因多态性对叶酸需要量的影响

按照目前叶酸的每日营养摄入参考值（美国标准），即使某一人群叶酸的供给量达到这一标准，仍有部分个体发生叶酸缺乏症状，其原因是叶酸代谢发生了障碍。

亚甲基四氢叶酸还原酶（methylenetetrahydrofolate reductase，MTHFR）催化生物性可逆的还原反应，将 5,10 - 亚甲基四氢叶酸还原为 5 - 甲基四氢叶酸，同时，脱去一个甲基供体给同型半胱氨酸，从而合成蛋氨酸。目前，研究发现，MTHFR 基因的第 677 位的碱基发生了由 C → T 的突变，产生了该基因的三种等位基因多态性，即 C/C，C/T 和 T/T 三种基因型；同时由 C → T 的突变造成了该基因所编码的 MTHFR 中的氨基酸也发生了突变，即由 Ala（丙氨酸）→ Val（缬氨酸），由此，可产生该酶的三个相应表型，即 Ala-Ala（野生型）、Ala-Val（杂合型）、Val-Val（突变纯合型）。上述这种突变增加了酶的热不稳定性，使其不能与 MTHFR 反应中的辅酶（FAD）结合，而使该酶活性降低。三种酶的活性由高到低的次序为 Ala-Ala、Ala-Val、Val-Val，致使同型半胱氨酸向蛋氨酸的转化发生了障碍，导致同型半胱氨酸在血中和尿中浓度增加。

大量研究已经证实，血中同型半胱氨酸浓度增加，可增加一些疾病发病危险性：在胎儿和儿童时期出现神经管缺陷、严重的心理发育迟缓，甚至在一周岁内死亡；在成年时期血浆同型半胱氨酸的少量增高（> 15 mmol/L）被认为是心血管疾病的一个独立危险因素，可明显增加心肌梗死、脑卒中、外周血管疾病和静脉栓塞的危险性。

对携带有 C/C、C/T 和 T/T 基因型的不同人群血中叶酸和同型半胱氨酸水平进行比较，可发现携带 C/C 基因型者血中叶酸水平最高，同型半胱氨酸水平最低；携带 C/T 基因型者血中叶酸水平较高，同型半胱氨酸水平较高；携带 T/T 基因型者血中叶酸水平最低，同型半胱氨酸水平最高。

叶酸摄入不足只对携带有 T/T 基因型人群的影响较大，使血中同型半胱氨酸水平升高，

而对携带有 C/C 和 C/T 基因者影响不大（杂合表型与野生表型很接近），而补充大剂量叶酸时可迅速使血浆中同型半胱氨酸水平恢复正常。其机制为高叶酸状态可增加不耐热基因型 MTHFR（Val-Val 型 MTHFR）的热稳定性，从而增加了该酶的活性。因此，为使 T/T 基因型人群的同型半胱氨酸代谢正常，应比一般人群摄入更多的叶酸。

不同种族不同人群的 MTHFR 三种基因多态性的分布频率不同：高加索人群中亚洲人群的 T/T 基因型约占 12%，C/T 基因型大于 50%；非洲 - 美洲人群 T/T 基因发生率较低，而欧洲高加索人群变异很大。一般认为，不同种族不同人群的 T/T 基因型所占比例范围为 8% ～ 18%（也有认为是 5% ～ 15%），可见，这种易出现叶酸缺乏的人群所占的比例还是相当大的，应引起高度重视。

目前所制订的叶酸 RNI，是针对一般人群并是在假设这些人群是正常的情况下制订的，而没有考虑 T/T 突变纯合型这部分个体的特殊需要，因此，为避免叶酸缺乏造成的危害，对这部分特殊人群应制订更高的叶酸供给量。

第五节　营养素与基因相互作用对疾病发生的影响

远在古代，国内外的哲学家和医学家就认识到遗传因素和环境因素相互作用，共同影响着人类的健康和疾病的发生。营养素作为环境中的重要因素之一，它与遗传因素——基因相互作用导致疾病的证据，不仅可从整个人类社会进化过程中遗传因素进化落后于营养因素变化的矛盾中找到一些蛛丝马迹，还可从现代分子遗传学、分子流行病学和分子营养学中找到一些线索。

一、营养因素变化与遗传因素进化之间的矛盾

在原始社会，人类主要靠采集、打猎、捕鱼为生，经常是饥一顿，饱一顿。在当时这种营养条件作用下，人类的遗传因素做了适应性变化，即产生了所谓"节约基因型"，即在食物或能量供应充足的情况下能最大限度地贮存能量，供缺少食物时使用，以便维持生存。随着人类社会的进步，食物逐渐丰富起来，大多数人适应了营养的这种变化，这些基因不再起作用了；而有一部分人这些基因并没有"关闭"，仍在起作用，暴露于食物充足的情况下，这些"节约基因"仍在大量贮存能量，从而导致人类肥胖、糖尿病、心脑血管疾病和高血压。这部分现在仍携带有"节约基因型"的人群对高脂肪、高能量特别易感，是易感人群。

大约在旧石器时代晚期（即 4 万年以前），人类的基因型就已确定下来，而且这种基因型的确定是适应了当时的营养状况的。当时的营养状况与现代社会（尤其是西方社会）相比，摄入了较高的蛋白质、钙、钾和抗坏血酸，而钠摄入量较低。现代社会的膳食结构发生了几个重要变化，其特征是能量摄入增加而消耗减少；饱和脂肪、n-6 系列脂肪酸和反式脂肪酸摄入增加，而 n-3 系列脂肪酸摄入减少，n-6 系列脂肪酸 /n-3 系列脂肪酸的比例是 20∶1 ～ 14∶1，而不是对人体健康有益的 1∶1；复杂糖（主要是寡糖）和膳食纤维摄入量减少。

在过去的 1 万年里，即从农业革命开始以来，人类的膳食结构发生了巨大变化，而人类的基因却没有变化或变化甚微。人类基因组每 1 百万年自发突变的频率为 0.5%，因此在过去的 1 万年里人类的基因只发生了很小的变化，大约为 0.005%。事实上，人类今天所携带的基因与 4 万年前旧石器时代晚期人类祖先所携带的基因几乎一样。营养因素变化快，而遗传因

素变化慢。因此，从遗传学角度讲，人类目前的基因型已不能适应目前的营养条件。膳食结构的快速变化（尤其是在过去的 150 年里）必然会导致一些慢性疾病，如 AS、高血压、肥胖、糖尿病和一些癌症（乳腺癌、结肠癌、前列腺癌）的发病率升高。

二、营养素与基因相互作用的模式及在疾病发生中的作用

虽然许多疾病，主要包括先天代谢性缺陷和慢性疾病的发生是由营养素（当然还包括其他环境因素）与基因相互作用的结果，但二者相互作用的方式不同，在疾病发生中所起的作用亦不相同。有人将营养素、基因和疾病三者的关系用 5 种模型进行了描述（图 18-5-1）：①模型 A，描述的情况是基因型决定了某种营养素是危险因素，然后该种营养素才导致疾病；②在模型 B，中营养素可直接导致疾病，基因型不直接导致疾病，但可在营养素导致疾病过程中起促进或加重作用；③在模型 C 中，基因型可直接导致疾病，营养素不直接导致疾病，但可在基因型导致疾病过程中起促进或加重作用；④在模型 D 中，营养素与基因型相互作用，共同导致疾病，而且二者均是导致疾病危险性升高所必需的；⑤在模型 E 中，营养素和基因型均可单独影响疾病的危险性，若二者同时存在，可明显增加疾病危险性（与单一因素存在相比）。

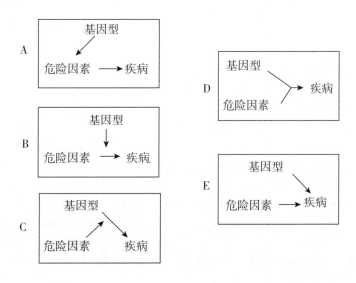

图 18-5-1　环境因素与基因相互作用的五种模式

这些模型可使我们更好地理解营养素与基因在疾病发生中的作用。例如，苯丙酮尿症是符合模型 A 的典型例子。患有该病的个体，体内编码苯丙氨酸羟化酶的基因突变，导致该酶缺乏，不能将苯丙氨酸代谢为酪氨酸而造成苯丙氨酸在体内堆积，进而引起疾病。因此，该酶的基因突变决定了苯丙氨酸是危险因素，苯丙氨酸可直接导致疾病。

在单基因突变所导致的先天代谢性缺陷（亦称单基因疾病）过程中，营养素与基因相互作用的方式及分子机制已经非常清楚，并且是营养素与基因相互作用导致疾病的最典型例子。而在许多多基因疾病如肥胖、糖尿病、高血压、骨质疏松、冠心病等发病过程中，虽然已发现是营养素与基因相互作用的结果，但由于还没有真正发现与这些疾病有关的主要基

因，因此营养素与基因相互作用的机制还不十分清楚。以肥胖为例，许多研究已经证实，高脂肪膳食是引起肥胖的主要营养因素，但高脂膳食引起的肥胖有家族倾向；另外，在高脂膳食诱导肥胖的过程中，总有易于发生肥胖或发生肥胖抵抗的现象存在，这说明在高脂肪膳食引起肥胖的过程当中有遗传因素的存在，遗传因素决定了这种差异。因此，在肥胖发生过程中脂肪与基因相互作用的方式应符合模型 D，即二者共同导致肥胖危险性增加，但营养素与基因之间如何相互作用导致肥胖的分子机制尚不十分清楚。虽然已发现了与肥胖有关的基因或染色体区域已超过 600 多个，其中与肥胖密切相关的基因达 60 个，包括瘦素基因、解偶联蛋白基因、神经肽 Y 基因、葡萄糖转运子基因和 β_1、β_2、β_3 肾上腺素受体基因等，但它们与营养素相互作用导致肥胖的证据不足，这些基因的多态性与肥胖的关系还不十分清楚。但发现了这些与肥胖有关的基因毕竟是令人鼓舞的，因为，它标志着包括肥胖在内的对慢性疾病的研究已进入到分子生物学时代。随着人类基因组、食物基因组计划完成之后，必将加快对这些慢性病的发病分子机制的研究步伐，并为最终利用分子营养学理论预防和控制慢性疾病的发生提供重要科学依据。

（孙长颢）

参考文献

[1] 孙长颢. 分子营养学. 北京：人民卫生出版社，2006.

[2] 周春燕，冯作化. 医学分子生物学. 北京：人民卫生出版社，2014.

[3] 查锡良，药立波. 生物化学与分子生物学. 北京：人民卫生出版社，2013.

[4] 蒋与刚，高志贤. 营养基因组学. 北京：科学出版社，2012.

[5] 孙长颢. 营养与食品卫生学. 7 版. 北京：人民卫生出版社，2012.

[6] Zempleni J，Daniel H，Brozyna AE. Molecular Nutrition. UK：CABI Publishing，2003.

[7] Clarke S，Abraham S. Gene expression：nutrient control of pre-and posttranscriptional events. FASEB J，1992，6：3146-3152.

[8] Simopoulos AP. Nutrigenetics/Nutrigenomics. Annu Rev Public Health，2010，31：53-68.

[9] Ribeiro LR，Salvadori DM. Dietary components may prevent mutation-related diseases in humans. Mutat. Res，2003，544（2-3）：195-201.

[10] Vanden Heuvel JP. Nutrigenomics and nutrigenetics of ω3 polyunsaturated fatty acids. Prog Mol Biol Transl Sci，2012，108：75-112.

[11] Sauer S，Luge T. Nutriproteomics：facts，concepts，and perspectives. Proteomics. 2015，15（5-6）：997-1013.

[12] Bruhat A，Norheim F，Gjelstad IM，Hjorth M，Vinknes KJ，Langleite TM，Holen T，Jensen J，Dalen KT，Karlsen AS，Kielland A，Rustan AC，Drevon CA. Molecular nutrition research：the modern way of performing nutritional science. Nutrients，2012，4（12）：1898-1944.

[13] Guadarrama-López AL，Valdés-Ramos R，Martínez-Carrillo BE. Type 2 diabetes，PUFAs，and vitamin D：their relation to inflammation. J Immunol Res. 2014，2014：860703.

[14] Evans RM，Mangelsdorf DJ. Nuclear receptors，RXR，and the big bang. Cell，2014，157（1）：255-266.

[15] Williams CM，Ordovas JM，Lairon D，Hesketh J，Lietz G，Gibney M，van Ommen B. The challenges for molecular nutrition research 1：linking genotype to healthy nutrition. Genes Nutr，2008，3（2）：41-49.

[16] Holmes E，Loo RL，Stamler J，Bictash M，Yap IK，Chan Q，Ebbels T，De Iorio M，Brown IJ，Veselkov KA，Daviglus ML，Kesteloot H，Ueshima H，Zhao L，Nicholson JK，Elliott P. Human

metabolic phenotype diversity and its association with diet and blood pressure. Nature，2008，453（7193）：396-400.

[17] David LA，Maurice CF，Carmody RN，Gootenberg DB，Button JE，Wolfe BE，Ling AV，Devlin AS，Varma Y，Fischbach MA，Biddinger SB，Dutton RJ，Turnbaugh PJ. Diet rapidly and reproducibly alters the human gut microbiome. Nature，2014，505（7484）：559-563.

[18] Fedorenko A，Lishko PV，Kirichok Y. Mechanism of fatty-acid-dependent UCP1 uncoupling in brown fat mitochondria. Cell，2012，151（2）：400-413.

[19] Chadt A，Yeo GS，Al-Hasani H. Nutrition-/diet-induced changes in gene expression in pancreatic β-cells. Diabetes Obes Metab，2012，14（Suppl 3）：57-67.

[20] Stover PJ，Caudill MA. Genetic and epigenetic contributions to human nutrition and health：managing genome-diet interactions. J Am Diet Assoc，2008，108（9）：1480-1487.

[21] Ooi EM，Ng TW，Watts GF，Barrett PH. Dietary fatty acids and lipoprotein metabolism：new insights and updates. Curr Opin Lipidol，2013，24（3）：192-197.

[22] Jefferson LS，Kimball SR. Amino acids as regulators of gene expression at the level of mRNA translation. J Nutr，2003，133（6 Suppl 1）：S2046-S2051

[23] Anthony JC，Reiter AK，Anthony TG，et al. Orally administered leucine enhances protein synthesis in skeletal muscle of diabetic rats in the absence of increases in 4E-BP1 or S6K1 phosphorylation. Diabetes，2002，51（4）：928-936.

[24] Sampath H，Ntambi JM. Polyunsaturated fatty acid regulation of gene expression. Nutr. Rev，2004，62（9）：333-339.

[25] Pegorier JP，Le May C，Girard J. Control of gene expression by fatty acids. J. Nutr，2004，134（9）：S2444-S2449.

[26] Nakamura MT，Cheon Y，Li Y，et al. Mechanisms of regulation of gene expression by fatty acids. Lipids，2004，39（11）：1077-1083.

[27] Glatz JF，Luiken JJ，van Bilsen M，et al. Cellular lipid binding proteins as facilitators and regulators of lipid metabolism. Mol Cell Biochem，2002，239（1-2）：3-7.

[28] Chawla A，Repa JJ，Evans RM，et al. Nuclear receptors and lipid physiology：opening the X-files. Science，2001，294（5548）：1866-1870.

[29] Anderle P，Farmer P，Berger A，et al. Nutrigenomic approach to understanding the mechanisms by which dietary long-chain fatty acids induce gene signals and control mechanisms involved in carcinogenesis. Nutrition，2004，20（1）：103-108.

[30] Evans RM，Barish GD，Wang YX. PPARs and the complex journey to obesity. Nat Med，2004，10（4）：355-361.

[31] Margolis RN，Christakos S. The nuclear receptor superfamily of steroid hormones and vitamin D gene regulation. An update. Ann N Y Acad Sci，2010，1192：208-214.

[32] Towle HC. Metabolic regulation of gene transcription in mammals. J Biol Chem，1995，270（40）：23235-23238.

[33] Shih HM，Towle HC. Definition of the carbohydrate response element of the rat S14 gene. J Biol Chem，1992，267：13222-13228.

[34] Morrison NA，Qi JC，Tokita A，et al. Prediction of bone density from vitamin D receptor alleles. Nature，1994，367：284-287 .

[35] Ye SQ，Kwiterovich PO Jr. Influence of genetic polymorphisms on responsiveness to dietary fat and cholesterol. Am J Clin Nutr，2000，72（5 Suppl）：S1275-S1284.

[36] Corella D，Ordovas JM. Single nucleotide polymorphisms that influence lipid metabolism：interaction with Dietary Factors. Annu Rev Nutr，2005，25：341-390．

[37] Ordovas JM. Gene-diet interaction and plasma lipid responses to dietary intervention. Biochem Soc Trans，2002，30（2）：68-73．

第十九章 我国营养和特殊膳食标准

标准是为了在一定范围内对实践活动获得最佳程序与结果，经协商一致制定并由公认机构批准，共同和重复使用的规则、指导原则或规范性文件。标准的制定应以科学、技术和经验的综合成果为基础，以促进最佳共同效益为目的。因此，标准具有法规性、可行性、社会性的特点，是法规的重要组成部分。

第一节 概 述

标准是法规的重要组成部分。随着社会的发展和各行业及领域的需要，制定新的标准来满足人们生产、生活的需要。因此，标准也是动态信息。

一、标准的分类

标准包括国家标准和其他相关标准（如行业、地方和企业标准）。国家标准是对全国经济、技术发展有重大意义，且在全国范围内统一使用。国家标准一般分为强制性国标（GB）和推荐性国标（GB/T）等。

强制性国标是指法律及行政法规规定强制执行的国家标准，如食品安全国家标准。

推荐性国标或者行业标准是指生产、交换、使用等方面，通过经济手段或市场调节而自愿采用的标准，但推荐性国标一经接受并采用，或各方商定同意纳入经济合同中，就成为各方必须共同遵守的技术依据，具有法律上的约束性。

其他的标准还有行业标准（如卫生行业标准等）、地方标准和企业标准等。

二、制订食品和营养标准的国际权威组织

我国于 2001 年 12 月 11 日正式加入世界贸易组织（World Trade Organization，WTO），在标准方面，我国政府承诺，中国应自加入时起，使所有技术法规、标准和合格评定程序符合《贸易技术壁垒协定》（Agreement on Technical Barriers to Trade of The World Trade Organization，TBT）。从上述意义来讲，我国标准的制订还需符合相应的国际规则，以保障和促进贸易和交流。

在食品和营养标准的制订、修订方面，国际权威组织是国际食品法典委员会（Codex Alimentarius Committee，CAC）。CAC 由联合国粮农组织（Food and Agriculture Organization of the United Nations，FAO）和世界卫生组织（World Health Organization，WHO）于 1962 年共同组建，是各国政府间的合作组织。其任务为保护消费者健康，促进良好的食品贸易，制订相关的标准、作业规范、指南和建议，并促进和协调国际、政府及非政府组织的食品标准工作。

三、我国营养和特殊膳食标准制订的重要性

随着我国经济的快速发展和居民生活水平的提高，社会和居民对营养相关工作的需求大

幅增加，如何判断营养状况，采用什么方法进行检测与评价，提供何种措施（学生奶、营养餐、补充剂等）改善营养状况，都迫切需要有相应的营养标准。而营养和食品安全关系到广大人民群众的健康和身体素质，与国家经济发展和社会稳定密切相关。婴幼儿、疾病人群等特殊人群迫切需要符合标准和要求的产品满足其生长、发育和临床等方面的需求。因此，标准工作的重要性越来越受到社会、管理部门、营养专业工作者的重视。

目前，我国无论是营养标准工作还是特殊膳食标准工作都得到了较快发展，组织架构明确，标准制定和修订工作有序进行，为营养学科建设和相关产业发展、改善人民营养状况起到了积极作用。

第二节　我国营养标准

我国相关营养标准工作，按照现有的标准管理体系，可分为推荐性营养行业标准和强制性的国家标准两部分。

一、推荐性营养行业标准

推荐性营养行业标准体系主要包括基础性标准、人体营养评价标准、膳食指导标准、食物营养标准、方法标准五个部分，主要由国家卫生计生委营养标准委员会审查。这部分标准不是强制执行的，是对行业内的技术指导。一般发布的推荐性营养行业标准，即中华人民共和国卫生行业标准，其编号以 WS 打头，已经发布的如 WS/T 424《人群健康监测人体测量方法》、WS/T 429-2013《成人糖尿病患者膳食指导》等。这些标准主要为了在人群营养状况评价、测量方法、膳食指导方面起一定的指导作用。目前，其他类似的营养标准也在陆续制订过程中，如《老年人群膳食指导》《营养成分名词术语》等。

二、强制性国家标准

强制性国家标准也与营养工作密切相关，但属于食品安全国家标准体系的组成部分，因此，是强制执行的。目前，主要包括 GB28050-2011《预包装食品营养标签通则》、GB14880-2012《食品营养强化剂使用标准》等。

（一）预包装食品营养标签通则

营养标签是指食品标签上向消费者提供食品营养信息和特性的说明，是消费者了解食品营养组分和特征的主要途径，包括营养成分表、营养声称和营养成分功能声称。《中华人民共和国食品安全法》第二十条第四款明确指出，食品安全标准内容包括与食品营养有关的标签标识要求，即营养标签。其作用是指导和规范我国食品营养标签的标示，引导消费者合理选择预包装食品，促进公众膳食营养平衡和身体健康，保护消费者知情权、选择权和监督权。

食品营养标签的管理工作，历来受到国际组织和许多国家重视，大多数国家都制订有关法规和标准。CAC 先后制订了多个标准和技术文件。发达国家如美国从 1994 年就开始强制实施营养标签。近年来，随着 WHO/FAO《膳食、营养与慢性病》专题报告的发布，各国在推动食品营养标签标准和完善膳食指南方面做出重要的举措。我国《预包装食品营养标签通则》标准，正是在当前国际食品营养标签制度已经确立的大背景下制订的。

《预包装食品营养标签通则》（GB28050-2011）包括正文和四个附录。正文包括了范围、术语和定义、基本要求、强制标示内容、可选择标示内容、营养成分的表达方式、豁免强制标示营养标签的预包装食品七个部分。四个附录则对食品标签营养素参考值（NRV）、营养标签格式、能量和营养成分含量声称和比较声称以及能量和营养成分功能声称标准用语四个不同方面进行了规定。

根据标准要求，所有预包装食品都必须强制标示能量和核心营养素（包括蛋白质、脂肪、糖和钠）的含量及其占NRV的百分比。另外，如果对营养成分进行声称（包括营养声称和功能声称）还需标示该营养成分含量；配料中使用了氢化植物油的，还需要强制标示反式脂肪酸含量；使用了营养强化剂的预包装食品，还需要标示强化以后的该营养素含量。

《预包装食品营养标签通则》（GB28050-2011）的发布和强制实施，主要意义在于三方面：一是，有利于宣传普及食品营养知识，指导公众科学选择膳食；预包装食品是每日膳食的重要部分，在食品标签中标示营养信息是向公众宣传和普及营养知识的便捷途径；二是，有利于促进消费者合理营养、平衡膳食和身体健康；食品营养标签能够在消费者选购食品时提供重要的营养参考信息，有利于消费者形成膳食平衡的食品消费习惯；三是，有利于规范企业正确标示营养标签，科学宣传有关营养知识，促进食品产业健康发展。

期望不久，我国也有客观的数据表明营养标签强制实施一段时间后，我国居民膳食脂肪、钠等摄入量降低，慢性病患病率减少等良好的经济和社会效益。

（二）食品营养强化剂使用标准

平衡膳食、食品强化和膳食补充剂是WHO推荐的全球改善微量营养素缺乏的三种重要方式。其中食品强化即通过将一种或多种微量营养素添加到特定食物中，以增加人群对这些营养素的摄入量，从而达到纠正或预防微量营养素缺乏相关疾病的目的。食品强化具有成本低廉、覆盖人群广泛、不需要改变饮食习惯等优点。

根据《中华人民共和国食品安全法》及其实施条例的要求，卫生部在旧版《食品营养强化剂使用卫生标准》（GB 14880-1994）的基础上，借鉴国际食品法典委员会和相关国家食物强化的管理经验，结合我国居民的营养状况，引入风险评估的相关结果，修订并公布了新版食品安全国家标准《食品营养强化剂使用标准》（GB 14880-2012）。新修订的标准已于2013年1月1日正式实施。

标准结构分正文和四个附录。其中正文包括范围、术语定义、营养强化的主要目的、使用营养强化剂的要求、可强化食品类别的选择要求、营养强化剂使用规定、食品分类、营养强化剂质量标准八项内容，是参考国际组织和其他国家的主要内容，结合我国实际规定的原则性要求，为今后强化食品的指导提供了依据。四个附录则分别从"食品营养强化剂使用规定""允许使用的营养强化剂化合物来源""允许用于特殊膳食用食品的营养强化剂化合物来源""食品类别（名称）说明"等方面进行了规定。

由于该标准是食品安全国家标准中的基础标准，旨在规范我国食品生产单位的营养强化行为。属于强制执行的标准，其强制性体现在一旦生产单位在食品中进行营养强化，则必须符合本标准的相关要求（包括营养强化剂的允许使用品种、使用范围、使用量、可使用的营养素化合物来源等），但是生产单位可以自愿选择是否在产品中强化相应的营养素。

第三节　我国特殊膳食标准

特殊膳食用食品指为满足特殊的身体或生理状况和（或）满足疾病、机体代谢紊乱等状态下的特殊膳食需要，专门加工或配方的食品，主要包括婴幼儿配方食品、婴幼儿辅助食品、特殊医学用途配方食品和其他特殊膳食用食品等。根据《中华人民共和国食品安全法》规定，"专供婴幼儿和其他特定人群的主辅食品的营养成分要求"属于食品安全标准的组成部分，应强制执行。因此，目前我国特殊膳食用食品都属于食品安全国家标准体系范围内，属于强制执行的标准。

对于特殊膳食用食品的管理，根据《食品安全法》的要求，我国制订了相应产品的产品标准进行规范。目前，我国的特殊膳食食品标准主要涵盖婴幼儿配方食品、婴幼儿辅助食品、特殊医学用途配方食品和其他特殊膳食用食品等。各类产品根据其适用人群和使用目的不同各有特点。

一、婴幼儿配方食品

母乳是婴儿最好的食品，这是经过长期进化而赋予婴儿最理想的食物。如果乳母身体健康，没有传染病等不适合哺乳的原因，应坚持母乳喂养。只有当条件不允许时，可以选择婴幼儿配方食品代替母乳来满足婴幼儿生长发育的营养需求。婴幼儿配方食品标准包括《婴儿配方食品》（GB 10765-2010）、《较大婴儿和幼儿配方食品》（GB 10767-2010）和《特殊医学用途婴儿配方食品》（GB 25596-2010）。三个标准均对婴儿生长发育所必需的必需成分进行了详细的规定，包括能量、蛋白质、脂肪、糖、维生素和矿物质的来源、含量范围、对应的检测方法和（或）计算方法。同时，还规定了可选择性成分的含量范围、检测方法，产品标签标识等方面的内容，从各方面保障产品能满足婴幼儿生长发育需求。

二、婴幼儿辅助食品

婴幼儿辅助食品即通常所说的"辅食"，指婴幼儿在6月龄后继续母乳喂养的同时，为了满足营养需要和向食物多样化转化而添加的食品。在我国标准中，婴幼儿辅助食品包括了《婴幼儿谷类辅助食品》（GB 10769-2010）和《婴幼儿罐装辅助食品》（GB 10770-2010）。两个标准分别规定了适用于6～36月龄婴幼儿辅助食品的相应内容，由于该类产品是作为一种辅助食品来食用，因此，相比较婴幼儿配方食品，该类产品标准较为简单。其中婴幼儿谷类辅助食品是指以一种或多种谷物（如：小麦、大米、大麦等）为主要原料，且谷物占干物质组成的25%以上，添加适量的营养强化剂和（或）其他辅料，经加工制成的适于6月龄以上婴儿和幼儿使用的辅助食品；婴幼儿罐装辅助食品是指食品原料经处理、灌装、密封、杀菌或无菌灌装后达到商业无菌，可在常温下保存的适于6月龄以上婴幼儿食用的食品。该类产品的共性是具有罐装食品的包装形式和商业无菌的特点。

三、特殊医学用途配方食品

特殊医学用途配方食品是为了满足进食受限、消化吸收障碍、代谢紊乱或特定疾病状态人群对营养素或膳食的特殊需要，专门加工配制而成的配方食品。该类产品必须在医生或临床营养师指导下，单独食用或与其他食品配合使用。

当目标人群无法进食普通膳食或无法用日常膳食满足其营养需求时，特殊医学用途配方食品可以作为一种营养补充的途径，起到营养支持作用。需要强调的是，该类产品不是药品，不能替代药物的治疗作用。另外，特殊医学用途配方食品针对的人群是特定疾病状态下人群，为了充分保证其使用的安全性和科学性，该产品必须在医生或临床营养师的指导下使用。

国际上，特殊医学用途配方食品在临床上得到了广泛应用，有较长的使用历史，并且取得了很好的临床效果。但由于我国此前一直没有相关标准，此类产品生产、销售与管理缺乏法律法规依据。因此，为了满足国内临床营养的需求，完善我国食品安全国家标准体系，指导和规范此类产品的生产和使用，我国于2013年制订并发布了食品安全国家标准《特殊医学用途配方食品通则》（GB 29922-2013）。

根据不同临床需求和适用人群，借鉴国际CAC和欧盟对特殊医学用途配方食品的分类方法，标准将该类产品分为三类，即全营养配方食品、特定全营养配方食品和非全营养配方食品。这三类产品基本涵盖了目前临床上需求量大、研究证据充足的产品。

全营养配方食品适用于需对营养素进行全面补充且对特定营养素没有特别要求的人群。符合全营养配方食品技术要求的产品，单独食用时即可满足目标人群的营养需求；特定全营养配方食品适用于特定疾病或医学状况下需对营养素进行全面补充的人群，并可满足人群对部分营养素的特殊需求。在特定疾病状况下，当全营养配方食品无法适应疾病的特异性代谢变化，不能满足目标人群的特定营养需求时，需要对其中的某些营养素进行调整；非全营养配方食品则适用于需要补充单一或部分营养素的人群，仅可满足目标人群的部分营养，因此，不能作为单一营养来源，需要与其他食品配合使用。

特殊医学用途配方食品在我国属于起步阶段，需要大量宣教和临床实践工作。希望该标准的实施能更好地满足临床上的营养支持需求。

四、其他特殊膳食用食品

其他特殊膳食用食品主要包括除上述三类以外的其他特殊膳食用食品。目前，纳入该类的产品包括《辅食营养补充品》（GB 25570-2014）、《运动营养食品通则》（GB 24154-2015）和《孕妇及乳母用营养补充食品》（GB 31601-2015）等。随着科学的不断发展和进步，我国特殊膳食用食品体系也会不断完善。

辅食营养补充品是一种含多种微量营养素（维生素和矿物质等）的补充品，其中含或不含食物基质和其他辅料，添加在6月～36月龄婴幼儿即食辅食中食用，也可用于37～60月龄儿童的食品。包括辅食营养素补充食品、辅食营养素补充片和辅食营养素撒剂三种形式。

运动营养食品是为满足运动人群（指每周参加体育锻炼3次及以上、每次持续时间30分钟及以上、每次运动强度达到中等及以上的人群）的生理代谢状态、运动能力及对某些营养成分的特殊需求而专门加工的食品。

孕妇及乳母营养补充食品是指添加优质蛋白质和多种微量营养素（维生素和矿物质等）制成的适宜孕妇及乳母补充营养素的特殊膳食用食品。该类产品与辅食营养补充品相似，是为孕妇和乳母提供营养补充的一种重要途径。

上述所有标准的发布，对我国特殊膳食食品标准体系的完善、市场产品种类的进一步丰富将起到重要作用。与国际组织和其他国家相比，目前，我国特殊膳食食品标准框架体系已经基本建成，今后将根据需要进一步完善，为保障人民健康、提供营养支持提供有力保障。

（韩军花）

参考文献

[1] 顾景范，韩军花.加强营养标准化工作、促进营养学科发展.营养学报，2011，33（2）：105-108.

[2] 中华人民共和国卫生部.WS/T 424-2013 中华人民共和国卫生行业标准 人群健康监测人体测量方法.北京：中国标准出版社，2013.

[3] 中华人民共和国卫生部.WS/T 429-2013 中华人民共和国卫生行业标准 成人糖尿病患者膳食指导.北京：中国标准出版社，2013.

[4] 中华人民共和国卫生部.GB 28050-2011 食品安全国家标准 预包装食品营养标签通则.北京：中国标准出版社，2011.

[5] 中华人民共和国第十一届全国人民代表大会常务委员会第七次会议.中华人民共和国食品安全法.2009.

[6] Codex Alimentarius Commission. CAC/GL 2-1985（amended 2012）. Guidelines on nutrition labelling. Geneva：WHO，FAO，2012.

[7] FDA. Guide to Nutrition Labeling and Education Act（NLEA）requirements FDA.Washington：FDA，1994.

[8] WHO. Global status report on non-communicable diseases 2014.Geneva：WHO，2014.

[9] Allen L，Benoist B，Dary O，Hurrell R. Guidelines on food fortification with micronutrients. Rome：WHO，2006.

[10] Codex Alimentarius Commission. CAC/GL 9-1987（amended 1989，1991. Revised 2015）. General principles for the addition of essential nutrients to foods.Geneva：WHO，FAO，2015.

[11] 中华人民共和国卫生部.GB 14880-2012 食品安全国家标准 食品营养强化剂使用标准.北京：中国标准出版社，2012.

[12] 韩军花，李晓瑜，李艳平.我国食物维生素 A 强化水平的风险评估.中华预防医学杂志，2012，46（4）：294-298.

[13] 韩军花.中国特殊膳食用食品标准体系建设.中国食品卫生杂志，2016，28（1）：1-5.

[14] 中华人民共和国卫生部.GB 10765-2010 食品安全国家标准 婴儿配方食品.北京：中国标准出版社，2010.

[15] 中华人民共和国卫生部.GB 10765-2010 食品安全国家标准较大婴儿和幼儿配方食品.北京：中国标准出版社，2010.

[16] 中华人民共和国卫生部.GB 25596-2010 食品安全国家标准 特殊医学用途婴儿配方食品通则.北京：中国标准出版社，2010.

[17] 中华人民共和国卫生部.GB 10769-2010 食品安全国家标准 婴幼儿谷类辅助食品.北京：中国标准出版社，2010.

[18] 中华人民共和国卫生部.GB 10770-2010 食品安全国家标准 婴幼儿罐装辅助食品.北京：中国标准出版社，2010.

[19] Codex Alimentarius Commission. Codex Stan 180-1991 Codex Standard for the Labeling of and claims for foods for special medical purposes . Geneva：WHO，FAO，1991.

[20] European Commission，Commission directive 1999/21/EC of 25 March 1999 on dietary foods for special medical purposes.Belgium：Official journal of the European Communities，1999.

[21] 梁栋，韩军花.特殊医学用途配方食品—标准与管理.卫生研究，2014，43（3）：524-527.

[22] 韩军花.特殊医学用途配方食品系列标准实施指南.北京：中国质检出版社、中国标准出版社，2015.

[23] 中华人民共和国国家卫生与计划生育委员会 . GB 22570-2014 食品安全国家标准 辅食营养补充品 . 北京：中国标准出版社，2014.

[24] 中华人民共和国国家卫生与计划生育委员会 . GB 31601-2015 食品安全国家标准 孕妇及乳母用营养补充食品 . 北京：中国标准出版社，2015.

[25] 中华人民共和国国家卫生与计划生育委员会 . GB 24154-2015 食品安全国家标准 运动营养食品通则 . 北京：中国标准出版社，2015.

缩略语简表

英文缩略语	英文全称	中文全称
AA	arachidonic acid	花生四烯酸
AAP	Auricularia auricular polysaccharide	木耳多糖
ACS	acyl-CoA synthase	酰基 CoA 合成酶
AD	Alzheimer's disease	阿尔茨海默氏病
ADA	American Diabetes Association	美国糖尿病学会
ADI	acceptable daily intake	每日容许摄入量
ADH	alcohol dehydrogenase	乙醇脱氢酶
AFP	alpha-fetoprotein	甲胎蛋白
AG	amyloglucosidase	淀粉葡萄糖苷酶
AGI	amyloglucosidase inhibitor	淀粉葡萄糖苷酶抑制剂
AHA	American Heart Association	美国心脏病学会
AI	adequate intake	适宜摄入量
AIDS	acquired immune deficiency syndrome	获得性免疫缺陷综合征
ALA	alpha - linolenic acid	α - 亚麻酸
ALP	alkaline phosphatase	碱性磷酸酶
AMD	aging macular degeneration	老年黄斑变性
AMI	acute myocardial infarction	急性心肌梗死
AMDR	acceptable macronutrient distribution ranges	宏量营养素可接受范围
ANS	Scientific Panel on Food Additives and Nutrient Sources Added to Food	食品添加剂与食品营养添加专家组
ApoE	apolipoprotein E	载脂蛋白 E
APP	amyloid precursor protein	淀粉样前体蛋白
APS	Astragalus Polysacharin	黄芪多糖
ARC	age-related cataract	年龄相关性白内障
Arg	arginine	精氨酸
AS	atherosclerosis	动脉粥样硬化
Aβ	amyloid β	β - 淀粉样蛋白
BF	body fat	体脂肪
BMI	body mass index	体质指数

BMP	bone morphogenetic protein	骨形态发生蛋白
CAD	coronary artery disease	冠心病
CBS	cystathionine β-synthase	胱硫醚 β 合酶
CDS	Chinese Diabetes Society	中华糖尿病学会
CEA	carcinoembryonic antigen	癌胚抗原
CETP	cholesteryl ester transfer protein	胆固醇酯转运蛋白
cGMP	cyclic guanosine monophosphate	环磷酸鸟苷
CHD	congenital heart disease	先天性心脏病
CLA	conjugated linoleic acid	共轭亚油酸
CM	chylomicron	乳糜微粒
ConA	concanawalin A	刀豆蛋白 A
CoQl0	coenzyme Q_{10}	辅酶 Q_{10}
COX	cyclooxygenase	环加氧酶
COX-2	cyclooxygenase-2	环氧化酶 -2
CR	calorie restriction	能量限制
CS	corticostcroid	皮质类固醇
CSAD	cysteic acid decarboxylase	半胱氨酸脱羧酶
CSSPT	The China Stroke Secondary Prevention Trial	中国脑卒中二级预防实验
CT	calcitonin	降钙素
CTX	cyclophosphamide	环磷酰胺
DFE	dietary folate equivalent	膳食叶酸当量
DHA	docosahaenoic acid	二十二碳六烯酸
DNCB	2,4-dinitrochlorobenzene	2,4- 二硝基氯苯
MTs	methyltransferases	甲基转移酶
DPCP	detectable preclinical phase	临床前期
DRIs	dietary reference intakes	膳食参考摄入量
DS	Down syndrome	唐氏综合征
DXA	dual energy X-ray absorptiometry	双能 X 线吸收法
EAR	estimated average requirement	平均需要量
EDRF	endothelium-derived relaxing factor	内皮细胞衍生舒血管因子
EER	estimated energy requirement	能量需要量
EFA	essential fatty acid	必需脂肪酸
EFSA	European Food Safety Authority	欧盟食品安全管理局

EOAD	early-onset Alzheimer's disease	早发性阿尔茨海默病
EPA	eicosapentaenoic acid	二十碳五烯酸
FA	fatty acid	脂肪酸
FAO	Food and Agriculture Organization of the United Nations	联合国粮农组织
FAS	fetal alcohol syndrome	胎儿酒精综合征
FAS	fatty acid synthetase	脂肪酸合成酶
FATP	fatty acid transport protein	脂肪酸转运蛋白
FFM	fat free mass	去脂体重（瘦体重）
FGF	fibroblast growth factor	成纤维细胞生长因子
FM	fat mass	脂肪量
FMD	flow-mediated dilation	血流介导的扩张
FPP	farnesyl pyrophosphate	焦磷酸法尼酯
FRα	folate receptor alpha	叶酸受体 α
GI	glycemic index	血糖生成指数
GIP	gastric inhibitory polypeptide	胃抑肽
GIRE	glucose/insulin response element	葡萄糖 / 胰岛素反应元件
GL	glycemic load	血糖负荷
GLP	Ganoderma lucidum polysaccharide	灵芝多糖
GLP-1	glucagon-likepeptide-1	胰高血糖素肽 -1
Gln	glutamine	谷氨酰胺
GLUT	glucose transporter	葡萄糖转运蛋白
GPP	Gynostemma pentaphyllum polysaccharides	绞股蓝多糖
GR	glucose response	血糖应答
GSP	Ginseng polysaccharide	人参多糖
HAT	histone acetyl transferases	组蛋白乙酰转移酶
Hcy	homocysteine	同型半胱氨酸
HDAC	histone deacetylases	组蛋白去乙酰酶
HDL	high-density lipoprotein	高密度脂蛋白
HDL-C	high-density lipoprotein-cholesterol	高密度脂蛋白胆固醇
HIV	human immunodeficiency virus	人类免疫缺陷病毒
HMG-CoA	3-hydroxy-3-methylglutaryl-coenzyme A	3 羟基 -3- 甲基戊二酰辅酶 A
HNF	hepatic nuclear factor	肝核因子
HPLC	high-performance liquid chromatography	高效液相色谱

HSP	heat shock proteins	热休克蛋白
HTLV	human T cell leukemia virus	人类 T 细胞白血病病毒
IARC	International Agency for Research on Cancer	国际癌症研究机构
IAUC	incremental area under the blood glucose response curve	增加血糖反应曲线下面积
IBD	infectious bursal disease	传染性法氏囊病
IBDV	infectious bursal disease virus	传染性法氏囊病病毒
IDF	International Diabetes Federation	国际糖尿病联盟
IFN- γ	interferon- γ	干扰素 - γ
IGF	insulin-like growth factor	胰岛素样生长因子
IGT	impaired glucose tolerance	糖耐量受损
IOTF	International Obesity Task Force	国际肥胖工作组
IQ	intelligence quotient	智商
IR	insulin resistance	胰岛素抵抗
IRE	iron responsive element	铁反应元件
IRP	iron regulatory protein	铁调节蛋白
IUNS	International Union of Nutrition Sciences	国际营养科学联合会
JECFA	Joint FAO/WHO Expert Committee on Food Additives Food	FAO/WHO 食品添加剂联合专家委员会
LA	linoleic acid	亚油酸
LAK	lymphokine-activated killer cell	淋巴因子激活的杀伤细胞
LBM	lean body mass	瘦体重
LBP	Lycium barbarum polysaccharide	枸杞多糖
LCAT	lecithin-cholesterol acyltransferase	卵磷脂 - 胆固醇酰基转移酶
LDL	low-density lipoprotein	低密度脂蛋白
LDL-C	low density lipoprotein cholesterol	低密度脂蛋白胆固醇
LJP	Laminaria Japonica Polysaccharides	海带多糖
LNT	Lentinan polysaccharides	香菇多糖
LOAD	late-onset Alzheimer's disease	晚发性阿尔茨海默病
LOX	lipoxygenase	脂加氧酶
L-PK	L-pyruvate kinase	L- 丙酮酸激酶
LPL	lipoprotein lipase	脂蛋白脂肪酶
LR	leptin receptor	瘦素受体
LRNl	low reference nutrient intake	低营养素参考摄入量

MAPT	microtubule—associated protein Tau	微管相关蛋白 Tau
MDA	malondialdehyde	丙二醛
MP	macular pigment	黄斑色素
MPOD	macular pigment optical density	黄斑色素密度
MPS	menopausal syndrome	更年期综合征
MS	methionine synthase	蛋氨酸合成酶
MS	metabolic syndrome	代谢综合征
MTHFR	methylenetetrahydrofolate reductase	亚甲基四氢叶酸还原酶
MTRR	methionine synthase reductase	蛋氨酸合成酶还原酶
MUFA	monounsaturated fatty acid	单不饱和脂肪酸
NAFLD	non-alcoholic fatty liver disease	非酒精性脂肪肝
NAS	National Academy of Sciences	国家科学院
NCD	non-communicable chronic diseases	非传染性慢性疾病
NCI	National Cancer Institute	国家癌症研究所
NES	night-eating syndrome	夜食综合征
NFκB	nuclear factor κB	核因子 κB
NFTs	neurofibrillary tangles	神经纤维缠结
NHLBI	National Heart, Lung and Blood Institute	国家心、肺和血液研究所
NOAEL	no-observed adverse effect level	未观察到有害作用的剂量
NTDs	neural tube defects	神经管畸形
OGTT	oral glucose tolerance test	口服葡糖糖耐量试验
ORAC	oxygen radical absorbance capacity	氧自由基吸收容量
OS	oxidative stress	氧化应激
OSAS	obstructive sleep apnea syndrome	阻塞性睡眠呼吸暂停综合征
OSL	observed safe level	观察到的安全水平
PAF	platelet-activating factor	血小板活化因子
PAH	polycyclic aromatic hydrocarbons	多环芳烃
PBP	PPAR-binding protein	PPAR- 结合蛋白
PDGF	platelet-derived growth factor	血小板衍生生长因子
PEM	protein energy malnutrition	蛋白质 – 能量营养不良
PFC	plaque forming cell	空斑形成细胞
PG	prostaglandin	前列腺素
PHA	phytohemagglutinin	植物凝集素

PI-NCD	proposed intakes for preventing NCD	预防 NCD 的建议摄入量
PLP	pyridoxal 5' - phosphate	5' - 磷酸吡哆醛
PM	particulate matter	颗粒物
POP	primary osteoporosis	原发性骨质疏松症
PPOS	poly-purse ovary syndrome	多囊卵巢综合征
PPS	perimenopausal syndrome	围绝经期综合征
PSA	prostate specific antigen	前列腺特异性抗原
PTH	parathyroid hormone	甲状旁腺素
PUFA	polyunsaturated fatty acid	多不饱和脂肪酸
QCT	quantitative computed tomography	定量计算机断层扫描
RAG	rapid available glucose	快利用葡萄糖
RDS	rapid digestible starch	快消化淀粉
RE	retinol equivalent	视黄醇当量
RFC	reduced folate carrier	还原叶酸载体
RNI	recommended Nutrient Intake	推荐的营养素摄入量
RNS	reactive nitrogen species	活性氮自由基
ROS	reactive oxygen species	活性氧自由基
RPE	retinal pigment epithelium	视网膜色素上皮细胞
RR	relative risk	相对危险度
RS	resistant starch	抗性淀粉
SACN	the Scientific Advisory Committee on Nutrition	营养科学咨询委员会
SAH	S-adenosylhomocysteine	S- 腺苷同型半胱氨酸
SAG	slow available glucose	慢利用糖
SAM	S-adenosylmethionine	S- 腺苷蛋氨酸
SCCA	squamous cell carcinoma antigen	鳞状细胞癌抗原
SCD	sudden coronary disease	冠心病猝死
SCD	stearoyl-CoA desaturase	硬脂酰辅酶 A 脱氢酶
SCF	Scientific Committee on Food	食品科学委员会
SCFAs	short chain fatty acids	短链脂肪酸
CTX	cross-linked C-terminal telopeptide of type I collagen	1 型胶原交联 C 末端肽
SDS	slow digestible starch	慢消化淀粉
SF	safety factor	安全系数

SFA	saturated fatty acid	饱和脂肪酸
SOD	superoxide dismutase	超氧化物歧化酶
SOP	secondary osteoporosis	继发性骨质疏松症
SP	senile plaque	老年斑
SPL	specific proposed levels	特定建议值
SRC-1	steroid receptor co-activator-1	类固醇受体辅助激活剂 -1
SREBP-1c	sterol regulatory element binding protein-1c	固醇调节元件结合蛋白 -1c
TC	total cholesterol	总胆固醇
TFA	trans fatty acid	反式脂肪酸
TfR	transferrin receptor	转铁蛋白受体
TGF- β	transforming Growth Factor-beta	转化生长因子 - β
TNF- α	tumor necrosis factor	肿瘤坏死因子 - α
TRACP	tartrate-resistant acid phosphatase	抗酒石酸盐酸性磷酸酶
TZD	thiazolidinediones	噻唑烷二酮
UCP-3	uncoupling protein-3	解偶联蛋白 -3
UL	tolerable upper intake level	可耐受最高摄入量
UQ	ubiquinone	泛醌
USF	upstream stimulating factor	上游刺激因子
USFA	unsaturated fatty acids	不饱和脂肪酸
US-FDA	US Food and Drug Administration	美国食品和药品管理局
UV	ultraviolet rays	紫外线
Val	valine	缬氨酸
VDR	vitamin D receptor	维生素 D 受体
VEGF	vascular endothelial growth factor	血管内皮生长因子
VLDL	very-low-density lipoprotein	极低密度脂蛋白
VLDL-C	very low density lipoprotein cholesterol	极低密度脂蛋白 - 胆固醇
WC	waist circumference	腰围
WCRF	World Cancer Research Fund	世界癌症研究基金会
WFH	weight for height	身高别体重
WGOC	the Working Group on Obesity in China	中国肥胖问题工作组
WHO	World Health Organization	世界卫生组织
WHR	waist-to-hip ratio	腰臀比
WHtR	weight-for-height ration	腰围身高比

WHZ	weight for height Z score	身高别体重 Z 分
WTO	World Trade Organization	世界贸易组织